P. Habermeyer   P. Krueger
L. Schweiberer (Hrsg.)

Verletzungen der Schulterregion

VI. Münchener Innenstadt-Symposium,
16. und 17. September 1987

Mit 162 Abbildungen und 46 Tabellen

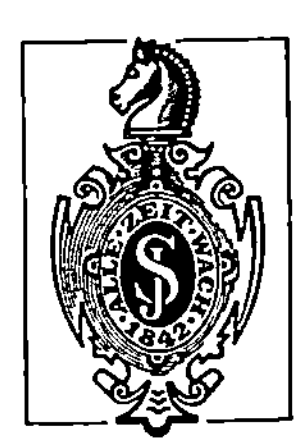

Springer-Verlag
Berlin Heidelberg New York
London Paris Tokyo

Reihenherausgeber

Prof. Dr. Jörg Rehn
Mauracher Straße 15, D-7809 Denzlingen

Prof. Dr. Leonhard Schweiberer
Direktor der Chirurgischen Universitätsklinik München-Innenstadt
Nußbaumstraße 20, D-8000 München 2

Prof. Dr. Harald Tscherne
Medizinische Hochschule, Unfallchirurgische Klinik
Konstanty-Gutschow-Straße 8, D-3000 Hannover 61

Bandherausgeber

Dr. Peter Habermeyer
Prof. Dr. Per Krueger
Prof. Dr. Leonhard Schweiberer

Chirurgische Klinik Innenstadt und Chirurgische Poliklinik der Ludwig-
Maximilians-Universität, Nußbaumstraße 20, D-8000 München 2

ISBN-13:978-3-540-19316-6   e-ISBN-13:978-3-642-83491-2
DOI: 10.1007/978-3-642-83491-2

CIP-Kurztitelaufnahme der Deutschen Bibliothek. Verletzungen der Schulterregion / VI. Münchener Innenstadt-
Symposium, 16. u. 17. September 1987. P. Habermeyer ... (Hrsg.). – Berlin ; Heidelberg ; New York ; London ;
Paris ; Tokyo : Springer, 1988
   (Hefte zur Unfallheilkunde ; 195)
   ISBN-13:978-3-540-19316-6 (Berlin ...) brosch.

NE: Habermeyer, Peter [Hrsg.]; Münchener Innenstadt-Symposium <06, 1987>; GT

Hefte zur Unfallheilkunde
Beihefte zur Zeitschrift „Der Unfallchirurg"

Herausgegeben von:
J. Rehn, L. Schweiberer und H. Tscherne

195

Vorwort

Das bewegliche Gelenk des Menschen, die Schulter, bietet bei komplexer Biomechanik eine
Vielzahl von Verletzungs- und Erkrankungsmöglichkeiten und reagiert mit einer sehr dif-
fusen und im ersten Anschein gleichförmigen Schmerzantwort. Der große Bewegungsumfang
und die Menge der Weichteilstrukturen erschweren die "Ermittlung" der Schmerzursachen
und stellen hohe Anforderungen an die Kenntnisse des Untersuchers. Basierend auf einer
subtilen Differentialdiagnose sind große Fortschritte bei der Therapie der verschiedenen
Schmerzzustände möglich.

Zur Standortbestimmung haben wir das Thema "Verletzungen der Schulterregion" in
den Mittelpunkt des VI. Münchner Innenstadt-Symposiums am 16./17. September 1987
gestellt und gezielt nur kompetente "Schulter-Chirurgen" eingeladen, die sämtlich der
Einladung gefolgt waren. Um den vorliegenden Kongreßband möglichst informativ zu
gestalten, wurden die Themen "kapitelweise" vorgetragen und die einzelnen Krankheits-
bilder zusammengefaßt abgehandelt. So entstand nicht nur ein Vortragsband, sondern
vielmehr eine aktuelle Orientierungshilfe bei der Diagnostik und Behandlung der Schulter-
verletzung.

Neben einem theoretischen Einführungskapitel wurde der klinischen und apparativen
Diagnostik ein breiter Platz eingeräumt. Das sog. Impingementsyndrom als fest definiertes
Erkrankungsbild erfährt seine differentialdiagnostische Abgrenzung. Die verschiedenen
Techniken der Rotatorenmanschettenruptur werden beschrieben. Diagnostik- und Therapie-
ansatz der Schulterinstabilität sowie die verschiedenen operativen Verfahren sind wichtige
Beiträge im Kapitel der Schulterluxationen. Die Traumatologie des Schultergürtels kommt
am Beispiel Klavikula, AC-Gelenk, Skapula und Humeruskopf ebenso zur Darstellung wie
die Prothetik des Schultergelenks. Das Kapitel Physiotherapie bedeutet nicht nur einen
Anhang, sondern bietet eine gute Übersicht über die Referate.

Wir danken allen Autoren für ihre Beiträge, die konstruktive Mitarbeit und die zügige
Bearbeitung der Manuskripte.

Den Herausgebern der Hefte zur Unfallheilkunde sowie den Damen und Herren des
Springer-Verlages möchten wir für die vorzügliche Zusammenarbeit, welche die rasche
Publikation der Beiträge möglich gemacht hat, danken.

München, Juli 1988

L. Schweiberer
P. Krueger
P. Habermeyer

Inhaltsverzeichnis

Mitarbeiterverzeichnis

Betz, A., Dr.; Chirurgische Klinik Innenstadt und Chirurgische Poliklinik der Universität München, Nußbaumstraße 20, D-8000 München 2

Blauth, W., Prof. Dr.; Orthopädische Universitäts-Klinik, Michaelisstraße 1, D-2300 Kiel

Blömer, W., Dipl.-Ing.; Aesculap-Werke AG, Postfach 40, D-7200 Tuttlingen

Bodem, F., Dr. Ing.; Biomechaniklabor, Orthopädische Klinik und Poliklinik der Universität Mainz, Langenbeckstraße 1, D-6500 Mainz

Brunner, U., Dr.; Chirurgische Klinik Innenstadt und Chirurgische Poliklinik der Universität München, Nußbaumstraße 20, D-8000 München 2

Brussatis, F., Prof. Dr.; Orthopädische Klinik und Poliklinik der Universität Mainz, Langenbeckstraße 1, D-6500 Mainz

Claussen, H.; Ltd. Krankengymnastin, Chirurgische Klinik Innenstadt und Chirurgische Poliklinik der Universität München, Nußbaumstraße 20, D-8000 München 2

Eggli, D.; Universitäts-Rheumaklinik, Gloriastraße 25, CH-8091 Zürich

Engelbrecht, E., Dr.; Endo-Klinik, Holstenstraße 2, D-2000 Hamburg 50

Eulert, J., Prof. Dr.; Orthopädische Universitätsklinik, Brettreichstraße 11, D-8700 Würzburg

Felmet, G.; Orthopädische Klinik König-Ludwig-Haus der Universität Würzburg, Brettreichstraße 11, D-8700 Würzburg

Fett, H. Dr.; Orthopädische Universitätsklinik Bochum im St.-Josef-Hospital, Gudrunstraße 56, D-4630 Bochum 1

Fischer, M.; Orthopädische-traumatologische Abteilung, Regionalspital Surselva, CH-7130 Ilanz

Furtschegger, A., Dr.; Institut für Radiodiagnostik der Universität Innsbruck, Anichstraße 35, A-6020 Innsbruck

Gärtner, J., Dr.; Abteilung für Orthopädie, Orthopädische Universitätsklinik, Michaelisstraße 1, D-2300 Kiel

Gerber, C., Dr.; Klinik und Poliklinik für Orthopädische Chirurgie, Inselspital, CH-3010 Bern

Gschwend, N., Prof. Dr.; Abteilung für Orthopädie, Klinik Wilhelm-Schulthess, Neumünsterallee 3, CH-8008 Zürich

Habermeyer, P., Dr.; Chirurgische Klinik Innenstadt und Chirurgische Poliklinik der Universität München, Nußbaumstraße 20, D-8000 München 2

Hardegger, F.H., Dr.; Chirurgische Abteilung, Regionalspital Survelva, CH-7130 Ilanz

Hedtmann, A., Dr.; Orthopädische Universitätsklinik Bochum im St.-Josef-Hospital, Gudrinstraße 56, D-4630 Bochum 1

Helbig, B., Dr.; Orthopädische Klinik der Universität Kiel, Klaus-Groth-Platz 4, D-2300 Kiel

Hertlein, H., Dr.; Abteilung für Unfallchirurgie, Chirurgische Klinik und Poliklinik der Universität München, Klinikum Großhadern, Marchioninistraße 15, D-8000 München 70

Hofmann, G.O., Dr.; Abteilung für Unfallchirurgie, Chirurgische Klinik und Poliklinik der Universität München, Klinikum Großhadern, Marchioninistraße 15, D-8000 München 70

Holz, U., Prof. Dr.; Abteilung für Unfallchirurgie, Chirurgische Klinik, Katharinenhospital der Universität Tübingen, Kriegsbergstraße 60, D-7000 Stuttgart 1

Huber, R.M., Dr.; Röntgenabteilung, Chirurgische Klinik Innenstadt der Universität München, Nußbaumstraße 20, D-8000 München 2

Ivosevic-Radovanovic, D.; Klinik Wilhelm-Schulthess, Neumünsterallee 3, CH-8008 Zürich

Kenn, R.W.; Röntgenabteilung, Chirurgische Klinik Innenstadt der Universität München, Nußbaumstraße 20, D-8000 München 2

Keyl, W., Prof. Dr.; Orthopädische Abteilung, Städtisches Krankenhaus München-Bogenhausen, Englschalingerstraße 77, D-8000 München 81

Kohler, W.: Röntgenabteilung, Chirurgische Klinik Innenstadt der Universität München, Nußbaumstraße 20, D-8000 München 2

Kortmann, H.R.; Dr.; Unfallchirurgische Abteilung, Allgemeines Krankenhaus St. Georg, Lohmühlenstraße 5, D-2000 Hamburg 1

Krödel, A., Dr.; Orthopädische Klinik und Poliklinik der Universität München, Klinikum Großhadern, Marchioninistraße 15, D-8000 München 70

Krueger, P., Prof. Dr.; Chirurgische Klinik Innenstadt und Chirurgische Poliklinik der Universität München, Nußbaumstraße 20, D-8000 München 2

Küffer, G., Dr.; Röntgenabteilung, Poliklinik der Universität München, Pettenkoferstraße 8 a, D-8000 München 2

Laumann, U., Priv.-Doz. Dr.; Orthopädische Abteilung, St. Marien-Hospital, Am Boltenhof 7, D-4280 Borken/Westf.

Lob, G., Prof. Dr.; Abteilung für Unfallchirurgie, Chirurgische Klinik und Poliklinik der Universität München, Klinikum Großhadern, Marchioninistraße 15, D-8000 München 70

Löffler, L., Dr.; Orthopädische Abteilung, Städtisches Krankenhaus München-Bogenhausen, Englschalkingerstraße 77, D-8000 München 81

Löhr, J., Lecturer; Division of Orthopedic Surgery, School of Medicine, Ottawa General Hospital, 501 Smyth Road, Ottawa K1H 8L6, Canada

Loeweneck, H., Prof. Dr.; Anatomische Anstalt der Universität München, Pettenkoferstraße 11, D-8000 München 2

Matter, P., Priv.-Doz. Dr.; Chirurgische Abteilung, Spital Davos, CH-7270 Davos

Mayr, B., Dr.; Radiologische Poliklinik Innenstadt der Universität München, Ziemssen-
straße 1, D-8000 München 2

Michiels, I., Dr.; Orthopädische Klinik und Poliklinik der Universität Mainz, Langenbeckstraße 1, D-6500 Mainz

Mulder, H.; Röntgenabteilung, Regionalspital Surselva, CH-7130 Ilanz

Patte, D., Prof. Dr.; Clinique Medico-Chirurgicale "Les Fontaines", 54, Bd. Aristide Briand,
F-77008 Melun

Pfeifer, K.J., Prof. Dr.; Röntgenabteilung, Chirurgische Klinik Innenstadt der Universität
München, Nußbaumstraße 20, D-8000 München 2

Pfister, A., Dr.; Grünwalder Straße 10, D-8000 München 90

Pieper, H.-G., Dr.; Orthopädische Klinik im Alfried Krupp von Bohlen u. Halbach Krankenhaus, Alfried-Krupp-Straße 21, D-4300 Essen

Refior, H.J., Prof. Dr.; Orthopädische Klinik und Poliklinik der Universität München,
Klinikum Großhadern, Marchioninistraße 15, D-8000 München 70

Reichelt, A., Prof. Dr.; Abteilung für Orthopädie, Klinik der Universität Freiburg, Hugstetter Straße 55, D-7800 Freiburg

Resch, H., Dr.; Universitätsklinik für Chirurgie, A. ö. Landeskrankenhaus Innsbruck, Anichstraße 35, A-6010 Innsbruck

Rüedi, T., Prof. Dr.; Chirurgische Klinik, Rätisches Kantons- und Regionalspital Chur,
Loestraße 170, CH-7000 Chur

Ryf, C., Dr.; Chirurgische Abteilung, Spital Davos, CH-7270 Chur

Sakar, K., Prof. Dr.; Department of Pathology, School of Medicine, Ottawa General Hospital,
501 Smyth Road, Ottawa K1H 8L6, Canada

Schiller, K., Dr.; Chirurgische Klinik Innenstadt und Chirurgische Poliklinik der Universität
München, Nußbaumstraße 20, D-8000 München 2

Schmid, M., Dr.; Orthopädische Praxis, Grünwalder Straße 10, D-8000 München 90

Sebisch, E.; Chirurgische Klinik Innenstadt und Chirurgische Poliklinik der Universität
München, Nußbaumstraße 20, D-8000 München 2

Seiler, H., Priv.-Doz. Dr.; Abteilung für Unfallchirurgie, Chirurgische Universitätsklinik,
D-6650 Homburg

Siuda, S., Dr.; Radiologische Klinik und Poliklinik der Universität München, Ziemssen-
straße 1, D-8000 München 2

Sperner, G.; Universitätsklinik für Unfallchirurgie, Landeskrankenhaus, Anichstraße 35,
A-6020 Innsbruck

Thomas, R.; Krankengymnastische Abteilung, Orthopädische Klinik der Universität Freiburg, Hugstetter Straße 55, D-7800 Freiburg

Uhthoff, H.K., Prof. Dr.; Division of Orthopaedic Surgery, School of Medicine, Ottawa General Hospital, 501 Smyth Road, Ottawa K1H 8L6, Canada

Ungethüm, M., Prof. Dr. med. habil. Dr.-Ing.; Sprecher des Vorstandes, Aesculap-Werke AG, Postfach 40, D-7200 Tuttlingen

Wanitschek, P.; Universitätsklinik für Unfallchirurgie, Landeskrankenhaus Innsbruck, Anichstraße 35, A-6010 Innsbruck

Wiedemann, E., Dr.; Chirurgische Klinik Innenstadt und Chirurgische Poliklinik der Universität München, Nußbaumstraße 20, D-8000 München 2

Wirth, C.J., Prof. Dr.; Orthopädische Klinik und Poliklinik der Universität München, Klinikum Großhadern, Marchioninistraße 15, D-8000 München 70

Wolter, D., Prof. Dr.; Unfallchirurgische Abteilung, Allgemeines Krankenhaus St. Georg, Lohmühlenstraße 5, D-2000 Hamburg 1

I. Anatomie, Pathologie und Biomechanik

Deskriptive Anatomie der Schulterregion

H. Loeweneck

Anatomische Anstalt der Universität München, Pettenkoferstraße 11, D-8000 München 2

Die Hautsensibilität an der ventralen, dorsalen und oberen Schultergegend wird hauptsächlich über Nerven aus den Segmenten $C_{4,5}$ und $Th_{1,2}$ abgeleitet. In die Dermatome dieser Hautnerven — insbesondere der Nn. supraclaviculares, Hautäste des N. axiallaris, einzelner Äste des N. cutaneus brachii medialis und der Nn. intercostobrachiales können aber auch Erkrankungen von Brust- und Bauchhöhlenorganen (v.a. Herz, Magen, Leber, Pankreas) schmerzhaft projiziert werden, so daß nicht jeder Schulterschmerz von einer Erkrankung in der Schultergegend ausgehen muß.

Dorsale Schultergegend (Regio scapularis)

Nach Abtragen von Haut und Subkutis blickt man auf die Faszien der Mm. trapezius, deltoideus und latissimus dorsi. Typisch ist das Trigonum radicis spinae, die dreieckige Sehnenplatte am Ansatz der Pars ascendens des M. trapezius. Nach ansatznahem Einschneiden der gefächert erscheinen Pars spinalis des M. deltoideus und Abklappen dieses Muskelteils nach lateral, werden der N. axillaris und die Vasa circumflexa humeri posteriora sichtbar, welche durch die laterale Achsellücke treten, sich im subdeltoidealen Gleitraum ausbreiten und in die Unterseite des M. deltoideus eindringen (Abb. 1 und 2). Der rückläufig zum M. teres minor hin abgegebene Axillarisast wird neben der lateralen Achsellücke an der Unterkante des Muskels sichtbar. Entfernt man die aponeurotische Faszienhülle, welche den Mm. infraspinatus und teres minor auch als Ursprung dient, und spreizt man den Spaltraum zwischen den beiden Muskeln, so sieht man in dessen Tiefe die kranialwärts ziehenden Äste der A. circumflexa scapulae, die mit Ästen der A. suprascapularis anastomosieren und so die entscheidenden Zuflüsse für das Rete scapulare bilden. Durchschneidet man den kräftigen M. infraspinatus über dieser Gefäßstraße und klappt seinen ansatznahen, teils sehnigen Teil lateralwärts, so wird der dorsale Kapselanteil des Schultergelenks sichtbar (Abb. 2). Bei Abdrängen des ursprungsnahen Teils des Muskels nach medial ist der aus der Tiefe unter der Spina scapulae herkommende und sich fächerartig im M. infraspinatus ausbreitende N. suprascapularis zu erkennen.

Hefte zur Unfallheilkunde, Heft 195
P. Habermeyer/P. Krueger/L. Schweiberer (Hrsg.)
© Springer-Verlag Berlin Heidelberg New York 1988

2

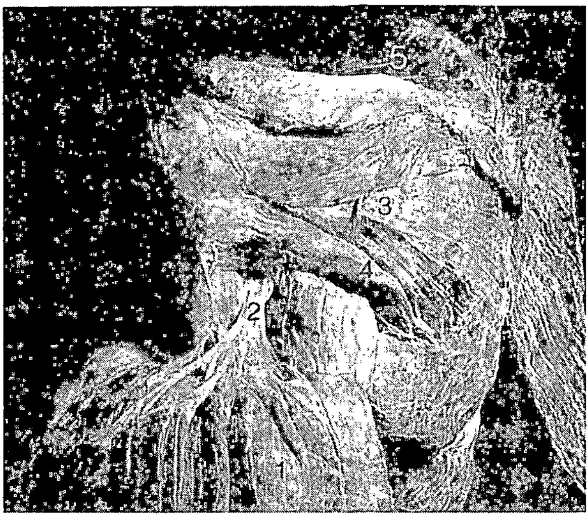

Abb. 1. Ansicht von dorsal auf die Rotatorenmanschette am linken Schultergelenk. Der M. deltoideus (*1*) wurde am Ursprung abgetrennt und mitsamt dem N. axillaris (*2*) und den Vasa circumflexa humeri posteriora (*2*) nach kaudal geklappt. Pars transversa und Pars descendens des M. trapezius wurden entfernt. M. infraspinatus (*3*) und M. teres minor (*4*) sowie M. supraspinatus (*5*)

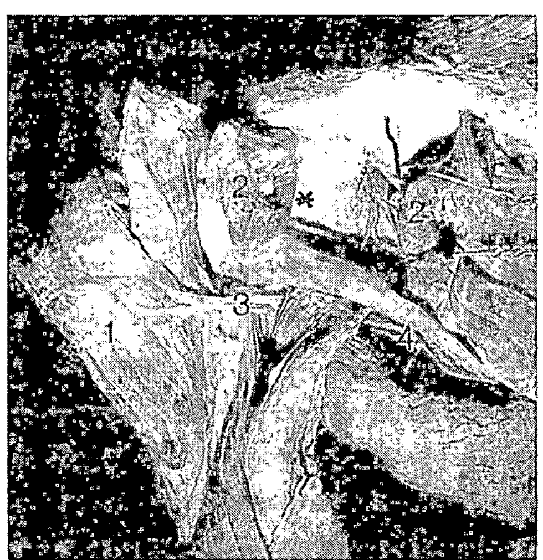

Abb. 2. Dorsalansicht auf die Kapsel des linken Schultergelenks (*). Pars spinalis des M. deltoideus (*1*) lateralwärts geklappt. M. infraspinatus (*2*) über Vasa suprascapularia durchtrennt und mit Haken aufgezogen. N. axillaris mit Begleitgefäßen (*3*) in lateraler, A. circumflexa scapulae (*4*) in medialer Achsellücke

Obere Schultergegend

Die Schulterkontur wird durch die Wölbung des M. deltoideus gebildet, wobei das Tuberculum majus humeri das Hypomochlion für den Muskel stellt. Halswärts wird die Kontur durch die Pars descendens und die Pars transversa des M. trapezius geformt. Nach Entfernen der Haut und der Subkutis sind die akromionnahen kräftigen Sehnenzüge des Trapezius zu erkennen, die ebenso am lateralen Drittel der Klavikula vorhanden sind. Sie überlagern das Lig. acromioclaviculare und das Schultereckgelenk. Nach Abtragen der Ansatzsehnen des Trapezius und Entfernen der Pars transversa des Muskels über der Fossa supraspinata wird der M. supraspinatus sichtbar. Untertunneliert man den Muskel auf Höhe der Incisura scapulae, so erkennt man die über das die Inzisur querende Lig. transversum scapulae verlaufende A. suprascapularis, während der N. suprascapularis unter diesem Band zieht. Folgt man der Sehne des M. supraspinatus zum Ansatz hin, so erkennt man subakromial einen Schleimbeutel und unter dem Lig. coracoacromiale ein ventral von der Sehne gelegenes kräftiges Fettpolster, das wohl Abfederungsaufgaben für die darunter im Schultergelenk verlaufende lange Bizepssehne hat. Schneidet man das Lig. acromioclaviculare von oben und vorn her ein und reseziert man hier das akromiale Ende des Schlüsselbeines, so wird der in diesem Kugelgelenk gelegene Diskus sichtbar, der so komplett ausgeprägt sein kann, daß er dann das Schultereckgelenk in 2 Teilgelenke unterteilt (Abb. 3). Neben dem Lig. acromioclaviculare, das von den aufliegenden Sehnenzügen des Trapezius in seiner Wirkung unterstützt wird, schränken auch die beiden zwischen dem Processus coracoideus und der Unter- bzw. Vorderseite der Klavikula ausgespannten Teilzüge des Lig. coracoclaviculare, die Ligg. conoideum und trapezoideum, die Beweglichkeit im Schultereckgelenk ein.

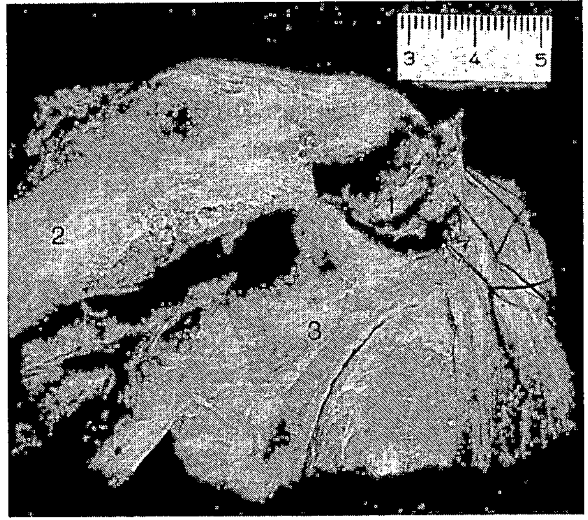

Abb. 3. Ansicht von ventral auf das linke Schultereckgelenk. Gelenkkapsel und Lig. acromioclaviculare mit Haltefäden lateralwärts gezogen. Ansicht auf einen kompletten Discus articularis (*1*). *2* Klavikula, *3* Lig. coracoacromiale

4

Ventrale Schultergegend (Mohrenheim-Grube und Zugang zum Schultergelenk von ventral)

Nach Abtragen von Haut und Subkutis ist zwischen dem medialen Rand der Pars clavicularis des M. deltoideus und dem laterokranialen Rand des M. pectoralis major die V. cephalica zu sehen. Spreizt man dann die beiden Muskelränder, so erweitert man die Mohrenheim-Grube und blickt auf die aufgespannte Fascia clavipectoralis. Sie wird von den Vasa thoracoacromalia und den Nn. pectorales durchbrochen. Drängt man die V. cephalica lateralwärts und die Vasa thoracoacromialia sowie die Nn. pectorales medialwärts, so kann man die Fascia clavipectoralis zwischen M. coracobrachialis, M. subclavius und M. pectoralis minor entfernen. Der Zugang zu den Inhaltsgebilden der Axilla ist frei.

Um den ventralen Kapselbereich des Schultergelenks, den Sulcus intertubercularis und den subdeltoidealen Gleitraum einsehen zu können, muß man die klavikuläre Portion des M. deltoideus bei antevertiertem Arm lateralwärts abdrängen. In der anatomischen Präparation geht dies mit ursprungsnahem Durchtrennen der Pars clavicularis m. deltoidei leichter. Der M. coracobrachialis wird mitsamt dem kurzen Bizepskopf nach medial gezogen (Abb. 4). Oberhalb der in der Tiefe querenden Sehne des M. latissimus dorsi erscheint die A. circumflexa humeri anterior, welche vielfache Äste zu den Bindegewebestrukturen um und in dem Sulcus intertubercularis abgibt. Der subdeltoideale Gleitraum beinhaltet

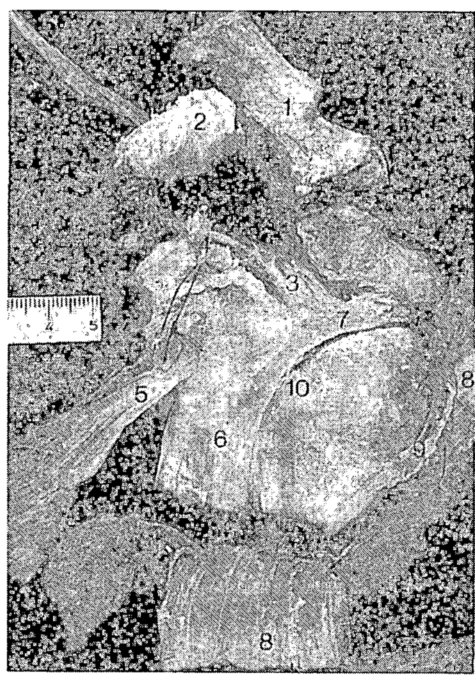

Abb. 4. Ventralansicht auf die gelenkkapselnahen Strukturen am linken Schultergelenk. Schlüsselbein (*1*) im Akromioklavikulargelenk nach kranial luxiert. Fettkörper (*2*), der ventral der Supraspinatussehne (*3*) gelegen war, nach oben hochgezogen. Lig. coracoclaviculare (*4*) mit Haltefäden kaudalwärts gezogen. M. pectoralis minor (*5*), M. coracobrachialis und kurzer Bizepskopf (*6*) sowie Lig. coracoacromiale (*7*). Beim Aufklappen des M. deltoideus (*8*) wird die Bursa subdeltoidea (*9*) sichtbar. Gelenkkapsel (*10*)

im Regelfall bis auf Höhe des N. axillaris einen flächig erscheinenden Schleimbeutel. Geht man bei antevertiertem Arm in den Zwickel ein, den lange und kurze Bizepssehne ursprungsnah miteinander bilden, und drängt man dabei den kurzen Bizepskopf medialwärts, so kommt man in der Tiefe auf den sehnigen Ansatzbereich des M. subscapularis (Abb. 5). Er deckt den ventralen Kapselbereich des Schultergelenks ebenso ab wie oben das vom Processus coracoideus zum Akromion verlaufende Lig. coracoacromiale. Zwischen diesem Band und der innerhalb der Gelenkkapsel auf dem Humeruskopf gleitenden langen Bizepssehne befindet sich extrakapsulär ein ausgedehntes Fettpolster, das wohl druck- und reibungsmindern wirken soll. Das Stratum fibrosum der Gelenkkapsel wird oben vom Lig. coracohumerale und ventral von den Ligg. glenohumeralia verstärkt.

An den dem Schultergelenk benachbarten Knochenleisten oder Knochenvorsprüngen, die Schultermuskeln oder Rumpf-Oberarm-Muskeln als Fixierungsareale dienen, sind zur Abpolsterung der Muskeln und Sehnen vielfache Schleimbeutel vorhanden. Die Bursa intertubercularis wie auch die Bursa subcoracoidea stehen mit der Schultergelenkhöhle in Verbindung. Entzündungen der Bursae führen zu schmerzhaften Einschränkungen der Armbeweglichkeit. Größter Schleimbeutel dieser Region ist die Bursa subdeltoidea. Ihrer Bedeutung bei der Beweglichkeit des Armes wurde deshalb auch von Pfuhl mit dem Begriff "muskulöses Schulternebengelenk" Rechnung getragen.

An der Innervation der Schultergelenkkapsel beteiligen sich ventral der N. subscapularis und der N. musculocutaneus, dorsal der N. suprascapularis und der N. axillaris.

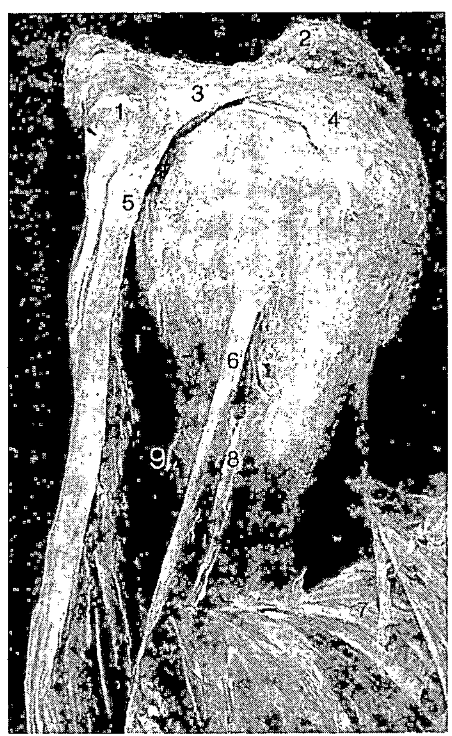

Abb. 5. Ventralansicht auf die Gelenkkapsel des linken Schulterglenks. *1* Processus coracoideus, *2* Akromion, *3* Lig. coracoacromiale, *4* Lig. coracohumerale, *5* Ursprungssehne des kurzen Bizepskopfes, *6* Ursprungssehne des langen Bizepskopfes, *7* M. deltoideus mit Gefäß-Nerven-Versorgung, *8* Sehne des M. pectoralis major, *9* Sehne des M. subscapularis

Pathomechanik des Schultergürtels

H.-G. Pieper

Orthopädische Klinik und Poliklinik der Universität Göttingen, Robert-Koch-Straße 40,
D-3400 Göttingen

Für die Pathomechanik des Schultergürtels ist die Tatsache von zentraler Bedeutung, daß er durch eine *Kette* von Gelenken gebildet wird, die zusammenwirken müssen, um eine reibungslose Bewegung des Armes zu garantieren [7, 8] (Abb. 1).

Dabei handelt es sich im einzelnen um 3 echte anatomische Gelenke und 2 Gleitschichten, die im angloamerikanischen Schrifttum ebenfalls als sog. physiologische Gelenke betrachtet werden. Die anatomischen Gelenke sind das Glenohumeralgelenk, das Akromioklavikulargelenk und das Sternoklavikulargelenk; die physiologischen Gelenke entsprechen der subakromialen und der skapulothorakalen Gleichtschicht.

Ist eines dieser Gelenke in seiner Funktion gestört, kann dies durch eine Überfunktion der anderen kompensiert werden, so daß im Endeffekt keine bzw. eine nur unwesentliche Bewegungseinschränkung eintritt. Ein extremes Beispiel für diesen Mechanismus stellt die relativ große Beweglichkeit des Armes trotz einer Arthrodese des Glenohumeralgelenks dar.

Eine solche Kompensation hat allerdings Folgen insofern, als für die kompensierenden Gelenke funktionelle Fehlbelastungen entstehen, die ihrerseits zu Beschwerden an diesen Gelenken führen können, so z.B. die häufig zu beobachtende Überbeweglichkeit des Schulterblattes mit entsprechenden muskulären Beschwerden bei Bewegungseinschränkungen im Glenohumeralgelenk.

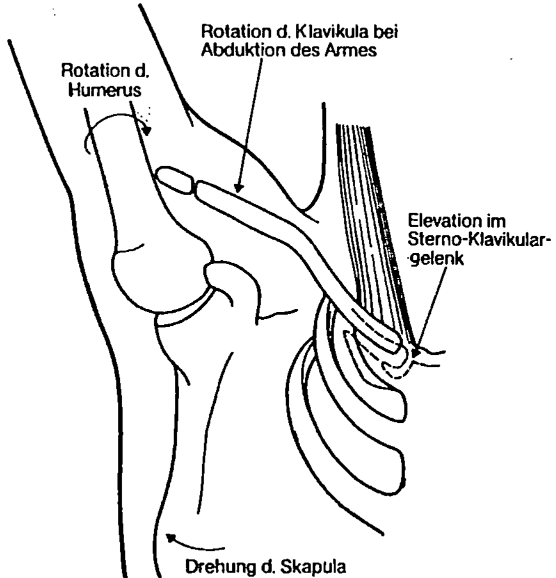

Abb. 1. Zusammenwirken der Gelenkkette des Schultergürtels bei Abduktion des Armes. (Aus [14])

Hefte zur Unfallheilkunde, Heft 195
P. Habermeyer/P. Krueger/L. Schweiberer (Hrsg.)
© Springer-Verlag Berlin Heidelberg New York 1988

Dies bedeutet auch, daß eine krankengymnastische Therapie z.B. bei adhäsiver Kapsulitis nicht ausschließlich auf Mobilisierung des in seiner Beweglichkeit eingeschränkten Glenohumeralgelenks gerichtet sein darf, sondern eine muskuläre Stabilisierung des Schulterblattes einschließen sollte.

Es ist in diesem Rahmen nicht möglich, auf alle Glieder dieser Gelenkkette in wünschenswerter Ausführlichkeit einzugehen. Das Schwergewicht dieses Beitrags wird daher auf die pathomechanischen Prozesse im Bereich der subakromialen Gleitschicht bei Erkrankungen der Rotatorenmanschette sowie auf die Instabilitäten des Glenohumeralgelenks gelegt, die in der orthopädischen Praxis am häufigsten auftreten. Zunächst soll jedoch ein kurzer Überblick über bestimmte pathomechanische Störungen der übrigen beteiligten Gelenke gegeben werden.

Sternoklavikulargelenk

Es stellt die einzige echte Gelenkverbindung zwischen oberer Extremität und Rumpf dar. Es handelt sich dabei funktionell um ein Gelenk mit 3 Freiheitsgraden. Vor- bzw. Rückführen sind jeweils um 30° möglich; Heben mit 55° und Senken mit 5° ergeben auch in dieser Ebene einen Bewegungsausschlag von 60°. Rotationsbewegungen erfolgen in einem Gesamtausmaß von etwa 30° und werden in ihrer Bedeutung häufig unterschätzt [8].

Instabilitäten in diesem Gelenk beeinträchtigen die Funktion nur unwesentlich, zumal eine natürliche Inkongruenz der beiden Gelenkflächen besteht, die durch einen Diskus interarticularis nur bedingt ausgeglichen wird [14]. Von klinisch größerer Bedeutung sind funktionelle Hypomobilitäten wie z.B. bei Blockierungen, da insbesondere der Ausfall der Rotationsmöglichkeit der Klavikula die Mechanik der weiteren Gelenkkette ungünstig beeinflußt.

Acromioklavikulargelenk (AKG)

Auch dieses Gelenk läßt Bewegungen in 3 Ebenen zu: transversal um etwa 20°, sagittal um 10° und — nicht zu vergessen — rotierend um die Längsachse um $30-50^O$ [3]. Die Stabilisierung erfolgt ausschließlich durch den straffen Kapsel-Band-Apparat (Lig. acromioclaviculare und beide Anteile des Lig. coracoclaviculare: Lig. trapezoideum und Lig. conoideum).

Bei Ruptur eines oder mehrerer der erwähnten Bänder — Schultereckgelenksprengung nach Tossy II und Tossy III [13] — entsteht eine Instabilität im AKG, die sich klinisch durch das sog. "Klaviertastenphänomen" manifestiert. Dabei wird eine harmonische Kraftübertragung des Zuges der Pars clavicularis des M. trapezius von der Klavikula auf die Skapula verhindert. Somit sinkt die laterale Skapula infolge des Armgewichtes und des Zuges des M. pectoralis minor nach kaudal ab, so daß sich die Skapula insgesamt um einen Drehpunkt im Bereich des Angulus superior dreht und bei Bewegungen in einer rotierten Stellung auf dem Thorax gleitet, wodurch Irritationen der subskapulären Gleitgewebe entstehen können [5].

Eine rein konservative Behandlung des Tossy III wird diesem Pathomechanismus nicht gerecht. Bei der operativen Versorgung der Schultereckgelenksprengung ist den biome-

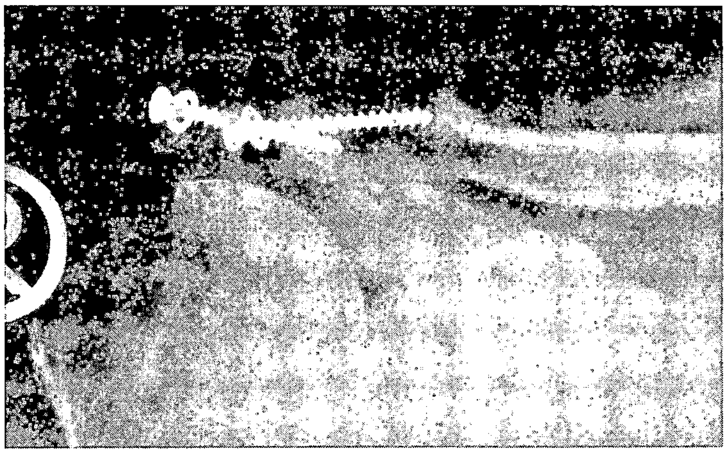

Abb. 2. Osteolyse der lateralen Klavikula und Ausbruch der 2. Schraube durch funktionelle Behandlung bei Zustand nach operativer Stabilisierung einer Akromioklavikulargelenksprengung nach Tossy III

chanischen Gegebenheiten insofern Rechnung zu tragen, als bei operativen Stabilisierungsverfahren wegen der anfangs hervorgehobenen Bedeutung, insbesondere der Rotationsbewegung, stets die Gefahr eines knöchernen Ausrisses bzw. Metallbruchs besteht (Abb. 2). Daher sollte entweder postoperativ bis zur Metallentfernung durch Ruhigstellung eine gefährdende Bewegung verhindert oder besser eine alternative operative Versorgung gewählt werden, die insbesondere die Rotationsfähigkeit der Klavikula beläßt, wie z. B. durch schlingenförmige Fesselung der Klavikula am Korakoid durch PDS-Band.

Aus diesen Überlegungen zur Wichtigkeit des Kapsel-Band-Apparates folgt weiterhin, daß dieser bei Resektionen des AKG, welche ggf. zur Behandlung der isolierten Schultereckgelenkarthrose durchgeführt werden, belassen werden sollte.

Subakromiale Gleitschicht

Im Zentrum dieses Abschnitts steht die Pathomechanik der Rotatorenmanschette, die in der Klinik der Schulter einen großen Stellenwert bekommen hat. Neben ihrer namengebenden Funktion als Außenrotatoren haben die Mm. supra- und infraspinatus sowie teres minor noch eine weitere Aufgabe, nämlich die Zentrierung des Humeruskopfes im Glenoid in der Frontalebene.

Bei isolierter Anspannung des M. deltoideus würde der entstehende Kraftvektor am oberen Glenoidrand vorbeiziehen und den Humeruskopf kranialwärts aus der Pfanne subluxieren. Diesem Effekt wirken die genannten Muskeln — zusammen mit dem langen Bizepskopf — dank ihres nach kaudal gerichteten Kraftvektors entgegen. So erfolgt bei einem Gleichgewicht der Kräfte eine dynamische Stabilisierung des Humeruskopfes im Glenoid und ein spannungsfreies Verschieben der subakromialen Gleitschichten. Unter dieser Voraussetzung wirkt die Rotatorenmanschette funktionell als Vergrößerung der Pfanne nach kranial, als sog. "tendinöses Glenoid" [9].

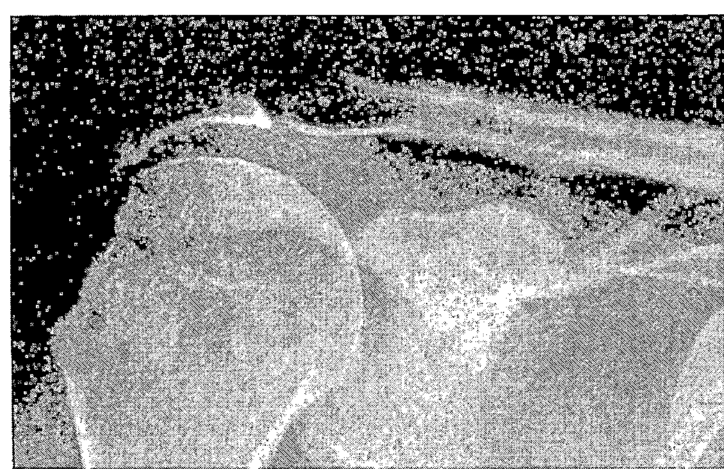

Abb. 3. Kraniale Subluxation des Humeruskopfes bei Rotatorendefektarthropathie

Bei Abschwächung oder Ausfall der Funktion der Rotatoren ist dieses Gleichgewicht gestört. Die nach kranial gerichtete Kraftkomponente des M. deltoideus überwiegt und preßt den Humeruskopf unter das Schulterdach. Es entsteht das sog. Impingement, durch welches wiederum aufgrund der auftretenden Schmerzen durch Nozizeptoren eine reflektorisch verminderte Kraftentfaltung der Rotatorenmanschette erfolgt – ein Circulus vitiosus [4]. Bei der Rotatorendefektarthropathie als Extremfall findet sich eine durch den übermäßigen Druck des Humeruskopfes unter das Schulterdach im Laufe der Zeit entstehende Eindellung des Akromions (Abb. 3).

In diesem Zusammenhang sei auf eine experimentelle Studie von Koydl [6] hingewiesen, der den Einfluß des vertikalen Neigungswinkels der Cavitas glenoidalis auf die unter dem Akromion entstehenden Druckkräfte untersuchte. Er beschrieb eine Erhöhung der auf das Schulterdach einwirkenden Kräfte um bis zu 40% bei einer pathologischen Verminderung des Cavitas-Spina-Winkels um 11° bei Patienten mit Erkrankungen der Rotatorenmanschette. Aus dieser Untersuchung entwickelte er die Cavitasplastik, um nach Naht einer Rotatorenmanschettenruptur die Druckkräfte unter dem Schulterdach zu reduzieren und dadurch die genähten Sehnenpartien zu entlasten [6].

Glenohumeralgelenk

Das Glenohumeralgelenk oder Schultergelenk im eigentlichen Sinne hat als knöcherne Strukturen eine relativ kleine Pfanne und einen von der Knorpelfläche her 4- bis 6mal so großen Kopf. Zwar vergrößert das faserknorpelige Labrum glenoidale die Fläche der Pfanne funktionell, aber die Stabilität des Gelenks ist im wesentlichen durch die Kapsel mit ihren bandartigen Verstärkungen und die muskulären Strukturen — insbesondere Rotatoren und langer Bizepskopf — gewährleistet.

10

Instabilitäten dieses Gelenks sind infolge der mangelhaften knöchernen Sicherung ein häufig auftretendes Problem. Über die auslösenden pathomechanischen Faktoren herrscht nach wie vor keine Einmütigkeit. Diskutiert werden folgende Ursachen [1, 12]:

1. Störungen der neuromuskulären Steuerung,
2. vergrößertes Kapselvolumen,
3. pathologische Verstärkung des Mißverhältnisses in den Größen von Humeruskopf und Glenoid zuungunsten des letztgenannten,
4. Läsion des Lig. glenohumerale inferius,
5. Bankart-Läsion,
6. Hill-Sachs-Läsion,
7. pathologische Ante-/Retroversion des Glenoids,
8. pathologische Humerusretrotorsion.

Allein die Zahl der genannten Faktoren, die Gerber (in diesem Band) im einzelnen würdigt, legt nahe, daß u.U. keine allgemeingültige Antwort möglich ist.

In ihrer Bedeutung allgemein unterschätzt wird nach meiner Überzeugung die Humerusretrotorsion, auf die im folgenden näher eingegangen wird.

Ausgangspunkt unserer Überlegungen ist die Tatsache, daß der Humeruskopf in bezug auf die Ellenbogengelenkachse im Schultergelenk nach innen hinten gedreht ist, also eine physiologische Retrotorsion von etwa 40° besteht [2, 10].

Ist dieser Retrotorsionswinkel pathologisch vermindert, so ist der Humeruskopf weiter nach ventral gerichtet und kann dadurch schon bei geringer Außenrotation des Armes nach vorne aus dem Glenoid herausgedrückt werden [11].

Außerdem ändert sich bei verminderter Humerusretrotorsion der Kraftvektor der langen Bizepssehne in der Form, daß aus der physiologischen Stabilisierungsfunktion, welche die Bizepssehne in Außenrotation des Armes erfüllt, bei verminderter Retrotorsion eher ein Zug gegen den vorderen Anteil des Glenoids erfolgt und so möglicherweise die Luxationsneigung unterstützt wird (Abb. 4a, b).

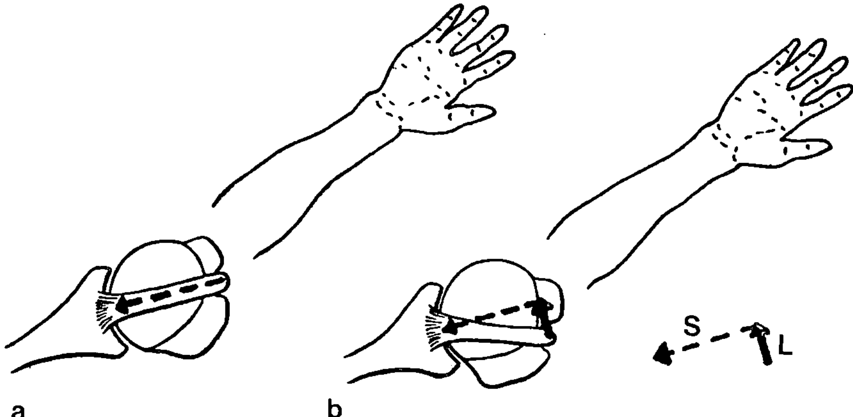

Abb. 4a, b. Kraftvektoren der langen Bizepssehne in Außenrotation des Armes bei normaler (a) und pathologisch verminderter (b) Humerusretrotorsion. *S* stabilisierender Kraftvektor, *L* Kraftkomponente in Luxationsrichtung

Daß der Faktor "pathologische Humerusretrotorsion" tatsächlich mit dem Rezidiveren einer Schulterluxation in Zusammenhang steht, beweisen Messungen an Patienten mit rezidivierender Schulterluxation nach ventral, bei denen der Humerusretrotorsionswinkel um $15{,}4^{\circ}$ im Mittel hochsignifikant ($P < 0{,}01$) vermindert ist. Umgekehrt findet sich bei Patienten mit dorsaler Luxation eine pathologische Erhöhung von etwa gleichem Ausmaß [10, 11].

Aus dieser Untersuchung sollte nach unserer Überzeugung die Konsequenz gezogen werden, neben einer Limbusrefixation bzw. Kapselraffung eine pathologisch um über 10° von der Norm abweichenden Humerustorsion operativ zu korrigieren, um diesen pathomechanischen Faktor in der Entstehung des Rezidivs möglichst auszuschalten.

Literatur

1. Gerber C, Ganz R (1985) Schulterinstabilitäten. Med Orthop Tech 105:121–125
2. Habermeyer P, Kaiser E, Knappe M, Kreusser T, Wiedemann E (1987) Zur funktionellen Anatomie und Biomechanik der langen Bizepssehne. Unfallchirurg 90:319–329
3. Kaltenborn F (1979) Manuelle Therapie der Extremitätengelenke. Technik der speziellen Untersuchungsverfahren und der Gelenk-Mobilisation. Norlis, Oslo
4. Kölbel R (1986) Funktionelle Anatomie und Pathomechanik der Schulter. In: Kölbel R (Hrsg) Beiträge zum Schulter-Workshop 1986. 3-M, Neuss
5. Kölbel R, Bergmann G, Rohlmann A (1981) Pathomechanik der Schulter. In: Zilch H, Burri C (Hrsg) Osteotomien an der oberen Extremität. Huber, Bern, S 14–22
6. Koydl P (1986) Die Erweiterung des Subakromialraumes durch Veränderung des vertikalen Neigungswinkels der Cavitas glenoidalis bei der operativen Behandlung der Periarthropathie humeroscapularis. Z Orthop 124:418–421
7. Kummer B (1976) Anatomie und Biomechanik der Schulter. Hefte Unfallheilkd 126:5–19
8. Lanz T, Wachsmuth W (1959) Praktische Anatomie, Bd 1/3: Obere Extremität. Springer, Berlin Göttingen Heidelberg
9. Ozaki J, Ohneda Y, Nakagawa H, Masuhara K (1987) Glenohumeral stabilizing mechanism: A two-dimensional computer study based on Pauwel's stress distribution theory of a concave articular joint. In: Takagishi N (ed) The shoulder. Professional Postgraduate Services, Tokyo, pp 39–43
10. Pieper H-G (1982) Untersuchungen zur Torsion des Humerus: Röntgenologische Bestimmung am Patienten und Bedeutung bei der habituellen Schulterluxation. Dissertation, Universität Marburg
11. Pieper H-G (1987) Correction of pathological amount of humeral retrotorsion in operative treatment of recurrent shoulder dislocation. In: Takagishi N (ed) The shoulder. Professional Postgraduate Services, Tokyo, pp 276–280
12. Rowe CR, Sakellarides HT (1961) Factors related to recurrences of anterior dislocations of the shoulder. Clin Orthop 20:40–48
13. Tossy JD, Mead NC, Sigmond HM (1963) Acromioclavicular separations: Usefull and practical classification of treatment. Chir Orthop 28:111
14. Zilch H, Friedebold G (1982) Pathophysiologie und Pathomechanik des Schultergürtels. Hefte Unfallheilkd 160:16–41

Statische Belastungen des Glenohumeralgelenks

F. Bodem, I. Michiels und F. Brussatis

Orthopädische Klinik und Poliklinik der Universität Mainz, Langenbeckstraße 1,
D-6500 Mainz

Einleitung

Überhöhte mechanische Belastungen stehen beim Schultergelenk weit weniger im Blickpunkt des Interesses als bei den Körpergelenken der unteren Extremität, da im Unterschied zu diesen nur in Ausnahmefällen äußere Kräfte von der Größenordnung des Körpergewichtes auf den Arm einwirken. Wie jedoch schon Pauwels in eindrucksvoller Weise am Beispiel des Hüftgelenks gezeigt hat, können die eine Körperhaltung stabilisierenden oder eine Körperbewegung bewirkenden inneren Muskelkräfte ein Vielfaches der von außen an eine Körperextremität angreifenden Kräfte erreichen und somit insgesamt zu unerwartet hohen mechanischen Belastungen von Gelenkstrukturen führen. Der Grund hierfür liegt stets in einem sehr ungünstigen Verhältnis der inneren Muskelhebelarme im Vergleich zum Hebelarm einer von außen auf eine Körperextremität einwirkenden Kraft. Dies gilt auch und insbesonders für das Glenohumeralgelenk, wo die den Arm bewegenden bzw. stabilisierenden Muskeln mit Hebelarmen im Zentimeterbereich wirken [4, 10], während der effektive Hebelarm der am Arm äußerlich angreifenden Kräfte je nach Armhaltung stets einige Dezimeter bis zu ungefähr 1 m beträgt.

Die sich aus diesen biomechanischen Bedingungen für den Bereich des Glenohumeralgelenks ergebenden Belastungen sind hinsichtlich eines pathogenetischen Potentials unter 2 Hauptaspekten zu sehen. Zum einen resultieren aus den von außen einwirkenden, im Zusammenspiel mit den körperinneren Muskelkräften hohe Kompressionskräfte im Bereich der artikulierenden Gelenkflächen. Obwohl die von überhöhten, aber noch deutlich unter der akuten Verletzungsschwelle liegenden mechanischen Gelenkbelastungen resultierende Gefahr keineswegs vollständig geklärt ist, ist eine regelmäßige überhöhte Kompressionsbeanspruchung des Gelenkknorpels zumindest als eine der auslösenden Komponenten in einem wahrscheinlich multifaktoriellen Entstehungsmechanismus von idiopathischen Gelenkknorpeldegenerationen wahrscheinlich. Zum anderen beinhalten hohe Muskelkräfte für den Muskel und seinen Sehnen- und Insertionsbereich selbst die Gefahr von mechanischen Verletzungen, insbesondere wenn solche Strukturen bereits vorgeschädigt sind oder degenerativen Veränderungen unterliegen.

Auch hier ist der Zusammenhang zwischen regelmäßiger überhöhter mechanischer Belastung und Degenerationsvorgängen im Bereich des Sehnenspiegels der Rotatorenmanschette nicht endgültig geklärt. Zweifellos steht jedoch der Sehnenriß bei vorgeschädigtem Sehnenspiegel ebenso in Zusammenhang mit der Überschreitung einer für den betrachteten Patienten zulässigen Höchstbeanspruchung dieser Struktur wie die akute Sehnenruptur im Bereich der Rotatorenmanschette bei einem in dieser Hinsicht noch unbeschädigten Menschen.

Es soll in unserem Beitrag versucht werden, einen Überblick über die im Glenohumeralgelenk in alltäglichen und in außergewöhnlichen Haltungs- und Bewegungssituationen

Hefte zur Unfallheilkunde, Heft 195
P. Habermeyer/P. Krueger/L. Schweiberer (Hrsg.)
© Springer-Verlag Berlin Heidelberg New York 1988

entstehenden mechanischen Belastungen in ihren grundsätzlichen Größenordnungen zu vermitteln.

Zur mechanischen Analyse von Gelenkbelastungen

Zur Bestimmung der mechanischen Belastung der einzelnen Strukturen im Bereich eines Körpergelenks liefern in vielen Fällen statische bzw. quasistatische Analysen der wichtigsten wirksamen Kräfte richtige Größenordnungen. Die Biomechanik betrachtet hierzu geeignet gewählte Körpersegmente näherungsweise als starre Körper, welche sich aufgrund eines Gleichgewichts der auf sie einwirkenden Kräfte in Ruhe befinden (statischer Fall) oder sich nur langsam bewegen (quasistatischer Fall). In der Sprache der Mathematik lautet dies: Die Vektorsumme der am betrachteten Körpersegment angreifenden Kraftvektoren ist ebenso gleich Null wie die Vektorsumme der aus diesen Kräften für das Segment resultierenden Drehmomente. Diese beiden Regeln, welche sich von den Newton-Axiomen der Mechanik ableiten lassen [12, 13] gestatten es, von nach Betrag und Richtung bekannten, auf ein Körpersegment einwirkenden äußeren Kräften (z.B. die Schwerkraft) auf die Größe körperinnerer Kräfte (Muskelkräfte, Gelenkkompressionskräfte) zu schließen. Besonders einfach und anschaulich wird dieses Verfahren für den Fall, daß die zu berücksichtigenden Kräfte in ausreichender Näherung als in einer gemeinsamen Ebene liegend betrachtet werden können. Im Bereich des menschlichen Bewegungsapparates trifft dies für ausgewählte Haltungs- und Bewegungssituationen zu. Einige solche Beispiele werden wir im Bereich des Schultergelenks im folgenden darstellen.

Mechanische Belastungen im Bereich des Glenohumeralgelenks

Der Mechanismus der Armabduktion

Bei der Armabduktion in der Frontalebene wird durch Kraftentwicklung der Mm. deltoideus und supraspinatus am Humerus bezüglich dessen Drehzentrum im Glenohumeralgelenk ein abduzierendes Drehmoment erzeugt. Nach neueren experimentellen Untersuchungen [4] tragen beide Muskeln im gesamten Abduktionswinkelbereich ungefähr mit gleichem Anteil zur Erzeugung dieses Drehmomentes bei. Wegen der ungenügenden Formschlüssigkeit der glenoidalen Gelenkpfanne wird die bei dieser Bewegung erforderliche Stabilisierung des Humeruskopfes nicht durch reaktive Führungskräfte der artikulierenden Gelenkflächen selbst bewirkt. Die Zugkraft des M. deltoideus besitzt eine erhebliche Kraftkomponente parallel zur glenoidalen Pfannenfläche, welche bei der Abduktion den Humeruskopf aus der Gelenkpfanne herausziehen würde, wenn dem nicht weitere, das Gelenk stabilisierende Kräfte geeigneter Richtung und Größe entgegenwirkten. Dies sind, wie von mehreren Autoren theoretisch und experimentell gezeigt wurde [3, 5, 6, 7, 9, 10, 14], die Zugkräfte der in dieser Funktion tätig werdenden Muskeln der Rotatorenmanschette einschließlich des M. biceps mit seiner langen Bizepssehne [3]. Die Aktivierung dieser Muskeln während der Armabduktion ist elektromyographisch eindeutig nachweisbar [3, 5, 6, 9, 10]. Ein weiterer Mechanismus der Stabilisierung des Humeruskopfes in der glenoidalen Pfanne ist darüber hinaus möglicherweise der äußere atmosphärische Druck auf die Gelenkkapsel

14

(ca. 10 N/cm^2 Kapseloberfläche), welcher durch einen entsprechenden Unterdruck innerhalb der Kapsel entsteht und dessen experimenteller Nachweis von einer biomechanischen
Arbeitsgruppe vor einiger Zeit berichtet wurde [8].

Zugkräfte der Rotatorenmanschette und Kompressionskraft im Glenohumeralgelenk

Die nach dem vorausgehend beschriebenen biomechanischen Modell der Armabduktion im
Bereich des Glenohumeralgelenks wirksam werdenden Kräfte sind schematisch dargestellt.
Es wird hierbei in einem vereinfachten, planaren Bild der abduzierte Humerus im statischen
(bzw. quasistatischen) Gleichgewicht der an ihm angreifenden Kräfte bzw. der von diesen
bezüglich des Drehzentrums im Glenohumeralgelenk bewirkten Drehmomente betrachtet.

In dieser Darstellung greifen am Humerus insgesamt 4 Kräfte an:

– die Schwerkraft $\vec{F}_s$ des Armes,
– die Zugkraft $\vec{F}_a$ der Abduktoren,
– die Gelenkkompressionskraft $\vec{F}_g$,
– die Zugkraft $\vec{F}_r$ der Muskeln der Rotatorenmanschette.

Die in diesem Modell enthaltenen Vereinfachungen bzw. Idealisierungen der Kraft- und
Hebelarmverhältnisse sind offensichtlich. Die abduzierenden Zugkräfte wurden zu einem
Kraftvektor $\vec{F}_a$ vereinigt, welcher in einem effektiven Abstand l_a vom Drehzentrum des
Humeruskopfes angreift. Dieser Kraftvektor ist weniger steil nach oben gerichtet als die
Zugkraft des M. deltoideus alleine, da er die mehr horizontal gerichtete abduzierende
Kraft des M. supraspinatus (und, nach einer neueren Untersuchung [3], auch der langen
Bizepssehne) beinhaltet. Die gelenkstabilisierenden Zugkräfte der Muskeln der Rotatoren-
manschette wurden zu einem Kraftvektor $\vec{F}_r$ vereinigt, welcher mit einem für diese Be-
trachtung vernachlässigbaren Hebelarm am Humeruskopf angreift (eine gleichzeitig adduzierende Wirkung dieser Muskelkräfte müßte in einer genaueren Betrachtung durch eine
entsprechende Erhöhung der Abduktionskraft berücksichtigt werden).

Im statischen bzw. quasistatischen Gleichgewicht wird das adduzierende Drehmoment
der Kraft $\vec{F}_s$ durch das abduzierende Drehmoment der Kraft $\vec{F}_a$ kompensiert bzw. geringfügig überwunden. Aus den geometrischen Verhältnissen in Abb. 1 folgt daraus die Beziehung

$$F_a\, l_a\, \sin\alpha = F_s\, l_s\, \sin\beta \qquad\qquad (1)$$

Das Verhältnis

$$V = l_s\, \sin\beta / l_a\, \sin\alpha \qquad\qquad (2)$$

der effektiven Hebelarme der Kräfte $\vec{F}_s$ bzw. $\vec{F}_a$ ist eine in ihrem exakten Verlauf nur sehr
schwer ermittelbare Funktion des Abduktionswinkels, welche von 0 bei senkrecht hängendem Arm bis zu einer Größenordnung von ungefähr 10 bei horizontal abduziertem Arm
ansteigt. Das Gewicht F_s des (unbelasteten) Armes beträgt ungefähr 5% des Körpergewichtes. Die Abduktionskraft F_a erreicht nach (1) bei der horizontalen Armabduktion
also ungefähr das halbe Körpergewicht.

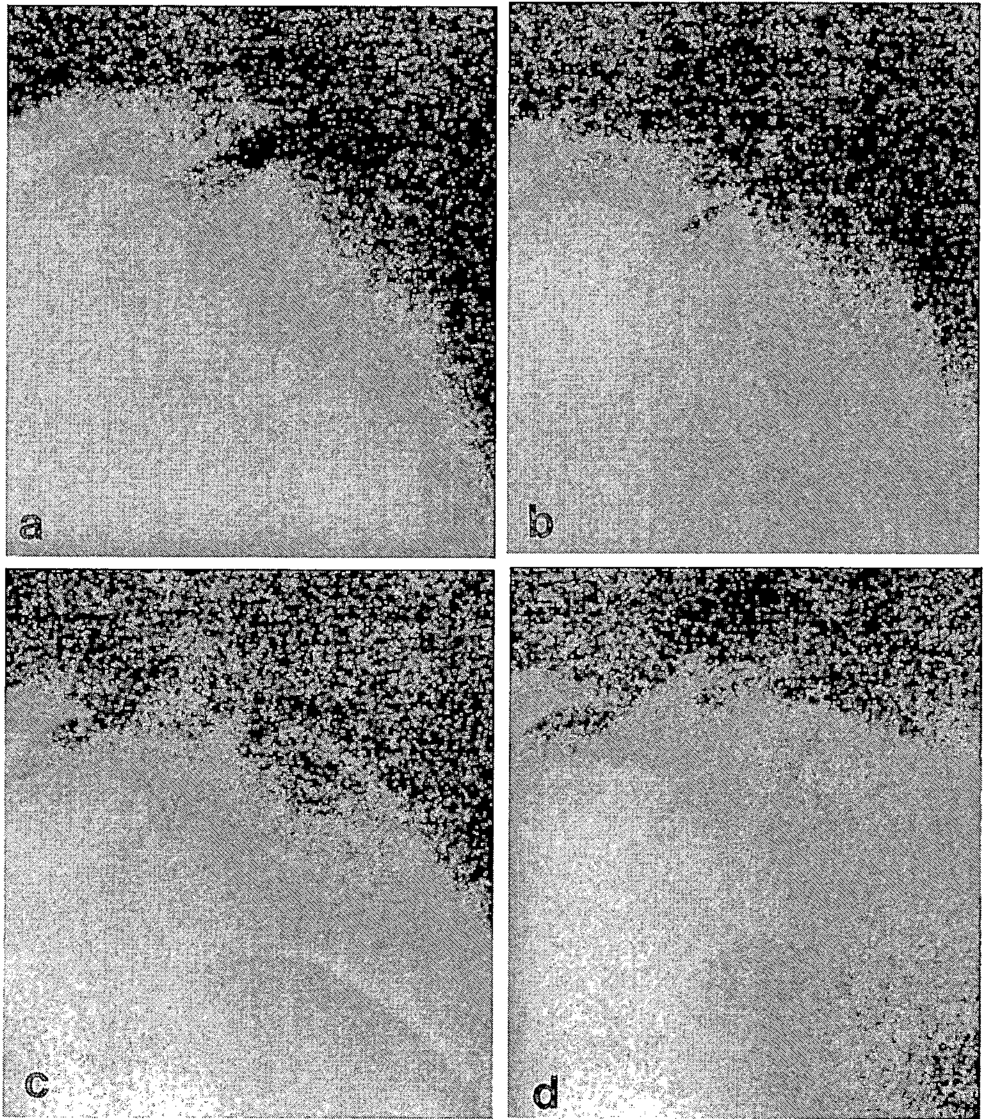

Abb. 1. Röntgenaufnahmen eines gesunden Schultergelenks in verschiedenen Abduktionsstellungen des Armes (a 0°, b 30°, c 60°, d 90°)

Zur graphischen Ermittlung der Gelenkkompressionskraft $\vec{F_g}$ und der stabilisierenden Zugkraft $\vec{F_r}$ der Muskeln der Rotatorenmanschette dient das in Abb. 2 unten dargestellte Additionsdiagramm aller auf den Humerus wirkenden Kräfte. Die in der statische (bzw. quasistatischen) Gleichgewichtssituation des Humerus bestehende Forderung, daß die Vektorsumme der an ihm angreifenden Kräfte verschwindet, bedeutet in diesem Diagramm, daß sich die Kraftvektoren $\vec{F_a}$, $\vec{F_s}$, $\vec{F_r}$ und $\vec{F_g}$ zu einem geschlossenen Polygon addieren müssen. Das Ergebnis zeigt, daß die Gelenkkompressionskraft F_g und die stabilisierende

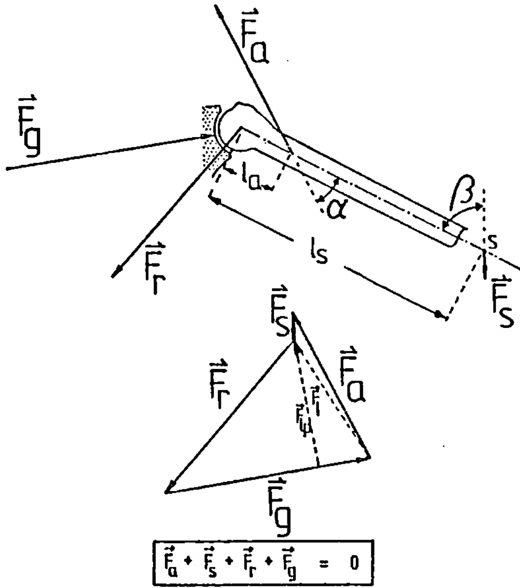

Abb. 2. *Oben:* vereinfachte Darstellung der Geometrie und der Kräfteverhältnisse im Glenohumeralgelenk bei abduziertem Arm (*S:* Massenmittelpunkt des ausgestreckten Armes, $\vec{F_a}$: Zugkraft der Abduktoren, $\vec{F_s}$: Schwerkraft des Armes, F_g: Kompressionskraft im Glenohumeralgelenk, $\vec{F_r}$: stabilisierende Zugkraft der bei der Abduktion aktivierten Muskeln der Rotatorenmanschette). *Unten:* In der Gleichgewichtssituation addieren sich die am Humerus angreifenden Kraftvektoren $\vec{F_a}$, $\vec{F_s}$, $\vec{F_r}$ und $\vec{F_g}$ zur Vektorsumme 0, d. h. sie bilden ein geschlossenes Polygon. $\vec{F_l}$ ist die Summe der Kräfte $\vec{F_a}$ und $\vec{F_s}$, $\vec{F_{lp}}$, die parallel zur glenoidalen Gelenkpfannenoberfläche gerichtete Komponente dieser Kraft. Diese Kraftkomponente würde den Humeruskopf nach oben aus der Gelenkpfanne dislozieren, wenn nicht eine gleichgroße, entgegengesetzt gerichtete Komponente der Kraft F_r der Rotatorenmanschettenmuskeln entgegenwirkte

Zugkraft F_r der Rotatorenmanschette bei den in der dargestellten Abduktionssituation angenommenen Verhältnissen deutlich höher als die Abduktionskraft F_a sind, nach der vorausgehenden Überlegung bei größeren Abduktionswinkeln also mehr als das halbe Körpergewicht erreichen. Bei einer höheren Abduktionskraft steigen die Kräfte F_g und F_r entsprechend mit an. Dies ist etwa der Fall, wenn am ausgestreckten Arm bei der Abduktion ein Gewicht gehalten wird. Der lange Hebelarm eines solchen zusätzlichen Gewichtes bezüglich des Drehzentrums im Glenohumeralgelenk bewirkt, daß die hierbei zusätzlich erforderliche Abduktionskraft mehr als das 20fache dieses Gewichtes beträgt und damit eine Erhöhung der Gelenkkompressionskraft und der Zugkraft der Rotatorenmanschette in der gleichen Größenordnung bedingt.

Poppen u. Walker [10] haben durch detaillierte Vermessungen anatomischer Präparate und unter Berücksichtigung der von Jones [10] durchgeführten umfangreichen elektromyographischen Untersuchungen der Schultermuskulatur versucht, zu einer genaueren Abschätzung der glenohumeralen Kompressionskraft F_g zu kommen. Aus den dabei ermittelten Daten wurde bei horizontal abduziertem Arm eine den glenohumeralen Gelenkknorpel belastende Gesamtkraft F_g von ungefähr 90% des Körpergewichtes berechnet. Ein am horizontal abduzierten ausgestreckten Arm zusätzlich gehaltenes Gewicht belastet nach diesem Ergebnis das Schultergelenk zusätzlich mit einer Kompressionskraft, welche ungefähr das 35fache dieses Gewichtes beträgt.

Belastung des Glenohumeralgelenks durch eine Last am hängenden Arm

Ein andersartiger Belastungsmechanismus des Glenohumeralgelenks ergibt sich, wenn der senkrecht herabhängende Arm eine Last hebt oder hält. Dies ist im einfachsten Fall das Gewicht des Armes selbst, im Extremfall eine zusätzliche Last von mehr als dem Körpergewicht. Abbildung 3 zeigt Röntgenaufnahmen des Glenohumeralgelenks bei unbelastet herabhängendem Arm und beim Halten eines Gewichtes von 100 N. Der Humeruskopf wird durch das gehaltene Gewicht offensichtlich gegenüber der unbelasteten Situation etwas nach unten disloziert und liegt im unteren Bereich der glenoidalen Gelenkpfanne an. Die sich in dieser Situation ergebenden Kraftverhältnisse sind vereinfacht und idealisiert in Abb. 4 dargestellt. Die Summe der am Humeruskopf angreifenden Kräfte muß im statischen Gleichgewicht wieder verschwinden. Die sich hierbei für die Gelenkkompressionskraft $\vec{F}_g$ ergebende Größenordnung ist wesentlich davon abhängig, ob die gegen die Gewichtskraft $\vec{F}_s$ des Armes wirkende Haltekraft $\vec{F}_h$ mehr nach oben ($\vec{F}_{h1}$) oder mehr nach horizontal ($\vec{F}_{h2}$) gerichtet ist. Im ersten Fall ergibt sich dann nach dem Kräfteadditionsdiagramm in Abb. 4 (rechts) eine relativ kleine Gelenkkompressionskraft $\vec{F}_{g1}$, im zweiten Fall die relativ große Kraft $\vec{F}_{g2}$, welche die Gewichtskraft $\vec{F}_s$ sogar weit übersteigt. Nach den Untersuchungen von Basmajan [1] ist beim Heben einer Last mit hängendem Arm der obere Bereich der Schultergelenkkapsel gespannt und der M. supraspinatus elektromyographisch aktiv, während der M. deltoideus keine Aktivität zeigt. Dieser Befund steht in Übereinstimmung mit unseren elektromyographischen Untersuchungen des M. deltoideus. Da die Zugkraft des M. supraspinatus horizontal am Humeruskopf angreift, sind unter

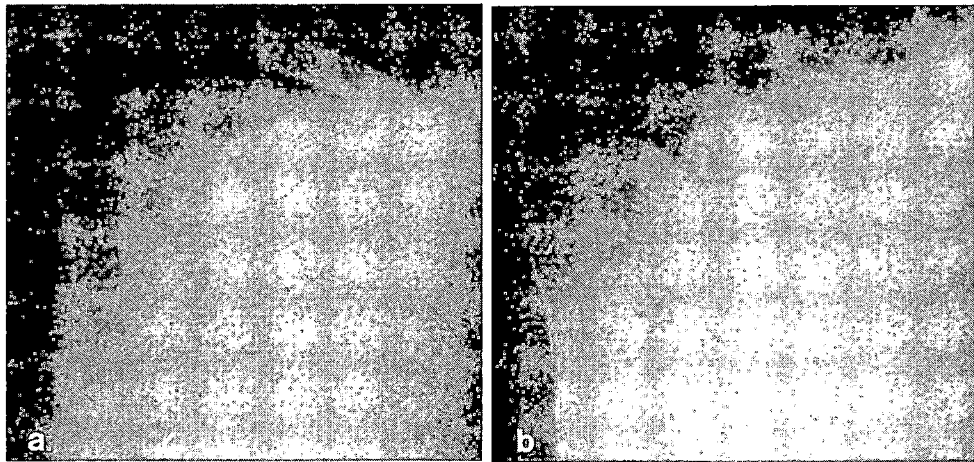

Abb. 3a, b. Röntgenaufnahmen einer gesunden Schulter mit unbelastet herabhängendem (a) bzw. mit einem Gewicht von 100 N belastet herabhängendem Arm (b)

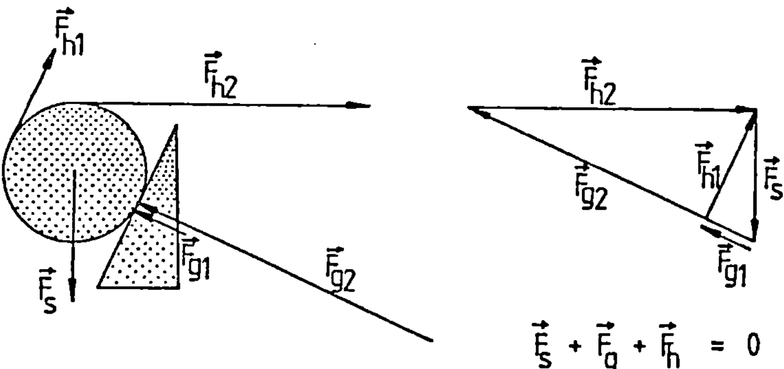

Abb. 4. Vereinfachte Darstellung der Geometrie und der Kräfteverhältnisse im Glenohumeralgelenk beim Heben einer Last am senkrecht herabhängenden Arm

diesen Voraussetzungen nach Abb. 4 mehr die durch eine Haltekraft $\vec{F}_{h2}$ bestimmten Verhältnisse gegeben und eine gehobene Last setzt sich in eine relativ große mechanische Belastung des glenohumeralen Gelenkknorpels um. Es ist hierbei jedoch anzumerken, daß die den Belastungsmechanismus des Glenohumeralgelenks bestimmenden Gegebenheiten bei hohen, am senkrecht herabhängenden Arm gehaltenen Lasten keineswegs vollständig geklärt sind. Dies betrifft insbesondere den Anteil der von den Gelenkkapselstrukturen passiv ausgeübten vertikalen Haltekraft und die genaue räumliche Orientierung der Berührungsfläche der glenohumeralen Gelenkpfanne mit dem Humeruskopf in Abhängigkeit von der Höhe der gehaltenen Last [2a]. Von diesen Gegebenheiten hängt die Art und die Größe der Belastung der glenohumeralen Gelenkstrukturen entscheidend ab. Unter welchen Umständen der im Zusammenhang mit Abb. 4 diskutierte Belastungsmechanismus wirksam wird, bedarf noch einer genauen experimentellen Abklärung.

Belastung des Glenohumeralgelenks im Sport

Extrem hohe äußere Kräfte wirken auf den Arm regelmäßig bei bestimmten Sportarten ein. Es können dies durch die Schwerkraft des Körpers selbst bedingte Kräfte sein, wie bei Turnübungen, oder Kräfte, welche der Arm zum Heben von Gewichten oder zum Beschleunigen von Massen (z.B. Kugeln, Speer, Diskus, Ball) aufbringt. Man kann davon ausgehen, daß bei diesen Aktivitäten zur Erzielung individueller Höchstleistungen auch die individuell erzielbaren höchsten Muskelkräfte im Bereich des Schultergelenks aufgebracht werden. Nach den am Beispiel der Armabduktion ermittelten Größenordnungen können die dabei von einem Muskel bzw. einer synergistischen Muskelgruppe erzeugten Zugkräfte das Körpergewicht erheblich übersteigen. Neben der mechanischen Belastung der bei der jeweiligen Übung überwiegend aktivierten Muskeln mit ihrem Sehnen- und Insertionsbereich selbst ergeben sich daraus in den meisten Fällen auch Kompressionskräfte im Glenohumeralgelenk von der gleichen Größenordnung.

Als Beispiel einer extremen mechanischen Belastung des Schultergelenks betrachten wir im folgenden die als Seitspannstütz [15] bezeichnete Übung beim Turnen an den Ringen.

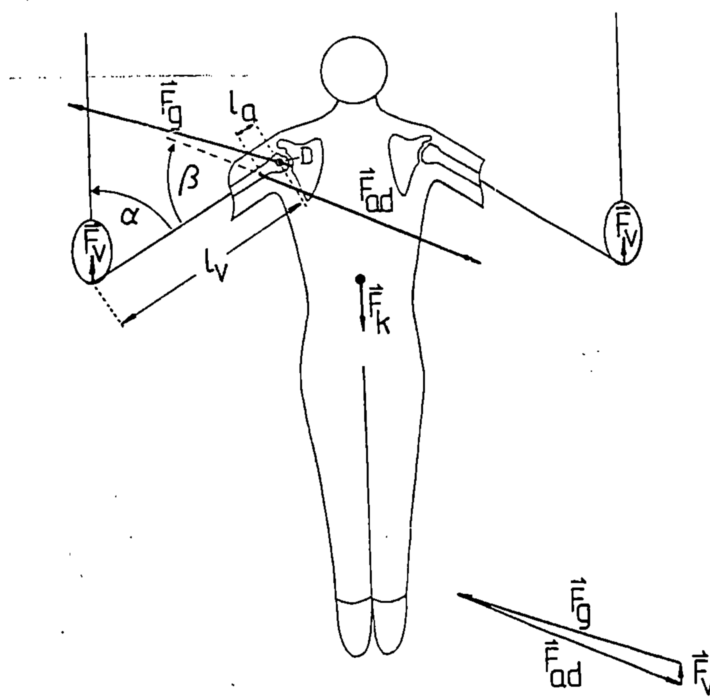

Abb. 5. Vereinfachte Darstellung der Geometrie und der Kräfteverhältnisse beim Seitspann-stütz an den Ringen (Erläuterung im Text)

Die hierbei auftretenden Verhältnisse sind näherungsweise in Abb. 5 dargestellt. In der statischen Situation wird das Körpergewicht des Turners $\vec{F}_k$ zu gleichen Teilen von den Ringen getragen, d.h. auf jeden Arm des Turners wirkt die äußere Kraft $\vec{F}_v = -\vec{F}_k$ [2]. Die Stellung der ausgestreckten Arme bezüglich des Rumpfes wird im wesentlichen durch die Adduktoren M. pectoralis major und M. latissimus dorsi aufrecht erhalten. Zur Analyse des Problems nehmen wir wieder an, daß die Kräfteverhältnisse näherungsweise in einer Ebene (Frontalebene) beschrieben werden können. Das Drehmomentgleichgewicht für einen Arm des Turners kann dann in der Form

$$F_{ad} \, l_{ad} \, \sin\beta = F_v \, l_v \, \sin\alpha \qquad (3)$$

angesetzt werden, woraus sich für die Adduktionskraft F_{ad}

$$F_{ad} = F_v \, (l_v \, \sin\alpha / l_{ad} \, \sin\beta), \qquad (4)$$

ergibt. Der Faktor $(l_v \, \sin\alpha / l_{ad} \, \sin\beta)$ wächst mit wachsendem Winkel α und erreicht wegen der im Vergleich zu der Kraft F_v kleinen Hebelarme der Adduktoren bei den beim Seit-spannstütz üblichen Winkeln α, β Werte von über 10. Damit ergibt sich für die Adduktoren-kraft F_{ad} mehr als das 5fache Körpergewicht. Das Kräftegleichgewicht des Armes ist in Abb. 5 (unten) als Vektoradditionsdiagramm dargestellt. Die sich daraus für den glenohumeralen Gelenkknorpel ergebenden Kompressionskraft F ist demnach von der gleichen Größenordnung wie F und ist somit ebenfalls von der Größenordnung des 5fachen Körpergewichtes. Eine zusätzliche Kraftentwicklung weiterer Muskeln des Schultergelenks zur Stabilisierung des Humeruskopfes in der glenohumeralen Gelenkpfanne wird auch hier die Kompressionskraft im Gelenkspalt noch weiter erhöhen.

Schluß

Die vorausgehenden Betrachtungen beinhalten gegenüber der tatsächlichen biomechanischen Gegebenheiten erhebliche Vereinfachungen und Idealisierungen und können somit keinen Anspruch auf eine sehr genaue quantitative Analyse der in den einzelnen dargestellten Situationen vorherrschenden Kraftverhältnisse erheben. Die für die betrachteten Kräfte ermittelten Größenordnungen sind jedoch richtig und vermitteln einen Eindruck von den im Glenohumeralgelenk auftretenden mechanischen Belastungen. Bei gewöhnlichen Armhaltungen und Armbewegungen können diese die Größenordnung des Körpergewichtes erreichen und liegen somit deutlich unterhalb der Belastungen, denen regelmäßig die Gelenke der unteren Extremität ausgesetzt sind und welche schon beim normalen Gehen ein Mehrfaches des Körpergewichts erreichen. Unter diesen Bedingungen kann das Glenohumeralgelenk somit als relativ gering belastetes Gelenk betrachtet werden. Bei Sportarten, welche die Entwicklung großer Armkräfte beinhalten, muß jedoch auch das Schultergelenk als mechanisch sehr stark belastetes Körpergelenk betrachtet werden.

Literatur

1. Basmajan JV (1979) Muscles alive. Williams & Wilkins, Baltimore
2. Frankel VH, Nordin M (1980) Basic biomechanics of the skeletal system. Lea & Febiger, Philadelphia
2a. Freedman L, Munro RR (1966) Abduction of the arm in the scapular plane: Scapular and glenohumeral movements. J Bone Joint Surg (Am) 48:1503–1510
3. Habermeyer P, Kaiser E, Knappe M, Kreusser T, Wiedemann E (1987) Zur funktionellen Anatomie der langen Bizepssehne. Unfallchirurg 90:319–329
4. Howell MS, Imobersteg AM, Seger DH, Marone PJ (1986) Clarification of the role of the supraspinatus muscle in shoulder function. J Bone Joint Surg (Am) 68:398–404
5. Inman VT, Saunders JB, Abbott LC (1944) Observations on the function of the shoulder joint. J Bone Joint Surg (Am) 26:1–31
6. Kamon E (1966) Electromyography of static and dynamic postures of the body supported on arms. J Appl Physiol 21:1611–1618
7. Kapandji IA (1980) Physiologie articulaire. Maloine, Paris
8. Kumar VP, Balasubramaniam P (1985) The role of atmospheric pressure in stabilising the shoulder. An experimental study. J Bone Joint Surg (Br) 67:719–721
9. Laumann U (1987) Kinesiologie des Schultergelenks. In: Kölbel R, Helbig B, Blauth W (Hrsg) Schulterendoprothetik. Springer, Berlin Heidelberg New York Tokyo
10. Poppen NK, Walker PS (1978) Forces at the glenohumeral joint in abduction. Clin Orthop 135:165–170
12. Sommerfeld A (1977) Mechanik. Deutsch, Thun
13. Spiegel MR (1967) Theoretical mechanics. Schaum, New York
14. Tillmann B, Tichy P (1986) Funktionelle Anatomie der Schulter. Unfallchirurg 89:389–397
15. Weineck J (1983) Sportanatomie. Perimed, Erlangen

Isokinetische Belastungen des Glenohumeralgelenks

P. Habermeyer

Chirurgische Klinik Innenstadt und Chirurgische Poliklinik der Ludwig Maximilians Universität München, Nußbaumstraße 20, D-8000 München 2

Unter isokinetischen Belastungen des Glenohumeralgelenks (GHG) versteht man diejenigen, welche bei gleichförmiger Bewegung, d.h. bei konstanter Winkelgeschwindigkeit auftreten. Die dabei gemessenen Drehmomente ermöglichen unter Anwendung der Newton-Gesetze der Mechanik eine Bestimmung dynamischer Kräfte.

Mit der Methodik der intramuskulären Elektromyographie zeichnet man das Aktivitätsverhalten einzelner Muskeln bei isokinetischen Bewegungen im GHG auf. Aus dem Integral der EMG-Signale und der so meßbaren Muskelaktivität ergibt sich in 1. Annäherung die relative Muskelkraft.

Ziel dieser Untersuchung ist es, durch die kombinierte Messung von EMG-Aktivität und Drehmoment während gleichförmiger Bewegung die relative und vektorielle Muskelkraft am GHG zu berechnen.

Versuchsaufbau

Die Versuche führten wir an einem speziellen Testgerät, CYBEX II (Fa. Lumex Inc., USA) durch, sein zentraler Baustein ist ein elektronisch gesteuertes isokinetisches Dynamometer. Das Drehmoment, das auf den Hebelarm wirkt, die Winkelposition des Hebelarmes (bei einer konstanten Winkelgeschwindigkeit von $w = 60°/s$) sowie ein PCM-Echtzeitsignal wurden synchron auf Bandgerät gespeichert.

Die bipoleren EMG-Ableitungen erfolgten mit Hilfe von dünnen (50 μm) intramuskulären Platin-Iridium-Elektroden aus den Mm. biceps, supraspinatus, infraspinatus und subscapularis. Untersuchte Bewegungen: Abduktion und Adduktion in der Frontalebene, Flexion und Extension in der Sagittalebene sowie Außen- und Innenrotation bei 90° abduziertem Oberarm.

Getestet wurden 12 weibliche, rechtshändige Versuchspersonen im Durchschnittsalter von 25 Jahren, jeweils an der rechten und gesunden Schulter. Bei der Auswertung wurden die gemessenen EMG-Signale über einen Hochpaß mit einer Grenzfrequenz von 50 Hz gefiltert, integriert und auf einem 7-Kanal-UV-Schreiber dargestellt. Die maximale Aktivität eines jeden Muskels während der gesamten (einschließlich isometrischen) Testdauer einer jeden Probandin setzten wir gleich 100%. Pro Testperson wählten wir 3 repräsentative Zyklen je Bewegungsebene aus. Die Drehmomente wurden um den Einfluß der Schwerkraft korrigiert. 10 der 12 Versuchspersonen genügten allen Kontrollen, ihre Daten wurden erneut gemittelt.

Hefte zur Unfallheilkunde, Heft 195
P. Habermeyer/P. Krueger/L. Schweiberer (Hrsg.)
© Springer-Verlag Berlin Heidelberg New York 1988

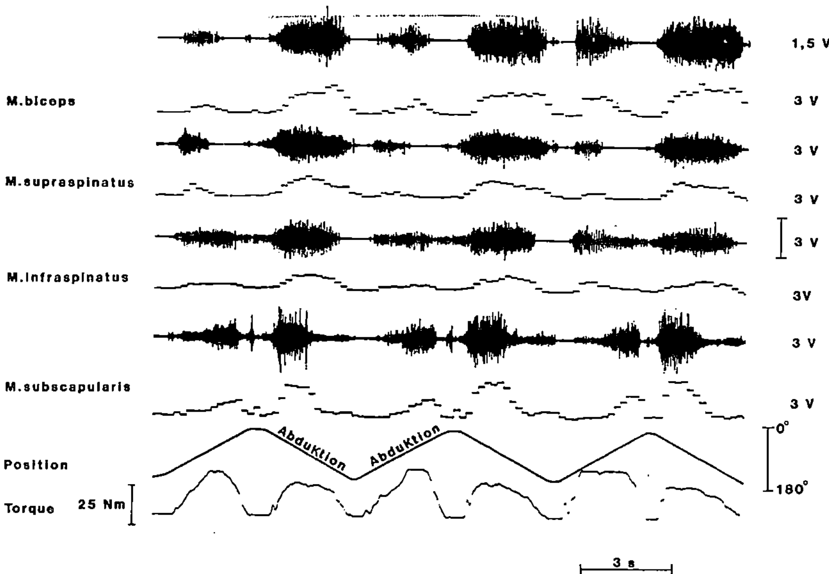

Abb. 1. Darstellung eines repräsentativen Kurvenverlaufes der EMG-Potentiale und der dazugehörenden Integrale (*jeweils Zeile darunter*) während einer Abduktions-Adduktionsbewegung der 4 untersuchten Muskeln sowie Aufzeichnung der Winkelstellung und des Drehmoments (*Nm*)

Abduktion (Abb. 1)

Der M. supraspinatus (SSP) zeigte während der gesamten Abduktion eine hohe Aktivität, was seine Bedeutung während der Abduktionsphase unterstreicht. Sein Aktivitätsmaximum von 62% erreicht er bei 66°. Im Gegensatz zu Inman [2] und Saha [6] steigt die Aktivität des SSP nicht kontinuierlich parallel zur Abduktion des Armes an. Der SSP ist in der Lage, genau wie der M. deltoideus eine vollständige Abduktion zu vollziehen. Howell et al. [1] haben bei experimenteller isolierter Lähmung des N. suprascapularis bzw. des N. axillaris eine vollständige Abduktionsbewegung durch den jeweils nicht ausgeschalteten M. deltoideus bzw. M. supraspinatus nachgewiesen.

Ähnlich dem SSP entwickelte der M. infraspinatus (ISP) als kräftigster Muskel der Rotatorenmanschette eine sinusartige Verlaufsaktivität in einem Bereich von 0–150° Abduktion. Sein Aktivitätsmaximum von 36% erreichte der ISP entsprechend dem SSP bei 68° Abduktionsstellung.

Entscheidend für die Bewertung der Einzelkräfte am GHG sind nicht die einzelnen Kraftkomponenten, sondern die aus dem Kräfteparallelogramm bestimmbare vektorielle Gesamtkraft. Betrachtet man die funktionelle Bedeutung der Rotatoren, so kommt ihnen eine auf das Zentrum des Humeruskopfes wirkende Kraft zu, welche den Kopf in die Pfanne preßt. Die, wie rein rechnerisch zu erwarten, größten Kräfte entstehen nach Inman

[2] bei 60° Abduktion, unsere gemessenen Aktivitätsmaxima von 66° für den SSP und 68° für den ISP bestätigen dies.

Der M. subscapularis (SCP) weicht in seinem Verhalten während Abduktion von den obigen Muskeln ab, er entwickelt seine maximale Aktivität von 33% bei 103° Abduktion. Unsere Messungen stehen im Einklang mit den von Inman [2] beschriebenen Befunden. Howell et al. [1], welche ein Aktivitätsmaximum bei 120° für den SCP fanden, maßen für den SCP bei 120° Abduktionswinkel einen maximalen Momentarm von 10 mm. Unterhalb von 90° besitzt der SCP in der Abduktionsebene keinen effektiven Momentarm. Dies bedeutet, daß der SCP in der Abduktionsebene erst über 90° aufgrund des kurzen Momentarmes ein Drehmoment aufbauen kann.

Der 4. untersuchte Muskel war der M. biceps; die Bedeutung seines langen Kopfes (LBS) bei der Stabilisierung des GHG war Teilaspekt dieser Untersuchung. Bei gestrecktem Arm in Neutralposition lag das Maximum seiner Aktivität von 57% bei 115° Abduktion. Im Gegensatz zur vorherrschenden Meinung [4, 7] wirkt die LBS auch ohne Außenrotation des Oberarmes bei der Abduktion mit. Aus der funktionellen Anatomie erklärt sich der Wirkmechanismus der LBS: Bis 90° Abduktion wird die LBS über dem Humeruskopf im Sulcus bicipitalis umgelenkt. Aus den Einzelkraftvektoren − Zugrichtung der LBS und Gewicht des Armes − resultiert ein Gesamtvektor, der den Humeruskopf in die Fossa glenoidalis preßt. Über 90° Abduktionsstellung entfällt die Umlenkung, und die LBS kann ungehindert mit einem Momentarmt abduzieren, der wenigstens dem Radius des Humeruskopfes entspricht. Man kann feststellen, daß der LBS neben der zentrierten Funktion auf den Humeruskopf eine echte Abduktionswirkung am Arm zukommt. Dies muß in der operativen Therapie berücksichtigt werden (Tabelle 1).

Flexion

Die 2. untersuchte Bewegungsebene war die der Flexion/Extension. Der SSP entwickelte einen sehr weiten Aktivitätsbereich von 0−167° mit einem Aktivitätsmaximum von 48% bei 66° Flexion. Im Bereich von 0−162° erreichte der ISP sein Aktivitätsmaximum von 49% bei 84° Flexion. Inman [2] fand für den SSP eine maximale Aktivität bei 80° Flexion, was sich mit unseren Werten in etwa deckt.

Tabelle 1. Übersicht über den Aktivitätsbereich, die Winkelstellung bei Erreichen der maximalen Aktivität und die prozentual maximale erzielte Aktivität der 4 untersuchten Muskeln. *SSP* M. supraspinatus, *ISP* M. infraspinatus, *SCP* M. subscapularis

Abduktion

	Aktivitätsbereich	Aktivität max. Winkelposition	Aktivität (%)
Bizeps	9°−174°	115°	57
SSP	0°−173°	66°	62
ISP	0°−154°	68°	36
SCP	23°−175°	103°	33

Stimmt man den Ausführungen von Kapandji [3] zu, so kommen sowohl bei der Abduktion als auch bei der Flexion bei einer Winkelstellung des Oberarmes von 60° die vektoriell größten Kräfte auf die Rotatorenmanschette zu. Unsere Ergebnisse bei Messung isokinetischer Bewegungen bestätigt die Berechnung von Kapandji anhand der integrierten EMG-Potentiale.

Die bekannte Funktion des M. biceps als Flexor und Supinator im Ellenbogengelenk wird am Schultergelenk durch die Möglichkeit der Abduktion und Flexion ergänzt: Bei gestrecktem Arm erreichte der M. biceps seine größte Aktivität mit 51% bei 44° Flexion. Aufgrund der räumlichen Anordnung über das Hypomochlion Humeruskopf ergibt sich, wie schon in der Abduktionsebene, erneut ein gegen die Fossa glenoidalis gerichteter Kraftvektor bei gleichzeitig bestehendem positivem Momentarm.

Außenrotation

Der ISP beweist sich als klassischer Außenrotator: Bei 31° Außenrotation baute er seine maximale Aktivität von 48% auf. In dieser Phase war der SCP als der typische Innenrotator elektromyographisch still.

Supraspinatus und LBS zeigten geringe Aktivitäten mit einem Spitzenbereich in Neutralposition des Armes. Beide Muskeln spielen für die Außenrotation eine untergeordnete Rolle.

Drehmoment (Tabelle 2)

Die am CYBEX II gemessenen Drehmomente beschreiben die Gesamtkraft aller am GHG einwirkenden Kräfte. Die bei einer konstanten Winkelgeschwindigkeit von 60°/s registrierten Drehmomente entsprechen einer isokinetischen Belastung. Wir fanden ein durchschnittliches maximales Drehmoment von 45,1 Nm bei 84° Abduktion, 42,0 Nm bei 120° Flexion und entsprechend geringer 19,7 Nm bei 84° Außenrotation. Diese Werte wurden schwerkraftbereinigt.

Zum Vergleich soll die statische Belastung des Schultergelenks bei 90° Abduktion gegenübergestellt werden. Wiktorin [7] berechnet als statische Belastung einen Wert von

Tabelle 2. Darstellung der Winkelstellung am Hebelarm (*rechte Spalte*) bei Erreichen des maximalen Drehmoments (*Nm*) je untersuchter Bewegungsebene

	Drehmoment w = 60°/s	
	Maximum (Nm)	Winkelstellung
Abduktion	45,1	84°
Adduktion	45,4	84°
Flexion	42,0	120°
Extension	60,7	72°
Außenrotation	19,7	84°
Innenrotation	18,6	84°

8,3 Nm bei zur Horizontalebene gestreckter Stellung des Armes. Bei einem Momentarm von 31 mm für den M. deltoideus und bei errechnetem Drehmoment von 8,3 Nm ergibt sich für den M. deltoideus unter statischen Bedingungen eine Kraftbeanspruchung von 267 N.

Da die isokinetische Bewegung als Sequenz statischer Momentaufnahmen betrachtet wird und da definitionsgemäß in diesem Zustand keine äußeren Kräfte wirken, darf man vereinfachend als auf das Gelenk einwirkende Kräfte die Gravitationskraft des Armes und die entgegengerichtete Abduktionskraft einsetzen. Für die entgegengerichtete Abduktionskraft wird simplifizierend in einer 1. Annäherung die Kraft F_D des M. deltoideus eingesetzt.

Wir groß ist unter isokinetischen Bedingungen (w = 60°/s) die Abduktionskraft des M. deltoideus F_D am Punkte des größten Drehmomentes (84°, 45,1 Nm)?

$$F_D = \frac{45,1 \text{ Nm}}{0,031 \text{ m}}$$

$$F_D = 1455 \text{ N}.$$

Würde also der M. deltoideus alleine die isokinetische Abduktionsbewegung durchführen, so würde er bei einer Winkelgeschwindigkeit von 60°/s bei 84° Abduktion eine Kraft von 1455 N ausüben.

Unterstellt man ein Verhältnis der Kraftverteilung bei der Abduktion von 1:1 zwischen M. deltoideus und M. supraspinatus, so ergeben sich für die isokinetische Maximalbelastung bei Abduktion von 84° realistischere Werte:

$$M_{max} = F_D \cdot d + F_{SSP} \cdot s$$

(mit $F_D = F_{SSP}$) (2. Annäherung)

$$F_D = \frac{M_{max}}{d + s} = \frac{45,1 \text{ Nm}}{0,031 + 0,025 \text{ m}}$$

$$F_D = F_{SSP} = 820 \text{ N}$$

Bei dieser Gleichung hat der SSP einen durchschnittlichen Momentarm von 24 mm [1] (Abb. 2).

Zusammenfassung

Durch experimentelle Untersuchungen von 4 ausgewählten Schultermuskeln während der Abduktion, Flexion und Rotationsbewegung an 10 Probandinnen wird mit der Methodik der intramuskulären Elektromyographie die Funktionsweise der Rotatorenmanschette erforscht. Es wird das typische Aktivitätsverhalten der Mm. supraspinatus, infraspinatus, subscapularis sowie biceps dargestellt.

Die synchron dazu erfolgte Drehmomentmessung am CYBEX II erlaubt es unter Anwendung der Newton-Gesetze der Mechanik, eine Kraftbestimmung einzelner Muskeln durchzuführen.

Der M. supraspinatus kann genau wie der M. deltoideus eine vollständige Abduktion durchführen. Bei einem Kräftegleichgewicht zwischen M. deltoideus und M. supraspinatus

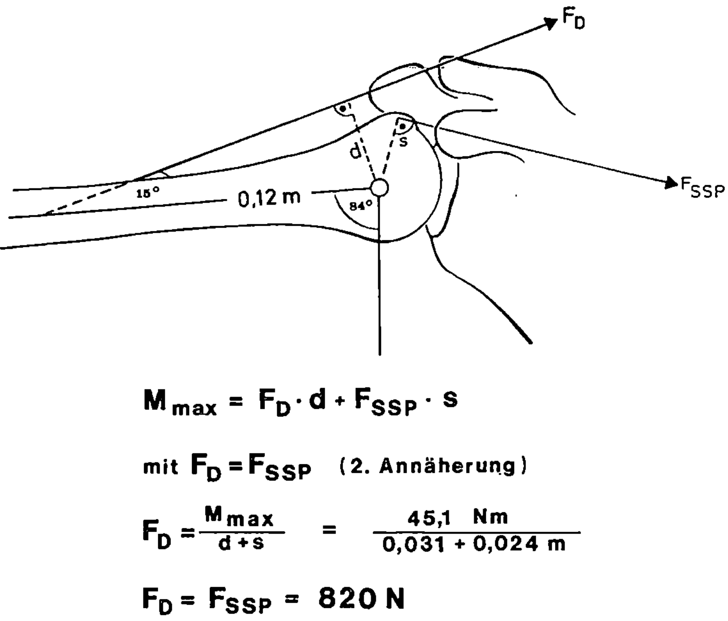

$$M_{max} = F_D \cdot d + F_{SSP} \cdot s$$

mit $F_D = F_{SSP}$ (2. Annäherung)

$$F_D = \frac{M_{max}}{d+s} = \frac{45,1 \ Nm}{0,031 + 0,024 \ m}$$

$$F_D = F_{SSP} = 820 \ N$$

Abb. 2. Berechnung der maximalen vektoriellen Muskelkraft des M. deltoideus bzw. M. supraspinatus während isokinetischer Bewegung (w = 60°/s)

konnte eine maximale isokinetische Kraftbelastung von 820 N bei der Abduktion gemessen werden. Der M. infraspinatus und der M. subscapularus werden als kräftigste Muskeln der Rotatorenmanschette bestätigt. Ihre Hauptaufgabe ist die Gelenksicherung durch Zentrierung des Humeruskopfes in der Gelenkpfanne. Beide Muskeln bewirken einen Antagonismus nicht nur zum M. deltoideus und M. supraspinatus, sondern auch zu allen anderen am Glenohumeralgelenk einwirkenden Muskelkräfte.

Der M. biceps mit seiner langen Bizepssehne wirkt als Flexor und Abduktor im Glenohumeralgelenk. Zugleich hat er einen gelenkzentrierende Aufgabe.

Literatur

1. Howell SM, Imobersteg AM, Seger DH, Marone PJ (1986) Classification of the role of the suprasinatus muscle in shoulder function. J Bone Joint Surg (Am) 68:398–404
2. Inman VT, Saunders M, Abbot LC (1944) Observations on the function of the shoulder joint. J Bone Joint Surg 26:1–30
3. Kapandji IA (1984) Funktionelle Anatomie der Gelenke. Bücherei des Orthopäden, Bd 40. Enke, Stuttgart
4. Lucas DB (1973) Biomechanics of the shoulder joint. Arch Surg 107:425–432
5. Poppen NK, Walker PS (1977) Forces at the glenohumeral joint in abduction. Clin Orthop 135:165–170
6. Saha AK (1983) Mechanism of shoulder movements and a plea for the recognition of "zero position" of glenohumeral joint. Clin Orthop 173:3–10
7. Wiktorin C (1986) Introduction to problem solving in biomechanics. Lea & Febiger, Philadelphia

Elektromyographische und stereophotogrammetrische Untersuchungen zur Funktion des Schulter-Arm-Komplexes

U. Laumann

Orthopädische Abteilung des St.-Marien-Hospitals Borken, Am Boltenhof 7,
D-4280 Borken

Einleitung

Der Schulter-Arm-Komplex ist in einem recht komplexen Muskelschlingensystem höchst beweglich aufgehängt und nur über das kleine Sternoklavikulargelenk (SKG) knöchern mit dem Rumpf verbunden. Die Leistungsfähigkeit dieses Bewegungssystems wird stärker durch den Funktionszustand der einwirkenden Muskeln als durch die anatomischen Gegebenheiten der einzelnen Gelenke bestimmt.

Wir versuchten daher durch Untersuchungen des Muskelaktivitäts- und Koordinationsverhaltens Einblicke in die Kinesiologie des Schultergelenks zu gewinnen. Ziel dieser Untersuchungen war es, die Bedeutung der einzelnen Muskeln für die Gesamtmechanik zu evaluieren. Dazu wurde der Funktionszustand zahlreicher Muskeln unter statischen und dynamischen Bedingungen überprüft.

Das Muskelaktivitätsverhalten wurde mit der Elektromyointegration im Computer-online-Verfahren quantitativ bestimmt; durch zeitliche Abgrenzungen wurden auch Aussagen zur Muskelkoordination möglich. Lage und Stellungsänderungen der Skapula wurden mit Hilfe der Stereophotogrammetrie dreidimensional erfaßt und zur Überarmbewegung und Rumpfstellung in Beziehung gesetzt.

Durch vergleichbare Untersuchungen an Patienten mit isolierter Trapeziusparese und Serratus-anterior-Parese wurden die am gesunden Kollektiv erhobenen Befunde relativiert.

Ergebnisse

Gleichgewichtslage des Schultergürtels

Bei Ruhehaltung konnten nur bei wenigen Probanden des gesunden Kollektivs vereinzelt Aktionspotentiale aus dem M. supraspinatus und der Pars descendens des M. trapezius abgeleitet werden. Dies läßt den Schluß zu, daß die Gleichgewichtslage des Schultergürtels durch die Kapselbandverbindungen des SKG, des Akromioklavikular-(AK), des Glenohumeralgelenks (GHG) und durch den Ruhetonus der einwirkenden Muskulatur aufrecht erhalten wird.

Auch bei einer Trapezius- oder einer Serratus-anterior-Parese läßt sich bei Ruhehaltung trotz der auffälligen Stellungsänderungen des Schultergürtels keine signifikant vermehrte Aktivität über einem Muskel ableiten.

Die stereophotogrammetrischen Untersuchungen zur dreidimensionalen Lageerfassung des Schulterblattes bei Ruhehaltung zeigten für das gesunde Kollektiv, daß zwar haltungsabhängige Variabilitäten bestehen, bestimmte enge Grenzbereiche jedoch nicht überschritten

Hefte zur Unfallheilkunde, Heft 195
P. Habermeyer/P. Krueger/L. Schweiberer (Hrsg.)
© Springer-Verlag Berlin Heidelberg New York 1988

werden. In diesem Kollektiv war der Margo medialis scapulae um 3° ($\pm 3^\circ$) kranial rotiert und um $-18,9^\circ$ ($\pm 10^\circ$) anteflektiert; d.h. der Angulus inferior scapulae weicht um diesen Betrag aus der Frontalebene nach dorsal ab. Die Spina scapulae war um $30,8^\circ$ aus der Frontalebene nach ventral gerichtet, und die mittlere Distanz der medialen Spina-scapulae-Begrenzung zur Lotlinie der Wirbelsäule betrug 89,2 mm.

Signifikante Abweichungen aus dieser Gleichgewichtslage werden bei einer Trapeziusparese und einer Serratus-anterior-Parese beobachtet. Die isolierte Trapeziusparese führt zur Dislokation des Schultergürtels in ventrokaudaler Richtung, am deutlichsten erkennbar an der Distanzvergrößerung der Skapula zur Wirbelsäule, die auf 120 mm zunimmt. Zwangsläufig dreht sich die Skapula vermehrt in einer Parasagittalebene und richtet den Gelenkfortsatz kaudalwärts. Die Klavikula stellt sich entsprechend vermehrt in die Frontralebene ein.

Bei der isolierten Serratus-anterior-Parese erfolgt die Dislokation des Schultergürtels entsprechend in entgegengesetzter Richtung. Die Skapula wird medialisiert (Distanz 83,2 mm), der Schulterblattwinkel verstärkt in die Frontalebene gedreht. Der Gelenkfortsatz bleibt ähnlich wie bei der Trapeziusparese kaudal gerichtet.

Diese Befunde lassen erkennen, daß die Gleichgewichtslage des Schultergürtels entscheidend durch den Ruhetonus der Mm. trapezius und serratus anterior kontrolliert wird. Der Ausfall eines dieser Muskeln führt stets zur Dislokation des Schultergürtels, wobei die Dislokationsrichtung durch die Zugrichtung des erhalten gebliebenen Muskels bestimmt ist (Abb. 1).

Antigravitatorische Muskelfunktion

Die Schultergürtelgleichgewichtslage ist unter physiologischen Bedingungen als recht stabil anzusehen. Wir haben dies durch Gewichtsbelastungen am hängenden Arm überprüft und ausgehend von 1 kp die Gewichte bis 20 kp gesteigert. Auch bei Gewichten von 20 kp, die über 1 min gehalten wurden, traten keine signifikanten Abweichungen der Skapularotation vom Ausgangswert auf. Dies wird wie die gleichzeitig durchgeführten elektromyographischen Untersuchungen ausweisen, durch eine vermehrte Anspannung der Pars descendens des M. trapezius und der Pars convergens des M. serratus anterior erreicht. Der Gelenkschluß im GHG wird dabei in erster Linie durch die Muskeln der Rotatorenmanschette gewährleistet und nicht wie man erwarten könnte, durch den M. deltoideus.

Dynamik des Schulter-Arm-Kompexes

Stereophotogrammetrie
Werden Muskelkräfte in dieses Bewegungssystem eingeleitet, so wird die relativ stabile Schultergürtelgleichgewichtslage aufgegeben: Humerus, Skapula und Klavikula werden beschleunigt und bewegen sich gegenüber dem Rumpf, aber auch gegeneinander. Wir konnten folgende Skapulabewegungen während einer Armhebung in festgelegten Bewegungsebenen registrieren:

Während der ersten 30° einer Elevationsbewegung erfolgt die Einstellung des Schultergürtels aus seiner Ruhegleichgewichtslage in die vorgegebene Bewegungsebene noch recht

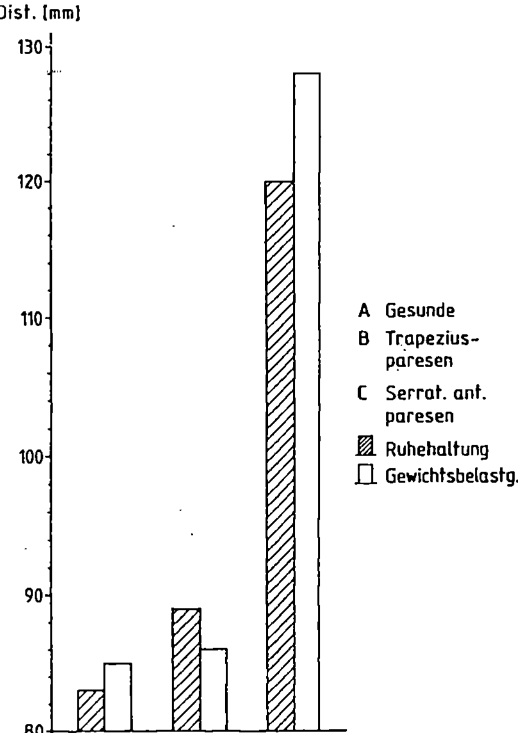

Abb. 1. Mittlere Distanz der medialen Spina scapulae. Begrenzung zur Lotlinie der Wirbelsäule

ungeordnet. Im Anschluß an diese sog. Einstellphase ist bei weiterer Elevation des Armes die Skapularotation determiniert. Ausmaß und Richtung der Skapularotation werden durch die Ebene bestimmt, in der der Arm eleviert wird. Am deutlichsten läßt sich dies an der Rotationsbewegung der Spina scapula ($\measuredangle\,\gamma$) verfolgen, die bei einer Oberarmabduktion sich zunehmend in eine Frontalebene einstellt; bei einer Anteflexion des Oberarmes wird jedoch zunächst eine verstärkte Drehung in eine Parasagittalebene beobachtet, und erst über eine Schlußrotation erfolgt dann wieder eine vermehrte Einstellung in die Frontalebene.

Während einer Armhebung schwingt die untere Skapulaspitze seitlich an der Thoraxwand nach ventral durch; ein Vorgang, der in der Graphik durch einen Vorzeichenwechsel kenntlich gemacht wird ($\measuredangle\,\beta$) (Abb. 2).

Bei maximaler Armhebung erreicht die Skapula stets die gleiche Endposition, unabhängig davon, ob eine Abduktion oder eine Anteflexion durchgeführt wurde.

Die stereophotogrammetrischen Befunde zur Skapularotation weichen bei den Serratus-anterior-Paresen und bei den Trapeziusparesen sowohl gegenüber dem gesunden Kollektiv als auch untereinander signifikant voneinander ab. Nennenswerte Skapularotationen finden bei beiden Paresetypen nicht mehr statt. Auffällig sind die Translationsbewegungen der Skapula, die als Folge der unterschiedlichen Schultergürteldislokation in entgegengesetzte Richtungen verlaufen, wie dies insbesondere bei der Abduktion in den Skapuladistanzen deutlich wird (Abb. 3a, b).

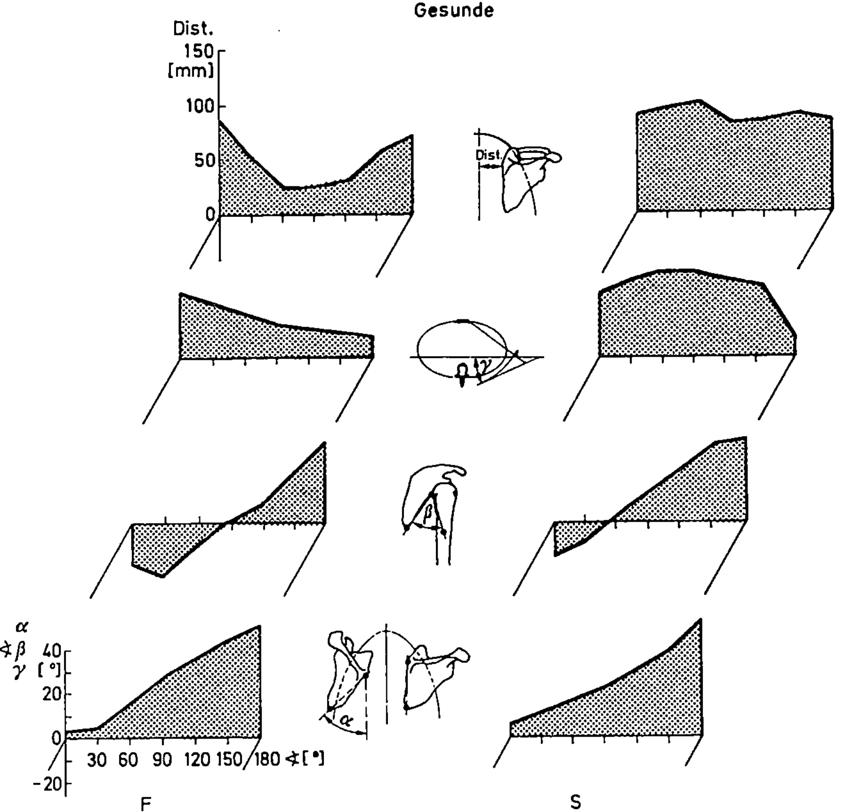

Abb. 2. Stereophotogrammetrische Bestimmung der Skapularotation während einer Armhebung von 0—180° in der Frontal- (*F*) und der Sagittalebene (*S*) (n = 40). α: Skapularotation in Projektion auf die Sagittalebene, γ: Skapularotation in Projektion auf die Horizontalebene. *Dist.:* Distanz zwischen medialer Spina-scapulae-Begrenzung und der Lotlinie von C 7

Elektromyographie

Nicht weniger als 26 Muskel wirken auf dieses komplexe Bewegungssystem ein. Bei der Prüfung, in welchem Umfang die einzelnen Muskeln sich an der Armelevation beteiligen, fanden wir, daß nur relativ wenige die Elevationsbewegungen entscheidend steuern.

Nach ihrer relativen Verteilung an der Gesamtaktivität während einer Armhebung haben wir eine Unterteilung dieser Muskeln in 4 Klassen vorgenommen, von denen die in der Gruppe 1 aufgeführten Muskeln als essentiell zu bezeichnen sind, d. h. der Ausfall eines dieser Muskeln führt stets zu einer deutlichen, z. T. kompensationsfähigen Bewegungseinschränkung. Der Ausfall zweier essentieller Muskeln läßt in der Regel eine nennenswerte Armhebung nicht mehr zu (Abb. 4).

Wir haben das Aktivitätsverhalten dieser essentiellen Muskeln und ihre Koordination während der Armhebung in unterschiedlichen Bewegungsebenen genauer analysiert.

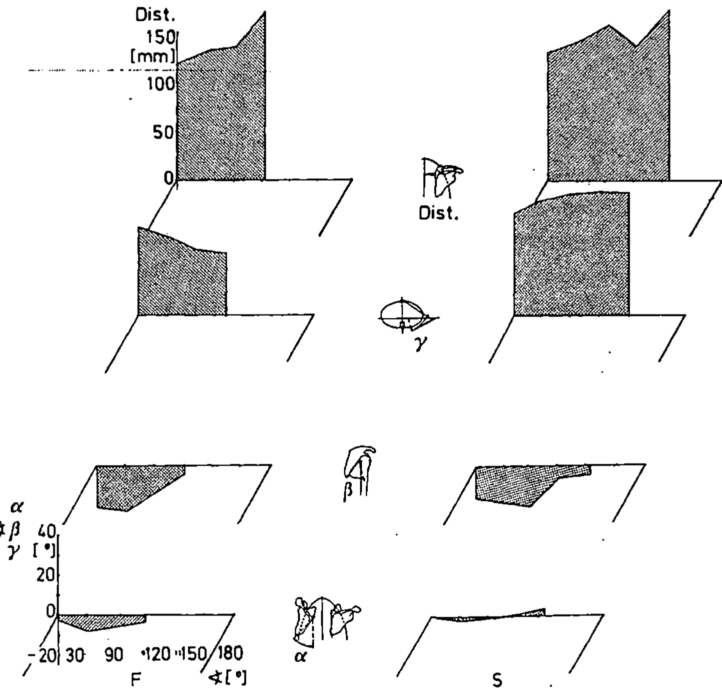

Abb. 3. a Stereophotogrammetrische Bestimmung der Skapularotation bei kompletter Trapeziusparese (n = 44)

Dabei zeigte sich, daß bereits mit Beginn der Armhebung über allen essentiellen Muskeln ein Aktivitätszuwachs ableitbar ist, der besonders deutlich über dem M. supraspinatus ausfällt und in seinem Ausmaß durch die Bewegungsrichtung des Armes mitbestimmt wird. Die Einstellung des Armes in die vorgegebene Bewegungsebene erfolgt im GHG offenkundig stärker über die Muskeln der Rotatorenmanschette als über die Pars clavicularis und acromialis des M. deltoideus.

In dieser Frühphase der Armhebung sind für die Einstellung des Schulterblattes zur Bewegungsebene die Pars descendens und horizontalis des M. trapezius sowie die Pars convergens des M. serratus anterior annähernd gleich beteiligt.

An diese sog. Einstellphase schließt sich bis etwa 120° Armelevation eine Bewegungsphase an, in der alle essentiellen Muskeln annähernd linear ihre Aktvität steigern, sieht man einmal vom M. supraspinatus ab, der in Abhängigkeit von der Bewegungsrichtung des Armes bereits zwischen 60° bei der Anteflexion und 90° bei der Abduktion sein Aktivitätsmaximum erreicht hat.

Zwischen 120 und 150° läßt sich dann wieder eine Verlagerung der Aktivitäten im Muskelzusammenspiel erkennen: Bezogen auf das GHG übernehmen jetzt die Pars clavicularis und acromialis des M. deltoideus überwiegend die Führung des Oberarmes, während die Schultergürtelbewegung vermehrt durch den M. serratus anterior erfolgt.

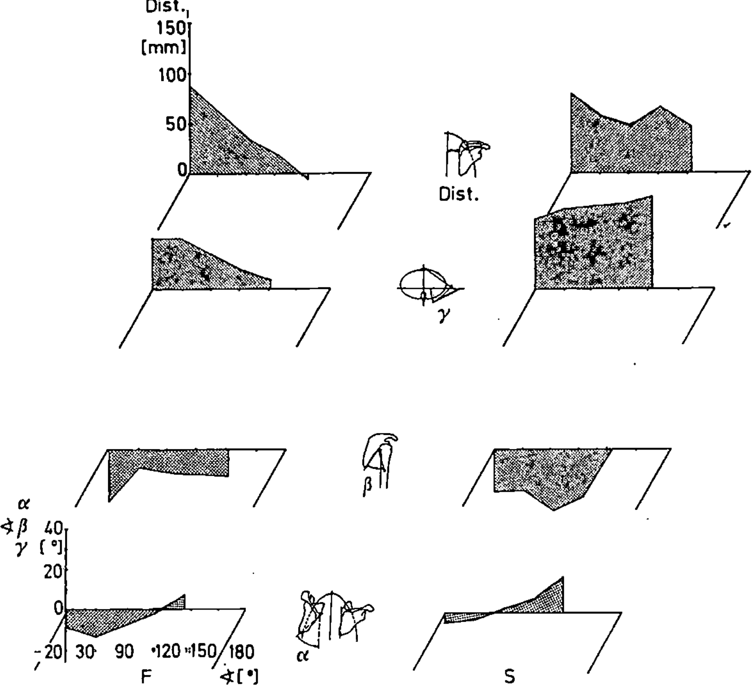

Abb. 3. b Streophotogrammetrische Bestimmung der Skapularotation bei Serratus-anterior-Parese (n = 4)

In den letzten Graden der Armhebung zwischen 150 und 180° werden abhängig von der Bewegungsrichtung Aktivitätsspitzen sowohl über der Pars acromialis des M. deltoideus, dem M. supraspinatus, der Pars descendens und horizontalis des M. trapezius und der Pars convergens des M. serratus anterior beobachtet, die einer Schlußrotation zugeordnet werden können (Abb. 5a, b).

Zusammenfassung und Schlußfolgerung

Die durchgeführten Untersuchungen lassen erkennen, daß trotz seiner beweglichen Aufhängung die Gleichgewichtslage des Schultergürtels recht stabil ist.

Nur wenige sog. essentielle Muskeln kontrollieren die Statik und Dynamik dieses komplexen Bewegungssystems. Sie sind entscheidend verantwortlich für die Gleichgewichtslage des Schultergürtels sowohl bei der Ruhehaltung als auch unter Belastung und steuern darüber hinaus eng koordiniert den skapulohumeralen Rhythmus bei den Elevationsbewegungen des Armes.

Bei den Oberarmbewegungen lassen sich bestimmte Phasen unterscheiden: Auf eine sog. Einstellphase, in der die Bewegungsrichtung des Armes determiniert wird, folgt eine Phase synchroner Rotations- und Translationsbewegungen aller am Schulter-Arm-Komplex be-

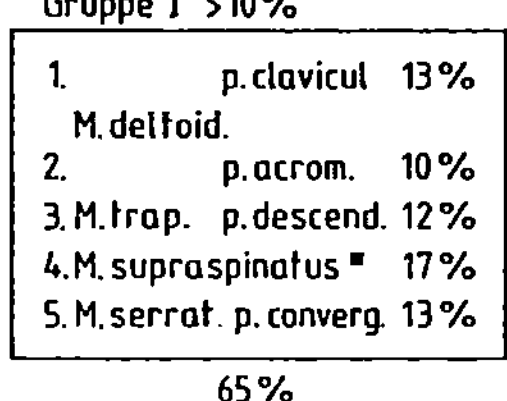

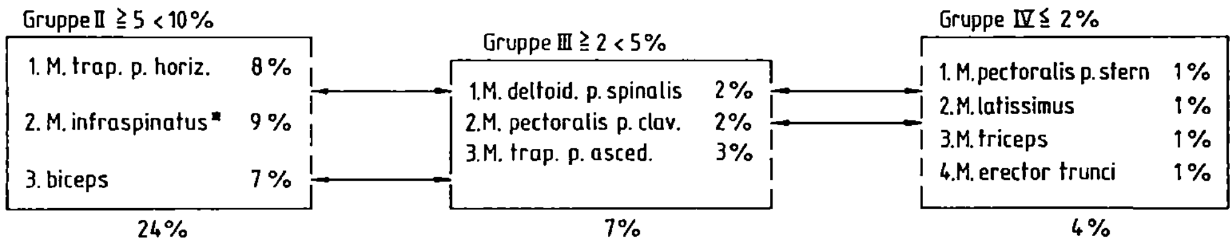

Abb. 4. Evaluierung der Schultermuskeln nach ihrer Bedeutung für die Armhebung. (Die Prozentwerte beziehen sich auf die Gesamtaktivität während einer Armhebung in der Frontal-, Sagittal- und Skapulaebene). Die Gruppe I umfaßt die sog. essentiellen Schultermuskeln. (Der M. subscapularis wurde nicht mit abgeleitet.)

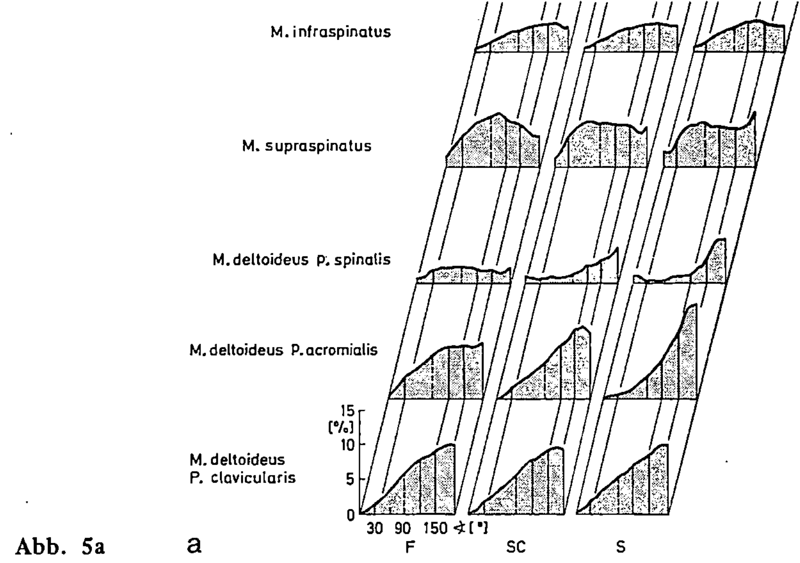

Abb. 5a   a

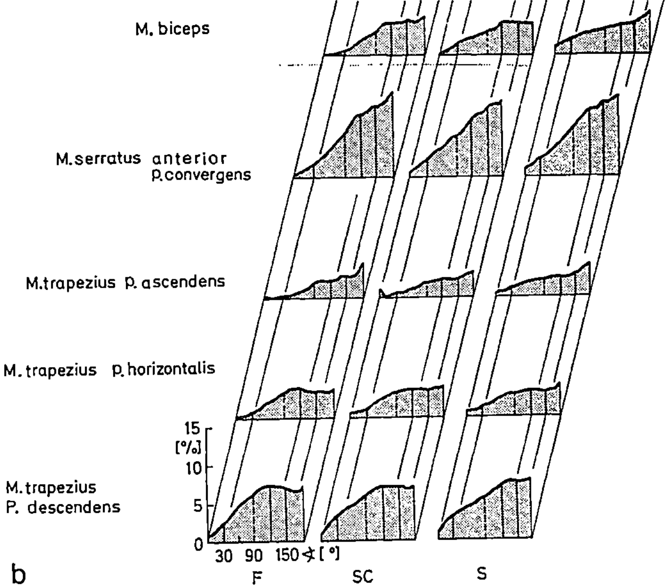

Abb. 5a, b. Muskelaktivitätsverhalten während einer Armhebung von 0—180°, differenziert nach den Bewegungen in der Frontal-(*F*-), Skapula-(*Sc*-) und Sagittalebene (*S*)

teiligter Skelettelemente, die durch eine lineare Aktivitätszunahme aller essentieller Schultermuskeln gesteuert wird.

Das Bewegungssystem des Schulter-Arm-Komplexes ist funktionell in weiten Grenzen kompensationsfähig. Dies bedeutet, daß der Ausfall auch eines essentiellen Muskels kompensiert werden kann, die Kompensationsfähigkeit ist jedoch erschöpft, wenn 2 essentielle Muskeln ausgefallen sind. Bei den dann noch notwendig werdenden operativen Korrekturen muß genau bedacht werden, ob ein weiterer essentieller Muskel transponiert werden darf ohne Gefahr zu laufen, die Dynamik des Schulter-Arm-Komplexes noch weiter zu beeinträchtigen. Dieses Bewegungssystem erlaubt darüber hinaus eine weitere Besonderheit. Unter entsprechenden Voraussetzungen kann durch eine Arthrodese entweder das skapulothorakalen oder des glenohumeraien Gelenks die Muskelfunktion des jeweils anderen Gelenkabschnittes so optimiert werden, daß, bezogen auf den gesamten Extremitätenabschnitt, ein Funktionsgewinn erzielt wird.

Literatur

1. Basmajian JV (1967) Muscles alive. Their functions revealed by electromyography. Williams & Wilkins, Baltimore
2. Braune W, Fischer O (1888) Über den Anteil, den die einzelnen Gelenke des Schultergürtels an der Beweglichkeit des menschlichen Humerus haben. Hirzel, Leipzig
3. Brunnstrom S (1972) Clinical kinesiology. Davis, Philadelphia

4. Dempster WT (1965) Mechanism of shoulder movement. Arch Phys Med Rehabil 46:49
5. Freedman L, Munro R (1966) Abduction of the arm in the scapular plane: Scapular and glenohumeral movements. J Bone Joint Surg (Am) 48:1503
6. Inman VT, Saunders JB, Abbott L (1944) Observations on the function of the shoulder joint. J Bone Joint Surg 26:1
7. Latarjet M, Bouchet A (1963) Considérations sur le mouvement d'élevation du bras à la verticale. Bulletin de l'Association des Anatomistes II, Réun. Eur. Anatom. 221
8. Lucas DB (1973) Biomechanics of the shoulder joint. Arch Surg 1-7:425
9. Poppen NK, Walker PS (1976) Normal and abnormal motion of the shoulder. J Bone Joint Surg (Am) 58:195
10. Saha AK (1950) Mechanism of shoulder movements and a plea for the recognition of zero-position of the gleno-humeral joint. Indian Surg 12:153
11. Saha AK (1961) Theory of shoulder mechanism: Descriptive and applied. Thomas, Springfield

Die pathologisch-anatomischen Grundlagen der Instabilitäten des Glenohumeralgelenks

C. Gerber

Universitätsklinik für orthopädische Chirurgie, Inselspital, CH-3010 Bern

Schulterluxationen und -subluxationen sind grundsätzlich in alle Richtungen des Raumes möglich. Klinisch relevant sind obere, hintere, untere und die Gruppe der vorderen Instabilitäten. Im Rahmen dieser Übersicht sollen die wichtigsten pathologisch-anatomischen Grundlagen für die verschiedenen Instabilitätstypen beleuchtet werden.

Superiore Instabilitäten

Superiore Luxationen sind absolute Raritäten; sie werden durch eine große Kraft verursacht, welche den leicht abduzierten und flektierten Arm nach oben stößt, so daß Akromion, Processus coracoideus und die Tubercula meist zusammen mit der Rotatorenmanschette und der langen Bizepssehne abgerissen werden.

Die kranialen Subluxationen im Rahmen von Rupturen der Rotatorenmanschette gehören in die Problematik der Rotatorenmanschettenruptur; es sollte jedoch bedacht werden, daß erstmalige vordere Luxationen nach dem 40. Lebensjahr mindestens in jedem 2. Fall mit einer Ruptur der Rotatorenmanschette einhergehen [3].

Hefte zur Unfallheilkunde, Heft 195
P. Habermeyer/P. Krueger/L. Schweiberer (Hrsg.)
© Springer-Verlag Berlin Heidelberg New York 1988

Hintere Instabilitäten

Traumatische hintere Luxationen

Die traumatische, hintere Schulterluxation wird in rund 2/3 der Fälle initial verpaßt. Sie ereignet sich im Rahmen eines wesentlichen Traumas, am häufigsten während (epileptischen) Konvulsionen oder bei Verkehrsunfällen. Diagnostiziert wird die hintere Luxation aus dem Fehlen der aktiven und passiven Außenrotation. Eine pathologisch-anatomische Prädisposition ist nicht bekannt. Offensichtlich kommt es bei diesen Läsionen zu Verletzungen der dorsalen Kapsel, evtl. zum Abriß des M. infraspinatus. Die wesentlichste Läsion ist jedoch die anteromediale Humeruskopfimpressionsfraktur (umgekehrte Hill-Sachs-Läsion). Sie ist für die Blockierung der luxierten Schulter und für die residuelle Instabilität nach der Reposition verantwortlich. Diese Kopfimpressionsfraktur wird am besten auf axialen Röntgenbildern (Abb. 1) oder computertomographischen Schnitten dargestellt. Sie kann mehr als 50% der Gelenkfläche zerstören und eine prothetische Versorgung erforderlich machen.

Die hintere Subluxation

Die hinteren Subluxationen treten z. T. ausschließlich unwillkürlich auf, z. T. können sie auf Aufforderung willentlich reproduziert werden. Bei einer letzten Gruppe treten die Subluxationen nur willentlich bei psychisch oft auffälligen Patienten auf.

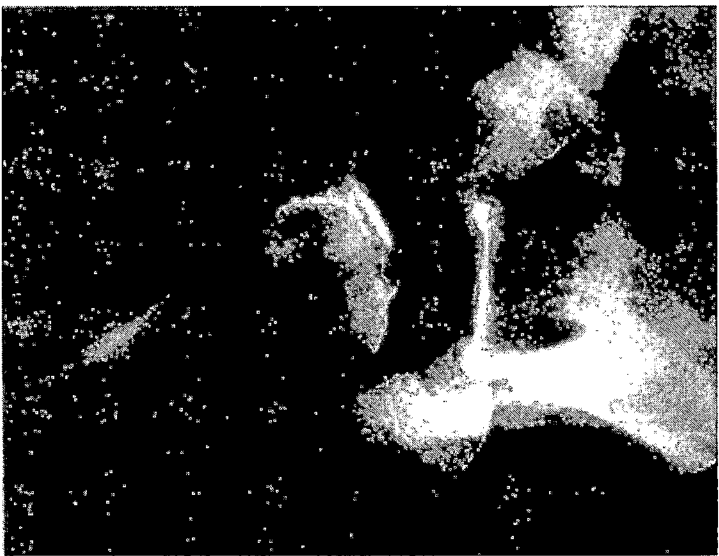

Abb. 1. Traumatische hintere Schulterluxation mit Impression von mindestens 50% der Humerusgelenkfläche

Die pathologisch anatomischen Grundlagen sind nicht eindeutig geklärt: Eine exzessive Retroversion der Glenoidfläche haben wir in computertomographischen Studien nicht nachweisen können. Dies schließt nicht aus, daß einzelne, symptomatische Patienten eine vermehrte Retroversion der Glenoida aufweisen; sie ist jedoch weder konstante, noch notwendige Voraussetzung einer Instabilität. Eine eigentliche, hintere Bankart-Läsion mit einer kapsuloperiostalen Ablösung findet sich in der Regel nicht. Läsionen des Labrum glenoidale sind meist vorhanden. Die Kapsellaxität ist meist vermehrt, und es ist wahrscheinlich, daß bei hinteren Subluxationen praktisch regelmäßig eine Defizienz der posteroinferioren Kapselanteile vorliegt [2]. Ein muskuläres Ungleichgewicht ist schwer nachweisbar, aber wahrscheinlich häufig. Im eigenen Krankengut bestätigt sich die von Saha ausgegebene relative Schwäche der Außenrotatoren [5].

Die pathologische Anatomie der hinteren Subluxationen ist noch recht schlecht definiert. Unsere operativen und computerarthrotomographischen Daten lassen folgende Aussagen zu: Eine Kapselredundanz ist meist, eine Labrumläsion oft, eine kapsuloperiostale Ablösung selten und eine skelettale Anomalie höchstens gelegentlich vorhanden.

Die untere Schulterinstabilität

Eine forcierte Hyperabduktion des Armes kann zu einer sog. Luxatio erecta führen (Abb. 2). Der Humerus stellt am Akromion an, wird unter Zerreißung der kaudalen Kapsel nach unten in den Bereich der Axilla und damit des Gefäß-Nerven-Stranges gehebelt.

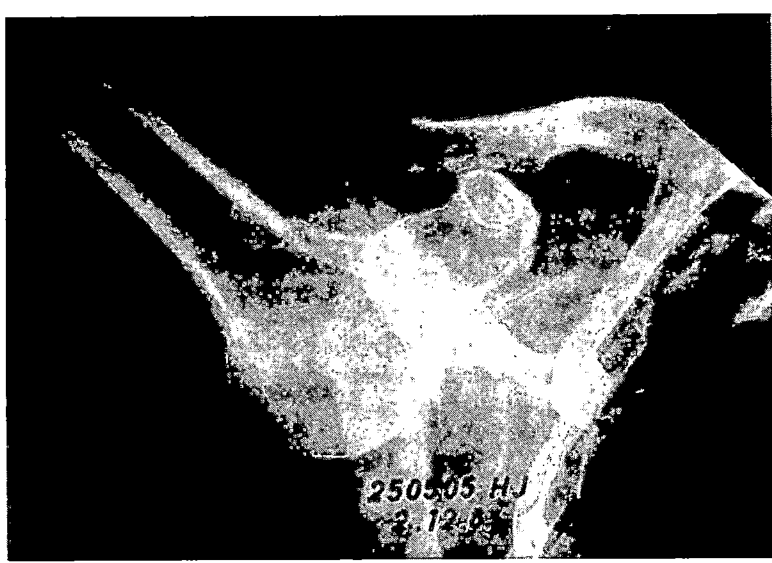

Abb. 2. Luxatio erecta: Meist ist das Tuberculum majus frakturiert, die kaudale Kapsel ist gerissen, neurovaskuläre Komplikationen sind nicht selten

38

Eine Prädisposition für diese rein traumatische Luxation gibt es nicht. Das Tuberculum majus wird oft mit dem M. infraspinatus abgerissen. Proximale Humerusfrakturen kommen vor, neurologische Komplikationen (in der Regel mit guter Prognose) sind häufig, Verletzungen der A. oder V. axillaris dagegen selten.

Die vordere Schulterinstabilität

Für das Entstehen einer rezidivierenden vorderen Schultersubluxation oder Luxation sind verschiedenste ätiologische Faktoren angegeben worden.

Eine muskuläre Insuffizienz bei Rupturen der Rotatorenmanschette kann zu einer vorderen Instabilität bei "hinterem Mechanismus" führen: Dies ist v.a. bedeutsam, wenn eine vordere Instabilität mit einer Kapsel- oder Subscapularisraffung operiert, und damit der M. subscapularis bei Fehlen von den Mm. supra- und infraspinatus in ein vorderes Scharnier verwandelt wird, welches der vorderen Instabilität Vorschub leistet. Einen traumatischen Abriß des M. subscapularis haben wir nur einmal als Ursache einer vorderen Instabilität beobachtet.

Die kapsuloperiostalen Ablösungen am vorderen Pfannenrand [1], oft auch als Bankart-Läsionen bezeichnet, sind in unserem Krankengut in über 95% der Fälle nachweisbar. Sie entsprechen einer Desinsertion des Lig. glenohumerale inferius und stellen die konstanteste pathologisch anatomische Läsion bei vorderen Instabilitäten dar (Abb. 3, 4). Ein vermehrtes Kapselvolumen ist für die multidirektionalen Instabilitäten hauptverantwortlich.

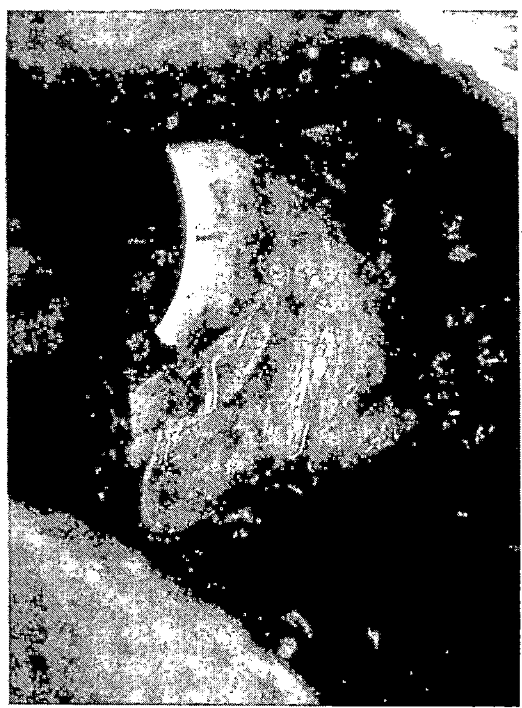

Abb. 3. Kleine Ablösung des Lig. glenohumerale inferius mit Labrumverletzung bei habitueller Subluxation

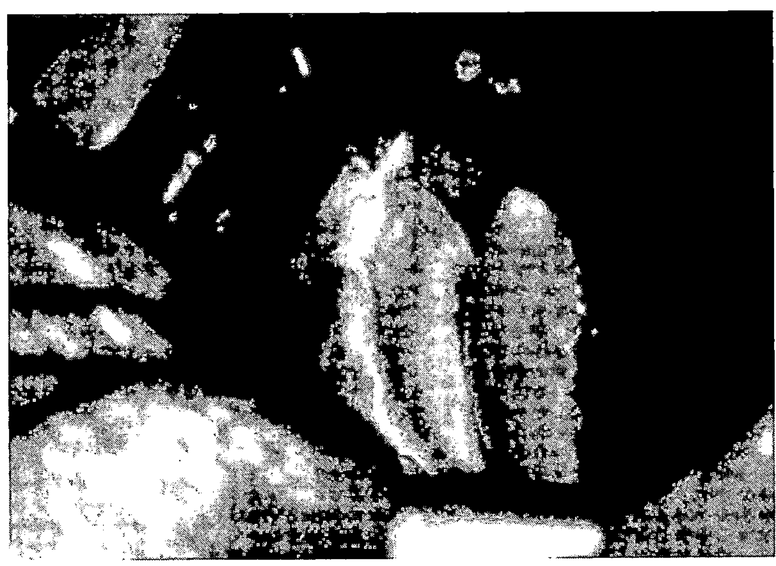

Abb. 4. Große Broca-Hartmann-Ablösung des Kapselapparates vom vorderen Pfannenrand bei habitueller Luxation. Ein Limbus ist nicht mehr nachweisbar

Diese Instabilitätsformen sind häufig, in unserem Krankengut rund 35%; sie zeigen oft normale Röntgenbilder und sind damit vorwiegend klinisch zu diagnostizieren.

Die posteromediale Humeruskopfimpressionsfraktur (encoche de Malgaigne [4] oder Hill-Sachs-Läsion) wird von einzelnen Autoren als essentielle Läsion für rezidivierende Schulterluxation angegeben. Im eigenen Krankengut konnte in einer retrospektiven Serie von 52 habituellen Luxationen in 92% der Fälle eine solche Läsion nachgewiesen werden (Abb. 5). Nur in rund 50% der Fälle war sie jedoch von relevanter Größe. In einer laufenden prospektiven Studie fanden wir (n = 27) bei 22% unserer Fälle keine Hill-Sachs-Läsion.

Frakturen oder Deformationen des vorderen Pfannenrandes begleiten oft die kapsuloperiostalen Ablösungen von Broca. In unserem Krankengut finden sich in 3 von 4 Fällen Veränderungen des vorderen Pfannenrandes, in 1 von 4 Fällen eine vordere Pfannenrandfraktur.

Die pathologische Anatomie der habituellen vorderen Schulterinstabilität ist damit variabel, die meisten Fälle zeigen mehr als eine Läsion. Die Desinsertion des Lig. glenohumerale inferius ist in unserer Erfahrung die konstanteste, nachweisbare Pathologie, habituelle Luxationen ohne Hill-Sachs-Läsion kommen vor. Ein besonderes Augenmerk verdienen die vermehrten Kapsellaxitäten, die klinischen Instabilitäten verursachen können, welche kein konventionell radiologisches Korrelat besitzen.

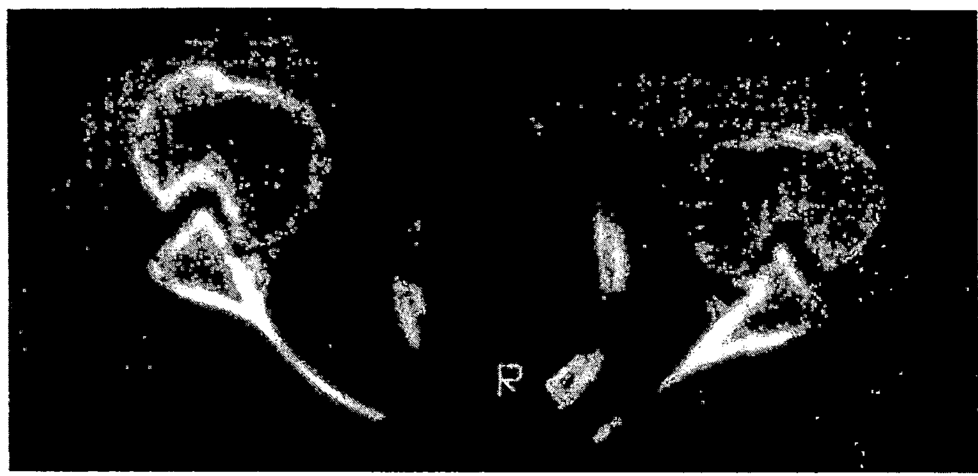

Abb. 5. Bilaterale, traumatische, vordere Schulterluxation. Derart große Hill-Sachs-Läsionen können in einzelnen Fällen die "essentielle" Läsion für eine rezidivierende Instabilität darstellen

Literatur

1. Broca A, Hartmann J (1890) Contribution à l'étude des luxations de l'épaule (Luxations dites incomplètes, décollement périostiques, luxations directes et luxations indirectes). Bull Ste Anatom. Paris Serie 5/4:312–336
2. Hammon DJ, France EP, Terry GC (1987) Stabilizing function of passive shoulder restraints. Trans Orthop Res Soc 12:77
3. Hawkins RJ, Bell RH, Hawkins RH, Koppert GJ (1986) Anterior dislocation of the shoulder in the older patient. Clin Orthop 206:192–195
4. Malgaigne JF (1985) Traité des fractures et des luxations: Atlas de XXX planches. Ballière, Paris
5. Saha AK (1971) Dynamic stability of the glenohumeral joint. Acta Orthop Scand 42: 491–505

II. Diagnostische Verfahren

Klinische Untersuchung der Schulter

U. Brunner

Chirurgische Klinik der Innenstadt und chirurgische Poliklinik der Universität München (Dir.: Prof. Dr. L. Schweiberer), Nußbaumstraße 20, D-8000 München 2

Der "Schultergürtel" antwortet auf verschiedene Erkrankungen oder Verletzungen seiner Strukturen mit einer auf den ersten Blick uniformen schmerzhaften Bewegungseinschränkung. Im späteren Krankheitsverlauf sind bestimmte Bewegungen schmerzhaft oder abgeschwächt. Erst die systematische Untersuchung ermöglicht eine Zuordnung der Beschwerden zur anatomischen Struktur bzw. zu einem Krankheitskomplex (Abb. 1).

Wir untersuchen also nach regionalen und nach funktionellen Gesichtspunkten. Zur Identifikation dient der lokale Schmerz bzw. der spezifische Funktionsausfall bei statischer oder dynamischer Überprüfung.

Nach Anamnese und Inspektion beginnt die körperliche Untersuchung. Der Untersucher steht hinter dem Patienten.

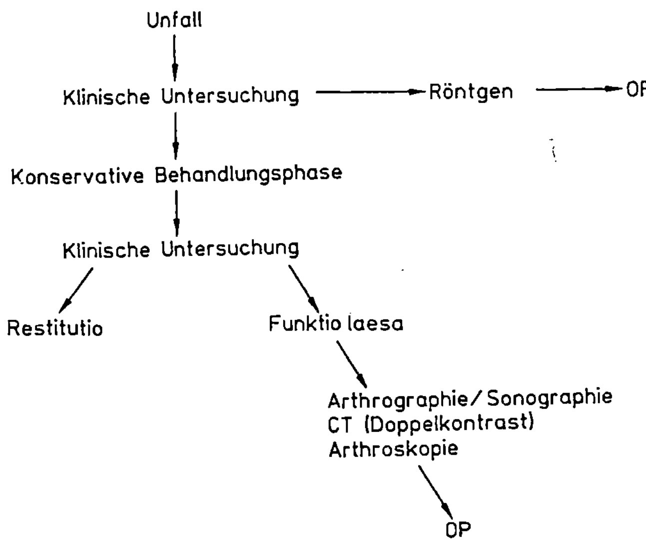

Abb. 1. Die klinische Untersuchung im Stufenplan der Diagnostik an der Schulter

Hefte zur Unfallheilkunde, Heft 195
P. Habermeyer/P. Krueger/L. Schweiberer (Hrsg.)
© Springer-Verlag Berlin Heidelberg New York 1988

Halswirbelsäule (HWS)

Erkrankungen der HWS projezieren sich zur Schulter oder strahlen in den gesamten Arm aus [6]. Die Untersuchung sollte deshalb mit einer Funktionsprüfung der HWS beginnen. Druckschmerzen im Bereich der Muskulatur, schmerzhafte Bewegungseinschränkung oder Schmerzen bei axialem Druck sprechen für ein HWS-Syndrom.

Palpation

Durch Palpation werden typische Schmerzpunkte bestimmt. Druckschmerzen am Processus corocoideus weisen auf ein Impingementsyndrom hin [1]. Die Schmerzprojektion erklärt sich aus dem Ansatz des Lig. coracoacromiale am Processus coracoideus. Um den Raum unterhalb des Fornix humeri besser palpieren zu können, führt eine Hand des Untersuchers den Arm des Patienten in Dorsalextension. Während der Daumen der anderen Hand den Oberarmkopf nach vorne drückt, können die Langfinger die nun in ihrem kranialen Bereich freiliegende Rotatorenmanschette bis zum Ansatz am Tuberculum majus palpieren [3].

Bewegungsanalyse

Zur Bewegungsanalyse liegt eine Hand des Untersuchers auf der Patientenschulter (Griff nach Codman [2]), während die andere den Arm des Patienten führt. Die Skapula wird hierbei zwischen Spina (Daumen) und Processus coracoideus (D3) fixiert, während der Zeigefinger über dem Fornix humeri zu liegen kommt. Wir können so die frühe Mitbewegung der Skapula bei Kapselschrumpfung und gestörtem skapulohumeralen Rhythmus erfassen. Der Zeigefinger über dem Fornix humeri hilft uns Krepitationen zu erkennen, wie sie bei größeren und alten Rupturen der Rotatorenmanschette auftreten, oder Schnapphänomene, die durch Eingleiten einer entzündlich verdickten Bursa unter dem Fornix humeri entstehen (Abb. 2).

Passive Beweglichkeit
Nach einigen vorsichtig orientierenden Bewegungen wird der passive Bewegungsumfang zunächst im Glenohumeralgelenk (GHG), dann im gesamten Schultergürtel in definierten Bewegungsebenen erfaßt. Schmerzen werden nach dem Zeitpunkt des Auftretens und der auslösenden Bewegung beschrieben. Die eingeschränkte passive Beweglichkeit ist zu unterscheiden von der sog. schmerzhaft eingeschränkten Beweglichkeit und beruht auf einer Kapselschrumpfung.

Die sog. Frozen shoulder ist definitionsgemäß gekennzeichnet durch eine Einschränkung der aktiven und passiven Beweglichkeit in allen Ebenen [8].

Ein sog. schmerzhafter Bogen, der subakromiale Schmerz bei passiver und aktiver Abduktion zwischen etwa 60 und 120°, ist nicht beweisend für die Differentialdiagnose Impingement oder Ruptur der Rotatorenmanschette. Er kann durch alle subakromialen Veränderungen ausgelöst werden. Schmerzen bei Abduktion über 150° gelten als "AC-painful arc" [13]. Durch zunehmende Torsion werden hier Schmerzen im Akromioklavikulargelenk (AKG) provoziert. Zur Abgrenzung des Impingementsyndroms (Grad I und II)

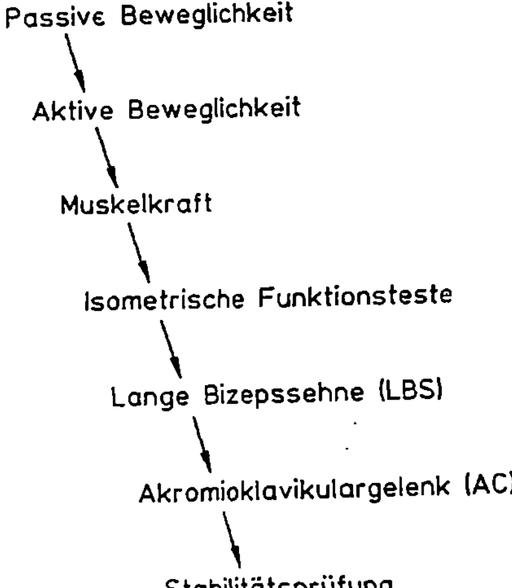

Abb. 2. Ablauf der Bewegungsanalyse und Funktionsprüfung am Schultergelenk

kann das Impingementzeichen n. Neer ausgeführt werden [10, 11]. Während eine Hand des Untersuchers die Skapula von dorsal fixiert, führt die andere den Arm des Patienten rasch nach vorne in Flexion. Mit weniger Provokationsschmerz verbunden und wesentlich sensibler erscheint uns die langsame Flexion des Patientenarmes mit Innen- und Außenrotation. Die Infiltration des Subakromialraumes mit Lokalanästhetikum (Impingementtest nach Neer) dient der Abgrenzung des Impingement-Stadiums I und II von Instabilitätsbeschwerden [9].

Ein eigenes Krankheitsbild stellt die Tendinosis calcerea dar. Ihre Diagnose erfolgt anhand des Röntgenbildes. Nachgewiesener Kalk darf nicht als Erklärung des Impingements dienen [5, 13].

Aktive Beweglichkeit

Die aktiven Bewegungen werden zunächst beidseits durchgeführt, um dem Patienten die Koordination zu erleichtern. Die Kraft der Bewegung soll dabei nach dem Fünfpunkteschema [13] bewertet werden (Tabelle 1).

Dies dient der Erfassung von typischen, aber gut kompensierten Funktionsausfällen, wie z.B. Rupturen der Rotatorenmanschette ebenso wie dem Nachweis von Therapieerfolgen.

Tabelle 1. Einteilung der Muskelkraft [13]

	Grad	(%)
Keine palpable Muskelkontration	0	0
Muskelkontration ohne Bewegung	1	10
Bewegung, aber nicht gegen Schwerkraft	2	25
Bewegung gegen Schwerkraft	3	50
Bewegung gegen Widerstand	4	75
Normale Kraft gegen vollen Widerstand	5	100

Isometrische Funktionsteste

Die isometrischen Funktionsteste versetzen uns in die Lage, einzelne Gelenkstrukturen gezielt auf Funktion oder Schmerz zu überprüfen.

Beim Supraspinatustest nach Jobe [7] (Abb. 3) hält der Patient den Arm in 90°-Abduktion, 30° horizontaler Flexion (entsprechend der Skapulaachse) sowie Innenrotation, d.h. der Daumen zeigt bodenwärts. Der Untersucher drückt nun von oben auf den Unterarm des Patienten. In dieser Position ist besonders der M. supraspinatus aktiviert.

Beim 0°-Abduktionstest versucht der Patient die angelegten Arme gegen Widerstand zu abduzieren. Hier wird die "Starterfunktion" des M. supraspinatus erfaßt.

Große Rupturen der Rotatorenmanschette sind in der Regel von Schwäche und Funktionsverlust gekennzeichnet, also klinisch gut zu erfassen. Schwieriger ist es, kleine Rupturen, die gut kompensiert werden können, aufgrund der geringen Kraftminderung zu erfassen. Jede Abduktionsschwäche muß an eine Ruptur der Rotatorenmanschette denken lassen [13].

Zur Überprüfung von Außen- (M. supraspinatus, M. infraspinatus, M. teres minor) bzw. Innenrotatoren (M. subscapularis) wird schließlich bei angelegtem und rechtwinkelig gebeugtem Ellenbogengelenk gegen Widerstand außen- bzw. innenrotiert.

Lange Bizepssehne (LBS)

Die proximale lange Bizepssehne verdient besondere Beachtung. Aufgrund ihrer engen anatomischen Verwandschaft zur Rotatorenmanschette im subakromialen Raum ist sie bei

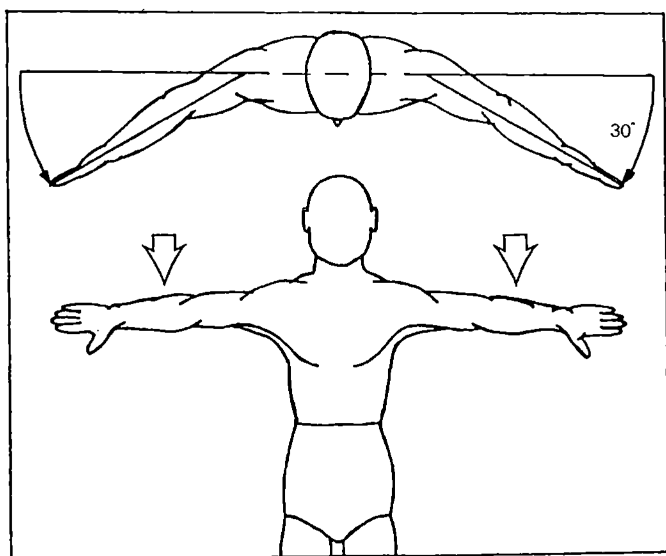

Abb. 3. Supraspinatustest [7]: Der Patient hält den Arm in 90° Abduktion, 30° horizontaler Flexion und Innenrotation, während der Untersucher von oben auf den Unterarm des Patienten drückt

entzündlichen und degenerativen Veränderungen häufig mitbetroffen. Isolierte Entzündungen sind selten und können durch Sportverletzungen entstehen [13].

Beim Yergason-Test (Abb. 4) supiniert der Patient bei angelegtem und rechtwinkelig gebeugtem Ellenbogengelenk gegen den Widerstand des Untersuchers. Provokationsschmerzen im ventralen Gelenkbereich lassen sich durch Palpation des Sulcus bicipitalis lokalisieren und verstärken [13].

Weniger spezifisch ist der Palm-up-Test, bei dem der Patient den Arm in $90°$-Abduktion und $30–40°$-Horizontalflexion mit den Handflächen nach oben gegen den Widerstand des Untersuchers drückt [4].

Die Instabilität der LBS im Sulcus kann im Schnapptest überprüft werden. Bei abduziertem Arm und wechselnder Außen- und Innenrotation palpiert die Hand des Untersuchers die Sehne im Sulcus, um ein schmerzhaftes Schnapphänomen zu verspüren.

Akromioklavikulargelenk (AKG)

Gesondert wird auch das AKG untersucht. Neben dem direkten Druckschmerz muß die horizontale Instabilität durch Horizontalstreß bzw. die vertikale Instabilität durch Druck auf das laterale Klavikulaende (Klaviertastenphänomen) ausgeschlossen werden. Beim Horizontaladduktionstest zieht der Untersucher den Arm des Patienten über die Brust in Richtung der gegenüberliegenden Schulter. Durch Torsion im AKG können Schmerzen provoziert werden, die wiederum durch lokale Infiltration des AKG aufgehoben werden können [13].

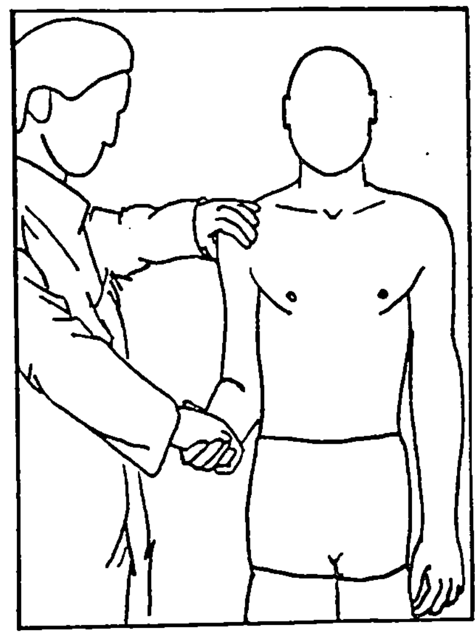

Abb. 4. Yergason-Test: Bei rechtwinklig gebeugtem Ellenbogengelenk supiniert der Patient gegen den Widerstand des Untersuchers

Stabilitätsprüfung

Die Abgrenzung von Instabilitätsbeschwerden, z.B. vom Impingementsyndrom, ist von erheblicher Bedeutung. Besonders wichtig ist die klinische Diagnostik der Instabilität für die Operationsindikation. Nach Neer ist die unerkannte untere bzw. multidirektionale Instabilität die häufigste Ursache für das Mißlingen standardisierter Luxationsoperationen [10, 11].

Vordere Instabilität
Zur Überprüfung der vorderen Instabilität dient im wesentlichen der Apprehensiontest [12]. Beim sitzenden Patienten führt eine Hand den Arm des Patienten in Abduktion, Außenrotation, während die andere den Humeruskopf von dorsal nach vorne und unten zu drücken versucht. Zur Überprüfung der oberen bzw. unteren vorderen Kapselanteile wird der Test in 60°, 90° bzw. 120° durchgeführt. Ein stechender Schmerz bzw. das reflektorische Anspannen, um die drohende Luxation zu verhindern, kennzeichnen den positiven Test.
Nach Norris [12] wird die vordere Schublade am entspannt nach vorne gebeugt sitzenden Patienten mit herabhängendem Arm überprüft. Während eine Hand des Untersuchers die Skapula zwischen Spina und Processus coracoideus fixiert, kann die andere durch Daumendruck von dorsal auf den Oberarmkopf die vordere Subluxation provozieren. Entsprechend wird beim Test nach Gerber u. Ganz [4] im Liegen mit einer Hand die Skapula fixiert, während die andere den Oberarmkopf nach ventral anhebt. Wichtig ist bei beiden Untersuchungen, daß der Patient völlig entspannt. Beim Test nach Gerber u. Ganz [4] wird hierzu der Arm ähnlich einer Kniegelenkuntersuchung in ganzer Länge unterstützend angehoben.

Hintere Instabilität
Die hintere Instabilität ist seltener. Beim Schubladentest nach Norris [12] steht der Untersucher wieder hinter dem Patienten, der entspannt und nach vorne gebeugt mit herabhängenden Armen sitzt. Während der Daumen des Untersuchers die Spina scapulae fixiert, umgreifen die Langfinger den Oberarmkopf von ventral und versuchen ihn nach dorsal zu verschieben. Bei Instabilität ergeben sich so Verschiebungen bis zu 50% des Oberarmkopfdurchmessers. Am liegenden Patienten kann axialer Druck entlang des Oberarmes bei 70° Flexion und 30° Horizontalextension eine hintere Subluxation provozieren. Um die Relativbewegung zu erfassen, wird der Zeigefinger der anderen Hand hinter das Glenoid geführt. Bei weiterer Horizontalextension springt die Subluxation zurück. Dieses ventrale Schnappphänomen darf nicht mit einer vorderen Instabilität verwechselt werden.

Untere Instabilität
Die untere Instabilität ist gleichbedeutend mit multidirektionaler Instabilität [12]. Pathognomonisch und leicht zu prüfen ist der Sulcustest. Durch Längszug am entspannt herabhängenden Arm entsteht bei Instabilität unterhalb des Akromions eine deutlich nachweisbare Rinne. Alternativ wird der 90°-abduzierte Arm vom Untersucher unterstützend gehalten. Druck von oben auf das proximale Oberarmdrittel kann bei unterer Instabilität die Subluxation des Oberarmkopfes nach vorne und unten provozieren. Auch hier entsteht unterhalb des Akromions eine Stufe [12].

Erhebungsbogen

Der Erhebungsbogen (Tabelle 2) ermöglicht dem Untersucher eine Selbstkontrolle sowie eine Verlaufskontrolle zur Beurteilung des Krankheitsverlaufes.

Literatur

1. Brunner U, Habermeyer P, Krueger P, Sachs G, Schweiberer L (1985) Klinik und Klassifizierung der periartikulären Erkrankungen des Glenohumeralgelenkes. Unfallchirurg 88:495—499
2. Codman EA (1934) The shoulder: Rupture of the supraspinatus tendon and other lesions in or about the subacromial bursa. Todd, Boston
3. Corrigan B, Maitland GD (1983) Practical orthopaedic medicine: 5. The shoulder. Butterworth, London Boston Durban
4. Gerber C, Ganz R (1986) Diagnostik und kausale Therapie der Schulterinstabilitäten. Unfallchirurg 89:418—428
5. Gschwend N, Scherer M, Löhr J (1981) Die Tendinitis calcarea des Schultergelenkes. Orthopäde 19:196—205
6. Hawkins RJ (1985) Cervical spine and the shoulder. In: Stauffer S (ed) Instructional course letters. The American Academy of Orthopaedic Surgeons. Mosby, St. Louis Toronto Princeton
7. Jobe FW, Jobe CM (1983) Painful athletic injuries of the shoulder. Clin Orthop 173: 117—124
8. Macnab J (1983) Rotator cuff tendinitis: The frozen shoulder. In: McCollister Evarts C (ed) Surgery of the muscoloskeletal system. Churchill Livingstone, New York Edinburgh London Melbourne
9. Matsen III FA (1983) Glenohumeral instability. In: McCollister Evarts C (ed) Surgery of the muscoloskeletal system. Churchill Livingstone, New York Edinburgh London Mebourne
10. Neer II CS (1983) Impingement lesions. Clin Orthop 173:70—77
11. Neer II CS (1985) Involuntary inferior and multidirectional instability of the shoulder: Etiology, recognition and treatment. In: Stauffer S (ed) Instructional course letters. The American Academy of Orthopaedic Surgeons. Mosby, St Louis Toronto Princeton
12. Norris TR (1985) Diagnostic techniques for shoulder instability. In: Stauffer S (ed) Instructional course letters. The American Academy of Orthopaedic Surgeons. Mosby, St. Louis Toronto Princeton
13. Palma AF de (1983) Surgery of the shoulder. Lippincott, Philadelphia London Mexico City New York St. Louis Sao Paulo Sidney

Tabelle 2. Schultererhebungsbogen

Persönl. Daten:

Nachname: . . . .   Unf. Nr. (Prot. Nr.) . . . . . .
Vorname: . . . .   Aufn. Dat. . . . .

Tätigkeit: nicht körperl. 0   Seite: rechts 1
　　　　 körperl. 1   　　　 links 2
　　　　 Sport. akt. 2   Dominanz: rechts 1
Unf. Dat. . .' . . . .   Schmerzen   links 2
　　　　　　　　　　　　 seit:
　　　　　　　　　　　　 Jahr Monate Tage
　　　　　　　　　　　　 . . . .

Unf.-Art: kein Unfall 0
　　　　 dir. Trauma 1
　　　　 fortgel. Tr. 2
　　　　 Hebeltrauma 3

Subjektive Beschwerden

Schmerzlokalis.:	Schmerzausstrahlg.:	Schmerzen bei:
Tub. maj. . . 0 . . 1	Nacken . . 0 . . 1	Ruhe . . 0 . . 1
Delt. Ans. . . 0 . . 1	OA . . 0 . . 1	Aktivität . . 0 . . 1
Delt. diff. . . 0 . . 1	ges. Arm . . 0 . . 1	Nacht . . 0 . . 1
F. supraspin. . . 0 . . 1	Parästhes. . . 0 . . 1	Stärke . . 0 . . 1
F. infraspin. . . 0 . . 1		. . 0 . . 1

Inspektion:

Schonhaltung . . 0 . . 1		Schwellung . . 0 . . 1	
Atrophie Delt. . . 0 . . 1		LBS Rupt. . . 0 . . 1	
Atrophie SSP . . 0 . . 1		Scap. alata . . 0 . . 1	
Atrophie ISP . . 0 . . 1		Clavicula ↑ . . 0 . . 1	

Drehpunkte:

Tub. maj. . . 0 . . 1		Proc. corac. . . 0 . . 1	
Tub. min. . . 0 . . 1		AC Gel. . . 0 . . 1	
Sulc. bicip. . . 0 . . 1		Nackenmusk. . . 0 . . 1	
		Crepitation . . 0 . . 1	

AC-Gel. Tests

Clavicula horizont. Stress . . . 0 . . . 1
Horizontal-Adduktionst. . . . 0 . . . 1
AC Crepitation   . . . 0 . . . 1

LBS-Tests:

Yergason . . . 0 . . . 1   Schnapp-Test . . . 0 . . . 1

Instabilitäts-Prüf.:

Apprehension Test:		Schublade:
neg. . . . 0		vord. . . . 0 . . . 1
pos. 60° Abd. . . . 1		hint. . . . 0 . . . 1
post. 90° Abd. . . . 2		unt. . . . 0 . . . 1
pos. 120° Abd. . . . 3		

Röntgen:

Nativröntgen:		Arthrogr.:	Sonogr.:
Frakturen . . . 0 . . . 1		nein . . . 0	nein . . . 0
Degenerat. . . . 0 . . . 1		ja/neg. . . . 1	ja/neg. . . . 1
Kalk . . . 0 . . . 1		ja/pos. . . . 2	ja/pos. . . . 2
Os acrom. . . . 0 . . . 1			
Humerus ↑ . . . 0 . . . 1			
Humerus ↓ . . . 0 . . . 1			
		CT:	
Kopf Arthrose . . . 0 . . . 1		nein . . . 0	
Pfannen Arthr. . . . 0 . . . 1		o. KM . . . 1	
AC Arthrose . . . 0 . . . 1		Mono . . . 2	
		Doppel . . . 3	

Freier Text:

Bewegungseinschränkung:

Passiv ...0   aktiv ...1   pass. + akt. ...2

Bewegungsausmaß:

Abd/Add	(180-0-40)	..... 0 .....
Flex/Ext	(170-0-40)	..... 0 .....
IR/AR	(95-0-60)	..... 0 .....

Painful arc		Pseudoparalyse	
nein	...0	nein	...0
< 120°	...1	ja	...1
> 120°	...2		

Rotatorentests:

		Muskelkraft:	
Drop arm sign	...0...1		
0° SSP-Test AR	...0...1	Flex. 0..1..2..3..4..5
0° SSP-Test IR	...0...1	Abd. 0..1..2..3..4..5
Außenrot. b, 0° Abd.	...0...1	AR 0..1..2..3..4..5
Innenrot. b, 0° Abd.	...0...1	
0° Abdukt.	...0...1	
Impingem.	...0...1	

Diagnose:

Rotatorenm. + LBS:		AC Gel.:	
RM Rupt.	...0...1	Tossy I	...0...1
LBS Rupt.	...0...1	Tossy II	...0...1
BS dist.	...0...1	Tossy III	...0...1
kn. RM Ausriß	...0...1	lat. Clav. Fr.	...0...1
LBS-Tendinitis	...0...1	ACG Arthr.	...0...1
Tendinitis calc.	...0...1	andere	...0...1
Impingement	...0...1		
Stadium	..1..2..3	Frakturen:	
		Tub. maj. Ausriß	...0...1
Luxationen:		Tub. min. Ausriß	...0...1
1. Lux.	v..0..1	subcapit. OA Fr.	...0...1
	u..0..1	Mehrfragm. Fr.	...0...1
	h..0..1	Pfannenfrakt.	...0...1
habit.	v..0..1	Scapulafr.	...0...1
	u..0..1	Acromionfr.	...0...1
	h..0..1		
rezid.	v..0..1		
	u..0..1		
	h..0..1		

Procedere:

kons. 1   op. 2

ARGE "Schulterchirurgie"

Röntgenologische Abklärung von Schultergelenktraumen

G.V. Küffer

Zentrale Röntgenabteilung der Poliklinik der Universität München (Dir.: Prof. Dr. med. Dr. h.c. J. Lissner), Pettenkoferstraße 8a, D-8000 München 2

Die Erkennung knöcherner Begleitverletzungen bei Schultertraumen besitzt hinsichtlich Therapie und Prognose eine erhebliche Bedeutung. Die Röntgendiagnostik muß dieser Tatsache Rechnung tragen. Daher sind genaue anamnestische Angaben und Kenntnisse des Verletzungsmechanismus auch für den Radiologen wichtig, um die relativ einfach durchzuführenden, in der Praxis aber viel zu wenig geübten Projektionstechniken im Rahmen der Nativdiagnostik voll auszuschöpfen.

Die systematische Suche nach knöchernen Verletzungen durch adäquate Standard- und Spezialaufnahmen besitzen eine nachgewiesene hohe Trefferquote [1, 3, 5, 7, 8].

Das Beschwerdebild des Patienten bestimmt aber die Durchführbarkeit der Aufnahmen.

Als Standardserie bei Schultergelenktrauma führen wir bei guter Schulterbeweglichkeit 3 Aufnahmen durch:

1. Die anteroposteriore Projektion mit maximaler Innenrotation des Armes (0°).
2. Die anteroposteriore halbschräge Projektion mit maximaler Außenrotation des Armes (30°) und
3. die axiale Projektion in Rückenlage.

Ist die Schulterbeweglichkeit schmerzhaft eingeschränkt, so wird die 2. Ebene der axialen Projektion durch die transskapuläre Aufnahme der sog. Y-Projektion ersetzt. Die Sulcusprojektion ist eine Ergänzungsaufnahme zur Darstellung des Sulcus bicipitalis und der Tubercula selbst.

Bei traumatischer oder posttraumatisch-rezidivierender Schulterverrenkung ergänzen wir die Standardserie durch eine sog. Instabilitätsserie. Wir verstehen darunter die Spezialeinstellungen nach Bergageau, West Point und Stryker.

Da kein Weg an einer guten standardisierten Röntgentechnik vorbeiführt, werden die Aufnahmen im einzelnen erläutert.

Das 1. Bild der Standardserie ist die a.-p.-Projektion mit strenger a.-p.-Ausrichtung des Patienten im Stehen und maximaler Innenrotation des adduzierten Armes. Der Zentralstrahl ist um 15° kraniokaudal geneigt (Abb. 1a).

In der gut eingestellten Aufnahme überschneidet der Gelenkkopf halbmondförmig die Facies glenoidalis. Das Tuberculum minus ist medial randbildend, während der dorsokraniale Humeruskopf sich im Profilbild zeigt. Zudem läßt sich die Skapula mit nur geringer Überlagerung durch den Rippenthorax darstellen.

Die kraniokaudale Neigung des Zentralstrahles hat mehrere Vorteile:
– die Überlagerung des kranialen Gelenkraumes mit dem Akromion wird vermieden,
– die Akromionunterfläche und das Akromioklavikulargelenk werden besser einsehbar
– der posterokraniale Humeruskopf läßt sich günstiger abbilden [1, 4] (Abb. 1b).

Somit lassen sich sog. Hill-Sachs-Läsionen in unterschiedlicher Ausprägung mit großer Sicherheit nachweisen (Abb. 1c, d).

Hefte zur Unfallheilkunde, Heft 195
P. Habermeyer/P. Krueger/L. Schweiberer (Hrsg.)
© Springer-Verlag Berlin Heidelberg New York 1988

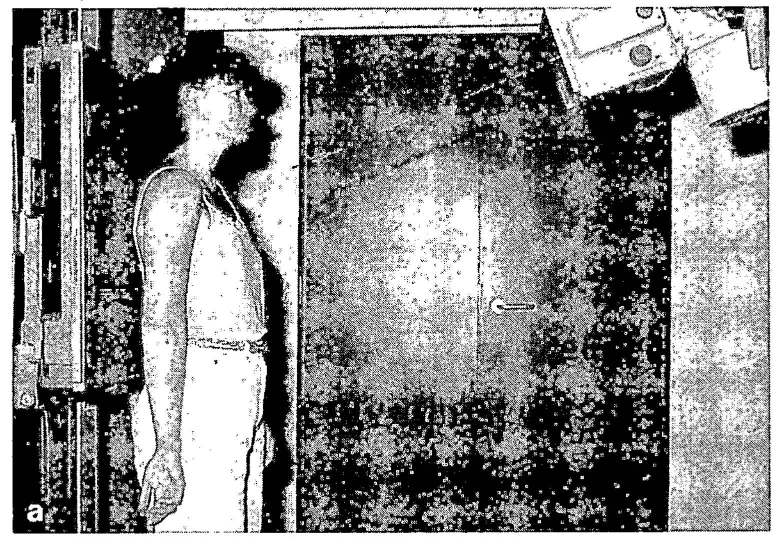

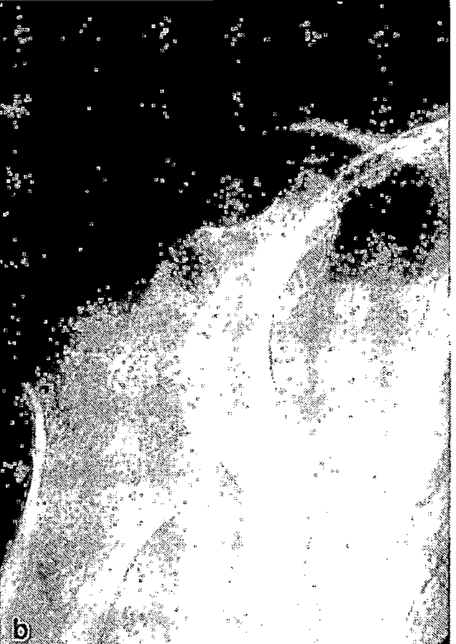

Abb. 1. a, b. Exakte a.-p.-(0°-)-Projektion mit maximaler Innenrotation. (Zentralstrahl 15° kraniokaudal.)

In der Literatur wird die Innenrotation zwischen 45° und dem Maximum angegeben [1, 2, 5], wobei die Nachweisraten für die Hill-Sachs-Läsion zwischen 82% [5] und 100% [1] liegen.

Die 2. Standardaufnahme ist die halbschräge a.-p.-Projektion mit maximaler Außenrotation des Armes. Der Patient steht ca. 30° nach dorsal gedreht mit anliegendem Schulterblatt am Wandstativ. Der Zentralstrahl verläuft 15° kraniokaudal geneigt (Abb. 2a).

Das Kriterium der guten Aufnahme ist die Profildarstellung des glenohumeralen Gelenkspaltes, weshalb sie als "wahre" a.-p.-Aufnahme oder auch als Glenoidtangentialprojektion

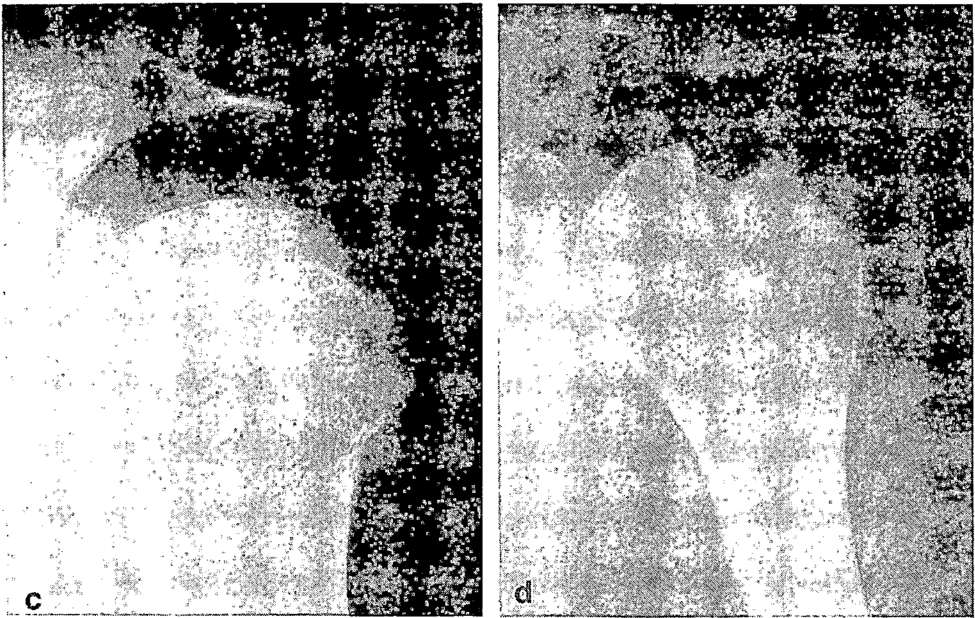

Abb. 1. c Diskrete Impressionsfraktur des posterolateralen Humeruskopfes. **d** Große Hill-Sachs-Kerbe

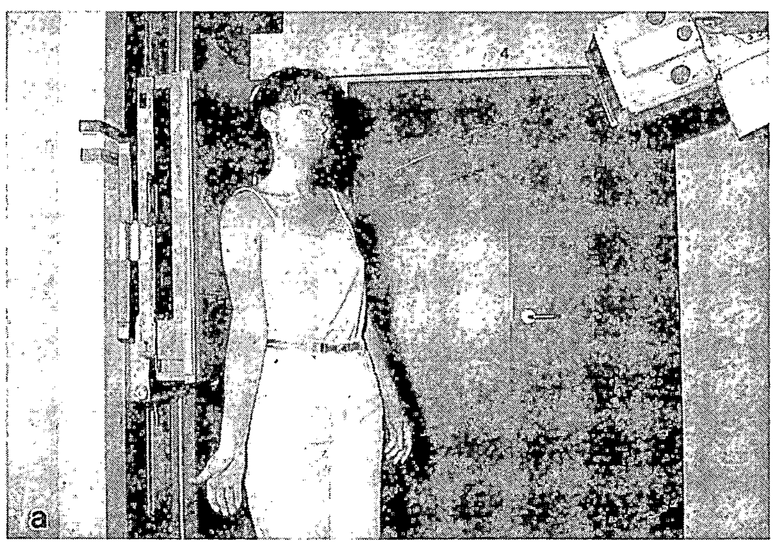

Abb. 2a, b. Halbschräge (30°) a.-p.-Projektion mit maximaler Außenrotation. (Zentralstrahl 15° kraniokaudal.) Sogenannte "wahre" a.-p.-Aufnahme des Schultergelenkes

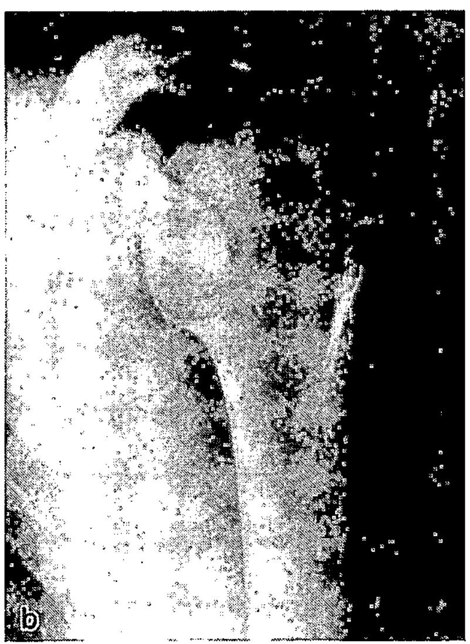

Abb. 2b

in die Literatur Eingang gefunden hat [2, 3, 6]. Das Tuberculum majus wird dabei lateral randbildend, der Processus coracoideus überragt im Halbprofil den Gelenkraum (Abb. 2b).

Da diese Aufnahme auch dem möglichen Nachweis einer hinteren Luxation dient, muß sowohl der Gelenkspalt wie auch die Lage der Tubercula sorgfältig analysiert werden. Überschneidet der Humeruskopf halbmondförmig die Gelenkpfanne und/oder ist keine Außenrotation sichtbar, so besteht der Verdacht auf eine posteriore Luxation, wie sie sich in diesem Fall bestätigen ließ (Abb. 2c). Das Vergleichsbild zeigt eine vordere Luxation in derselben Projektion mit außenrotierter Schonhaltung des Armes (Abb. 2d).

Als 3. Standardaufnahme muß immer eine 2. Ebene des Schultergelenks angestrebt werden. Normalerweise wird es die axiale Projektion sein.

Der Patient liegt auf dem Rücken, der Arm ist 90° abduziert und außenrotiert. Der Zentralstrahl läuft horizontal zur Körperlängsachse und bildet mit ihr einen nach lateral offenen Winkel von 20° (Abb. 3a).

Das Kriterium der guten Aufnahme ist der tangential getroffene Gelenkspalt, woraus sich Neigung und Konkavität der Gelenkfläche ablesen lassen. Der posteriore Gelenkrand ist dabei häufig frei projiziert. Der vordere Anteil des Processus coracoideus und das randbildende Tuberculum minus liegen überlagerungsfrei auf der ventralen Seite (Abb. 3b).

Sie ist die wichtigste Projektion zum Ausschluß einer Luxation. Selbst in Außenrotation geschossen, ist sie aber nicht geeignet, den anterokaudalen Pfannenpol ausreichend gut beurteilbar darzustellen, da dieser vom vorderen Pfannenrand zu sehr überlagert wird [7, 8].

Eine posteriore Luxation oder ein begleitender anteromedialer Humeruskopfdefekt ("reverse" Hill-Sachs-Defekt) läßt sich damit sicher nachweisen (Abb. 3c, d).

Alternativ ist am akut traumatisierten Patienten die transskapuläre Y-Projektion durchzuführen.

Hierbei steht der Patient mit der verletzten Schulter in einem Winkel von ca. 60° am Wandstativ, wobei der betroffene Arm etwas nach vorne herangezogen wird. Der Zentral-

54

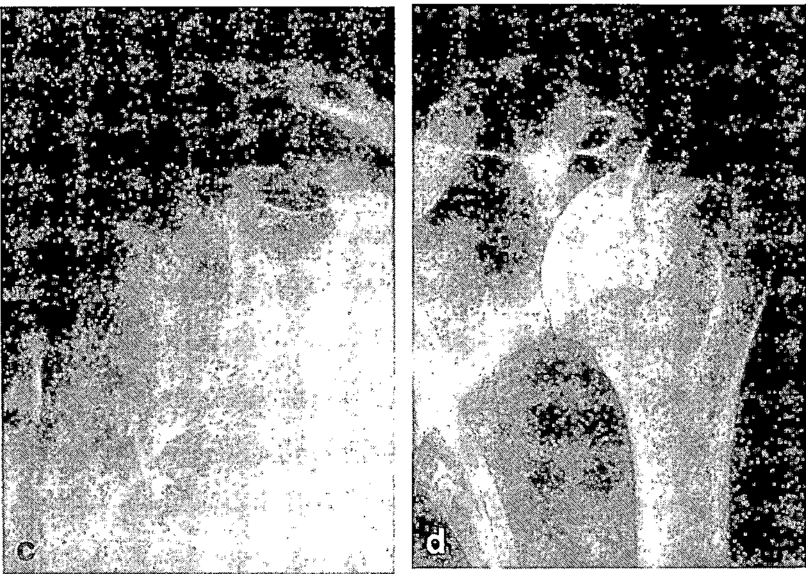

Abb. 2. c Vordere Luxation. Der Kopf überlappt großflächig den Gelenkspalt, Kopftief-
stand, große Hill-Sachs-Delle. **d** Subkapitale Humeruskopffraktur mit posteriorer Luxation.
Der Kopf überlappt nur geringfügig den Gelenkspalt, fehlende Außenrotation

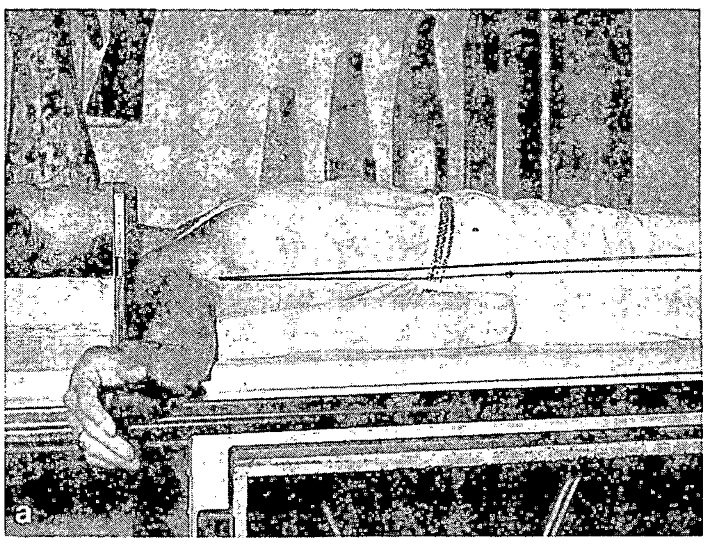

Abb. 3. a, b. Axiale Projektion in Rückenlage mit 90° Abduktion und Außenrotation.
(Zentralstrahl horizontal zur Körperlängsachse und 20° lateral).

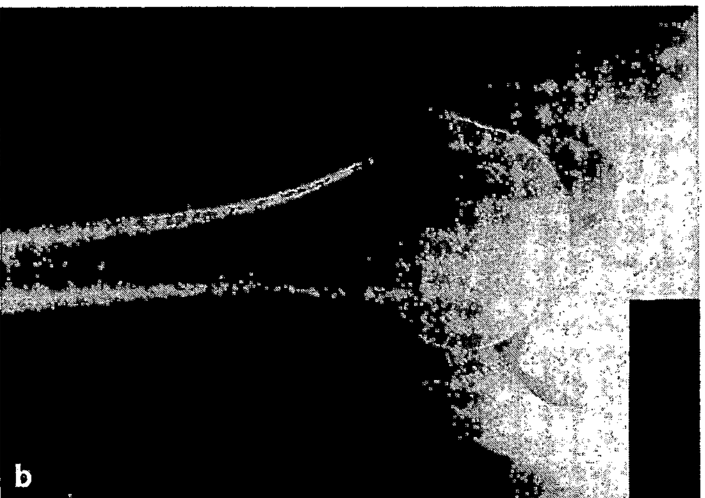

Abb. 3b

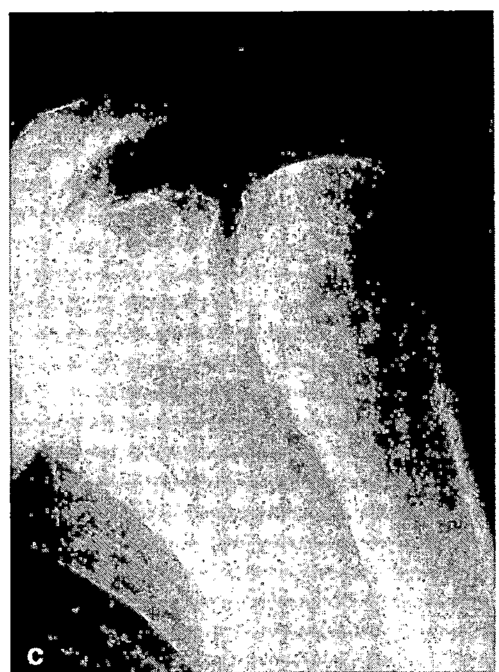

Abb. 3. c, d. Traumatische Humeruskopfimpressionsfraktur mit Verdacht auf posteriore Subluxationsstellung. Hinweise sind Kopfhochstand, zu weiter Gelenkspalt, fehlende Außenrotation, anteromedialer Kopfdefekt. d Nachweis der posterioren Subluxationsstellung (c) mit einer typischen "reverse" Hill-Sachs-Läsion in der axialen Projektion

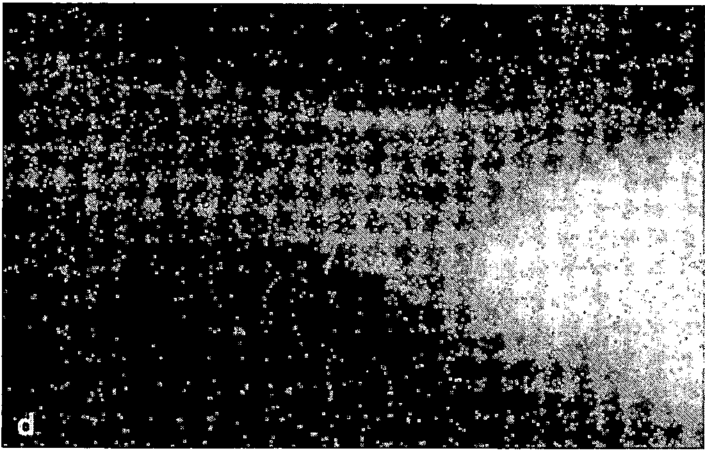

Abb. 3d

strahl zielt von dorsal auf die posterolaterale Thoraxwand und verläuft senkrecht zum Film (Abb. 4a).

Die gut eingestellte Aufnahme zeigt die Skapula in einer Y-ähnlichen Konfiguration. Der vertikale Schenkel ist das tangential getroffene Schulterblatt, der ventrokraniale Schenkel der Processus coracoideus und der dorsokraniale Schenkel der Processus coracoideus und der dorsokraniale Schenkel das Akromion. Im Schnittpunkt der 2 Schenkel liegt die Fossa glenoidalis, darüber normalerweise der Humeruskopf (Abb. 4b).

Die Aufnahme ist auch als sog. Skapulatangentialaufnahme zum Nachweis von Skapulafrakturen bekannt. Bei der Frage "Humeruskopfstellung" sollte in Höhe des Gelenks zentriert werden.

Eine Abweichung des Kopfes nach vorne beweist die vordere (Abb. 4c), nach hinten die posteriore Luxation. Die transthorakale Projektion ist zur Lokalisationsdiagnostik der Schulterverrenkung nicht geeignet, da die Lagebeziehung zwischen Kopf und Pfanne nicht eindeutig diagnostiziert werden kann (Abb. 4d).

Patienten mit einer Schulterinstabilität erhalten neben den 3 Standardaufnahmen eine zusätzliche Instabilitätsserie, die aus den Projektionen nach Bergeau, West Point und Stryker besteht.

Für die Pfannenprofilaufnahme nach Bernageau steht der Patient mit über dem Kopf erhobenem Arm halbschräg am Stativ. Der Zentralstrahl trifft das Schultergelenk unter einem Winkel von 25° in kraniokaudaler Richtung (Abb. 5a).

Eine typische Projektion erfaßt den anteroinferioren Pfannenpol als einen weit vorspringenden und nahezu schnabelartig geformten Pfannenfortsatz. Ebenso vorteilhaft wird der dorsokraniale Pfannenrand im Profil abgebildet (Abb. 5b).

Patte et al. [7] haben die Bankart-Läsion nach ihrem Aussehen in 3 Formen unterteilt. Der typische Bankart-Defekt ist der Abbruch eines größeren Fragmentes aus dem anterokaudalen Pfannenpol. Die Abflachung der vorderen Pfannenkonkavität bzw. der abgestumpfte vordere Pfannenrand gilt als Ausdruck einer Pfannen- bzw. Pfannenrandimpressionsfraktur (Abb. 5c, d).

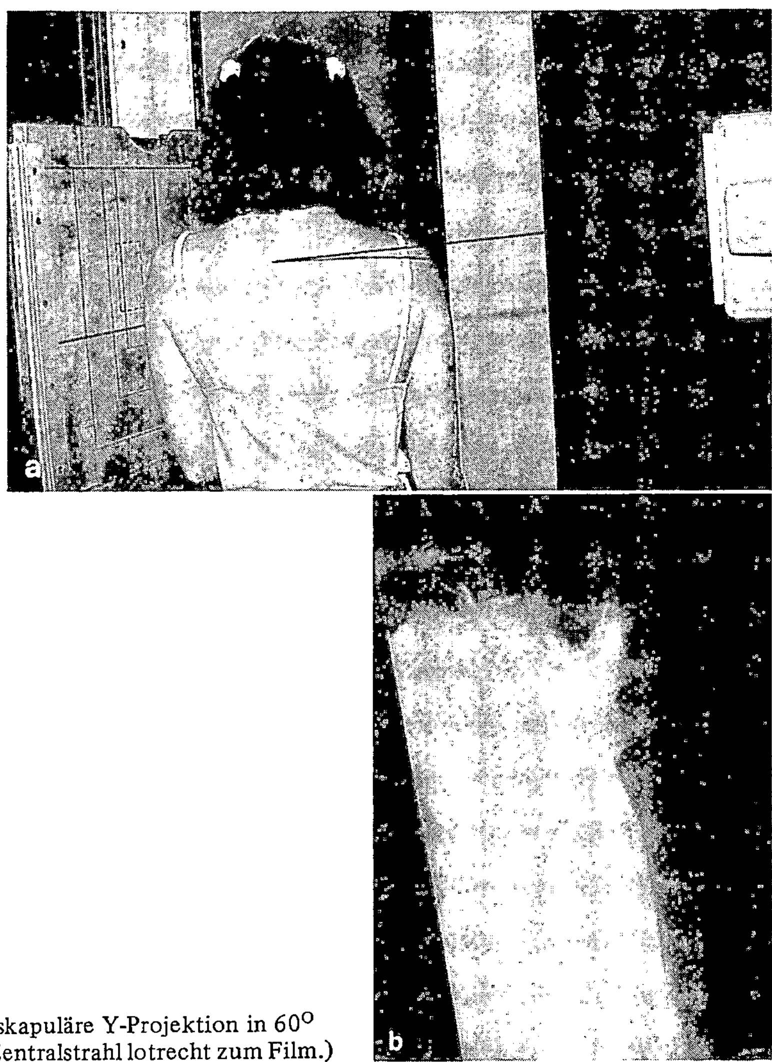

Abb. 4a, b. Transskapuläre Y-Projektion in 60°
Schrägstellung. (Zentralstrahl lotrecht zum Film.)

Für den Nachweis der sog. Bankart-Läsion gilt sie als empfindlichste Spezialprojektion.
Patte et al. [7] konnten in 88% ihrer traumatischen Schulterluxationen eine vordere Pfan-
nenrandläsion nachweisen, wobei diese in 70% nur auf ihrer Spezialprojektion sichtbar
wurde.

Als 2. und ergänzende Tangentialprojektion des anterokaudalen Pfannenpols führen wir
die Aufnahme nach West Point durch [8]. Sie dient uns als Kontrollaufnahme falls die
Bernageau-Projektion einen unauffälligen oder fraglichen Befund ergibt.

Im Prinzip ist es eine axiale Schulterprojektion in Bauchlage mit dem Unterschied, daß
der Zentralstrahl von dorsal unter einem Winkel von 25° zur Horizontalen einfällt und auf
den Processus coracoideus zentriert ist (Abb. 6a). Damit läßt sich der anterokaudale
Pfannenpol ebenfalls frei projizieren (Abb. 6b).

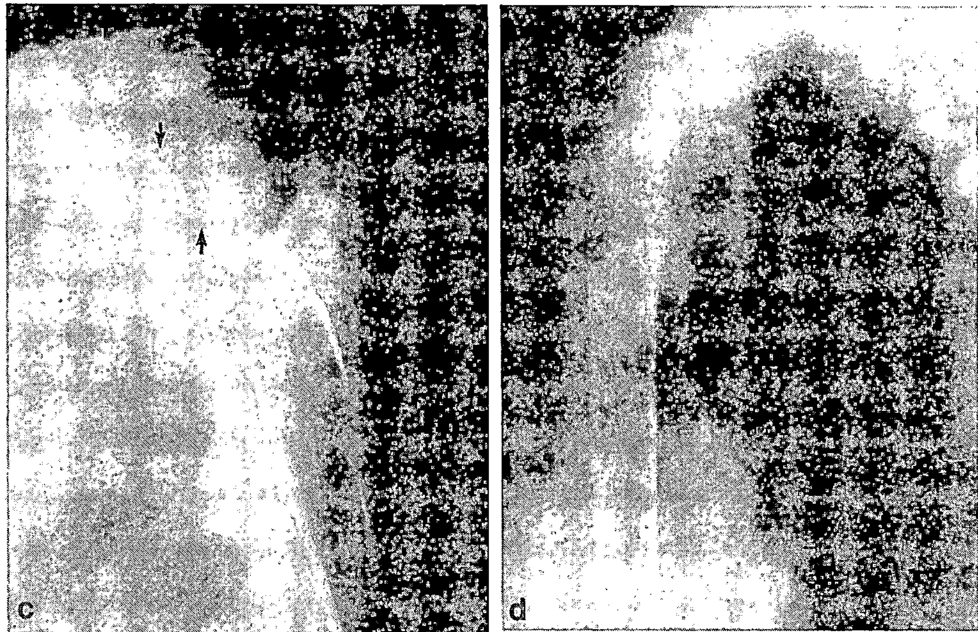

Abb. 4c, d. Obere suprakorakoidale Subluxation mit exzentrischem Humeruskopf und Fraktur des Processus coracoideus (→). d Transthorakale Projektion mit subkapitaler Humeruskopffraktur. Kein Luxationsausschluß möglich

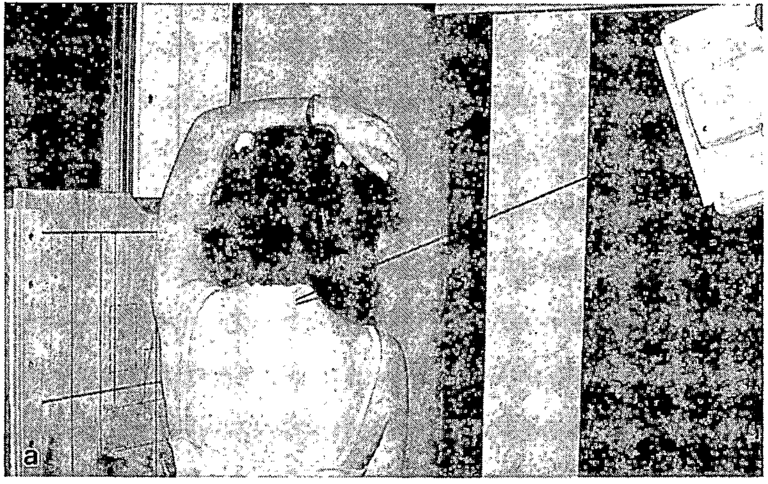

Abb. 5a, b. Bernageau-Projektion in 30° Schrägstellung. (Zentralstrahl 25° kraniokaudal.)

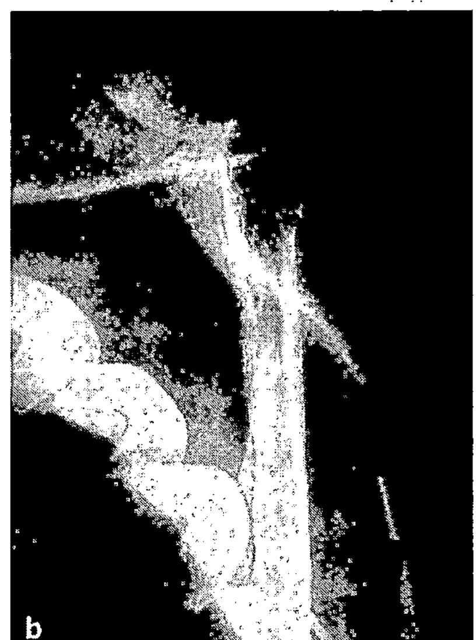

Abb. 5b

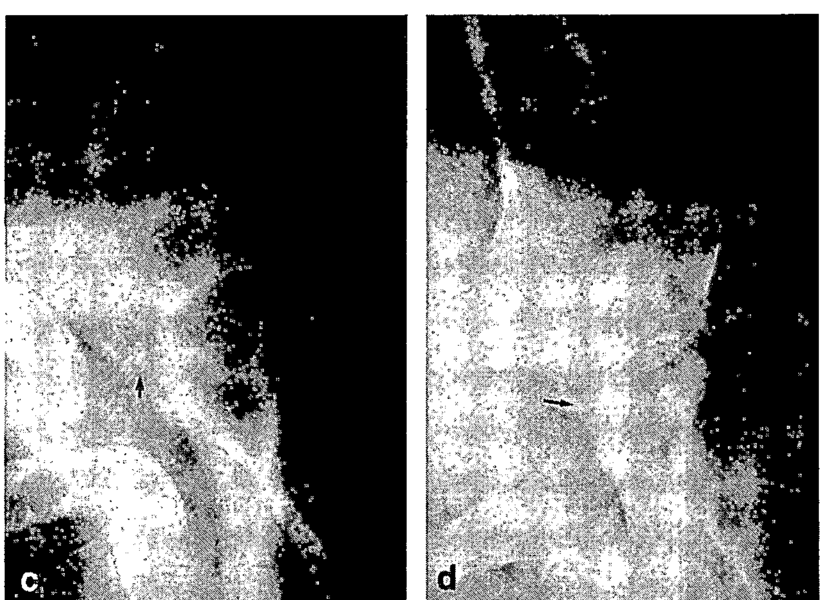

Abb. 5c, d. Absprengung des anteroinferioren Pfannepoles (→). Sogenannter Bankart-Defekt. **d** Impressionsfraktur der anteroinferioren Gelenkpfannenkante (→)

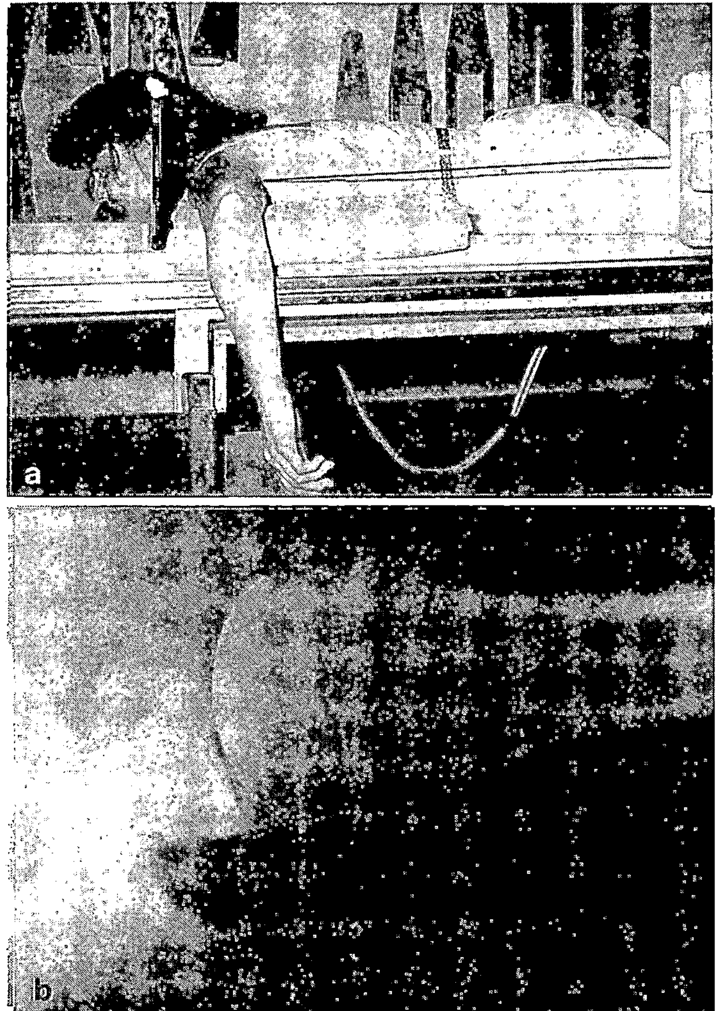

Abb. 6a, b. West-Point-Projektion. "Axiale" Projektion in Bauchlage mit 90° Abduktion. (Zentralstrahl 25° zur Körperlängsachse geneigt und 20° lateralisiert.)

Die 3. Aufnahme ist die Projektion nach Stryker [1, 2, 6]. Hierfür liegt der Patient auf dem Rücken und faßt sich bei nach vorne erhobenem Arm mit der Hand unter den Hinterkopf. Der Zentralstrahl verläuft kaudokranial mit einem Winkel von 10° zur Senkrechten und parallel zum Humerusschaft (Abb. 7a). Der posterolaterale Humeruskopf, wo typischerweise die luxationsbedingte Impressionsfraktur liegt, wird dabei lateral randbildend (Abb. 7b).

Nach einer experimentellen und klinischen Studie von Danzig et al. [1] ist die sog. "Stryker-notch-View" nach der a.-p.-Projektion mit Innenrotation die sensitivste Aufnahme zum Nachweis einer Hill-Sachs-Läsion (Nachweisrate 93% zu 100%).

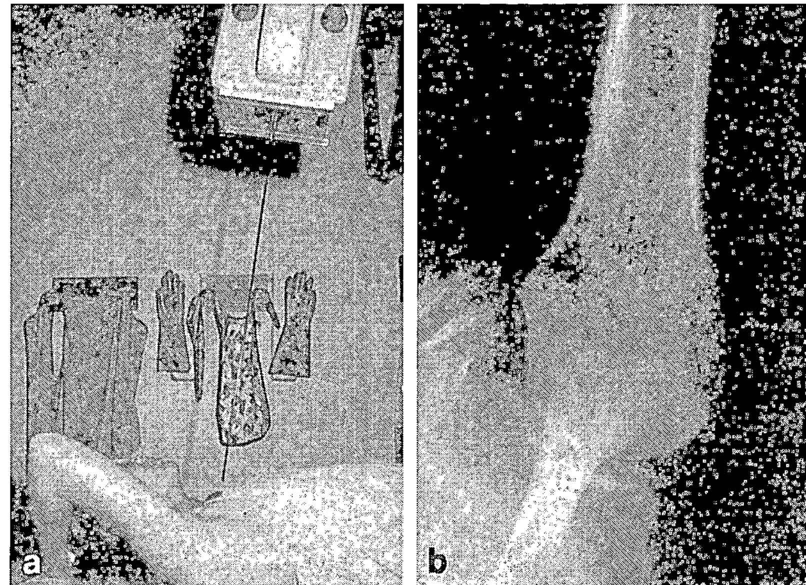

Abb. 7a, b. Stryker-"notch-view"-Projektion. (Zentralstrahl 10° kaudokranial und parallel zum Humerusschaft.)

Als zusätzliche Spezialaufnahmen mit hoher Treffsicherheit für den Nachweis der Hill-Sachs-Läsion gelten die Tangentialprojektionen nach Hermodsson [4, 5] und Didiee [1, 2]. Beides sind anspruchsvolle Einstellungen, die in der Praxis eines größeren Routinebetriebes hinsichtlich Einstellungs- und Belichtungskonstanz schwierig sind. Dennoch gehören sie in das Repertoire des untersuchenden Arztes und sollten von ihm beherrscht werden.

Zusammenfassung

Die Röntgennativuntersuchung des Schultergelenks ist eine altbewährte, aber mit Sicherheit nicht veraltete Untersuchungsmethode. Es versteht sich nahezu von selbst, daß nicht alle Aufnahmen beim traumatisierten Patienten oder unmittelbar nach einer Reposition durchgeführt werden können. Sie sollten aber immer im beschwerdearmen Intervall die ursprüngliche Standardserie ergänzen, damit frühzeitig typische Knochenverletzungen aufgezeigt werden können.

Knöcherne Begleitverletzungen der Schulterluxationen:

I. Ventrale Luxation	III. Superiore Luxation
Hill-Sachs-Läsion	Akromionfraktur
Tuberculum-majus-Fraktur	Akromioklavikulargelenksprengung
Bankart-Läsion	Klavikularfraktur
Subkapitale Humeruskopffraktur	Processus coracoideus-Fraktur
	Tuberculafraktur

II. Posteriore Luxation	IV. Inferiore Luxation
"Reverse" Hill-Sachs-Läsion	Akromionfraktur
Tuberculum-minus-Fraktur	"Inferiore" Bankart-Läsion
"Reverse" Bankart-Läsion	Tuberculum-majus-Fraktur

Deshalb muß abhängig vom Allgemeinzustand des Patienten, Art des Traumas und dessen möglicher Begleitverletzungen eine individuelle Planung der Röntgendiagnostik erfolgen. In der Praxis hat sich eine initial schematisierte Reihenfolge der verschiedenen Projektionsmöglichkeiten bewährt, wobei in jedem Falle die Einstellung einer gut beurteilbaren 2. Ebene vorgenommen werden sollte, auch wenn bei den a.-p.-Aufnahmen bereits deutlich pathologische Befunde zu erheben sind.

Erst die Kombination von Standard- und Spezialaufnahmen führt in der Praxis zu befriedigenden Nachweisraten typischer Knochenläsionen [1–3, 7].

Literatur

1. Danzig L, Greenway G, Resnick D (1980) The Hill-Sachs-Lesion. Am J Sports Med 8: 328–332
2. Goldmann AR (1982) Shoulder arthrography. Little Brown, Boston
3. Gutjahr G (1983) Die Röntgendiagnostik der Schulterluxation und ihrer knöchernen Begleitverletzungen. Röntgenblätter 36:233–255
4. Hermodsson J (1983) Röntgenologische Studien über die traumatischen und habituellen Schultergelenkverrenkungen nach vorne und unten. Acta Radiol (Suppl) 14:20
5. Müller-Färber J, Müller KH (1982) Präoperative Röntgendiagnostik bei rezidivierender Schultergelenkluxation. Unfallheilkunde 85:365–376
6. Norris TR (1985) Diagnostic techniques for shoulder instability. In: Stauffer S (ed) Instructional course lectures, vol 34. The American Academy of Orthopaedic Surgeons. Mosby, St. Louis Toronto Princeton, pp 239–257
7. Patte D, Debeyre J, Bernageau (1978) Die Bedeutung des vorderen Pfannenrandes bei der rezidivierenden Schulterluxation. Orthopäde 7:194–198
8. Rokous JH, Feagin JA, Abbott HG (1972) Modified axiallary view: A useful adjecent in the diagnosis of recurrent instability of the shoulder. Clin Orthop 82:84–86

Arthrographie

K.J. Pfeifer, W. Kohler, R.W. Kenn und R.M. Hüber

Röntgenabteilung Chirurgische Klinik Innenstadt der Universität München,
Nußbaumstraße 20, D-8000 München 2

Oberholzner beschrieb 1933 die erste Schulterarthrographie [12]. Die meisten der frühen Untersucher injizierten Luft als Kontrastmittel. In den 50er Jahren setzte sich mit der Entwicklung gering toxischer wasserlöslicher Kontrastmittel der Gebrauch positiver Kontrastmittel im Monokontrast durch. Die ersten Doppelkontrastschulterarthrographien werden ab 1942 beschrieben [4]. Dieses Verfahren setzte sich anfangs nur langsam durch. Das Koppelkontrastverfahren erlaubt im Vergleich zur Monokontrastdarstellung die Beurteilung zusätzlicher Strukturen. Die Durchführung einer Doppelkontrastschulterarthrographie ist mit gleichen Risiken für den Patienten, mit gleicher Untersuchungsdauer und gleichen Kosten verbunden wie die Monokontrastdarstellung. Die Doppelkontrastdarstellung sollte als Standardmethode angesehen werden. Mit der Zunahme der therapeutischen Möglichkeiten im Bereich des Schultergelenks hat die Schulterathrographie in den letzten 10 Jahren ihre jetzige Bedeutung erhalten.

Indikation

Die Indikationen zur Schulterarthrographie sind im folgenden zusammengefaßt:

Traumatische Ursachen
1. Traumatische Läsionen der Rotatorenmanschette
2. Traumatische Defekte nach Luxationen
3. Rupturen der langen Bizepssehne
4. Mediale Dislokation der langen Bizepssehne
5. Freie Gelenkkörper
6. Erweiterungen des Kapselapparates nach Luxationen

Degenerative und entzündliche Veränderungen
1. Degenerative Läsionen der Rotatorenmanschette
2. Arthritische Veränderungen
3. Sekundäre Veränderungen im Zusammenhang mit Osteonekrose
4. Adhäsive Kapsulitis
5. Synovitis
6. Tendinitis der langen Bizepssehne

Komplikationsmöglichkeiten und Kontraindikation

Bei bestehender akuter infektiöser Entzündung des Schultergelenks und der umliegenden Weichteile sollte eine Arthrographie nicht durchgeführt werden. Kontrastmittelallergien sind bei der Arthrographie extrem selten.

Hefte zur Unfallheilkunde, Heft 195
P. Habermeyer/P. Krueger/L. Schweiberer (Hrsg.)
© Springer-Verlag Berlin Heidelberg New York 1988

Bei einer retrospektiven Auswertung von über 126 000 Arthrographien fanden Newberg et al. [14] nur 6 schwerwiegende Zwischenfälle bei insgesamt 318 Zwischenfällen, Todesfälle wurden nicht beobachtet.

Wegen der niedrigen Komplikationsrate ist es nicht notwendig, daß der Patient zur Untersuchung nüchtern ist. Vasovagale Reaktionen werden dadurch erfahrungsgemäß noch reduziert. Bei bekannter vorausgegangener erheblicher Kontrastmittelreaktion empfiehlt sich die intravenöse Gabe von H1- und H2-Antagonisten etwa 20 min vor Kontrastmittelapplikation.

Punktions- und Aufnahmetechnik

Nach Lokalanästhesie wird der Schultergelenkspalt mit einer 22-G-Myelographienadel im unteren Bereich punktiert. Die Punktionsrichtung ist 15° von medial nach lateral etwa eine Fingerbreite kaudal und lateral der Spitze des Processus coracoideus. Der Arm liegt dabei in Neutral-Null-Stellung. Es werden 3–5 ml Kontrastmittel (300 mg Jod/ml) und ca. 10 ml Luft injiziert.

Erhöhter Druck beim Injizieren weist bereits auf eine Kapselschrumpfung hin, nichtintrakapsuläre Injektion wird unter Durchleuchtung sofort erkannt.

Wesentlich für die Schulterarthrographie ist die Durchführung der Untersuchung unter Durchleuchtung, wobei das Gelenk durchbewegt werden kann und Leeraufnahmen in Innen- und Außenrotation sowie axiale Aufnahmen angefertigt werden. Zum einen können dabei Kalkeinlagerungen in die Weichteile sicher dargestellt bzw. ausgeschlossen werden, zum anderen geben leichte Sklerosierungen und zystische Veränderungen am Tuberculum majus und/oder Akromion bzw. Arthrose im Skapulohumeralgelenk sowie osteophytäre Randzackenbildungen erste Hinweise auf eine mögliche Rotatorenmanschettenruptur.

Aufschlußreich ist weiterhin die Anhebung des Armes gegen Widerstand (Zeichen nach Leclerq), wobei eine Dezentrierung des Humeruskopfes, besonders bei Supraspinatussehnenruptur zu beobachten ist.

Sofort auftretende Beschwerden bei Injektion von Kontrastmittel können neben der adhäsiven Kapsulitis (Frozen shoulder) auch auf partielle intraossäre Injektion von Kontrastmittel zurückzuführen sein, d.h. Injektion zwischen Knorpel und Knochen, welche an der lokalen Dichtezunahme des Knochens sofort zu erkennen ist.

Um eine sichere Kontrastmittelverteilung zu erreichen, wird nach Injektion des Kontrastmittels und noch vor Anfertigung der Aufnahmen eine passive Bewegung unter gleichzeitigem Zug des Schultergelenks in allen Ebenen durchgeführt. Nur dadurch wir gewährleistet, daß auch kleinere Risse der Rotatorenmanschette kontrastiert werden.

Unter Durchleuchtungskontrolle werden am liegenden Patienten folgende Aufnahmen des Schultergelenks unter leichtem Zug durchgeführt:

1. Arm in Adduktion mit Innenrotation,
2. Arm in Adduktion mit Außenrotation,
3. 90°-Abduktion mit Innenrotation,
4. 90°-Abduktion mit Außenrotation.

Anschließend wird die Schulter unter Durchleuchtung noch einmal durchbewegt und Auffälligkeiten dokumentiert. So kann eine pathologische Bewegung des Humeruskopfes unter das korakoakromiale Dach mit konsekutiver Einklemmung der Rotatorenmanschette unter Durchleuchtung verifiziert werden (Impingementsyndrom). Weiterhin ist eine starre Bizepssehne ohne Positionsänderung in Innen- und Außenroation verdächtig auf eine Sehnenluxation.

Nach diesen Aufnahmen werden am stehenden Patienten Schultergelenkaufnahmen mit abduziertem Arm einmal in Innenrotation und in Außenrotation sowie eine Axiallaraufnahme angefertigt.

Die Aufnahmen sollten möglichst innerhalb von 20 min erfolgen, da später die Schultergelenkkonturen durch Resorption des Kontrastmittels unschärfer werden. Bei entsprechender Fragestellung können noch Spezialaufnahmen nach Westpoint, Stryker und Didie, Bernageau und Hermodsson angeschlossen werden, die besonders bei Instabilitäten eine noch spezifischere Betrachtung der knorpeligen Anteile des Humeruskopfes sowie des Glenoidalgelenks erlauben [7]. Die Stryker-Einstellung zeigt die glatten, abgerundeten anterioren, posterioren und superioren Gelenkflächen des Humeruskopfes, wobei beide Arme 180° abduziert werden. Ähnliche Einstellung findet sich auch bei der Aufnahme nach Bernageau, die v.a. bei Verdacht auf Bankart-Läsion aufschlußreich ist.

Die Didie-Einstellung zeigt die posterioren und inferioren Gelenkflächen. Die Westpoint-Einstellung (10° kaudal-kranialer Strahlengang) sowie die Einstellung nach Hermondsson können bei Verdacht auf Hill-Sachs-Läsion indiziert sein.

Aussage der Arthrographiebilder

Normalbefund

In der Doppelkontrastarthrographie stellt sich die Gelenkkapsel mit einem feinen Kontrastmittelfilm überzogen dar (Abb. 1a, b).

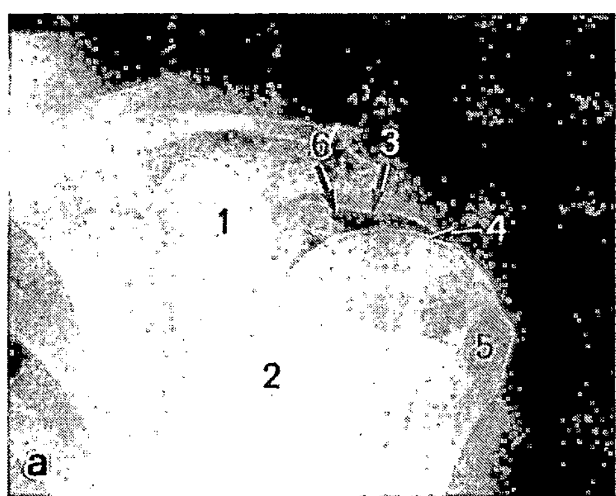
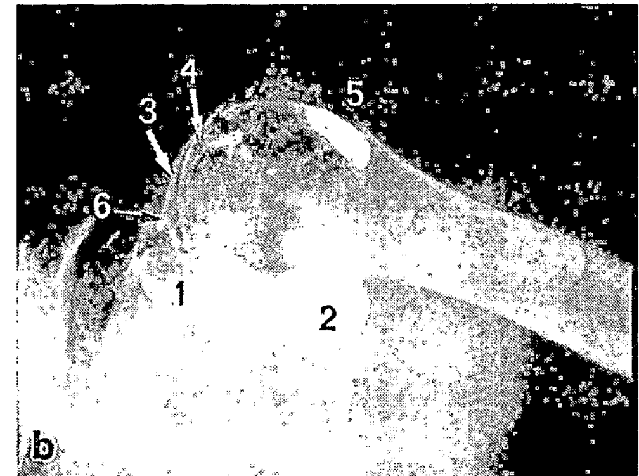

Abb. 1a, b. Schema unauffälliger Arthrogramme: a Innenrotation, b axiale Aufnahme. *1* Bursa subscapularis, *2* Recessus axillaris, *3* Unterfläche der Rotatorenmanschette, *4* knöcherne Begrenzung des Humeruskopfes mit Knorpelüberzug, *5* synoviale Ausstülpung der langen Bizepssehne, *6* Recesus supraglenoidalis

Die Begrenzungen sollten glatt und scharf abgrenzbar sein. Kranial wird die Gelenkfläche durch die Rotatorenmanschette begrenzt, kaudal erkennt man die Falte des Recessus axillaris. Medial füllt sich die Bursa subscapularis, die sich z.T. unregelmäßig ausgebuchtet zeigt. Dieser Befund hat keinen Krankheitswert, ebenso ein Recessus supraglenoidalis. Zum Teil erkennt man die lange Bizepssehne in ihrem intraartikulären Verlauf durch ein schmales Aufhellungsband, die in die synoviale Ausstülpung für die Bizepssehne mündet.

Ruptur der Rotatorenmanschette

Man unterscheidet eine komplette und eine inkomplette Ruptur. Die inkomplette Ruptur kann sowohl die Rotatorenoberfläche oder -unterfläche als auch eine intratendinöse Ruptur betreffen. Bei der kompletten Ruptur ist die Rotatorenmanschette in ihrer gesamten Dicke gerissen, das Kontrastmittel tritt in die Bursa subacromialis sowie in das Akromioklavikulargelenk über (Abb. 2). Es reißt regelmäßig der Boden der auf der Manschette liegenden Bursa subacromialis ein, so daß sich der typische Befund von Kontrastmittel im Schleimbeutel ergibt. Von den inkompletten Rupturen ist nur die Ruptur der Rotatorenmanschettenunterseite arthrographisch nachweisbar. Es stellt sich dabei das sog. Hahnenkammphänomen dar, ein ulkus- oder kraterförmiges Kontrastmitteldepot, das meist lateral über dem Tuberculum majus liegt (Abb. 3). Insbesondere bei Aufnahmen in Außen- und Innenrotation ist dieser Befund nachweisbar.

Falsch-positive Befunde der Ruptur

Zarte Verkalkungen können mit einem Kontrastmittelaustritt verwechselt werden, sind jedoch durch Nativaufnahmen eindeutig zuzuordnen. Die zufällige Injektion von Kontrastmittel nur in die Bursa subdeltoidea dürfte bei ventraler Punktionstechnik eine recht

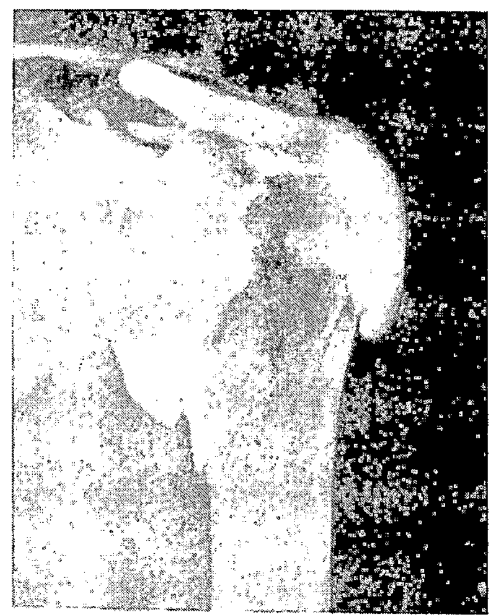

Abb. 2. Typischer Befund einer Ruptur der Rotatorenmanschette. Man erkennt Kontrastmittel in der Bursa subacromialis

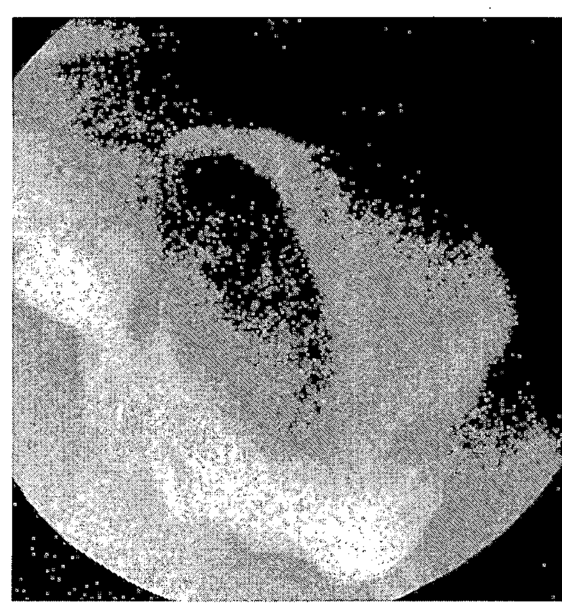

Abb. 3. Hahnenkammphänomen als Ausdruck einer inkompletten Ruptur der Rotatorenmanschette an der Unterseite

seltene Quelle der Fehlinterpretation sein. Die lange Bizepssehne kann bei Aufnahme in Außenrotation laterokranial randbildend sein und dadurch einen Kontrastmittelaustritt vortäuschen. Oft findet sich an der kraniomedialen Ansatzstelle der Gelenkkapsel ein kleiner Recessus supraglenoidalis, der einen Kontrastmittelaustritt imitieren kann. Generell läßt sich sagen: Der pathologische Befund muß immer lateral des Apex des Humeruskopfes gesucht werden.

Falsch-negative Befunde

Wird die Schulter nach Kontrastmittelgabe und vor Anfertigung der Aufnahmen nicht genügend bewegt, kann es vorkommen, daß das Kontrastmittel nicht im gesamten Gelenkraum verteilt wird. Insbesondere feine Risse der Rotatorenmanschette und Hahnenkammphänomene können dabei übersehen werden. Weiterhin werden intratenidöse Rupturen sowie inkomplette Rupturen der oberflächlichen Ratorenmanschette nicht erfaßt.

Veränderungen der langen Bizepssehne

Die lange Bizepssehne erkennt man tangential zwischen den beiden Tubercula am besten in Aufnahmen in Abduktion und Außenrotation, transversal in Sulcus intertubercularis in Aufnahmen in maximaler Innenrotation mit dem Zentralstrahl in der Achse des Humerusschaftes.

Hilfreich zur Kontrastierung der langen Bizepssehnenscheide ist eine Aufnahme in Bauchlage (Westpoint-Einstellung). Stellt sich die lange Bizepssehne nicht dar, kann das verschiedene Ursachen haben:

1. mangelnde Durchbewegung nach Injektion von Kontrastmittel,
2. Subluxation und Dislokation der langen Bizepssehne aus dem Sulcus intertubercularis,
3. adhäsive Kapsulitis,
4. eventuelle Ruptur der Sehne,
5. Ruptur der Rotatorenmanschette, die eine Inzidenz von 75% in unserem Krankengut aufweist.

Die Ruptur der langen Bizepssehne äußert sich jedoch am häufigsten durch einen Kontrastmittelausfluß aus der synovialen Bizepsscheide nach distal zu in das Weichteilgewebe (Abb. 4). Eine Tendinitis der langen Bizepssehne ist typischerweise an der unregelmäßigen Kontur der Sehne erkennbar.

Die adhäsive Kapsulitis

Im Arthrogramm äußert sich eine adhäsive Kapsulitis durch eine Erschwerung des ventralen Zugangs bei vermindertem Kapselvolumen (5–10 ml, normal 30–50 ml). Der Injektionsdruck ist merklich erhöht, und es treten Schmerzen während der Injektion des Kontrastmittels auf. Zusätzlich zeigen sich arthrographisch multiple Füllungsdefekte durch Verklebungen, die auch nach Bewegung des Schultergelenks nicht aufgefüllt werden. Es entsteht das sog. Perlschnurphänomen (Abb. 5). Der Recessus axillaris ist verstrichen oder nicht

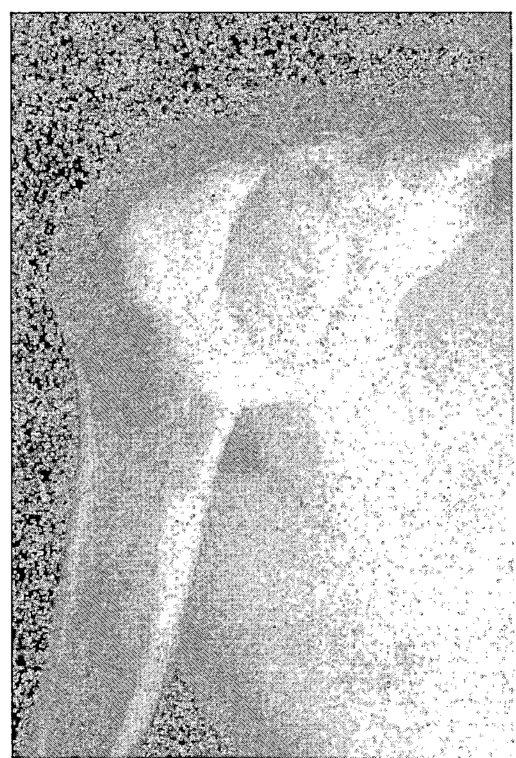

Abb. 4. Ruptur der langen Bizepssehne. Austritt des Kontrastmittels nach distal aus der Synovialscheide in die Weichteile

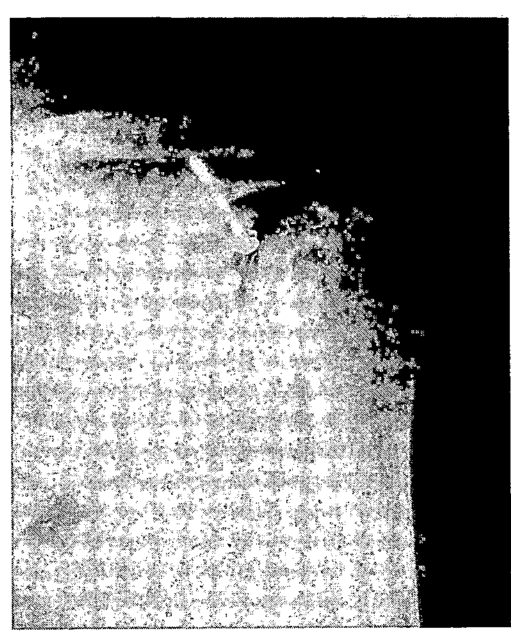

Abb. 5. Adhäsive Kapsulitis: Der Gelenkraum ist verkleiner, es stellen sich keine
Recessus dar

mehr darstellbar. Das Kontrastmittel diffundiert sehr schnell in das umliegende Weichteilgewebe.

Instabilitäten

Bei rezidivierenden Schulterluxationen ist neben Rotatorenmanschettenrupturen meist
eine stark erweiterte Bursa axillaris und subscapularis zu erkennen. Bewegungsmanöver
unter Bildwandlerkontrolle lassen die erweiterte, kontrastmittelgefüllte Kapsel erkennen.
Spezialaufnahmen sind die bereits oben erwähnten Aufnahmen nach Westpoint, Stryker,
Didie, Bernageau und Hermodsson.

Therapeutische Arthrographie

Bereits 1978 beschrieben Weiss u. Ting [19] die Kombination von arthrographischer
Diagnostik und Behandlung. Ziel ist es, die Beweglichkeit der Schulter für den täglichen
Gebrauch zu verbessern. So kann bei adhäsiver Kapsulitis durch Injektion von Kontrastmittel mit Steroiden und Lidocain in die Bursa subscapularis zum einen der Applikations-
ort genau erkennt werden, zum anderen eine schmerzfreie Mobilisation mittels vorsichtiger,
fraktionierter Injektion erlangt werden.

Wesentlich ist die Vermeidung einer Rotatorenmanschettenruptur oder gar eines Abrisses
des Tuberculum majus. Es empfiehlt sich daher eine Mobilisation der Schulter nur in
Abduktionsstellung ohne Rotationskomponente. Zerreißungen lokaler Verklebungen
erkennt man meist am Kontrastmittelaustritt durch einen Riß im Recessus axillaris.

Bewegungsumfangsverbesserungen von 10–20° können durch intensive krankengymnastische Nachbehandlung erzielt werden, wobei ausgeprägte Verwachsungen meist nur operativ zufriedenstellend behoben werden können.

Eine Sensitivität von 100% ist nicht möglich, da intratendinöse und inkomplette Rupturen der Oberseite der Rotatorenmanschette nicht arthrographisch nachgewiesen werden können.

Die Spezifität kann durch den Untersucher minimiert werden, indem

1. Nativaufnahmen auf Kalk untersucht werden,
2. zufällige Injektion in die Bursa subacromialis vermieden wird,
3. eine randgebende lange Bizepssehne bei Aufnahmen in Außenrotationsstellung nicht als feiner Kontrastmittelaustritt fehlinterpretiert wird,
4. ein kleiner Recessus supraglenoidalis nicht als Kontrastmittelaustritt fehlinterpretiert wird.

Die Schulterarthrographie im Koppelkontrast stellt ein relativ einfaches, schnelles und objektives Verfahren dar, das für den Patienten risikoarm ist [11]. Im Gegensatz zur Sonographie des Schultergelenks besteht eine Untersucherabhängigkeit der Arthrographie nur insoweit, als es gelingen muß, den Gelenkraum zu punktieren und das Kontrastmittel einzubringen.

Durch das zunehmende Interesse der Chirurgen und Orthopäden an den Erkrankungen der Schulterregion und die Entwicklung effektiver operativer Therapien des schmerzenden Schultergelenks hat die Schulterarthrographie verstärkt Einzug in den Routinebetrieb des Radiologen gehalten.

Bei der diagnostischen Abklärung der schmerzhaften Schulter hat die Arthrographie heute einen hohen Stellenwert. Der Ablauf der diagnostischen Stufen der schmerzhaften Schulter soll folgendem Schema folgen:

1. Klinische Untersuchung.
2. Sonographie.
3. Arthrographie.
4. Arthrographie mit CT.
5. Arthroskopie.
6. Operative Eröffnung.

Nach eingehender klinischer Untersuchung kann als nächster diagnostischer Schritt eine Sonographie des Schultergelenks indiziert sein. Ist mit diesem Verfahren keine eindeutige und umfassende Darstellung des Schultergelenks möglich, stellt die Arthrographie den anschließenden, diagnostischen Schritt dar. Meist gelingt eine eindeutige morphologische Abklärung der Beschwerden. Teilrupturen, die nicht die Unterseite der Rotatorenmanschette betreffen, sind jedoch nicht mit der Arthrographie darstellbar.

Die Diagnostik von synovialen Veränderungen sowie die funktionell-anatomische Darstellung eines Impingements hingegen gelingen nur arthrographisch.

Sonographie und Arthrographie stellen die primären Untersuchungen der Wahl bei akuten und chronischen Beschwerden des Schultergürtels dar. Die Arthrographie mit anschließender CT ist insbesondere bei der habituellen Luxation zusätzlich indiziert, zur

Abklärung von Veränderungen des Pfannenknorpels, des Kapselansatzes am Labrum, der Subscapularissehne und der glenohumeralen Bänder.

Die letzten diagnostischen Stufen sind im Augenblick die Arthroskopie und die operative Eröffnung. Eine Entwicklung wie in der Diagnostik des Kniegelenkbereichs, wo die Arthrographie zunehmend durch die Arthroskopie ersetzt wird, ist für die Zukunft denkbar.

Literatur

1. Crass JR, Craig EV, Feinberg SB (1986) Sonography of the postoperative rotator cuff. Am J Radiol 146:561–564
2. Dalinka MK (1980) Arthrography. Springer, Berlin Heidelberg New York
3. Eichner H, Maurer B (1985) Arthrographische Differentialdiagnose des schmerzhaften Schultergelenkes. RöFo 143:412–418
4. Fischerdick O, Haage H (1973) Die Kontrastdarstellung der Schultergelenke. In: Diethelm L, Heuck F, Olsson O, Vieten H, Zuppinger A (Hrsg) Röntgendiagnostik der Skeletterkrankungen. Springer, Berlin Heidelberg New York. Handbuch der Medizinischen Radiologie, Bd 5/2, S 294–329
5. Ghelman B, Goldman AB (1975) The double contrast shoulder arthrogram: Evaluation of rotatory cuff tears. Radiology 124:252–254
6. Goldman AB, Ghelman B (1978) The double-contrast shoulder arthrogram. Radiology 127:655–663
7. Goldman AB, Dines DM, Warren RF (1982) Shoulder arthrography. Little Brown, New York
8. Katzen BT (1980) Interventional diagnostic and therapeutic procedures. Springer, Berlin Heidelberg New York
9. Killoran PJ, Marcove R, Freiberger H (1968) Shoulder arthrography. AJR 103:658–668
10. Mack LA, Mattsen FA, Kilcoyne RF, Davids PK, Zickler ME (1985) US evaluation of the rotator cuff. Radiology 157:205–209
11. Middleton WD, Reinus WR, Totty WG, Melson CL, Murphy WA (1985) US of the biceps tendon apparatus. Radiology. 157:211–215
12. Middleton WD, Edelstein G, Reinus WR, Melson CL, Totty WG, Morphy WA (1985) Sonographic detection of rotator cuff tears. Am J Radiol 144:349–353
13. Mink JH, Harris E, Rappaport M (1985) Rotator cuff tears: Evaluation using double-contrast shoulder arthrography. Radiology 157:621–623
14. Newberg AH, Munn CS, Robbins AH (1985) Complications of arthrography. Radiology 157:605–606
15. Resnik D, Niwoyama G (1981) Diagnostic of bone and joint disorders. Saunders, Philadelphia London Toronto
16. Sachs G (1986) Klinik und Klassifizierung der posttraumatischen und degenerativen Erkrankungen der periartikulären Gewebe des Schultergelenkes. Promotionsarbeit, Universität München
17. Schneider R, Ghelman B, Kaya J (1975) A simplified injection technique for shoulder arthrography. Radiology 116:738–739
18. Tielbeek AV, van Hordn JR (1983) Double-contrast arthrography of the shoulder. Diagn Clin Med Imag 52:154–162
19. Weiss JJ, Ting YM (1978) Arthrography-assisted intra-articular injection of steroids in treatment of adhaesive capsulitis. Arch Phys Med Rehabil 59:285–287
20. Wills J, Diznoff SB (1978) A modified technique for needle localization in arthrography of the shoulder. Radiology 128:830–834

Die Ultraschalluntersuchung der Schulter – Statische Methode

H. Resch[1], A. Furtschegger[2] und P. Wanitschek[1]

[1] Universitätsklinik für Unfallchirurgie Innsbruck (Vorstand: Univ.-Prof. Dr. E. Beck),
Landeskrankenhaus Innsbruck, Anichstraße 35, A-6020 Innsbruck
[2] Institut für Radiodiagnostik der Universität Innsbruck (Vorstand: Univ.-Prof.
Dr. E. Pirker), Anichstraße 35, A-6020 Innsbruck

Die Ultraschalluntersuchung der Schulter zur Diagnostik von Verletzungen und Erkrankungen der Rotatorenmanschette bzw. der langen Bizepssehne hat in den letzten Jahren durch Verbesserung der Ultraschallgeräte zunehmend an Bedeutung gewonnen [1–3, 5, 6]. Die Möglichkeit auf nichtinvasive Weise die Sehnen der Rotatorenmanschette direkt bildgebend im Seitenvergleich bei beliebiger Wiederholbarkeit darstellen zu können, gibt dieser Technik Vorteile gegenüber anderen Methoden wie Arthrographie oder Arthroskopie. Während in der Literatur vornehmlich am sitzenden Patienten nach der dynamischen Methode untersucht wird [1–5, 7], bevorzugen wir die Untersuchung am liegenden Patienten, wobei der Arm des Patienten ruhigbleibt.

Patienten und Methodik

Vom Februar 1984 bis September 1987 wurden 420 Patienten wegen Schulterbeschwerden im Bereich der Rotatorenmanschette sonographisch untersucht. Die Untersuchung erfolgte mit einem Realtime-Gerät LSC 7000 (Fa. Picker), wobei vorwiegend 5 und z.T. auch 7,5 MHz Schallsonden verwendet wurden. In 308 Fällen wurde zusätzlich eine Arthrographie durchgeführt (anfänglich hauptsächlich zur Sicherung der sonographischen Diagnose, später vornehmlich aus Vergleichsgründen). 23 Patienten wurden auch arthroskopiert. In 78 Fällen erfolgte eine Operation.

Lagerung des Patienten

Der Patient liegt mit dem Rücken auf einem ca. 30 cm hohen und 30 cm breiten Keilpolster. Die Oberarme des Patienten sind im Schultergelenk deutlich dorsalflektiert, adduziert und leicht innenrotiert. Auf diese Weise liegt die Sehne des M. supraspinatus in ihrer ganzen Breite vor dem schallschattenproduzierten Akromion und die deutlich kürzere Sehne des M. infraspinatus lateral des Akromions. Für die Untersuchung der Sehne des Subscapularis wird der Arm außenrotiert.

Technik der Untersuchung

Nach Aufsuchen des Sulcus intertubercularis wird der Schallkopf auf die Sehne des M. supraspinatus entsprechend der Faserrichtung längs aufgesetzt. Von hier ausgehend wird der Schallkopf immer parallel zum Faserverlauf der Sehnen nach dorsal bis zum M. teres

Hefte zur Unfallheilkunde, Heft 195
P. Habermeyer/P. Krueger/L. Schweiberer (Hrsg.)
© Springer-Verlag Berlin Heidelberg New York 1988

minor geführt. Entsprechend dem zentripedalen Sehnenverlauf hin zum Tuberculum majus muß der Schallkopf medial stärker geschwenkt werden als lateral. Anschließend wird quer zum Faserverlauf wiederum ausgehend vom Sulcus bicipitalis nach dorsal untersucht. Zuletzt wird der Arm außenrotiert, um die Sehne des M. subscapularis in ihrer ganzen Ausdehnung untersuchen zu können. Abschließend wird noch eine kurze dynamische Untersuchung angeschlossen.

Sonogramm der gesunden Rotatorenmanschette

Die Sehnen von den Mm. supraspinatus und infraspinatus zeigen im Sonogramm eine homogene, bandförmige Echostruktur, welche spitz am Tuberculum majus ausläuft. Die Sehnenoberfläche zeigt einen dünnen, bogenförmigen Oberflächenreflex. Über diesem Oberflächenreflex befindet sich ein meist kräftiger, parallel verlaufender und über das Tuberculum majus hinauslaufender Reflex, welcher der Fascia subdeltoidea entspricht. Der dazwischenliegende echoarme Saum entspricht der Bursa subdeltoidea. Auf diese Weise entsteht der Eindruck einer Doppelkontur. Dorsalseitig im Bereich der Sehne des M. infraspinatus ist das Tuberculum majus deutlich flacher, als im Bereich der Supraspinatussehne (wichtig für Orientierung) (Abb. 1a, b).

Pathologische sonographische Befunde

Neben weiteren von uns beschriebenen pathologischen Befunden [6] sind aufgrund der Häufigkeit ihres Auftretens v.a. 3 pathologische Veränderungen hervorzuheben:

Fehlende Sehnendarstellung
Bei ausgedehnter Ruptur fehlt die sonographische Sehnendarstellung zur Gänze. Ein echoreicher Reflex, welcher der Fascia subdeltoidea entspricht, liegt dem Humeruskopf bzw. der dazwischenliegenden Bursa subdeltoidea auf. Aufgrund der Größe der Ruptur konnte sich die Sehne unter das Akromion zurückziehen (Abb. 2a, b).

Periphere Konturauslöschung
Es kann sonographisch noch Sehnenstruktur dargestellt werden, wobei diese jedoch nicht bis zur Ansatzstelle am Tuberculum majus verfolgt werden kann. Der Reflexbogen der Fascia subdeltoidea ist in der Peripherie häufig nicht darstellbar oder manchmal stufig unterbrochen (sonographisches Phänomen, für welches operativ keine Erklärung gefunden werden konnte). Die Ruptur ist nicht so groß, daß sich die Sehne unter der Akromion hätte retrahieren können (Abb. 3).

Peripher eingesunkener oder abgeflachter Reflexbogen
Der Reflexbogen (Doppelkontur) ist nicht bogenförmig konvex, sondern abgeflacht oder sogar leicht eingesunken. Die Sehnenstruktur selbst ist meist verdünnt, aber bis zum Ansatz am Tuberculum majus zu verfolgen. Es handelt sich um kleine komplette oder auch inkomplette Läsionen (Abb. 4).

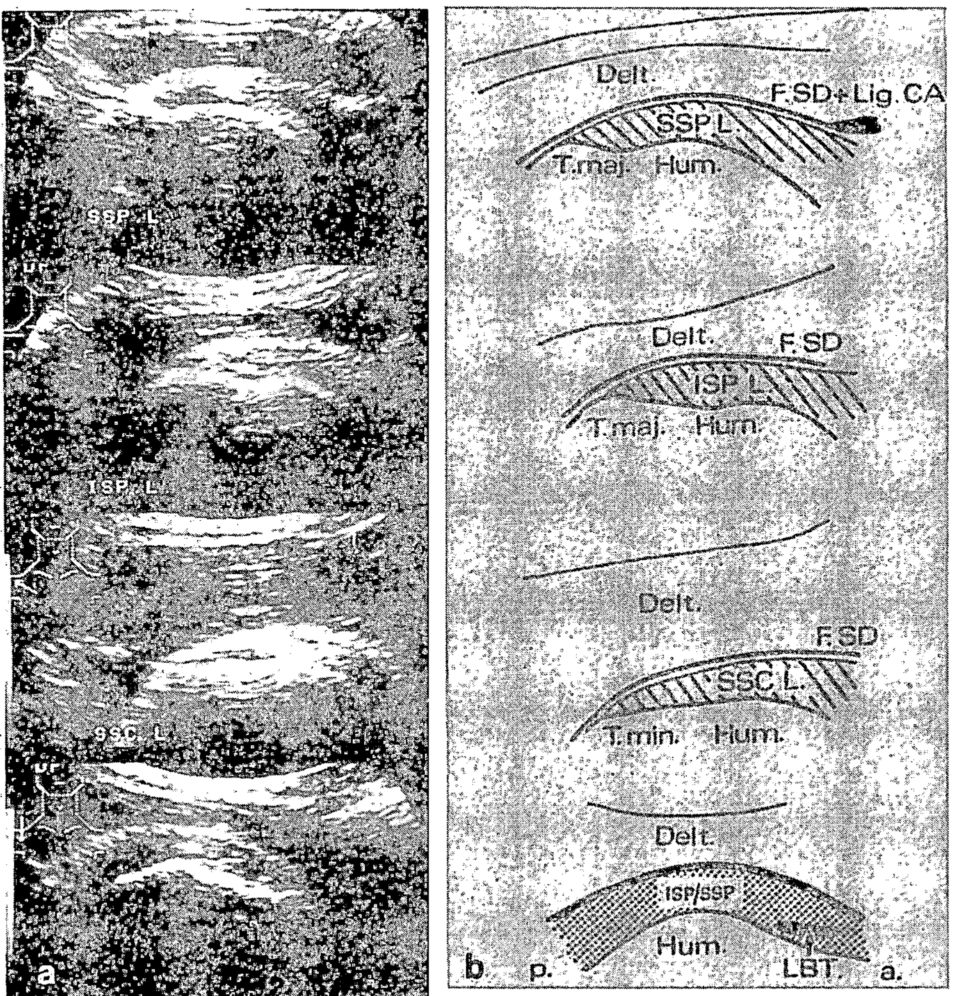

Abb. 1. a Sonographische Normalbefunde. b Schema zu a. *SSPL* Supraspinatussehne längs; *F.SD* Fascia subdelt., *Lig.CA* Lig. coracoacromiale, *ISP* Infraspinatussehne, *SSCL* Subscapularissehne längs, *LBT* lange Bizepssehne, *ISP/SSP* Transversalschnitt durch Infra- und Supraspinatussehne

Ergebnisse

420 Patienten mit der klinischen Verdachtsdiagnose einer Erkrankung oder Verletzung der Rotatorenmanschette wurden ultraschalluntersucht. Bei 205 Patienten wurden eine Rotatorenmanschettenläsion diagnostiziert. In 107 Fällen handelte es sich um eine ausgedehnte Ruptur (großteils fehlende Sehnendarstellung), bei 78 Patienten um einen kleinere umschriebene Ruptur (großteils periphere Konturauslöschung) und bei 20 Patienten um eine kleine komplette oder auch inkomplette Läsion (zumeist sonographisch abgeflachter

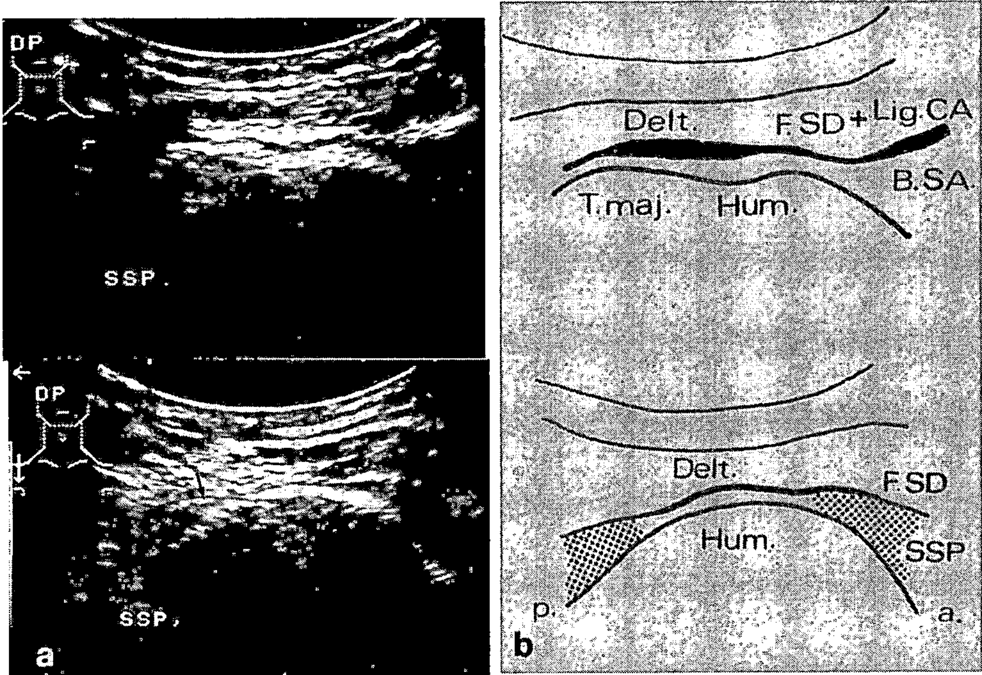

Abb. 2. a Sonographisch fehlende Sehnendarstellung: Reflex der Fascia subdeltoidea liegt Humeruskopf bzw. Bursa subacromials (*B.SA*) unmittelbar auf (*oben*). Ausdehnung der Läsion im Transversalschnitt gut erkennbar ↓↓ (*unten*). **b** Schema zu a; *F.SD* Fascia subdelt., *Lig.CA* Lig. coracoacrom., *B.SA* Bursa subacromialis; *SSP* Supraspinatusssehne

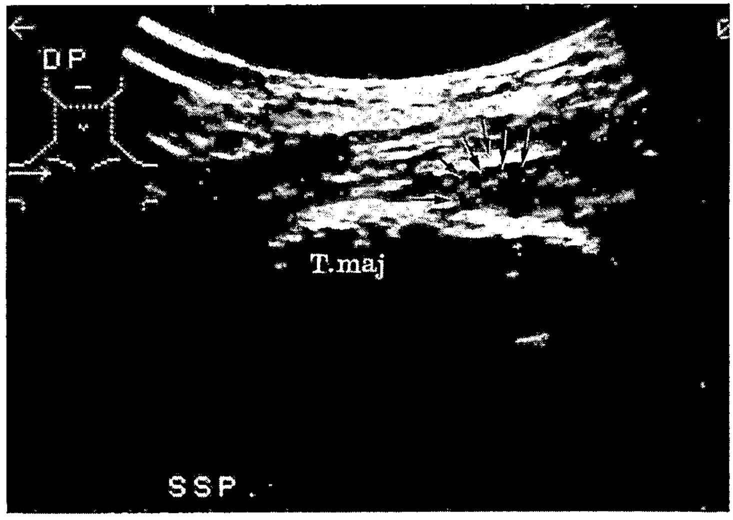

Abb. 3. Periphere Konturauslöschung: Sehne reicht nicht bis zum Ansatz am Tuberculum majus ↓↓↓↓, ↓ Fascia subdeltoideus

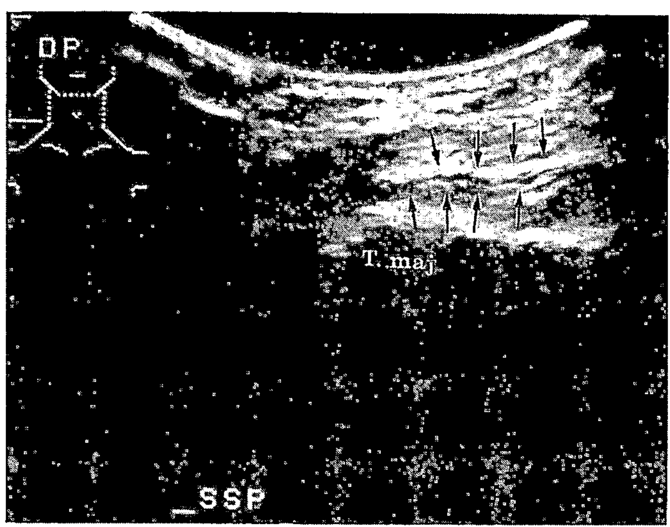

Abb. 4. Eingesunkener Reflexbogen: Reflex der Fascia subdeltoideus eingemuldet ↓↓↓↓; Sehne deutlich verschmälert ↑↑↑↑ bis zum Ansatz am Tuberculum majus verfolgbar

Reflexbogen). Entzündliche Schwellungen der Rotatorenmanschette fanden sich in 3 Fällen. 78 Patienten waren operiert worden. 49 Patienten waren präoperativ sonographisch und arthrographisch, die restlichen 29 nur sonographisch abgeklärt worden. In 3 Fällen war die Operation trotz negativer Arthrographie aufgrund eines positiven Sonographiebefundes durchgeführt worden. In allen 3 Fällen bestätigte sich die sonographische Diagnose, wobei in 2 Fällen ein akromialseitig inkompletter Riß der Supraspinatussehne und in 1 Fall ein minimaler kompletter Riß vorlag. In 4 Fällen war die sonographische Diagnose präoperativ negativ. Die Operation erfolgte aufgrund eines positiven Arthrogramms. Es handelte sich um je 2 Fälle mit kleiner kompletter und 2 Fällen mit inkompletter synovialseitiger Ruptur.

Die sonographischen und arthrographischen Ergebnisse, bezogen auf die Operationsbefunde, ergaben eine Sensitivität von 90 bzw. 92%.

Neben dem qualitativen Nachweis erfolgte auch die sonographische Größenbestimmung der Läsionen. Aufgrund der Einteilung nach Gschwend et al. ergab sich folgende Übereinstimmung zwischen sonographischer Vorhersage und dem Operationsbefund:

Gruppe I   (Läsion ≤ als 1 cm)   76%.
Gruppe II   (Läsion ≤ als 2 cm)   82%.
Gruppe III (Läsion > 2 cm ohne Arthrose) 89%
Gruppe IV   (Läsion > 2 cm mit Arthrose)   100%.

Diskussion

Die Treffsicherheit der Sonographie, bezogen auf die Operationsbefunde, ist nur gering niedriger als jene der Arthrographie. Mit der Sonographie ist der Nachweis kleiner kompletter (< 5 mm), besonders aber inkompletter synovialseitiger Risse oft nicht sicher möglich. Hingegen hat sich die Arthrographie gerade bei synovialseitigen inkomplettten Rupturen als sehr zuverlässig erwiesen. Umgekehrt ist mit der Arthrographie ein Nachweis von inkompletten akromialseitigen Rupturen nicht möglich. Die Sonographie läßt bei einiger Erfahrung des Untersuchers eine richtige Diagnosestellung in solchen Fällen zu. In den meisten Fällen ist mit der Arthrographie eine Aussage über die Größe der Ruptur nicht möglich. Die Sonographie erlaubt hingegen eine recht gute größenmäßige Einschätzbarkeit der Läsion.

Aufgrund der Vorzüge beider Methoden auf unterschiedlichem Gebiet sind Sonographie und Arthrographie nicht als konkurrierende, sondern als sich sehr gut ergänzende Methoden anzusehen. Es sollte primär die Sonographie zur Anwendung kommen und erst bei Unsicherheiten die Arthrographie zusätzlich durchgeführt werden.

Literatur

1. Crass JR, Craig EV, Thompson RC, Feinberg SB (1984) Ultrasonography of the rotator cuff: Surgical correlation. J Clin Ultrasound 12:487–492
2. Hedtmann A, Weber A, Schleberger R, Fett H (1986) Ultraschalluntersuchung des Schultergelenkes. Orthop Prax 9:647–661
3. Mack AL, Matsen FA, Kilcoyne RF, Davis PK, Sickler ME (1985) US evaluation of the rotator cuff. Radiology 157:205–209
4. Middleton WD, Edelstein G, Reinus WR, Melson GL, Murphy WA (1984) Ultrasonography of the rotator cuff: Techniques and normal anatomy. J Ultrasonography of the rotator cuff: Techniques and normal anatomy. J Ultrasound Med 3:549–551
5. Middleton WD, Edelstein G, Reinus WR, Melson GL, Totty WG, Murphy WA (1985) Sonographic detection of rotator cuff tears. AJR 144:349–353
6. Rapf C, Futschegger A, Resch H (1986) Die Sonographie als neues diagnostisches Verfahren zur Abklärung von Schulterbeschwerden. Röfo 145:288–295
7. Triebel HJ, Wening V, Witte G (1986) Rotatorenmanschettenruptur des Schultergelenkes. Sonographie – Arthrographie. Röntgenblätter 39:266–272

Dynamische Ultraschalluntersuchung der Schulter

A. Hedtmann und H. Fett

Orthopädische Universitätsklinik Bochum im St.-Josef-Hospital (Dir.: Prof. Dr. J. Krämer), Gudrunstraße 56, D4630 Bochum 1

In der von uns entwickelten standardisierten Technik [2–6] wurden zwischen Oktober 1984 und August 1987 insgesamt über 1200 Patienten untersucht, davon 1055 mit degenerativen und posttraumatischen Schultererkrankungen im Sinne der Periarthropathia humeroscapularis und des Rotatorenmanschettendefektes. Zur Auswertung herangezogen wurden die zwischen Oktober 1984 und März 1987 untersuchten 768 Patienten mit degenerativen Schultererkankungen [Periarthropathia humeroscapularis (PHS), degenerative und posttraumatische Rotatorenmanschetten-(RM-)Defekte/-rupturen]. Zur Korrelation mit dem sonographischen Befund standen aus demselben Zeitraum 230 operierte Schultern (einfache und erweiterte Dekompressionsoperationen sowie RM-Rekonstruktionsoperationen) bei 223 Patienten zur Verfügung. Dabei handelte es sich in 112 Fällen (Schultern) um RM-Läsionen (71 Total- und 41 Partialläsionen).

Methode

Die Untersuchungen wurden ausschließlich in Realtime-Lineartechnik mit 5 und 7,5 MHz-Schallköpfen mit Geräten der Fa. Picker (LS 3000 und LS 7000) durchgeführt. Als *Standardschallkopfpositionen* dienen die an der korakoakromialen Linie orientierten Positionen I und II [4, 6] sowie bei besonderen Fragestellungen oder sehr stark bewegungseingeschränkten Schultern eine sagittale (S) oder transversale (T) Hilfsposition, die alle anterosuperior an der Schulter liegen. Zur Untersuchung des Sulcus bicipitalis sowie des M. subscapularis wird eine quere anteriore Schallkopfposition verwendet. Für dorsale Untersuchungen, insbesondere nach Luxationen und bei Instabilitäten, wird zusätzlich eine paraspinale Position kaudal und parallel zur Spina scapulae gewählt, die besonders zur Infraspinatus- und Teres-minor-Darstellung sowie zur Abbildung von Hill-Sachs-Defekten geeignet ist.

Die Untersuchungen erfolgten *dynamisch* bei rotierendem, hängendem Arm wie auch statisch. Die Standarddokumentation umfaßte in der Schallkopfposition I (parallel zur korakoakromialen Linie) Stellungen am hängenden Arm in Neutralrotation (Abb. 1), ca. 30° Außenrotation (Abb. 2), ca. 45–60° Innenrotation und max. Innenrotation mit Retroversion und leichter Adduktion (Schürzengriff) (Abb. 3)., falls es eine etwaige Bewegungseinschränkung zuließ, ansonsten in mitigierter Form. In der Schallkopfsposition II wurde in der mittleren Innenrotation (Abb. 4) sowie im Schürzengriff untersucht.

Im sonographischen Standardbild in Position I und Neutralrotation wird der kraniale Anteil der Subscapularissehne, die lange Bizepssehne annähernd orthograd und etwa die anteriore Hälfte der Supraspinatussehne abgebildet. In Außenrotation erscheinen weiter kaudal gelegene Subscapularisanteile im Bild, in mittlerer Innenrotation die gesamte Supraspinatussehne und bei maximaler Innenrotation im Schürzengriff die Infraspinatus-

Hefte zur Unfallheilkunde, Heft 195
P. Habermeyer/P. Krueger/L. Schweiberer (Hrsg.)

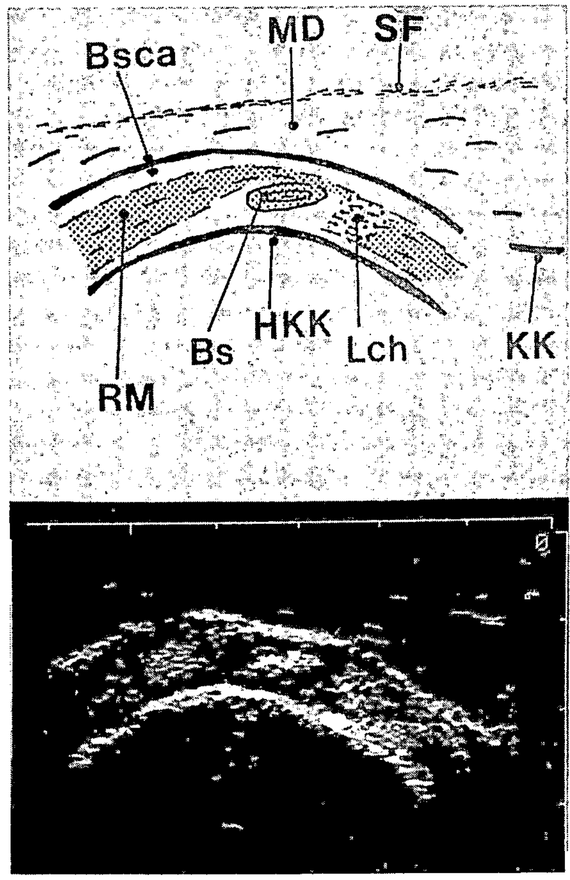

Abb. 1. Schallkopfposition I/Neutral: Die Rotatorenmanschette (*RM*) liegt mit annähernd homogenem Echomuster zwischen 2 stark echogenen Linien, einerseits der Bursagrenzschicht, gebildet aus Bursa, sub-(coraco-)acromialis (*Bsca*) und andererseits aus subchondralen Humeruskortikalis (*HKK*). Die lange Bizepssehne (*BS*) ist in der korakoidalen Hälfte des Bildes (*KK* = Korakoidkontur) zu sehen. Unmittelbar rechts davon das ebenfalls echoreichere Lig. coracohumerale (*Lch*) und dann der kraniale Anteil des M. subscapularis. Akromial (*links*) der Bizepssehne der Supraspinatusanteil der RM. Die Rotatorenmanschette ist etwas stärker echogen als der Muskel (*MD* = M. deltoideus). *SF* subkutanes Fett

sehne. Das äußere Blatt der Bursa sub-(coraco-)acromialis ist zusammen mit der Fascia subdeltoidea einwandfrei zu identifizieren.

Das Echomuster der RM ist normalerweise weitgehend homogen und bei adäquater Verstärkereinstellung etwas echoreicher als der M. deltoideus. Altersveränderungen äußern sich im wesentlichen in einer Inhomogenität des Echomusters in Form eingestreuter, etwas echoreicher Zonen.

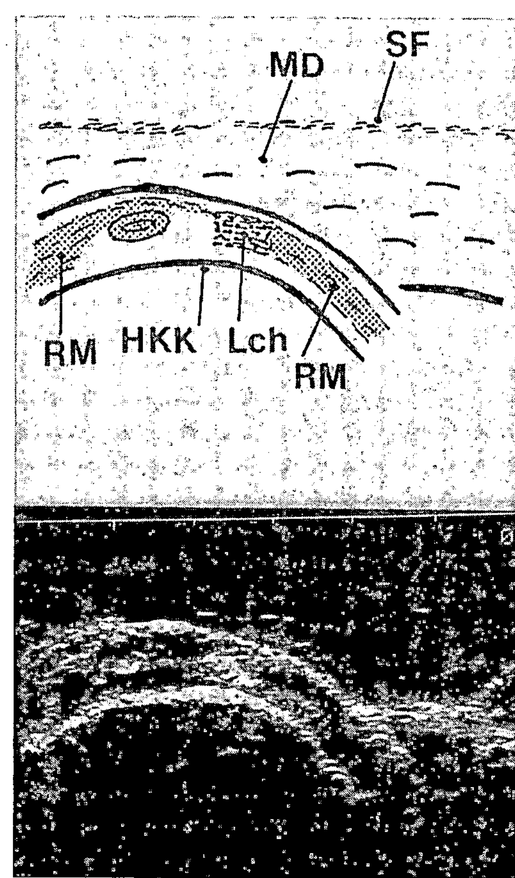

Abb. 2. Schallkopfposition I/Außenrotation ca. 30°: Die Bizepssehne und das Lig. coracohumerale (*Lch*) sind nach akromial gewandert, ein größerer Anteil des kranialen M. subscapularis ist abgebildet, und der M. supraspinatus ist links fast ganz unter dem Akromion verschwunden. *MD* M. deltoideus, *RM* Rotatorenmanschette, *HKK* Humeruskortikalis, *SF* subkutanes Fett

Dynamische Untersuchung

Die dynamische Untersuchung ist essentieller Bestandteil des Untersuchungsganges. Sie zeigt *Störungen des harmonischen Gleitprozesses der RM* unter der Bursa. Sie gibt Informationen über *pathologische Beweglichkeit* einzelner Elemente z.B. einer gerissenen intraartikulären Bizepssehne, und sie zeigt die Ausdehnung und Größe von RM-Defekten. Damit ist sie auch für die Operationsplanung geeignet.

Pathologische Befunde

Bei der PHS wie bei der RM-Ruptur wird zwischen formalen und Echoveränderungen unterschieden. Dabei sind pathologische Befunde im statischen Bild an folgenden Strukturen zu erheben:

1. Bursa sub-(coraco-)acromialis,
2. Rotatorenmanschette,
3. lange Bizepssehne (intra- und extraartikulär).

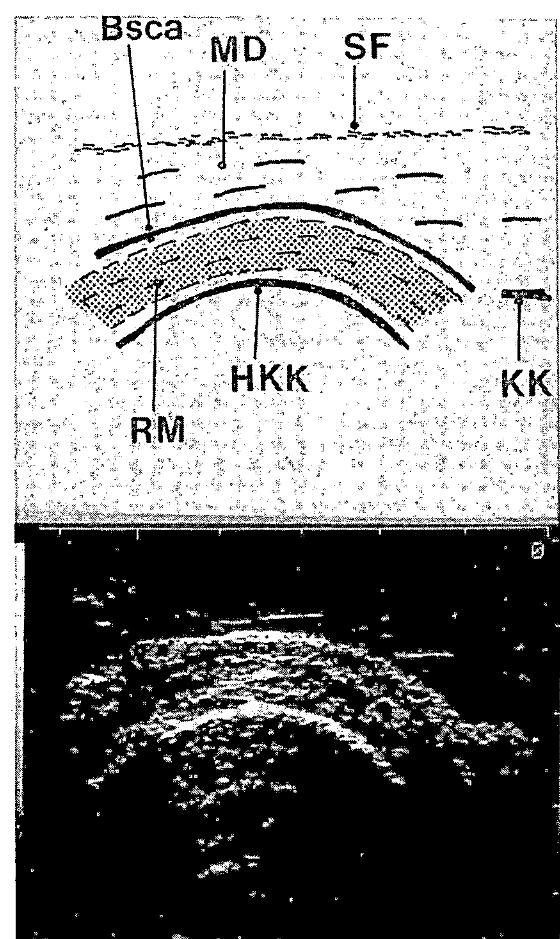

Abb. 3. Schallkopfposition I/max. Innenrotation mit Retroversion (Schürzengriff): Die lange Bizepssehne ist nach korakoidal aus dem Bild verschwunden, Supra- und Infraspinatus sind dargestellt, die Übergangszone zwischen den beiden Sehnenanteilen wird von dem schrägen, etwa stärker echogenen Streifen markiert (nicht regelmäßig darstellbar). *RM* Rotatorenmanschette, *Bsca* Bursa sub-(coraco-)acromialis, *HKK* Humeruskortikalis, *MD* M. deltoideus, *KK* Korakoidkontur, *SF* subkutanes Fett

Die pathologischen Prozesse umfassen:

Bursa sub-(coraco-)acromialis

1. Verbreiterung (meistens echoarm): häufiger Befund bei der PHS simplex, sehr oft begleitend bei RM-Defekten; ansonsten regelmäßig bei Schulterbeteiligung von Rheumatikern.
2. Doppellamellierung (= scharfe Konturierung des inneren Bursablattes auf der RM): frühes und diskretes Zeichen einer Bursareaktion bei der PHS simplex.

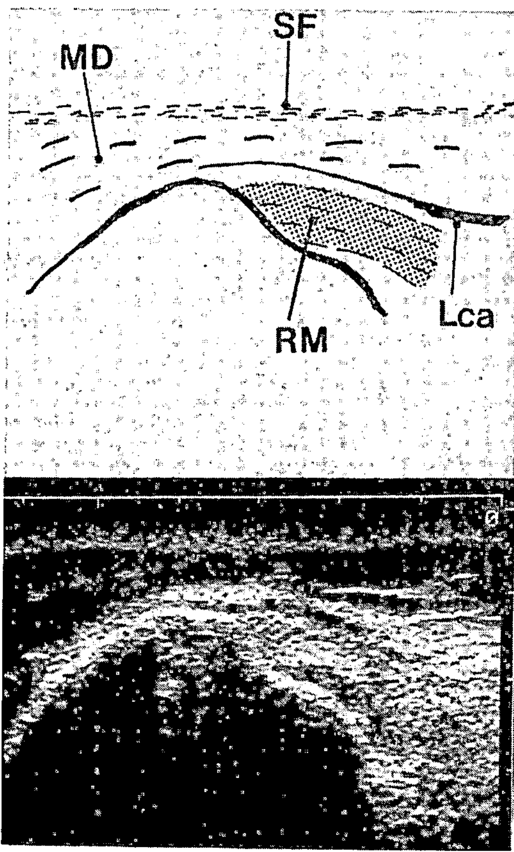

Abb. 4. Schallkopfposition II, mittlere Innenrotation ca. 45–60°: Die Supraspinatusinsertion (*RM*) am Tuberculum majus ist dargestellt. Die Sehne ist über ca. 3 cm bis zum Lig. coracoacromiale (*Lca*) zu verfolgen. *MD* M. deltoideus, *SF* subkutanes Fett

3. Unterbrechung der Bursagrenzschichtkontur: nur bei RM-Defekten; gelegentlich auch als Stufenbildung sichtbar.
4. Fehlende Abgrenzbarkeit oder verwischte Grenze zwischen RM und Bursa subacromialis: häufiger Befund bei der PHS adhaesiva als Ausdruck der verlöteten Bursagleitschichten, außerdem bei der PHS acuta bei sich auflösenden Kalkdepots.

Rotatorenmanschette

Hier sind im statischen Bild strukturelle und morphologische Kriterien zu trennen:

Strukturelle Kriterien

Dies sind Veränderungen der Echostruktur. Sie sind artefaktanfällig und deshalb nur bei Bestätigung in einer zweiten Schallkopfposition oder differierenden Gelenkstellung auswertbar. Sie wurden uns in Typen klassifiziert:

1. Echoarme Zone (Typ III): Häufiger Befund (42,9%) bei RM-Defekten. Bei Totalrupturen häufiger (53,6%) als bei Partialrupturen (24,4%).

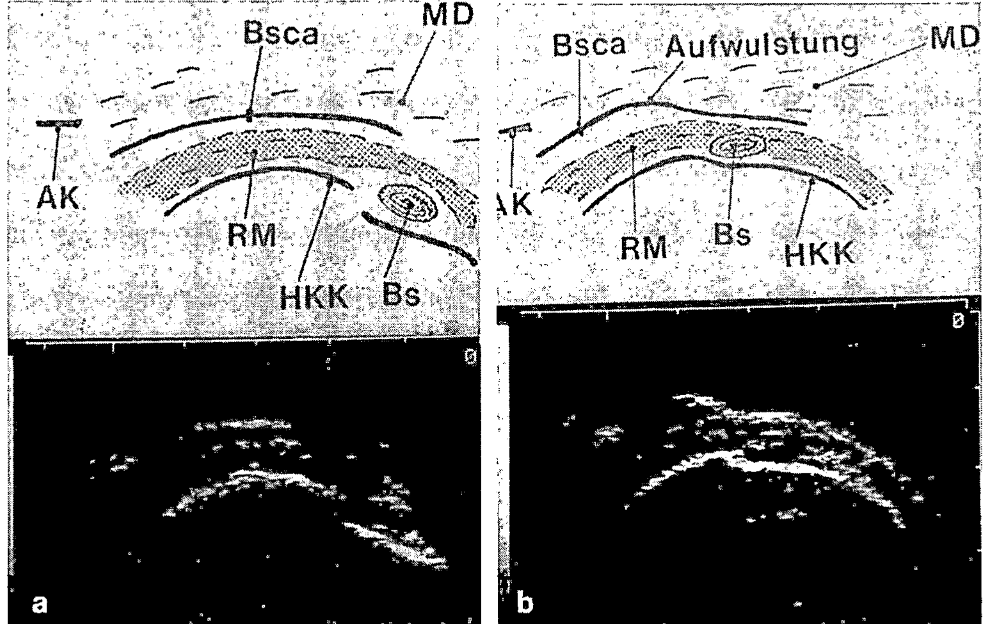

Abb. 5. a Schallkopfposition I/leichte Innenrotation ca. 15°: Die lange Bizepssehne ist am korakoidalen Bildrand sichtbar. Die Bursa sub-(coraco-)acromialis (*Bsca*) ist verbreitert. **b** Lange Bizepssehne und Lig. coracohumerale sind nach akromial gewandert, der Arm wurde also bei unveränderter Schallkopfposition nach außen gedreht. Es tritt dabei an der akromialen Bildhälfte eine deutliche Bursawulstung auf. *RM* Rotatorenmanschette, *HKK* Humeruskortikalis, *MD* M. deltoideus, *BS* Bizepssehne

2. Echoreiche Zone und zentrales echogenes Band (Typ IIa und Typ IIb): bei Partialrupturen häufiger (68,4%) als bei Totalrupturen (38%).

3. Kombination von echoarmer (Typ III) und echoreicher (Typ II) Zone (= Typ I): bei Totalrupturen mit 26,8% häufiger als bei Partialrupturen (17,1%).

4. Fehlende RM-Darstellung (Typ IV): In 22,5% aller Totalrupturen zu finden. Operativ fand sich ausschließlich das Bild ausgeprägter Totalrupturen von Supra- und Infraspinatus (sog. Humeruskopfglatze). Der Befund wurde nur einmal (2,4%) bei einer Partialruptur erhoben, wahrscheinlich wegen Echoumkehr zwischen Muskel und RM wegen einer postaktinischen Deltoideusfibrose.

Morphologische Kriterien

1. Verschmälerung (auf ≤ 50% der Ausgangsdicke bzw. der Gegenseite) der RM (Typ V): ein Befund, der in 25,3% der Totalrupturen und 24,4% der Partialrupturen zu erheben ist.

2. Stufenbildung in der RM. Ein Befund, der formal immer auch als Verschmälerung zu werten ist. Wird deskriptiv gesondert erhoben, aber als Verschmälerung gewertet.

3. Unterbrechung der RM-Bursa-Grenzschicht.

Lange Bizepssehne

Hier findet man sowohl Verdickungen (als Ausdruck der Tendinitis) — häufig mit großem echoarmen Hof — wie auch Ausdünnungen (bei Partialrupturen bzw. Auffaserungen). Das Fehlen der Bizepssehne intraartikulär oder im Sulcus ist beweisend für die Ruptur.

Dynamische Untersuchung

Die dynamische Untersuchung erbringt folgende Informationen:
1. Normaler oder gestörter Gleitprozeß mit Aufwulstung oder Einbeziehung von Bursa- und RM-Anteilen (Abb. 5a, b).
2. Identifikation von Echoveränderungen im RM-Muster durch Mitbewegung.
3. Lokalisation und Größenbestimmung von Veränderungen an Bursa- und RM.

Die sonographische Diagnose des RM-Defektes

Wegen der Artefaktanfälligkeit von ausschließlichen Echoveränderungen sollten sonographische Diagnosen nur gestellt werden, wenn zusätzlich zum Diagnosekriterium ein Bestätigungskriterium vorliegt. Eine Diagnose kann also unter folgenden Voraussetzungen gestellt werden:
— identischer Befund in 2 Schallkopfpositionen,
— identischer Befund in 2 Gelenkstellungen,
— 1 strukturelles (Echo-)Kriterium und
— 1 morphologisches Kriterium (z.B. Verschmälerung der RM),
— 2 morphologische Kriterien (z.B. Verschmälerung der RM und Unterbrechung der Bursagrenzschichtkontur),
— 1 statisches Kriterium (strukturell oder morphologisch) und 1 dynamisches Kriterium (z.B. Aufwulstung),
— 2 dynamische Kriterien.

Bei der Korrelation von sonographischen und operativen Befunden an 230 Schultern zeigte sich in der Diagnostik der RM eine Sensibilität (richtige Erfassung des positiven Befundes) von 88,3%, bei Totalrupturen sogar 94,4% und bei Partialrupturen 78%. Die niedrigere Sensibilität bei den Partialrupturen ergibt sich aus dem fließenden Übergang von Echogenitätsänderungen zwischen Degeneration und Defekt. Die Spezifität (richtige Erfassung des negativen Befundes) betrug 90,7%. In 9,3% lagen falsch-positive Befunde vor, die sich in Analogie zu der niedrigen Sensibilität bei den Partialrupturen aus der fließenden Pathologie der RM-Degeneration und der damit auch fließenden Veränderung der Echostruktur erklären. Bei Zurückhaltung in der Interpretation struktureller Kriterien ist der Anteil falsch-positiver Befunde noch zu reduzieren, allerdings auf Kosten der Sensibilität. Nach unseren Erfahrungen ist die Sonographie der Arthrographie v.a. in der Diagnostik der Partialrupturen/-defekte sowie der arthrographisch gar nicht erfaßbaren RM- und Bursaveränderungen ohne Kontinuitätsstörung überlegen.

Literatur

1. Hedtmann A, Fett H (1988) Lehrbuch und Atlas der Schultersonografie. Enke, Stuttgart
2. Hedtmann A, Schleberger R, Weber A (1985) Möglichkeiten der Ultraschalldiagnostik am Schultergelenk. In: Kölbel R (Hrsg) Verhandlungen 2. Hamburger Schulterworkshop. 3M, Neuss
3. Hedtmann A, Schleberger R, Weber A (1985) Ultraschalluntersuchungen bei der sog. Periarthropathie humeroscapularis. Mitteilungsblatt der DGOT 3/85:63
4. Hedtmann A, Schleberger R, Weber A, Fett H (1986) Ultraschalluntersuchung des Schultergelenkes bei der sog. Periarthropathia humeroscapularis. Orthop Prax 22:647
5. Hedtmann A, Fett H, Weber A (1987) Ultraspund investigation of the shoulder joint soft tissues. In: Takagishi N (ed) The shoulder. PPS, Tokyo
6. Hedtmann A, Fett H, Moraldo M (1987) Ultraschalldiagnostik der Schulter bei Sportverletzungen. Dtsch Z Sportmed 38:86

Aussagewert der Sonographie im Vergleich mit anderen bildgebenden Verfahren

L. Löffler und W. Keyl

Orthopädische Abteilung, Städt. Krankenhaus München-Bogenhausen, Englschalkingerstraße 77, D-8000 München 81

Die Sonographie nimmt bei der Schulterdiagnostik neben der klinischen und röntgenologischen Diagnostik einen festen Stellenwert ein. Bei einer über 3jährigen Erfahrung konnten 3 Schwerpunkte herausgearbeitet werden: Rotatorenmanschette (RM), Bizepssehne, Limbus [2–7]. Verschiedene Autoren [1, 8] weisen auf die hohe Aussagekraft der Sonographie im Bereich der RM hin. In einer 1jährigen vergleichenden Studie wurde die Sonographie von uns mit anderen bildgebenden Verfahren (Röntgen, Arthrographie, CT, Arthroskopie) verglichen.

Material und Methode

Vom Mai 1986 bis Juni 1987 wurden 410 Schultern sonographisch untersucht. An der RM wurde abgegrenzt Ruptur, degenerative Veränderungen oder Verkalkungen, Bursitis der Bursa subacromialis (Abb. 3a, 4a, b). Die Befunde wurden arthrographisch (Abb. 4c), röntgenologisch (Abb. 3b) und arthroskopisch (Abb. 2c) sowie computertomographisch (Abb. 1c) kontrolliert. Ein 2. Symptomenkomplex war die Bizepssehne (Abb. 2a). Sonographisch wurde abgegrenzt Subluxation mit Erguß und Riß des Retinakulums (Abb. 2b), Tendinitis mit Reizerguß (Abb. 2c) und Ruptur der Sehne.

Hefte zur Unfallheilkunde, Heft 195
P. Habermeyer/P. Krueger/L. Schweiberer (Hrsg.)
© Springer-Verlag Berlin Heidelberg New York 1988

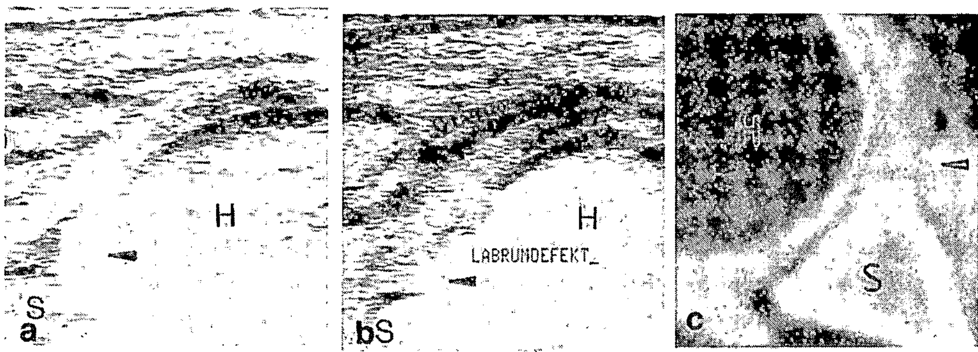

Abb. 1. a Normales ventrales Labrum im Sonogramm, b Labrumabriß im Sonogramm, c ventraler Labrumabriß im Computerarthrotomogramm. *H* Humerus, *S* Scapula

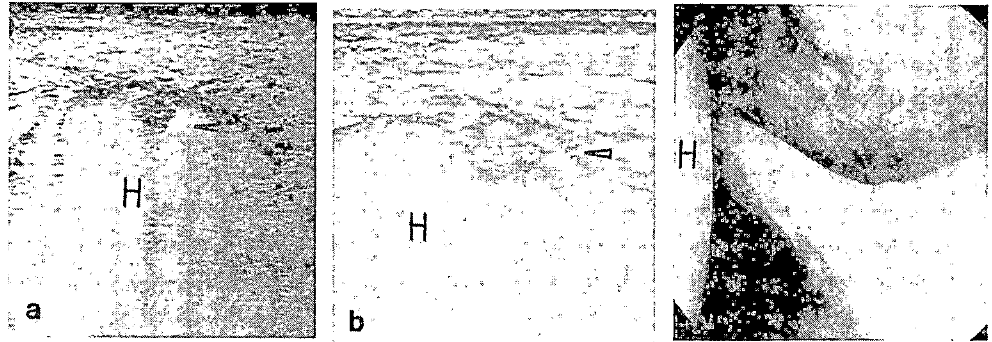

Abb. 2. a Normale Bizepssehne im Sonogramm, b luxierte Bizepssehne mit Erguß in der Sehnenscheide, c Bizepssehne im Arthroskop. *H* Humerus

Ein 3. Symptomenkomplex war die Instabilität. Klinisch und anamnestisch wurde differenziert in habituell und posttraumatisch-rezidivierend sowie die Luxationsrichtung (ventral, dorsal, multidirektional). Sonographisch wurde dargestellt der Limbusdefekt (Abb. 1a, b) und die Hill-Sachs-Delle. Bei der aktiv oder passiv auslösbaren Subluxation konnte sonographisch die Luxationsrichtung (ventral, dorsal, multidirektional) dokumentiert werden. Begleitverletzungen der periartikulären Strukturen (RM, Bizepssehne, kontralateraler Limbus, Tuberculum majus) werden dargestellt. Ergänzend durchgeführt wurden eine konventionelle Röntgenaufnahme bzw. Zielaufnahmen (Hermudson) zur Darstellung der Hills-Sachs-Delle, eine Arthrocomputertomogramm (Limbusdefekt, Abb. 1c), Arthroskopie (Limbus, Bizepssehne, RM, Hill-Sachs). Die Befunde wurden operativ kontrolliert.

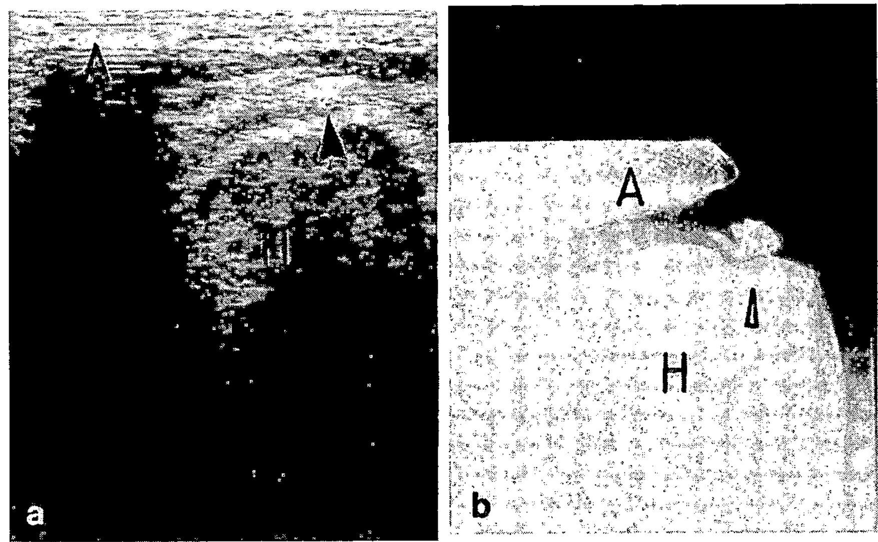

Abb. 3. a Tendinitis calcarea des Supraspinatussehnenansatzes, b Tendinitis calcarea im Röntgenbild. *H* Humerus, *A* Akromion

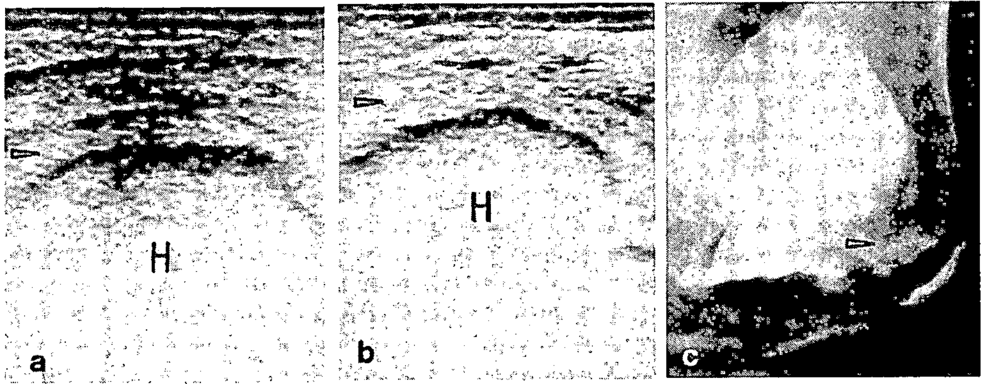

Abb. 4. a Rotatorenmanschette im Sonogramm (horizontal-lateral), b Rotatorermanschettenruptur (horizontal-lateral), c Rotatorenmanschettenruptur mit Füllung der Bursa (Arthrogramm). *H* Humerus

Ergebnisse

Bei 175 Patienten mit Fragestellung Rotatorenmanschette wurden sonographisch 103 Rupturen diagnostiziert, in 31 Fällen eine Bursitis, in 29 Fällen eine Tendinitis calcarea, in 3 Fällen ein Tuberkulumabriß, in 2 Fällen eine Frozen shoulder. 56 Schultern (32%) wurden zusätzlich arthrographiert, 38 Schultern operiert bzw. arthroskopiert.

In 91% konnte der Arthrographiebefund operativ bzw. arthroskopisch bestätigt werden. Die Trefferquote der Sonographie bei der RM-Ruptur betrug 84% (9 falsch-positiv).

In 11 Fällen fand sich eine isolierte Veränderung an der Bizepssehne, 4 Rupturen, 4 Tendinitiden, 3 Subluxationen ohne Veränderung der RM. Die Ruptur der Bizepssehne konnte klinisch und operativ in allen Fällen bestätigt werden. Die Bizepssehnentendinitis konnte arthrographisch nur in 2 Fällen durch eine erweiterte Sehnenscheide dargestellt werden, arthroskopisch aber bestätigt werden (Abb. 2c). Die Darstellung der Subluxation gelingt arthrographisch selten, arthroskopisch immer (Schleifspuren). 93 Schultern mit Instabilität wurde sonographisch untersucht. Am häufigsten fand sich die ventrale posttraumatische Instabilität (75%), sehr selten die isolierte posttraumatisch dorsale Instabilität (1%), etwas häufiger die habituelle ventrale Instabilität (6%), habituelle dorsale Instabilität (8%), und relativ häufig eine multidirektionale Instabilität (8%).

Die sonographisch gesehene Hill-Sachs-Delle konnte röntgenologisch in allen Fällen bestätigt werden. Zur Frage Limbusdefekt wurde in 19 Fällen (20%) ein Arthrocomputertomogramm durchgeführt. 61 Schultern wurden operiert. Die sonographisch gesehene Limbusläsion konnte in 95% bestätigt werden, der CT-Befund in 99%. Sonographisch konnte differenziert werden zwischen dem totalen Limbusabriß (Limbus nicht mehr darstellbar bzw. stark disloziert) wie er sich bei der posttraumatischen Instabilität darstellte und dem deformierten verbreiterten, abgerundeten Limbus, ein häufiger Befund (85%) bei der habituellen ventralen Instabilität. Nur in 15% fand sich ein totaler Abriß. Auch bei der Hill-Sachs-Delle wurde sonographisch differenziert in "tief und scharfkantig" (posttraumatische Instabilität) und "flach und abgerundet" (habituelle Instabilität). Bei der dorsalen posttraumatischen Instabilität fand sich die Kopfimpression ventral.

Diskussion

Bei der RM bewährte sich die Sonographie als Screeningmethode bei der Frage nach Ruptur. Darüber hinaus aber bietet sie die Möglichkeit der Differenzierung der Defekte über den arthrographischen Befund hinaus wie Dickenbestimmung, degenerative Veränderungen und Teilrupturen sowie schmerzhafte Begleitbursitiden mit Impingementsyndrom, wobei in all diesen Fällen die Arthrographie keinen Befund ergibt. Oft ergibt auch die Arthroskopie keine weitere Information [2]. Auch bei der Frage der Größe oder Lokalisation des Defektes ist die Sonographie überlegen. Teilrisse und kleine Risse können von großen Defekten ("Glatze") abgegrenzt werden, ebenso Risse am Ansatz von Rissen im Sehnenverlauf. Bei älteren und größeren Defekten fanden sich zusätzlich in 80% Veränderungen im Bereich der Bizepssehne wie Riße des Retinakulums mit Subluxation der Sehne oder Erguß in der Sehnenscheide.

In 9 Fällen (16%) konnte eine sonographisch gesehene RM-Ruptur arthrographisch und arthroskopisch nicht bestätigt werden. Degenerative Veränderungen der RM können nicht immer von einer Verkalkung abgegrenzt werden, der zu erwartende Schallschatten hinter der Verkalkung fehlt oft. Ursache für Fehldiagnosen waren echogene Strukturen bei degenerativen Veränderungen und falsche Schallkopfposition mit scheinbarer Konturunterbrechung, die arthroskopisch nicht gesehen wurde. In einem Fall (Frozen shoulder) wurde die stark ausgedünnte RM als großer Defekt fehlinterpretiert. Als RM-Ruptur darf nur interpretiert werden eine Kontinuitätsunterbrechung der RM in Verbindung mit echogenen Zonen am Rand der Rißstelle in 2 Ebenen. Oft stellt sich in der horizontalen Projektion ein abwechselnd echoreiches und echoarmes Schallmuster dar, in der vertikalen Ebene zeigt sich dann der Abriß am Tuberculum majus. Mit der Darstellung der Bizepssehne sollte die Untersuchung begonnen werden, da Veränderungen oft schon auf eine RM-Ruptur hinweisen können. Wegen der höheren Treffsicherheit sollte aber vor jeder geplanten operativen Versorgung der RM eine Arthrographie durchgeführt werden.

Die Diagnostik der Bizepssehne ist eine Domäne der Sonographie. Wichtig ist die orthograde Darstellung der Sehne in der frontalen Horizontalebene. Fehlermöglichkeiten entstehen durch verkippten Schallkopf, durch Rotation der Schulter und durch zu hohe Schallkopfposition (intraartikulärer Bereich). Sonographisch läßt sich die Schulterinstabilität über Anamnese, Klinik und Röntgenbefund hinaus weiter differenzieren. Die ventrale Instabilität läßt sich von der dorsalen Instabilität durch Limbusdefekt und Hill-Sachs-Delle trennen. Die habituelle Instabilität läßt sich von der posttraumatischen Instabilität durch Art und Form des Limbusdefektes und der Hill-Sachs-Delle differenzieren. Die aktiv oder passiv auslösbare Subluxation, sei es ventral, dorsal oder multidirektional, läßt sich sonographisch dokumentieren. Bei der habituellen dorsalen Instabilität wurde in keinem Fall ein Limbusdefekt gesehen. Andererseits fanden sich dorsale Limbusabrisse bei der ventralen Instabilität als Begleitverletzungen ebenso wie bei der posttraumatischen dorsalen Instabilität.

Die Darstellung des tiefsietzenden ventralen Limbus ist im Gegensatz zum dorsalen Limbus problematisch. Es ist auf die richtige Lagerung zu achten ("OP-Lagerung") sowie auf die richtige Schallkopfposition, was bei sehr muskulösen oder adipösen Patienten nicht immer gelingt. Der nicht orthograd getroffene Limbus stellt sich grundsätzlich negativ dar (falsch-positiver Befund).

Basisnahe Limbusabrisse ohne Dislokation können der Diagnose entgehen (falsch-negativer Befund). Der M. subscapularis kann als Limbus fehlinterpretiert werden. Durch die funktionelle Untersuchung kann er (beweglich) vom Limbus abgegrenzt werden, der unmittelbar unter dem M. subscapularis liegt. Bei der Darstellung der Hill-Sachs-Delle darf das Collum anatomicum als zarte Inzisur am Oberarmkopf dorsal nicht fehlinterpretiert werden. Bei der dorsalen Luxation ist die Hill-Sachs-Delle ventral zu suchen.

Zusammenfassung

Die sonographische Diagnostik hat sich an der Schulter bewährt. Sie ist zwar anderen bildgebenden Verfahren in der Treffsicherheit noch leicht unterlegen, besticht aber durch ihre einfache Durchführbarkeit, mangelnde Invasivität und dadurch, daß sie ambulant schnell und ohne Aufwand durchgeführt werden kann. Sinnvoll eingesetzt bildet sie eine Ergänzung zur Anamnese und Klinik und besticht durch die Möglichkeit der funktionellen Untersuchung und des Seitenvergleichs. Sie ergänzt den Röntgenbefund durch die Darstellung von Weichteilstrukturen bei Schulterverletzungen und unklaren Schulterschmerzen. In der Hand des Erfahrenen kann dadurch in vielen Fällen die Arthrographie oder andere invasive Methoden erspart werden. Bei uns wird die Sonographie als alleinige Untersuchungsmethode bei der Frage nach RM-Ruptur eingesetzt, wenn die Sonographie negativ ist und wenn bei positivem Befund keine Operation erfolgen soll. Bei geplanter Operation (therapieresistente Schmerzen, Pseudoparalyse) empfehlen wir nach wie vor die Arthrographie, da die Sonographie eine Fehlerquote von 16% aufweist. In diesen Fällen ergänzt die Sonographie den

Arthrographiebefund hinsichtlich Größe und Lokalisation der Ruptur. Bei der Schulterinstabilität hat sich die Sonographie bewährt als Screeningmethode zur Frage Luxation
ja oder nein, Luxation nach vorne oder hinten, habituelle oder posttraumatische Instabilität und zur Frage der multidirektionalen Instabilität. Eine besondere Indikation ist die
Sonographie bei der Frage nach Begleitverletzungen nach Schulterluxation, wobei wir in
40% Begleitverletzungen an RM, Bizepssehne oder Tuberculum sowie am kontralateralen
Limbus sahen. Das operative Vorgehen kann dadurch vom sonographischen Befund wesentlich beeinflußt werden, v. a. bei den nicht so seltenen multidirektionalen Instabilitäten.
Eine mögliche Indikation könnte die Sonographie bei gutachterlichen Fragen darstellen,
wenn invasive diagnostische Methoden abgelehnt werden (RM-Ruptur) und bei der Frage
traumatische oder habituelle Instabilität. Hier sollten allerdings noch Erfahrungen gesammelt werden.

Literatur

1. Crass JR (1987) Sonographie der Rotatorenmanschette. In: Stuhler T, Feige A (Hrsg)
   Ultraschalldiagnostik des Bewegungsapparates. Springer, Berlin Heidelberg New York
   Tokyo
2. Lehrberger K, Löffler L, Pfister A, Engehard A (1987) Sonographie und Arthroskopie
   der Schulter. Ergänzung oder Konkurrenz? In: Gächter A (Hrsg) Fortschritte in der
   Arthroskopie, Bd 3: Arthroskopie der Schulter. Enke, Stuttgart
3. Löffler L, Keyl W (1987) The ultrasonic examination of soft tissue lesions of the
   shoulder. In: Tagakishi N (ed) The shoulder. Professional Postgraduates Services, Tokyo
4. Löffler L, Keyl W (im Druck) Die Sonographie bei der Schulterinstabilität. Vortrag:
   Sommertagung 1987 der Österreichischen Gesellschaft für Orthopädie und Orthopädische Chirurgie (Baden/Wien)
5. Löffler L, Royemeyer B (1986) Ultraschalldiagnostik bei orthopädischen Erkrankungen.
   MMW 128:641–645
6. Löffler L, Engelhard A, Keyl W (1987) Sonographie bei paraartikulären Erkrankungen
   der Schulter. Vortrag: DEGUM Dreiländertreffen 1986, Bonn 1.10.–5.10.86, Kongreßband. Springer, Berlin Heidelberg New York Tokyo
7. Pfister A, Löffler L (1987) Ultraschalluntersuchung bei der Periarthropathie humeroscapularis. In: Henche HR (Hrsg) Sonographie in der Orthopädie und Sportmedizin.
   Med. Literar. Verlagsgesellschaft, Ülzen
8. Schlepckow P, Reichelt A, Hellige R (1987) Erste Erfahrungen in der Diagnostik der
   Rotatorenmanschettenruptur. In: Henche HR, Hey W (Hrsg) Sonographie in der Orthopädie und Sportmedizin. Med. Literar. Verlagsgesellschaft, Ülzen

Computertomographie und Pneumoarthrocomputertomographie bei Verletzungen der Schulterregion

B. Mayr[1], S. Siuda[1] und P. Habermeyer[2]

[1] Radiologische Klinik und Poliklinik der Universität München (Dir.: Prof. Dr. med. Dr. h.c. J. Lissner), Ziemsenstraße 1, D-8000 München 2
[2] Chirurgische Klinik und Chirurgische Poliklinik der Universität München (Dir.: Prof. Dr. L. Schweiberer), Nußbaumstraße 20, D-8000 München 2

Einleitung

Gegenüber der konventionellen Röntgendiagnostik erlaubt die Computertomographie die Darstellung überlagerungsfreier Schnittbilder in der transversalen Ebene. Dabei können neben den knöchernen Strukturen auch Weichteilgewebe direkt dargestellt werden. Ziel unserer Untersuchung war es, die Möglichkeiten der Computertomographie in der Diagnostik von knöchernen Veränderungen sowie von Weichteilläsionen nach Schulterluxationen zu untersuchen.

Methode

Von 1983 bis 1987 wurden 131 Patienten mit einem modernen Computertomographen (Somatom DR3, Fa. Siemens) untersucht. Die Untersuchung erfolgte in Rückenlage des Patienten, die Oberarme lagen parallel zum Oberkörper, die Hände waren über dem Abdomen verschränkt. Mit Hilfe eines Topogramms wurde der Untersuchungsbereich abgegrenzt. Im Bereich der Schulter wurde kontinuierlich mit einer Schichtbreite von 4 mm untersucht. Zur Bestimmung des Retrotorsionswinkels wurde zusätzlich eine Schicht durch den Epicondylus humeri gelegt. Die einzelnen Schichten wurden auf einem Rohdatenspeicher gesammelt und anschließend zur Verbesserung der räumlichen Auflösung seitengetrennt rekonstruiert. Für die Pneumarthrocomputertomographie wurden zusätzlich 15–20 ml Raumluft in das Schultergelenk appliziert.

Ergebnisse

Nativcomputertomographie

Zum Nachweis von Hill-Sachs-Defekten und knöchernen Bankart-Läsionen wurden insgesamt 110 Patienten mit 117 erkrankten Schultern ohne Kontrastmittelgabe in das Schultergelenk untersucht (113 vordere Schulterluxationen und 4 hintere Schulterluxationen). Die Diagnose eines Hill-Sachs-Defektes wurde beim Vorliegen einer Abflachung oder Eindellung des Humeruskopfes lateral bis dorsolateral gestellt. Voraussetzung für die Diagnose einer knöchernen Bankart-Läsion war der Nachweis einer Absprengung am vorderen unteren Pfannenrand mit einem entsprechenden knöchernen Defekt.

Hefte zur Unfallheilkunde, Heft 195
P. Habermeyer/P. Krueger/L. Schweiberer (Hrsg.)
© Springer-Verlag Berlin Heidelberg New York 1988

92

Von den 117 Schultern mit einmaligen oder rezidivierenden Schulterluxationen konnte bei 87 von 117 Fällen ein Hill-Sachs-Defekt nachgewiesen werden. Bei 31 von 117 Schultern fand sich eine knöcherne Bankart-Läsion.

Bei 40 der 110 Patienten lagen neben der Computertomographie und den Standardaufnahmen (a.-p., axial bzw. transthorakal) noch die Spezialaufnahmen nach Hermodsson [3] und Bernageau [4] vor. Für den folgenden Methodenvergleich wurde die Computertomographie als Goldstandard verwendet: Beim Nachweis eines Hill-Sachs-Defektes betrug die Sensivitität der Standardaufnahme 45% und die der Spezialaufnahme nach Hermodsson [3] 76%. Ein falsch-positiver Befund wurde nur in einer Hermodsson-Aufnahme erhoben. Zweimal war die Aufnahme nach Hermodsson nicht ausreichend beurteilbar. Beim Nachweis einer knöchernen Bankart-Läsion wurde für die Standardaufnahmen eine Sensitivität von 37% und für die Aufnahme nach Bernageau von 64% errechnet. In den Standardaufnahmen wurde ein falsch-positiver Befund erhoben. Wegen der Luxationsgefahr konnte die Aufnahme nach Bernageau bei 4 erkrankten Schultern nicht durchgeführt werden, bei 1 Patienten war die Aufnahme nach Bernageau nicht ausreichend beurteilbar.

Die computertomographische Diagnose einer Bankart-Läsion wurde bei 23 Patienten intraoperativ überprüft und bestätigt. Falsch-positive Befunde traten nicht auf.

Pneumoarthrocomputertomographie

21 Patienten wurden durch eine Pneumoarthrocomputertomographie mit folgenden klinischen Angaben untersucht: einmalige oder rezidivierende vordere Schulterluxation (13 Patienten), hintere Schulterluxation (1 Patient), Instabilität (5 Patienten) und unklares Trauma (2 Patienten).

Labrumverletzungen und eine Ablösung der Kapsel vom Skapulahals wurden bei 14 der 21 Patienten nachgewiesen. Eine Kapselerweiterung mit einer weiten Bursa bzw. einem weiten Recessus subscapularis fand sich bei 12 der 21 Patienten, und ein Hill-Sachs-Defekt wurde bei 14 Patienten nachgewiesen. Von den 21 Patienten konnte der computertomographische Befund bei 7 Patienten intraoperativ überprüft und bestätigt werden. Nur die exakte Ausdehnung der Labrumverletzung war bei jeweils 2 Patienten computertomographisch unter- oder überschätzt worden.

Diskussion

Die Computertomographie stellt ein suffizientes Verfahren zur Darstellung der knöchernen Veränderungen und Weichteilläsionen nach Schulterluxationen dar. Die hohe Nachweisrate von Hill-Sachs-Defekten beruht v. a. auf der transversalen Schnittführung und auf der direkten Vergleichsmöglichkeit mit der Gegenseite, so daß bereits kleinste Impressionen sichtbar werden (Abb. 1).

Schwierigkeiten können bei der computertomographischen Diagnose einer knöchernen Bankart-Läsion auftreten, wenn am unteren Pfannenrand eine Verkalkungsstruktur vorliegt ohne entsprechenden knöchernen Defekt. Es kann sich dabei entweder um eine traumatisch bedingte Verkalkung, z. B. im Labrum glenoidale, oder um eine kleine Absprengung handeln, deren Defekt wegen der transversalen Schnittführung nicht sichtbar wird. Gering-

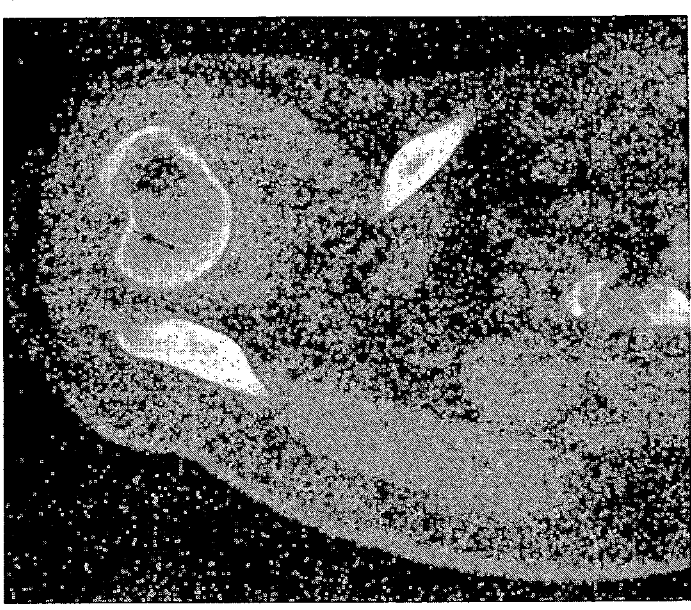

Abb. 1. Hill-Sachs-Defekt mit der Impresssion des Humeruskopfes im lateralen Abschnitt (→)

gradige knöcherne Impressionen am unteren Pfannenrand könnten ebenfalls dem computertomographischen Nachweis entgehen. Die Diskrepanz zwischen der von uns gefundenen Nachweisrate und der von Patte et al. [4] berichteten dürfte darauf zurückzuführen sein, daß Patte et al. den Begriff der knöchernen Bankart-Läsion sehr viel weiter gefaßt haben, als es in unserer Untersuchung erfolgt ist. Gegenüber den Standard- und Spezialaufnahmen zeigte die Computertomographie die höchste Nachweisrate von Hill-Sachs-Defekten und Bankart-Läsionen. Die niedrige Nachweisrate der Standardaufnahmen bei der Diagnose eines Hill-Sachs-Defektes erklärt sich z. T. aus der Aufnahmetechnik, da der überwiegende Anteil der a.-p.-Aufnahmen in Außenrotation des Armes durchgeführt wurde. Deutlich höher lag die Nachweisrate von Hill-Sachs-Defekten in der Aufnahmetechnik nach Hermodsson, wo durch die Innenrotation der Hill-Sachs-Defekt randbildend dargestellt wird [3]. Kleine Hill-Sachs-Defekte entgingen z.T. auch der Aufnahme nach Hermodsson.

Bei der knöchernen Bankart-Läsion sind nur größere Fragmente durch die Standardaufnahmen nachweisbar. Die Aufnahme nach Bernageau [4] kann die Nachweisrate der knöchernen Bankart-Läsion erheblich steigern. Allerdings kann diese Aufnahmetechnik bei etwa 10% der Patienten wegen der Luxationsgefahr nicht durchgeführt werden. Die Beurteilbarkeit der Bernageau-Aufnahmen kann durch Überlagerungen des vorderen unteren Pfannenrandes erschwert sein. Die Computertomographie erlaubt durch die überlagerungsfreie Darstellung der Schulter die höchste Nachweisrate von Bankart-Läsionen (Abb. 2).

Die Computertomographie erlaubt gleichzeitig eine einfache Vermessung des Schultergelenks, z. B. des Retrotorsionswinkels, des horizontalen Pfannenneigungswinkels, des Pfannenöffnungswinkels oder des Glenohumeralindex. Bei diesen Messungen konnten allerdings im Mittel keine signifikanten Unterschiede zwischen gesunden und kranken Schultern

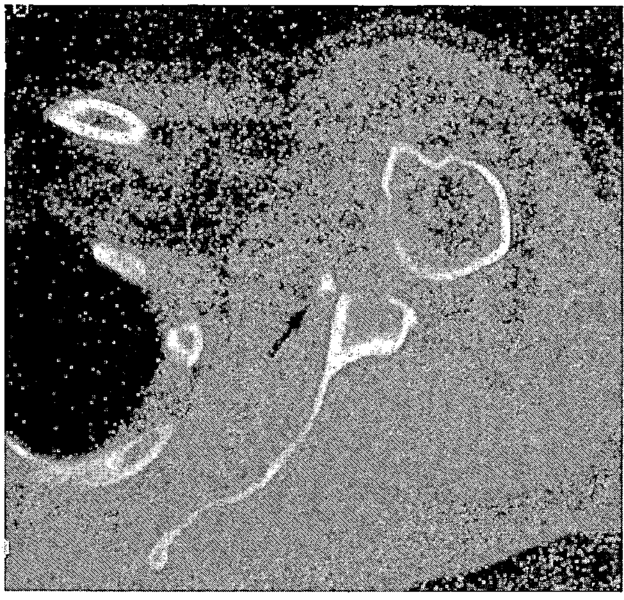

Abb. 2. Knöcherne Bankart-Läsion: Absprengung eines Knochenfragmentes (→) am vorderen unteren Pfannenrand mit Darstellung des entsprechenden Defektes

gefunden werden [2, 5], so daß diesen Messungen in der Praxis keine entscheidende Bedeutung zukommt.

Die Pneumarthrocomputertomographie erlaubt neben der Beurteilung knöcherner Läsionen auch eine Aussage über pathologische Veränderungen der Schulterweichteile.

Als Kontrastmittel hat sich in unserer Untersuchung Raumluft bewährt. Die Verwendung eines Doppelkontrastes ist nach unseren Erfahrungen nicht erforderlich, da der Kontrast zwischen Luft und Weichteilgewebe ausreichend hoch ist, durch zusätzliches nierengängiges Röntgenkontrastmittel Knochenfragmente überlagert und maskiert werden können und zusätzliche Kosten entstehen. Die Pneumarthrocomputertomographie erlaubt eine sehr gute Darstellung des Labrum glenoidale sowie der Gelenkkapsel [1] (Abb. 3). Verletzungen des Labrum glenoidale, Ablösungen der Kapsel vom Skapulahals sowie eine Dilatation der Bursa bzw. des Recessus subscapularis lassen sich zuverlässig erkennen (Abb. 4) [4]. Bei allen operativ gesicherten Befunden war in unserer Untersuchung die Aussage der Computertomographie korrekt, lediglich die Ausdehnung der Labrumverletzungen wurde z.T. unter- oder überschätzt.

Die gegenüber den Standard- und Spezialaufnahmen deutlich höhere Strahlenexposition und die höheren Kosten verlangen eine klare Indikation zur Computertomographie. Dabei sollten die Standard- und Spezialaufnahmen der Computertomographie vorgeschaltet werden. Ergeben sich dabei unklare Befunde oder wird der klinische Befund nicht ausreichend durch diese Aufnahmen erklärt, sollte möglichst primär eine Pneumarthrocomputertomographie durchgeführt werden.

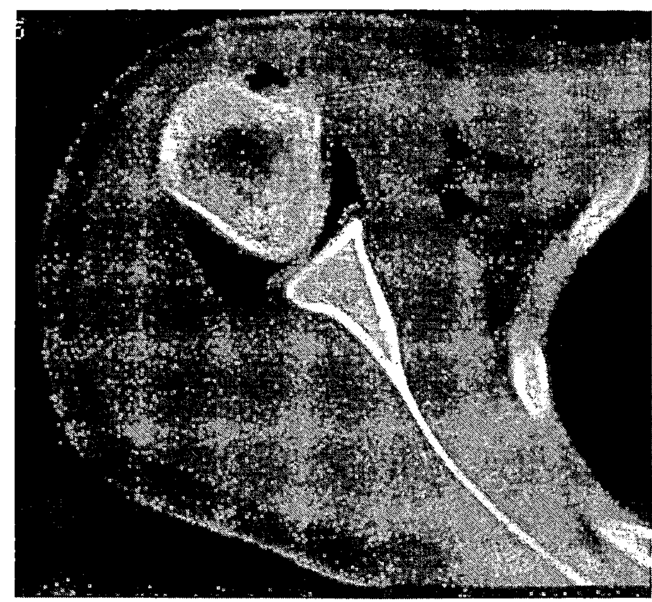

Abb. 3. Pneumarthro-CT: Darstellung des normalen Labrum glenoidale, des Gelenkknorpels und der Gelenkkapsel

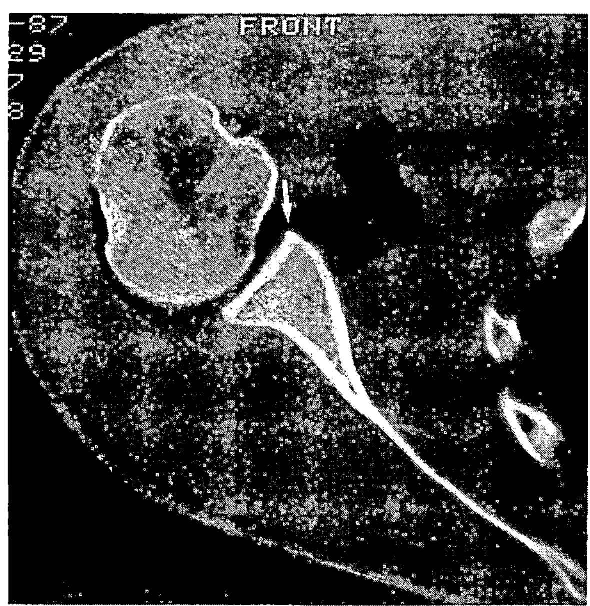

Abb. 4. Pneumarthro-CT: Abriß des Labrum glenoidale am vorderen Pfannenrand (→) mit einer Ablösung der Kapsel vom Skapulahals

Zusammenfassung

Die Computertomographie, v.a. die Pneumarthrocomputertomographie bietet eine sehr gute Darstellung der knöchernen Veränderungen und Weichteilläsionen der Schulter bei Patienten mit Schulterluxationen, die mit anderen Methoden nicht erreichbar sind. Wegen der Strahlenexposition und der Kosten ist allerdings eine klare Indikation erforderlich.

Literatur

1. Deutsch AL, Resnick D, Mink JH et al. (1984) Computed and conventional arthrotomography of the glenohumeral joint: Normal anatomy and clinical experience. Radiology 153:603−609
2. Hahn A (1986) Computertomographische Parameter nach Luxation des Glenohumeralgelenkes und ihre pathomechanische Bedeutung. Dissertation, Universität München
3. Hermodsson J (1934) Röntgenologische Studie über die traumatischen und habituellen Schultergelenkverrenkungen nach vorn und nach unten. Acta Radiol 20:1−173
4. Patte D, Debreye J, Bernageau J (1978) Die Bedeutung des vorderen Pfannenrandes bei der rezidivierenden Schulterluxation. Orthopäde 7:194−198
5. Resch H, Benedetto KP, Zur Nedden D (1985) Computertomographische Diagnostik bei habitueller Schulterluxation. Unfallchirurg 88:204−207

Möglichkeiten der Schultergelenkarthroskopie

H. Seiler

Abt. für Unfallchirurgie (Dir.: Prof. Dr. med. O. Trentz), Chirurgische Universitätsklinik, D-6650 Homburg/Saar

Daß die Arthroskopie eine gute Methode in der Schulterdiagnostik ist, ist durch die Untersuchungen von Burman [3] seit 1931 bekannt. Das eigene technische Vorgehen entspricht weitgehend den Angaben von Johnson [7]. Was den Stellenwert bei einzelnen Läsionen betrifft, so ist die Bizepssehne bei fraglicher Tendinitis vom Tuberculum supraglenoideale bzw. ihrer Anheftung am Limbus bis zum Eintritt in den Sulcus einsehbar, durch Hakenzug hervorziehbar und operabel. Eine isolierte Bizepssehnentendinitis haben wir dabei in unserem Krankengut kaum beobachtet. Sie ist praktisch immer Begleiterscheinung einer Rotatorenmanschetten-(RM)-Degeneration. Klinische Tests sind nach unserer Erfahrung nur wenig verläßlich, bildgebende Verfahren gleichermaßen problematisch. Die Endoskopie erscheint auch im Hinblick auf die Diagnostik der Bizepssehnenluxation als optimale Methode. Lockerungen des Lig. transversum sind direkt sichtbar, durch perkutane Reizung des langen Bizepssehnenmuskelbauches können Luxationsphänomene provoziert werden.

Hefte zur Unfallheilkunde, Heft 195
P. Habermeyer/P. Krueger/L. Schweiberer (Hrsg.)
© Springer-Verlag Berlin Heidelberg New York 1988

Es kommt hinzu, daß z.B. bei freien Fragmenten mit Interposition nach Sehnenruptur eine endoskopische Resektion erfolgen kann.

Von der glenohumeralen Seite her sind die Stadien der RM-Schädigung gut differenzierbar; Ödeme, Buckling-Phänomene, Teilrupturen mit demaskierten und freiliegenden Fasern sind typische Befunde. Tasthakengebrauch ist speziell an der RM unverzichtbar. Was die diagnostische Genauigkeit der Endoskopie betrifft, so ist die zumindest bezüglich der Größen- und Lokalisationsbestimmung bei der Ruptur der Arthrographie überlegen [9]. Wir haben im Rahmen unserer Arbeitsgemeinschaft bisher 32 nach Neer offen dekomprimierte RM, darunter 9 Totalrupturen, diesbezüglich analysiert. Die Genauigkeit beträgt durch je ein falsch-positiv bzw. -negatives Ergebnis im Jahre 1983 insgesamt 94 und seitdem 100%. Sehr kleine Rupturen müssen durch Vorschieben des Arthroskops unter Sicht in den subakromialen Raum gesichert werden. Bei geringer Übung auch kritische, sehr große Rupturen verraten sich durch die große Distanz der Bizepssehne zum Schulterdach bzw. der Akromionunterfläche. Wir arthroskopieren heute vor allen subakromialen Entlastungsoperationen auch wegen der häufig assoziierten intraartikulären Pathologie [8]. Die als präoperatives Screening benutzte Sonographie erreicht bei uns eine Genauigkeit von nicht über 80%.

Sowohl bei inkompletten Rißformen an der Unterfläche als auch bei der kompletten Ruptur des typischen älteren Patienten scheint das maschinelle Debridement der Nekrosen als zusätzliche bzw. alleinige Maßnahme sinnvoll. Im letzteren Fall können bei Sicht durch den Defekt auch das Akromion abradiert und das Lig. coracoacromiale durchtrennt werden. Der Haken liegt hier an der Akromionunterfläche. Die Ergebnisse bleiben abzuwarten. Sie sind jedoch nach Andrews et al. zumindest bezüglich Schmerz- und Schnapphänomenen günstig [1]. Die Oberfläche der Manschette ist insbesondere bei stärkerer Fibrosierung auch durch Bursoskopie direkt von dorsal einsehbar mit interessanten Aspekten für eine rein transbursale endoskopische Dekompression [5].

Generell liegt der Wert der Endoskopie auch sonst heute zunehmend auf operativem Gebiet [7]. Typische Beispiele sind die endoskopische Spülung, das Debridement und die Drainage bei akutem Schultergelenksempyem und die Entfernung von freien Gelenkkörpern, jeweils mit relativ einfacher Technik. Offensichtliche klinische vordere Subluxationen mit Schnapphänomenen haben nicht ganz selten vollständig andere Ursachen, z.B. eine Pfannengrundfraktur mit scholligen Knorpelabhebungen bei unverletztem vorderem Limbus, die durch Abrasionsarthroplastik behandelt werden kann.

Bei Synovialerkrankungen kann einfach eine PE und lokale Synovektomie erfolgen. Die posterokraniale Sachs-Hill-Läsion ist ein konstanter Befund bei praktisch allen vorderen Instabilitäten. Mehr erosive Befunde sind typisch und beweisend für eine subtile vordere Subluxation, tiefe Kerben werden nach traumatischer Erstluxation beobachtet. Arthroskopische Techniken zur Hebung dieser Defekte sind allerdings bisher nicht bekannt.

Die maximale Kontraktion der langen Bizepssehne, insbesondere beim Abbremsen von Wurfbewegungen, führt gelegentlich wegen der anatomischen Verhältnisse im Bereich des Tuberculum supraglenoidale zu lokalisierten kranialen Limbusausrissen. Bei ihnen ist im Gegensatz zur häufig fast zirkulären Limbusablösung bei vorderer Schulterluxation der Ansatz der Ligg. glenohumeralia nicht tangiert [2]. Schnapphänomene durch Interposition sind typisch, hier ist die limitierte Limbusreasektion erlaubt. Die Ausgangssituation entspricht einem Lappenriß des Meniskus. Die Resektion mit Zange und Rosetttenmesser ist relativ einfach.

Ganz in Übereinstimmung mit den experimentellen Untersuchungen von Hertz [6] zum Luxationsmechanismus führen vordere Schulterverrenkungen beim älteren Patienten — die Altersgrenze liegt im eigenen Krankengut bei etwa 45 Jahren — ganz überwiegend zu Rupturen der vorderen Kapsel bzw. Ligg. glenohumeralia in der Substanz und dies mit offensichtlich guter Prognose. Typisch bereits für die traumatische Erstverrenkung des Jüngeren ist im eigenen endoskopischen Krankengut die nur bei 6% der Patienten fehlende Totalablösung des vorderen Limbus, dessen Funktion nach den Untersuchungen von Turkel et al. [11] v.a. als Bandansatz für die Ligg. glenohumeralia zu sehen ist.

Unabhängige Studien beweisen die hohe Rezidivquote beim jugendlichen Patienten nach Erstverrenkung und dies unabhängig von der Dauer der Ruhigstellung. Wir streben deswegen seit 1982 beim bis zu 40jährigen Patienten ohne Tuberculumfraktur die Endoskopie und arthroskopische Limbusrefixation an. Die Staplingoperation ist technisch nicht einfach, jedoch erstaunlich komplikationsarm und effektiv, auch bei manifester vorderer Subluxation und rezidivierenden Luxationen [7]. Für multidirektionale Instabilitäten und große Pfannendefekte ist sie nicht geeignet. Vom Prinzip her entspricht sie der lange bekannten offenen Staplingoperation von Perthes, die als Johanesburg-Stapling-Operation von Du Toit [4] weite Verbreitung gefunden hat. Benutzt werden bis zu 3 aus Schmiedelegierung bestehende Krampen, die endoskopisch mit einem einfachen Instrumentarium plaziert werden.

Das Wesen der Operation besteht in einer Straffung des Lig. glenohumerale inferius, dessen meist noch gut ausgebildeter Oberrand mit dem Staple gefaßt und in Innenrotation und Adduktion nach kranial und medial an den vorderen Skapulahals fixiert wird.

Der Limbus selbst kann zur Verbesserung der Übersicht im Bedarfsfall weitgehend reseziert werden. Entscheidend ist die maschinelle Eröffnung der Kortikalis des vorderen Skapulahalses, zumindest bei chronischen Fällen. Die Stapleköpfe dürfen den vorderen Pfannenrand nicht überragen, um Kopfusuren zu vermeiden.

Von den 43 bisher eingebrachten Staples mußte bisher nur einer wegen Lockerung entfernt werden. Solche Verbiegungen haben auch nicht zu Problemen geführt. Eine manifeste vordere Instabilität ist bei den bisher nachkontrollierten 20 operierten Patienten im Rahmen von Frühergebnissen nur einmal entsprechend 5% wieder aufgetreten. Dies leitet über zu den Komplikationen, die häufig harmlos sind, wie Weichteilschwellungen durch Flüssigkeitsaustritt. Die eigene technische Gesamtkomplikationsquote von etwa 5% bei den ersten 148 Arthroskopien entspricht weitgehend einer kürzlich berichteten Analyse von 562 Operationen aus dem amerikanischen Schrifttum [10]. Wesentlich sind eine Infektion und eine Ulnarisparese, beide jedoch nach unmittelbar anschließender offener Rekonstruktion.

Wenn die Länge der Hautinzision nach Stapling-Operationen der nach allerdings umfangreicher offener Rekonstruktion provokativ gegenübergestellt wird, so wird verständlich, daß ein Großteil der Patienten mit instabiler Schulter trotz kritischer Aufklärung eher die endoskopische Methodik bevorzugt.

Literatur

1. Andrews JR, Broussard TS, Carson WG (1985) Arthroscopy of the shoulder in the management of partial tears of the rotator cuff. A preliminary report. Arthroscopy 1:117
2. Andrews JR, Carson WG, McLeod WD (1985) Glenoid labrum tears related to the long head of the biceps. Am J Sports Med 13:337
3. Burman MS (1931) Arthroscopy or the direct visualization of joints. J Bone Joint Surg 13:669
4. Du Toit, Roux D (1956) Recurrent dislocation of the shoulder: A twenty-four-year study of the Johannesburg-Stapling-Operation. J Bone Joint Surg (am) 38:1
5. Ellman H (1985) Arthoscopy subacromial decompression. Orthop Trans 9:48
6. Hertz H (1984) Die Bedeutung des Limbus glenoidalis für die Stabilität des Schultergelenkes. Wien Klin Wochenschr (Suppl) 152:96
7. Johnson LL (1986) Arthroscopic surgery. Mosby, St. Louis Toronto Princeton
8. Lilleby H (1986) Der Wert der Arthroskopie bei Rupturen der Rotatorenmanschette. Hefte Unfallheilkd 108:27
9. Melzer C, Krödel A, Refior HJ (1986) Der Wert der Arthrographie in der Diagnostik traumatischer und degenerativer Veränderungen der periartikulären Strukturen des Schultergelenkes. Unfallchirurg 9:243
10. Small NC (1986) Complications in arthroscopy: The knee and other joints. Arthroscopy 2:253
11. Turkel SJ, Panio MW, Marshall JL, Girgis FG (1981) Stabilizing mechanisms preventing anterior dislocation of the glenohumeral joint. J Bone Joint Surg (Am) 63:1208

III. Abgrenzung des Impingementsyndroms

Definition des Impingementsyndroms

J. Eulert und G. Felmet

Orthopädische Klinik König-Ludwig-Haus der Universität Würzburg (Dir.: Prof.
Dr. J. Eulert), Brettreichstraße 11, D-8700 Würzburg

Der Begriff Impingementsyndrom ("to impinge" = anstoßen) wurde 1972 von Neer eingeführt [6]. Daß unter dem Schulterdach eine anatomische Enge besteht, wurde jedoch schon
sehr viel früher beschrieben [3, 4, u.a.].

Die dadurch bedingte Konfliktsituation wurde im wesentlichen den knöchernen Strukturen, nämlich dem Tuberculum majus auf der einen Seite und dem Akromion und Korakoideus auf der anderen Seite zugeordnet.

Folgerichtig entwickelten sich aus dieser pathogenetischen Ansicht Operationstechniken,
die in einer partiellen bis totalen Resektion des Akromions bestanden [1, 8].

Die schlechten postoperativen Ergebnisse dieser Verfahren sind allgemein bekannt und
führten Neer zu seinen anatomischen Studien und ließen ihn die vordere Akromionplastik
entwickeln. Neer fand bei seinen anatomischen Untersuchungen, daß die am häufigsten
betroffenen Anteile der Rotatorenmanschette (RM) v.a. an der vorderen Ecke des Akromions und dem Lig. coracoacromiale anstießen [6].

Die logische Folgerung war, diese vordere Ecke des Akromions zusammen mit dem Lig.
coracoacromiale zu resezieren.

Wenngleich nicht expressis verbis aufgeführt, so kann man doch aus den Arbeiten von
Neer nachstehende Definition des Impingementsyndroms entnehmen:

Bei einem Impingementsyndrom handelt es sich um eine schmerzhafte Funktionsstörung
der Schulter, die durch ein Anstoßen der Sehnen der RM am Lig. coracoacromiale und dem
vorderen Drittel des Akromions hervorgerufen wird.

Neer hat dieses Anstoßen dann auch noch auf die lange Bizepssehne ausgedehnt und
schließlich neben dem Akromion und dem Lig. coracoacromiale auch noch dem Akromioklavikulargelenk eine ursächliche Rolle zuerkannt.

Nach dem klinischen Befund und den pathologisch-anatomischen Veränderungen unterscheidet Neer 3 Formen:

Im *Stadium I* besteht eine ödematöse Schwellung der RM mit Einblutungen in die Sehne.
Exzessive Überkopfbewegungen beim Sport und bei der Arbeit seien das auslösende Moment. Die Patienten sind in der Regel unter 25 Jahre alt; differentialdiagnostisch sind
insbesondere Schulterinstabilitäten sowie Veränderungen im Akromioklavikulargelenk zu
berücksichtigen. Die Behandlung ist konservativ, die Prognose sei gut.

Hefte zur Unfallheilkunde, Heft 195
P. Habermeyer/P. Krueger/L. Schweiberer (Hrsg.)
© Springer-Verlag Berlin Heidelberg New York 1988

Im *Stadium II* kommt es durch wiederholte Reizzustände entsprechend dem Stadium I zu einer Fibrosierung und Verdickung der Bursa wie auch der Sehnen der RM.

Auch dieses Stadium ist häufig bei Sportlern anzutreffen, in der Regel seien sie jedoch älter, nämlich zwischen dem 25. und 40. Lebensjahr.

Beim herabhängenden Arm finden sich in der Regel keine Beschwerden, die dann jedoch bei Überkopfarbeit auftreten. Differentialdiagnostisch ist insbesondere eine schmerzhafte Schultersteife bzw. eine Tendinosis calcarea auszuschließen. Die Behandlung ist konservativ. Falls nach mehreren Monaten adäquater Behandlung keine Beschwerdefreiheit eintritt, empfiehlt Neer eine Bursektomie und eine Resektion des Lig. coarcoacromiale.

Im *Stadium III* kommt es durch wiederholte Reizungen zu imkompletten und kompletten Rupturen der RM. Am Unterrand des Akromions treten Schliffurchen bis hin zu Osteophyten auf. Das Erkrankungsalter dieser Patienten liegt in der Regel über 40 Jahre, differentialdiagnostisch sind insbesondere ein HWS-Syndrom und Neoplasmen auszuschließen. In diesem Stadium empfiehlt Neer seine vordere Akromionsplastik und die Rekonstruktion der RM.

Das entscheidende, klinische Zeichen sieht Neer in seinem Impingementtest. Beim sitzenden Patienten wird mit der einen Hand des Untersuchers die Skapula fixiert und mit der anderen der Arm in einer Elevationsbewegung angehoben. Durch Anstoßen des Tuberculum majus am Akromion soll dann der Schmerz ausgelöst und durch Injektion eines Lokalanästhetikums in die Bursa wieder vollständig zum Verschwinden gebracht werden können.

Die hauptsächlichste Ursache für das Auftreten eines solchen Impingementsyndroms sieht Neer in anatomischen Formvarianten des Akromions.

In neuerer Zeit haben Gerber et al. [2] das Impingementsyndrom auch auf die vorderen Partien des Schulterdaches, nämlich den Korakoideus und den subkorakoidalen Raum, ausgedehnt.

Hier soll es spontan auf dem Boden von anatomischen Formvarianten des Korakoideus, aber auch durch posttraumatische oder postoperative Stellungsänderungen der Skapulagelenkfläche, wie auch nach vorderen Pfannenplastiken bei Schultergelenkinstabilitäten zu einer Enge mit einer entsprechenden Konfliktsituation kommen.

Unter Berücksichtigung dieser neueren Untersuchungen läßt sich das Impingementsyndrom wie folgt definieren: Es handelt sich um einen durch das Anstoßen periartikulärer Weichteile am Schulterdach ausgelösten Schulterschmerz.

Die entscheidenden klinischen Symptome sind:

1. lokaler Druckschmerz,
2. schmerzhafter Bogen,
3. Schmerz bei isometrischer Anspannung der RM-Muskeln,
4. Schmerzprovokation bei Elevation, insbesondere auch in Innenrotation (Impingementtest),
5. Schmerzaufhebung des Impingementtests bei Injektion eines Lokalanästheikums unter das Schulterdach.

Nach unserer Nomenklatur verbergen sich die folgenden Diagnosen hinter einem Impingementsyndrom:

1. Zustand nach Schulterkontusion und -distorsion;
2. Supraspinatussehnensyndrom;
3. Ruptur der RM;
4. Bizepstendinose;
5. Ruptur der langen Bizepssehne;
6. Tendinosis calcarea;
7. posttraumatische oder postoperative Fehlstellungen der Schultergelenkpfanne;
8. Zustand nach vorderen Pfannenplastiken.

Die Aufstellung zeigt, daß das Impingementsyndrom kein einheitliches Krankheitsbild darstellt. Dieser Begriff hat uns bezüglich der Pathogenese der Konfliktsituation zwischen den periartikulären Weichteilen und dem Schulterdach und den sich daraus ergebnden, operativen Konsequenzen weitergebracht. Das Impingementsyndrom bedarf jedoch bezüglich Diagnose wie auch der sich daraus ergebenden therapeutischen Folgerungen einer weiteren Aufgliederung.

Literatur

1. Armstrong JR (1949) Excision of acromion in treatment of supraspinatus syndrome. J Bone Joint Surg (Br) 31:436—442
1a. Dautry P, Gosset J (1968) A propos du syndrome du rupture de la coiffe des rotateurs de l'epaule. Lyon Chir 64:929—932
2. Gerber C, Terrier F, Ganz R (1985) The role of the coracoid process in the chronic impingement syndrome. J Bone Joint Surg (Br) 67:703—707
3. Goldhwait JE (1909) An anatomic and mechanical study of the shoulder-joint, explaining many of the cases of painful shoulder, many of the recurrent dislocations and many of the cases of brachial neuralgias or neuritis. Am J Orthop Surg 6/4: 579—606
4. Meyer AW (1922) Further observations upon use-destruction in joints. J Bone Joint Surg 4:491—511
5. Meyer AW (1937) Chronic functional lesions of shoulder. Arch Surg 35:646—674
6. Neer CS (1972) Anterior acromioplasty for the chronic impingement syndrome in the shoulder: A preliminary report. J Bone Joint Surg (Am) 54:41—50
7. Neer CS (1983) Impingement lesions. Clin Orthop 173:70—77
8. Watson-Jones R (1943) Fractures and joint injuries, 3rd edn. Williams & Wilkins, Baltimore, pp 418—420

Tendinosis calcarea im Bereich des Schultergelenks

J. Gärtner, W. Blauth und B. Helbig

Abt. für Orthopädie, Orthopädische Universitätsklinik (Dir.: Prof. Dr. med. W. Blauth), Michaelisstraße 1, D-2300 Kiel

Unter dem Begriff "Tendinosis calcarea" verstehen wir Tendopathien, die röntgenologisch durch Einlagerungen von Kalksalzen im Sehnengewebe charakterisiert sind und mit Schulterbeschwerden einhergehen können. Es handelt sich um Verkalkungsherde, meistens im M. supraspinatus, etwas medial des Sehnenansatzes gelegen. Von ihnen sind kleinere, schattengebende Ausziehungen am Tuberculum majus direkt am Sehnenansatz zu unterscheiden; sie gehen auf degenetaive Veränderungen zurück (Abb. 1a, b).

Wir wollen hier kurz den heutigen *Wissensstand* zusammenfassen, unser *Therapiekonzept* vorstellen und über längerfristige *Erfahrungen* bei 95 operierten Patienten berichten.

Pathogenese

Am weitesten verbreitet ist wohl die sog. *Nekrosetheorie,* Degeneration oder Trauma die Sehnennekrose hervorrufen. Man geht davon aus, daß sich eine fibrinoide Narbe mit Leukozyten sowie Histiozyten bildet und am Ende entweder eine Sehnenruptur oder eine Verkalkung auftritt [2, 6, 10].

Nicht nur klinische Beobachtungen, sondern auch histologische Befunde lassen aber sehr daran *zweifeln,* ob beide Erkrankungen die gleiche Entstehungsursache haben. Uhthoff [11, 12, 13] konnte anhand histologischer Studien zeigen, daß nicht nekrotische Veränderungen im Mittelpunkt stehen, sonder *reaktive Verkalkungen.*

Zum Verständnis sind zunächst 2 anatomische Gegebenheiten der Sehnenansatzregion von Bedeutung, nämlich ihre Minderdurchblutung durch Auswalken der Blutgefäße in Adduktion und Normalposition des Armes [4, 8, 9] sowie eine *mechanische Beeinträchtigung* der Sehne durch ein "Impingement" und ihre Umlenkung über den adduzierten Humeruskopf.

Die sogenannten Faktoren bedingen eine Gewebehypoxie und Zelltransformation (Abb. 2);

Im *1. Stadium* der Tendinosis calcarea kommt es zu einer Metaplasie von Sehnengewebe zu Faserknorpel. In der *2. Phase* findet man in der interzellulären Grundsubstanz zunehmend Matrixvesikel mit Kristallen. Im *3. Stadium* löst sich das Kalkdepot auf und wird schließlich resorbiert. Es schließt sich eine Reparationsphase (*4. Stadium*) an, in der Fibroblasten eine normale Sehnenstruktur aufbauen. Klinisches Bild und röntgenologische Erscheinungen können den 4 Stadien zugeordnet werden (Abb. 3):

1. Das Stadium der *Zelltransformation* ist symptomlos. Das Röntgenbild zeigt einen normalen Befund.

2. In der *Kalzifikationsphase* treten Beschwerden mit Impingementsymptomatik und Ruheschmerz im Dermatom C5 auf. Der Schlaf kann gestört sein. Bei der Untersuchung

Hefte zur Unfallheilkunde, Heft 195
P. Habermeyer/P. Krueger/L. Schweiberer (Hrsg.)
© Springer-Verlag Berlin Heidelberg New York 1988

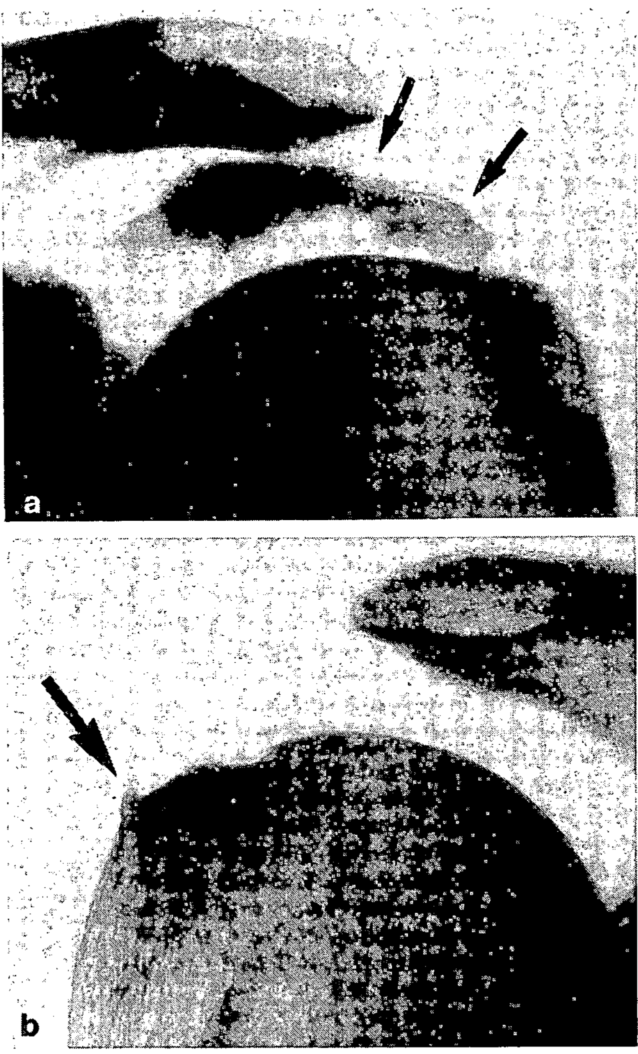

Abb. 1. a Typische Kalkdepot bei Tendinosis calcarea, b degenerative Ausziehung am Tuberculum majus

sind die Schulterbewegungen meist frei. Es liegt aber ein "schmerzhafter Bogen" zwischen etwa 60 und 120° vor. Die Abduktion gegen Widerstand ist schmerzhaft. Supraspinatustest und Impingementtest fallen positiv aus. Im Röntgenbild findet man nun den typischen Kalkherd, meist in der Supraspinatussehne, etwas medial ihres Ansatzes (Abb. 1a), evtl. zusätzlich auch im M. infraspinatus oder M. subscapularis (Abb. 4a–d). Der Kalkherd ist homogen, strahlendicht, scharf begrenzt und kann an Ausdehnung zu- und abnehmen. Bei operativer Revision findet man ein kreideartiges, krümeliges Kalkdepot. Der weitere Verlauf ist schubweise: Mehr oder weniger starke *chronische* Beschwerden werden durch akute Schmerzattacken unterbrochen.

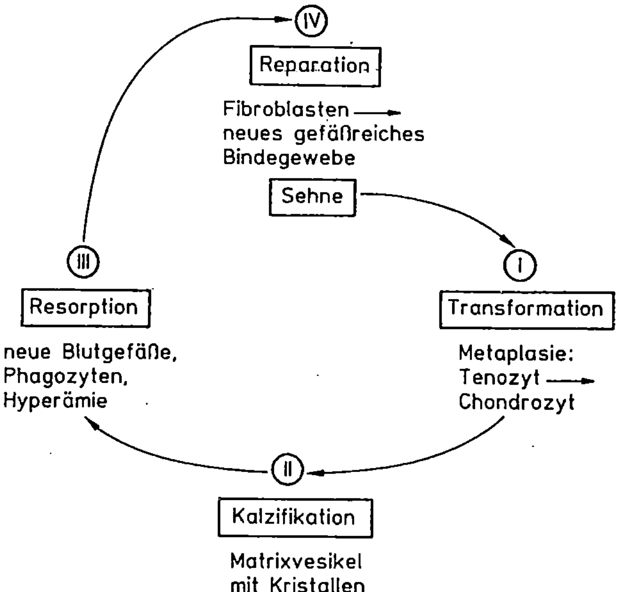

Abb. 2. Zyklus der Pathogenese bei Tendinosis calcarea (nach Uhthoff)

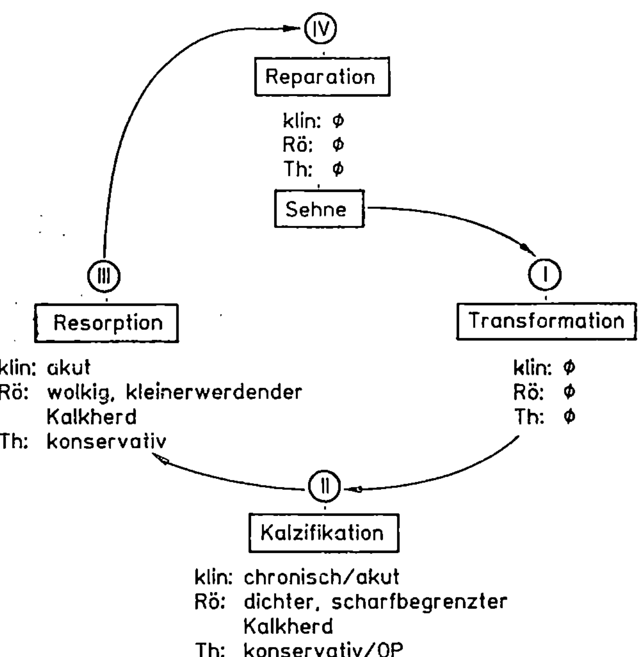

Abb. 3. Stadienablauf der Tendinosis calcarea, klinische Symptomatik, Röntgenbefund und Therapie (nach Uhthoff)

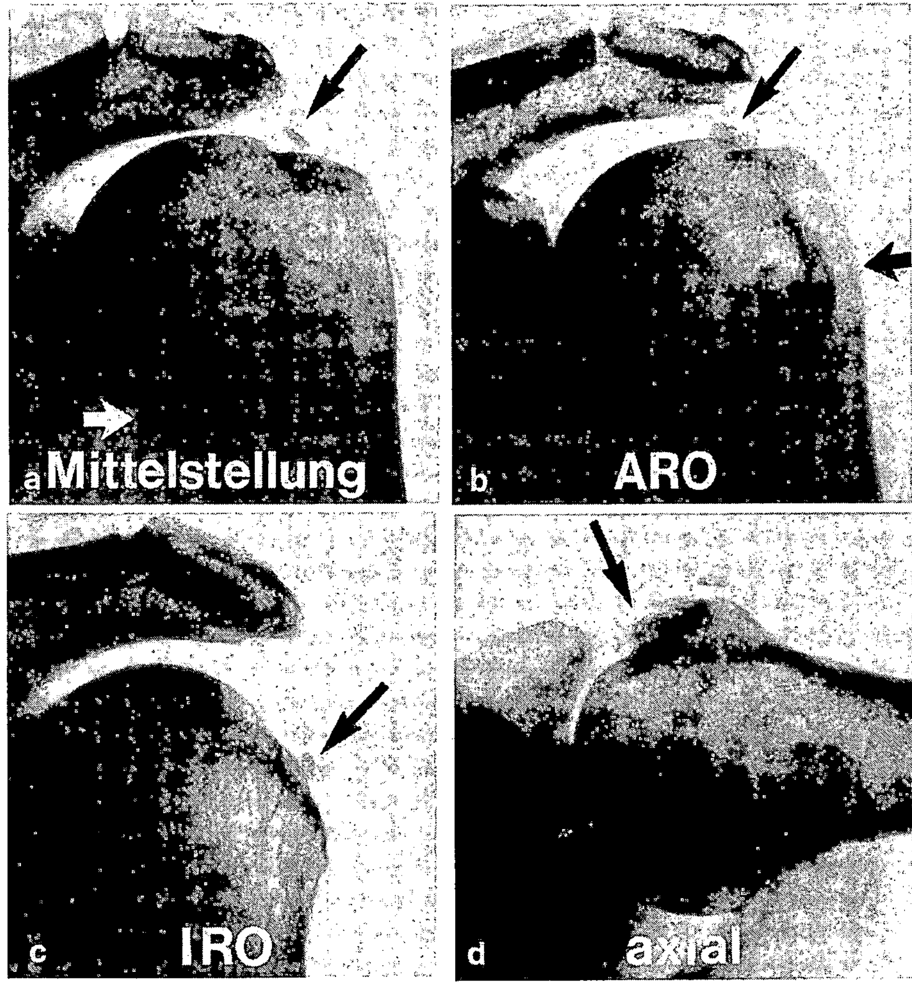

Abb. 4a–d. Kalkdepots der Mm. supraspinatus, infraspintaus und subscapularis bei Tendinosis calcarea

3. Eine *akute Symptomatik* tritt regelmäßig in der *Resorptionsphase* auf. Jetzt erscheint der Kalkherd im Röntgenbild wolkig aufgelockert und unscharf begrenzt. Das Kalkdepot bekommt eine "zahnpastaartige" bis "milchige" Konsistenz. Der Kalkherd kann in die Bursa subacromialis oder subdeltoidea durchbrechen und dort resorbiert werden (Abb. 5). Aber auch ohne dieses Ereignis kann der Herd kleiner werden und dann vollständig verschwinden.

4. Nach der *Reparationsphase* wird der Patient beschwerdefrei.

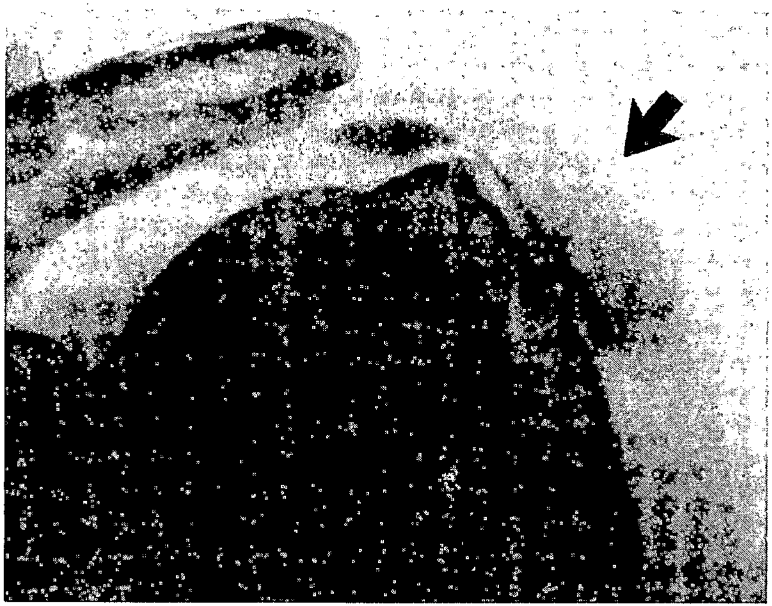

Abb. 5. "Zahnpastaartig/milchiges" Kalkdepot mit Durchbruch in die Bursa subacromialis/subdeltoidea (*Pfeil*)

Therapie

Kälteanwendungen im akuten Stadium und Wärme in chronischen Phasen haben sich bewährt. Krankengymnastische Übungsbehandlungen und vorübergehende Ruhigstellung des Armes in Abduktion sollen die Durchblutung fördern und Kontrakturen vermeiden helfen. Daneben geben wir Analgetika und Antiphlogistika. In der akuten Schmerzattacke bieten subakromiale Injektionen mit einem Lokalanästhetikum die wirksamste Analgesie. Kortikoide können die begleitende Bursareaktion "dämpfen". Der Röntgenbestrahlung kommen keine kausale oder symptomatische Bedeutung zu! Dies konnten z.B. Plenk [7] und Harmon [3] eindeutig nachweisen. Scheinbare Erfolge mit dieser Maßnahme können nur mit der Unkenntnis des spontanen Heilungsverlaufes der Erkrankung erklärt werden. Dies gilt wohl auch für die Anwendung chirotherapeutischer Maßnahmen. Mit dem sog. Needling wird versucht, die Selbstauflösung des Kalkdepots zu provozieren oder das Depot direkt zu aspirieren. Dies erscheint uns zumindest für die kreideartigen Kalkherde wenig erfolgversprechend. Punktion von "cremigem" Kalk aus der Bursa in der aktuen Phase kann die Schmerzen jedoch dramatisch lindern.

Ziel der operativen Therapie ist es, den Kalkherd so schonend wie möglich aus der Rotatorenmanschette zu entfernen. Meist wird damit eine Akromionplastik nach Neer [5] verbunden, um gleichzeitig die "Enge-Symptomatik" zu beseitigen.

Entsprechend den Krankheitsstadien kann folgendes *Therapiekonzept* empfohlen werden:

Im Stadium I und IV besteht keine Notwendigkeit zur Behandlung, weil keine Beschwerden vorliegen. Im Stadium III, dem der Resorption, ist die Spontanheilung in vollem

Gange. Operative Maßnahmen sind hier daher kontraindiziert. Es bleibt als wesentliche Indikation der chronische Schmerzverlauf, unterbrochen von akuten Schmerzattacken im Stadium II. Das Wissen um die Möglichkeit einer Spontanheilung vereinfacht allerdings im Einzelfall die Entscheidung für eine operative Intervention nicht. Die *Heilung* ohne Operation *kann viele Jahre auf sich warten* lassen, vielleicht auch ausbleiben.

Für diese Patientengruppe hat sich folgendes Vorgehen bewährt: Zunächst werden die konservativen Maßnahmen ausgeschöpft. Bleiben chronische Beschwerden und Funktionsstörungen bestehen, raten wir zur Operation,

— wenn röntgenologische Verlaufskontrollen keine Größenabnahme oder andere Zeichen einer spontanen Heilungstendenz zeigen und
— wenn das Kalkdepot mindestens 1 cm groß ist oder an Größe zunimmt.

Behandlungsergebnis

Von 1974 bis Anfang 1987 haben wir 95 Schultern mit einer Tendinosis calcarea operiert. Davon konnten 90 Schultern (94,7%) in 2 Kontrollserien durchschnittlich 33 Monate nach den Eingriffen nachuntersucht werden.

Das Verhältnis Frauen:Mäner betrug 35:55; das Durchschnittsalter der Patienten lag bei 44 Jahren (zwischen 31 und 71 Jahren). 12 Patienten operierten wir an beiden Schultern. 40mal wurden Kalkdepots auf der dominanten Seite, 26mal auf der Gegenseite entfernt. Immer fanden wir einen Herd in der Sehne des M. supraspinatus. In 24% waren zusätzlich der M. infraspinatus und in 10% der M. subscapularis mitbetroffen.

Die *Patienten litten durchschnittlich über 4 Jahre,* bis sie zur Operation kamen! Vor dem Eingriff waren 12 Schultern eingesteift und wurden präoperativ in Narkose mobilisiert. Nach dem Eingriff mobilisierten wir 17 Schultern in Narkose.

Die 4 Operationsmethoden, die wir anwandten, haben wir in Tabelle 1 zusammengefaßt.

Heute führen wir in der Regel neben einer Kürettage des Kalkherdes mit feinen Adaptationsnähten der aufgeschlitzten Sehne eine Neer-Akromionplastik durch.

Das *postoperative Ergebnis* bewerteten wir nach dem Schema von Blauth u. Kemlein [1]: Danach erhielten 44 Schultern die Note "sehr gut", 34 die Note "gut". Als "befriedigend" wurden 12 Schultern eingestuft. Mit der Kürettage des Kalkherdes und der Neer-Akromionplastik konnten die besten Ergebnisse erzielt werden (s. Tabelle 2). Für dieses kombinierte Vorgehen sprechen auch 3 Patienten, die zunächst nicht zufrieden waren und nach zusätzlicher Neer-Akromioplastik noch ein sehr gutes und gutes Ergebnis erreichten.

Tabelle 1. OP-Methode bei Tendinosis calcarea, Anzahl im eigenen Krankengut (1974–1987)

Kürettage	43
Kürettage + Lig.-Resektion	21
Kürettage + Akromioplastik	2
Kürettage + Neer-Akromioplastik	24
	90

110

Tabelle 2. Postoperative Ergebnisse in Abhängigkeit von der Operationsmethode
(n = 90 Schultern)

	Sehr gut	Gut	Befriedigend
Kürettage	24	14	5
Kürettage + Lig.-Resektion	6	10	5
Kürettage + Akromioplastik	2	—	—
Kürettage + Neer-Akromioplastik	12	10	2

Wir fragten uns, von welchen Faktoren das postoperative Ergebnis noch abhängen konnte
und stellten dabei fest, daß die Beschwerden von Patienten mit befriedigenden Ergebnissen
präoperativ signifikant länger bestanden hatten. Außerdem fanden wir, daß die befriedigenden Ergebnisse überwiegend in früheren Jahren erzielt worden sind, als noch keine so breiten
Erfahrungen vorlagen und es sich außerdem um Patienten mit einem beiderseitigen Kalkdepot handelte.

Bei ca. 30% der Patienten ließen sich postoperativ noch kleinere Kalkreste nachweisen,
die aber auf das Ergebnis keinen Einfluß hatten (Abb. 6a, b). Lediglich bei einem Patienten
nahm der Kalkrest mit der Zeit an Größe zu und bereitete offenbar erneut Beschwerden.
Korrelationen zwischen Operationsergebnis und Patientenalter sowie Größe und Anzahl
präoperativer Kalkherde bestanden nicht.

Abschließend stellen wir fest, daß bei den *meisten Patienten* mit Tendinosis calcarea
im Bereich der Rotatorenmanschette *Beschwerdefreiheit* auf *konservativem Wege* erreicht
werden kann. Rechtzeitiges *operatives Vorgehen* ist aber anzuraten, wenn *chronische Beschwerden* und *Funktionsstörungen* bestehen, röntgenologische Verlaufskontrollen *keine
Größenabnahme* oder andere Zeichen einer Spontanheilungstendenz zeigen und das *Kalkdepot mindestens 1 cm groß* ist oder an Größe *zunimmt.* Die Ausräumung der Kalkdepots
in Verbindung mit einer Neer-Akromioplastik läßt überwiegend gute und sehr gute Opera-

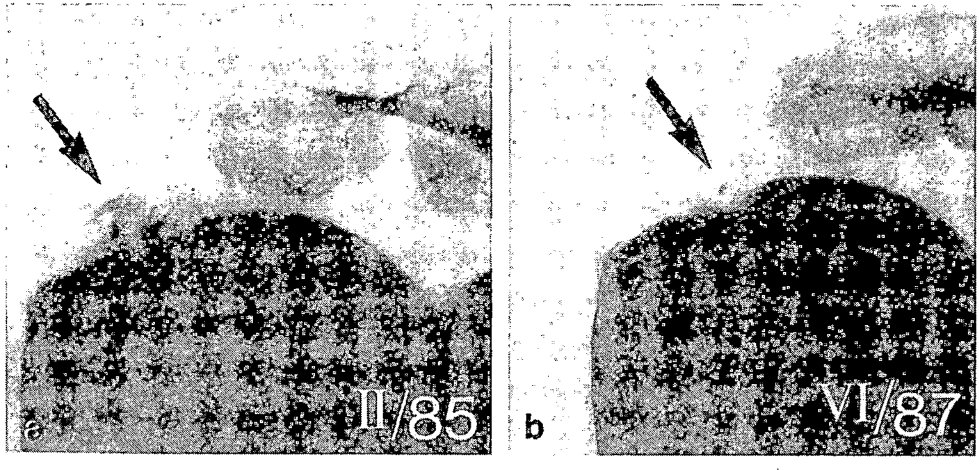

Abb. 6a, b. Postoperativer Restkalk. a direkt nach OP, b 2 Jahre nach OP

tionsergebnisse erwarten. Die oft sehr lange Leidenszeit der Patienten kann mit diesen Maßnahmen wesentlich abgekürzt werden.

Literatur

 1. Blauth W, Kemlein W (1982) Erfahrungen mit der operativen Behandlung der sogenannten Tendinosis calcarea. Orthop Prax 12:950
 2. Glatthaar E (1938) Zur Pathologie der Periarthritis Humero Scapularis. Dtsch Z Chir 251:414
 3. Harmon PH (1958) Methods and results in the treatment of 2850 painful shoulders. Am J Surg 95:527
 4. Mosely HF, Goldie J (1963) The arterial pattern of the rotator cuff of the shoulder. J Bone Joint Surg (Br) 45:780
 5. Neer II CS (1972) Anterior acromioplasty for the chronic impingement syndrome in the shoulder. J Bone Joint Surg (Am) 54:41
 6. Pedersen HE, Key JA (1951) Pathology of calcareous tendinitis and subdeltoid bursitis. Arch Surg 62:50
 7. Plenk HP (1959) Calcifying tendinitis of the shoulder. Radiology 59:384
 8. Rathbun JB, MacNab J (1970) The microvascular pattern of the rotator cuff. J Bone Joint Surg (Br) 52:540
 9. Rothman RH (1975) Anatomic considerations in the glenohumeral joint. Orthop Clin North Am 6/2:341
10. Sandström C (1938) Peritendinitis calcarea; common disease of middle life: Its diagnosis, pathology and treatment. AJR 40:1
11. Uthhoff HK (1975) Calcifying tendinitis, an active, cell-mediated calcification. Virchows Arch (A) 366:51
12. Uhthoff HK, Sarkar K (1981) Tendopathia calcificans. Beitr Orthop Traumatol 28:269
13. Uhthoff HK, Sarkar K, Maynard JA (1976) Calcifying tendinitis. A new concept of its pathogenesis. Clin Orthop 118:164

Frozen shoulder

C.J. Wirth

Orthopädische Klinik und Poliklinik (Dir.: Prof. Dr. H.J. Refior), Klinikum Großhadern der Universität München, Marchioninistraße 15, D-8000 München 70

Codman [6] bezeichnete 1934 ein bestimmtes klinisches Krankheitsbild der Schulter mit charakteristischen klinischen und arthrographischen Befunden als "Frozen shoulder" und erklärte dieses Krankheitsbild als "schwierig zu definieren, schwierig zu behandeln und schwierig zu erklären aus der Sicht des pathologischen Geschehens". Daran hat sich bis heute nichts geändert.

Hefte zur Unfallheilkunde, Heft 195
P. Habermeyer/P. Krueger/L. Schweiberer (Hrsg.)
© Springer-Verlag Berlin Heidelberg New York 1988

Die schmerzhafte Einschränkung der Schulterbeweglichkeit war bereits Duplay 1872 [11] bekannt, der sie als skapulohumerale Periarthritis bezeichnete. Payr [27] sprach 1931 von der Schultersperrung, und Neviaser [26] gab dem Krankheitsbild die Bezeichnung "adhäsive Kapsulitis".

Die Schultersteife wird heute verstanden als Folge eines spontan beginnenden und graduell fortschreitenden Schulterschmerzes und einer hochgradigen Einschränkung der aktiven und passiven Schulterbeweglichkeit. Damit ist die Frozen Shoulder bzw. adhäsive Kapsulitis eindeutig abgegrenzt gegen die pseudoparalytische Schulter bei der Rotatorenmanschettenruptur, gegen die schmerzhafte Schulter bei der Supraspinatussehnenreizung und gegen die hyperalgische Schulter bei der Tendinitis calcarea, die ebenfalls in den Formenkreis der Pariarthritis humeroscapularis gehören.

Pathogenese

Das pathologische Geschehen spielt sich in der Schultergelenkkapsel ab. Die Kapsel schrumpft im Rahmen einer chronischen entzündlichen Reaktion mit Fibrose und perivaskulärer Infiltration. Besteht die Schultersteife längere Zeit, so ist die Schultergelenkkapsel verdickt, teilweise mit dem Humeruskopf verklebt, und der Gelenkbinnenraum ist erheblich reduziert.

Es sind also keine Verwachsungen oder Verklebungen der Schultergelenkkapsel, die die Verkleinerung des Gelenkbinnenraumes und die Schultersteife bedingen, sondern es ist eine Schrumpfung der gesamten Schultergelenkkapsel. Dies ist für die später zu besprechende Mobilisation von Bedeutung.

Ätiologie

Die Ätiologie der Schultersteife ist nicht bekannt. Simmonds [33] und Macnab [22] vermuteten eine entzündliche Reaktion der Kapsel auf den Zelltot im Rahmen der Degeneration der Rotatorenmanschette. Kessel et al. [17] und Bateman [2] sehen das ätiologische Moment in einer autoimmunologischen Reaktion des periartikulären Bindegewebes. Auch das Schulter-Hand-Syndrom mit verlängerter Immobilisation wird als Ursache für die Schultersteife angeschuldet [5]. Schließlich sah Coventry [7] einen prädisponierten Personenkreis (ängstlich, unsicher, verletzlich) für die Entwicklung der Schultersteife an, wobei allerdings offen bleibt, ob nicht auch umgekehrt die Schultersteife eine periarthritische Persönlichkeit prägt.

Heute wird eine primäre und sekundäre Schultersteife unterschieden [15]. Die *primäre Schultersteife* entsteht spontan, evtl. unter Einwirkung von exogenen Faktoren wie Trauma, Immobilisation oder gewisse Erkrankungen. Die *sekundäre Schultersteife* hat vielerlei, z.T. schulterferne Ursachen, wie zentrale oder periphere neurologische Erkrankungen, Verletzungen der oberen Extremität, längerdauernde Immobilisation, Myokardinfarkt, rheumatoide Arthritis, Diabetes mellitus, Lungenkarzinom oder -infektion, langdauernde intravenöse Infusionen oder bestimmte Medikamente wie Barbiturate oder Tuberkulostatika [35 u.a.].

Klinik

Das klinische Erscheinungsbild und der Verlauf der Schultersteife unterschieden diese klar von anderen Schultererkrankungen mit Reduzierung der Beweglichkeit: Die Betroffenen sind häufiger weiblich im Alter zwischen 40 und 70 Jahren. Vorwiegend ist die linke Schulter, in 12% der Fälle sind auch beide Schultern befallen. Vordergründig ist der Schmerz, besonders nachts, der zunächst auf die Schulter lokalisiert ist, später diffus imponiert. Im Verlauf nimmt die Bewegungseinschränkung zu, besonders die Elevation, Außenrotation und Abduktion. Bis zur Diagnose Frozen Shoulder vergehen im Durchschnitt 5 Monate. Die Erkrankung hat die Tendenz zur spontanen Ausheilung innerhalb von durchschnittlich 2 Jahren, wobei der Schweregrad des Befalls nicht mit der Heilungsdauer korreliert [3, 8, 25, 28 u.a.]. Der natürliche Verlauf der Erkrankung läßt sich in 3 Phasen sehen, die man bildhaft beschreiben kann mit Einfrieren ("freezing"), Gefrorensein ("frozen") und Auftauen ("thawing") der betroffenen Schulter [30].

Phase 1: Vorherrschend ist der Schulterschmerz, besonders nachts, mit unterschiedlicher Lokalisation und Ausstrahlung in den Ellenbogen oder streckseitigen Unterarm. Druckschmerzen finden sich regelmäßig über der Bizepssehnenrinne. Es kommt zu einer aktiven *und* passiven Bewegungseinschränkung der Schulter.

Phase 2: Besonders der Ruheschmerz nimmt ab oder verschwindet. Der Funktionsverlust der Schulter nimmt deutlich zu. Schmerzen bestehen oft nur noch bei endgradigen Bewegungsausschlägen. Besonders die rotatorischen Muskeln atrophieren.

Phase 3: Teilweise oder vollständige Rückgewinnung der Schultergelenkbeweglichkeit.

Die *Arthrographie* sichert die Diagnose einer Frozen Shoulder durch eine Reihe von charakteristischen Zeichen: Das Fassungsvermögen des Schultergelenks ist reduziert von 20–35 ml auf 3–5 ml [9, 12, 23, 25, 29, 38 u.a.]. Die Kontrastmittelinjektion ist oft sehr schmerzhaft. Die Recessus axillaris, subscapularis und subcoracoidalis sind geschrumpft oder fehlen. Das Füllungsbild ist monoton und starr und bei Bewegungen im Schultergelenk unverändert in seiner Form. Die Schultergelenkkapsel ist starr und verdickt, die Vagina synovialis der langen Bizepssehne zeigt Füllungsdefekte. Zwischen Gelenkkapsel und Kopfkalotte finden sich Adhäsionen (Abb. 1 und 2).

Man sollte allerdings den Wert der Arthrographie nicht überschätzen. Die Arthrographie kann nicht unterscheiden zwischen primärer oder sekundärer Schultersteife oder Zeitraum und Ausmaß der Wiederherstellung der Schultergelenkbeweglichkeit beurteilen.

Das Röntgennativbild informiert insbesondere über das Ausmaß der Inaktivitätsosteoporose.

Therapie

Obwohl es sich um einen selbstheilenden Prozeß handelt, werden zur Verkürzung der Krankheitsdauer eine Reihe von Behandlungsmethoden propagiert, ohne daß eine standardisierte Therapie erkennbar wäre. Entsprechend den 3 Phasen des Erkrankungsablaufes ist die Therapie schonend bis agressiv.

114

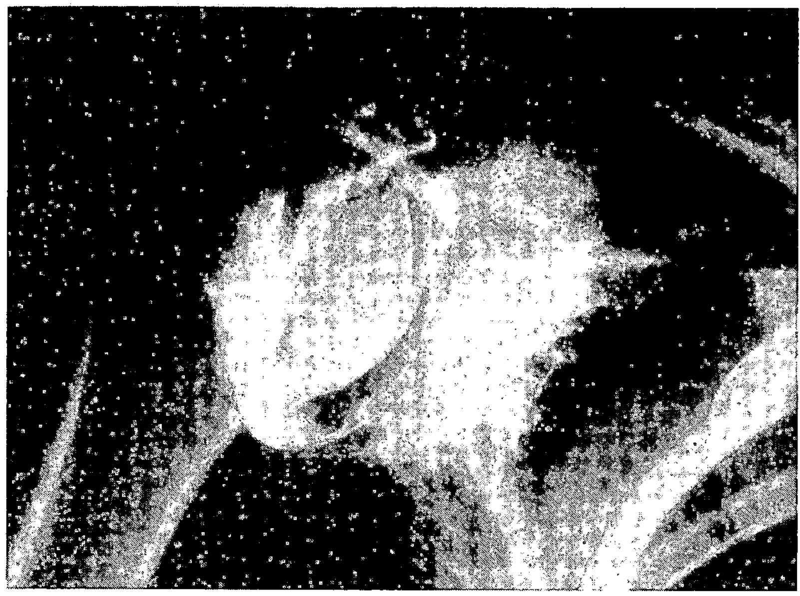

Abb. 1. Sekundäre Schultersteife nach Spaneinbolzung bei hinterer Schulterluxation. Deutliche Füllungsdefekte bei der Schulterarthrographie

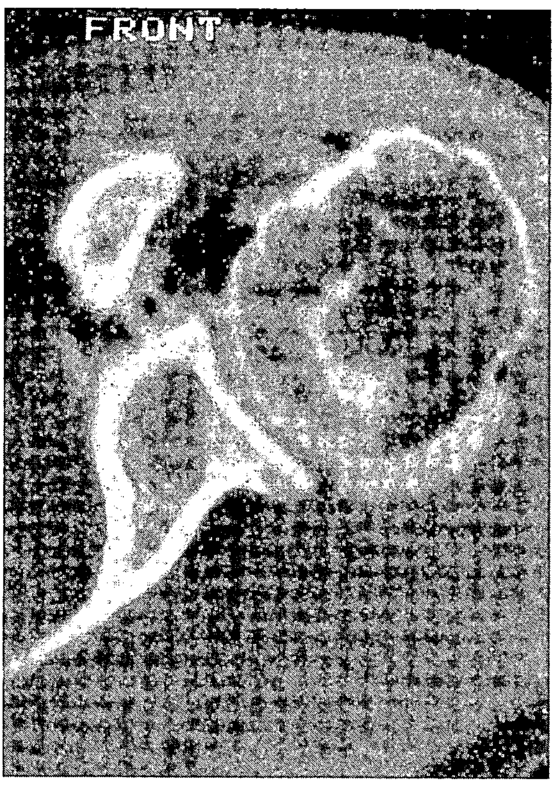

Abb. 2. Idiopathische, primäre Schultersteife. Im Doppelkontrast-CT unvollständige Verlötung des subkorakoidalen Recessus, fehlende Darstellung der Bizepssehnenscheide und verminderte Luft- und Kontrastmittelaufnahme

In der *Phase 1*, der beginnenden Einsteifung mit dem vordergründigen Symptom Schmerz, ist die "sedative" Physiotherapie [38] vordergründig, unterstützt durch Analgetika mit entzündungshemmender Wirkung, evtl. auch intraartikulären Kortisoninjektionen und der Lagerung des betroffenen Armes möglichst in Abduktion.

In der *Phase 2*, wenn die Schulterschmerzen zumindest in Ruhe verschwinden und die Kontraktur im Schultergelenk weiter zunimmt, werden von Hughes u. Neer [16] selbstassistierte Dehnungsübungen mit gutem Erfolg empfohlen. Andere konnten durch Aufblähen der geschrumpften Schulterkapsel im Rahmen der Arthrographie eine deutliche Verbesserung der Schultergelenkbeweglichkeit erreichen [1 u. v.a.].

Bleibt eine Bewegungseinschränkung zurück oder ist die steife Schulter therapieresistent, so wird gerne die *Schultermobilisation in Narkose* durchgeführt. Voraussetzung hierfür sind Röntgenbilder der Schulter in 2 Ebenen (Osteoporose!), die kritische Indikationsstellung, eine umfassende Aufklärung des Patienten, die Möglichkeit der stationären Behandlung, eine ausreichende Erfahrung des mobilisierenden Arztes, Allgemeinnarkose mit Relaxierung, und schließlich Gewährleistung einer konsequenten krankengymnastischen Weiterbehandlung. Die Indikation zur Narkosemobilisation stellt sich bei einer Bewegungseinschränkung des betroffenen Schultergelenks von mehr als 1/3 nach krankengymanstischer, physikalischer und medikamentöser Behandlung von mehr als 3 Monaten. Kontraindikationen der Narkosemobilisation sind das erhöhte Narkoserisiko, die Frakturgefährdung durch ausgeprägte Osteoporose, entzündliche Veränderungen des Schultergelenks und nicht ausgeheilte Frakturen der oberen Extremität.

Als Vorteile der Narkosemobilisation gegenüber der reinen Physiotherapie werden Zeitgewinn und bessere Kurzzeitergebnisse genannt [3, 4, 13, 19]. Zu beachten ist, daß es bei der Narkosemobilisation immer zu einer ventrokaudalen Ruptur der geschrumpften Kapsel an ihrer Anheftungsstelle am Collum anatomicum des Humeruskopfes kommt. Deshalb werden als Nachteile der Narkosemobilisation unkontrollierte ausgedehntere Kapselrupturen und mögliche Rupturen der Subscapularissehne oder Bizepssehne angeführt. Die Ergebnisse der Narkosmobilisation werden in 61–100% der Fälle als sehr gut bis gut bezeichnet (Tabelle 1).

Als Komplikationen der Narkosemobilisation sind beschrieben die subkapitale Humerusfraktur, Schulterluxationen, Myositis ossificans, Sudeck-Erkrankung, Fettembolien oder Plexusläsionen. Die operative Schultermobilisation schließlich hat ihre Indikation dann, wenn die konservative Therapie einschließlich der Narkosemobilisation erfolglos war, oder wenn Frakturen, Dislokationen oder eine schwere Osteoporose des Humerus Manipulationen verbieten [24 u.a.].

In der *Phase 3*, der langsam wiederkehrenden Schulterbeweglichkeit bei Schmerzfreiheit, sind neben der krankengymnastischen Übungsbehandlung muskelkräftigende Maßnahmen angezeigt.

Zusammenfassung

Die Frozen Shoulder ist Folge einer Kapselschrumpfung bei Kapselfibrose unbekannter Genese. Vordergründig sind Schulterschmerzen sowie aktive *und* passive Bewegungseinschränkungen im Schultergelenk. Der natürliche Verlauf der Erkrankung ist 3phasig und

Tabelle 1. Ergebnisse der Schultermobilisation in Narkose

Autor	Jahr	n	Sehr gutes/ gutes Ergebnis (%)
Reschke [31]	(1919)	9	89
Withers [zit. nach 28]	(1949)	41	100
Quigley [28]	(1954)	49	79
Harmon [13]	(1958)	300	80
Lloyd-Roberts u. French [20]	(1959)	53	67
Reeves [29]	(1966)	31	66
Lundberg [21]	(1969)	232	100
Dunoyer [10]	(1972)	20	90
Schäfer [32]	(1972)	63	94
Weiser [37]	(1977)	100	61
Wagenhäuser [36]	(1979)	96	91
Thomas et al. [34]	(1980)	15	80
Herbig u. Winter [14]	(1981)	76	78
Keyl [19]	(1982)	102	92
Blauth et al. [4]	(1987)	109	82
Gesamt		1276	85

dauert etwa 2 Jahre. Die Schulterarthrographie zeigt die Kapselschrumpfung und sichert damit die Diagnose.

Die Behandlung der Frozen Shoulder ist konservativ und richtet sich gegen den Schulterschmerz und die Bewegungseinschränkung im Schultergelenk. Die Narkosemobilisation bedeutet einen Zeitgewinn durch Abkürzung des natürlichen Heilungsverlaufes.

Literatur

1. Andren L, Lundberg BJ (1965) Treatment of rigid shoulders by joint distention during arthrography. Acta Orthop Scand 36:45
2. Bateman JE (1978) The shoulders and neck, 2nd edn. Saunders, Toronto
3. Baumgartner H, Wagenhäuser FJ (1981) Ergebnisse der Mobilisation in Narkose. Orthopäde 10:238
4. Blauth W, Gärtner J, Hauschild C (1987) Schultersteife und Schultermobilisation in Narkose. Indikation und Ergebnisse. Vortrag, gehalten auf der BG-Tegung in Düsseldorf
5. Bruckner FE, Nye CJ (1981) A prospective study of adhesive capsulitis of the shoulder ("frozen shoulder") in a high risk population. Q J Med 50:191
6. Codman EA (1934) The shoulder. Rupture of the supraspinatus tendon and other lesions in or about the subacromial bursa. Todd, Boston
7. Coventry MB (1953) Problems of painful shoulder. JAMA 151:177
8. DePalma AF (1983) Surgery of the shoulder, 3rd edn. Lippincott, Philadelphia
9. DeSeze S (1959) L'epaule en pratique rheumatologique. Masson, Paris
10. Dunoyer ER (1972) Indications de la mobilisation forcee de l'epaule sons anesthesie generale. In: Boitzy A (ed) Periarthrite de l'epaule. Huber, Bern, pp 52

11. Duplay S (1872) De la pariarthrites scapulo-humerale et des raideurs de l'epaule qui en sont la consequence. Arch Gen Med 20:513
12. Eichner H, Maurer B (1985) Arthrographische Differentialdiagnose des schmerzhaften Schultergelenkes. Fortschr Röntgenstr 143:412
13. Harmon PH (1958) Methods and results in the treatment of 2 580 shoulders. Am J Surg 95:527
14. Helbig B, Winter R (1981) Die Mobilisation der Schultersteife — Indikation, Technik und Ergebnisse. Hefte Unfallheilkd 153:505
15. Helbig B, Wagner P, Dohler R (1983) Mobilization of frozen shoulder under general anaesthesia. Acta Orthop Belg 49:267
16. Hughes MA, Neer CS II (1975) Glenohumeral joint replacement and postoperative rehabilitation. Phys Ther 55:85
17. Kessel L, Bayley I, Young A (1981) The upper limb: The frozen shoulder. Br J Hosp Med 25:334
18. Keyl W (1981) Narkosemobilisation bei Schultersteife. Hefte Unfallheilkd 153:509
19. Keyl W (1982) Narkosmobilisation der Schultersteife: Indikation, Techni und Ergebnisse. Z Orthop 120:574
20. Lloyd-Roberts GC, French PR (1959) Periarthritis of the shoulder. Br Med J 20:1569
21. Lundberg BJ (1969) The frozen shoulder. Acta Orthop Scand (Suppl) 119:5
22. Macnab J (1973) Rotator cuff tendinitis. Ann R Coll Surg Engl 53:271
23. Martinek H, Egkher E (1983) Der Aussagewert der Arthrographie bei der Diagnostik von Weichteilverletzungen der Schulter. Hefte Unfallheilkd 165:169
24. McLaughlin HL (1951) On "frozen" shoulder. Bull Hosp Joint Dis 12:383
25. Murnagham JP (1984) Adhesive capsulitis of the shoulder. In: Bateman JE, Welsh RP (eds) Surgery of the shoulder. Mosby, St. Louis
26. Neviaser JS (1945) Adhesive capsulitis of the shoulder: A study of the pathological findings in periarthritis of the shoulder. J Bone Joint Surg 27:211
27. Payr E (1931) Gelenk-"Sperrung" und "Ankylosen". Zentralbl Chir 58:2993
28. Quingley TB (1954) Checkrein shoulder: A type of "frozen" shoulder. Diagnosis and treatment by manipulation and ACTH or cortisone. N Engl J Med 250:188
29. Reeves B (1966) Arthrographic changes in frozen and posttraumatic stiff shoulders. Proc R Soc Med 59:827
30. Reeves B (1975) The natural history of the frozen shoulder syndrome. Scand J Rheumatol 4:193
31. Reschke K (1919) Mobilisation versteifter Schultergelenke und Nachbehandlung mit einem Schalengipsverband in hoher Abduktion. Arch Klin Chir 111:784
32. Schäfer R (1972) Technique de la mobilisation forcee de l'epaule sons anethesie generale. In: Boitzy A (ed) Preiarthrite de l'epaule. Huber, Bern
33. Simmonds FA (1949) Shoulder pain, with particular reference to the "frozen" shoulder. J Bone Joint Surg (Br) 31:426
34. Thomas D, Williams RA, Smith DS (1980) The frozen shoulder: A review of manipulative treatment. Rheumatol Rehabil 19:173
35. Wadsworth CT (1986) Frozen shoulder. Phys Ther 66:1878
36. Wagenhäuser FJ (1979) Die Periarthropathia humeroscapularis. Aktuel Rheumatol 4:65
37. Weiser HF (1977) Painful primary frozen shoulder mobilization under local anethesia. Arch Phys Med Rehabil 58:406
38. Welfling J (1981) Die Entfächerung der sogenannten Periarthritis der Schulter. Orthopäde 10:187

Lange Bizepssehne

E. Wiedemann

Chirurgische Klinik Innenstadt und Chirurgische Poliklinik der Universität München,
Nußbaumstraße 20, D-8000 München 2

Rupturen der langen Bizepssehne lösen auch heute noch kontroverse Diskussionen bezüglich der Operationsindikation und -technik aus [2, 5, 6, 9−11]. Dies überrascht nicht, weil
die Funktion der langen Bizepssehne seit jeher umstritten war. Nur in der Kenntnis ihrer
Biomechanik läßt sich aber eine gesicherte Antwort auf die Frage nach dem Wie und Wann
der operativen Versorgung geben.

Funktion und Biomechanik

Neben der Funktion des Bizeps als Flexor und Supinator des Unterarmes ist der lange
Bizepskopf ein Abduktor und Flexor im Glenohumeralgelenk [1, 4, 7]. Bei der Abduktion wird seine elektromyographische Aktivität bei 132° Abduktion maximal [4] (Abb.
1a). Durch den Verlauf seiner Sehne wirkt er dabei als ein Depressor des Humeruskopfes,
der dem sich bei der Abduktion nach oben abstützenden Humeruskopf ein Widerlager
entgegensetzt.

Bei der Flexion im Schultergelenk tritt die Hauptaktivität des Bizeps während der
ersten 90° der Flexion auf, solange der Humeruskopf von der langen Bizepssehne als ein
Hypomochlion benützt werden kann, um den Arm hochzustemmen (Abb. 1b).

Bei Drehbewegungen in der Schulter entwickelt der lange Bizepskopf während der
Innenrotation nur passive Kräfte. Bei der Außenrotation kontrahiert er sich dagegen
aktiv (Abb. 1c). Die lange Bizepssehne besitzt ihren längsten horizontalen intraartikulären
Verlauf in Außenrotation, die Spannung der Sehne ist dann maximal [8]. Ihre Wirkung als
Stabilisator des Glenohumeralgelenks ist demgemäß bei der Außenrotation am größten
und bei der Innenrotation amgeringsten.

Zusammengefaßt gehört die lange Bizepssehne nach unserer Ansicht zur funktionellen
Einheit der Rotatorenmanschette. Sie besitzt eine wichtige Rolle als Stabilisator des
Glenohumeralgelenks, da der mechanische Zug der Bizepssehne und das Gewicht des Armes
in einem Kraftvektor resultieren, der medial gerichtet ist und den Humeruskopf in die
Fossa glenoidalis preßt. Darüber hinaus wirkt der lange Bizepskopf als Antagonist zu allen
Muskeln, die den Humeruskopf nach kranial bewegen, z.B. auch zum kurzen Bizepskopf.
Dieser bewirkt über seine Verankerung am Processus coracoideus bei seiner Kontraktion ein
Höhertreten des Humeruskopfes gegen den Fornix humeri.

Klinische Befunde

Die Entwicklung einer Ruptur der langen Bizepssehne kann von 2 unterschiedlichen Mechanismen ausgehen:

Hefte zur Unfallheilkunde, Heft 195
P. Habermeyer/P. Krueger/L. Schweiberer (Hrsg.)
© Springer-Verlag Berlin Heidelberg New York 1988

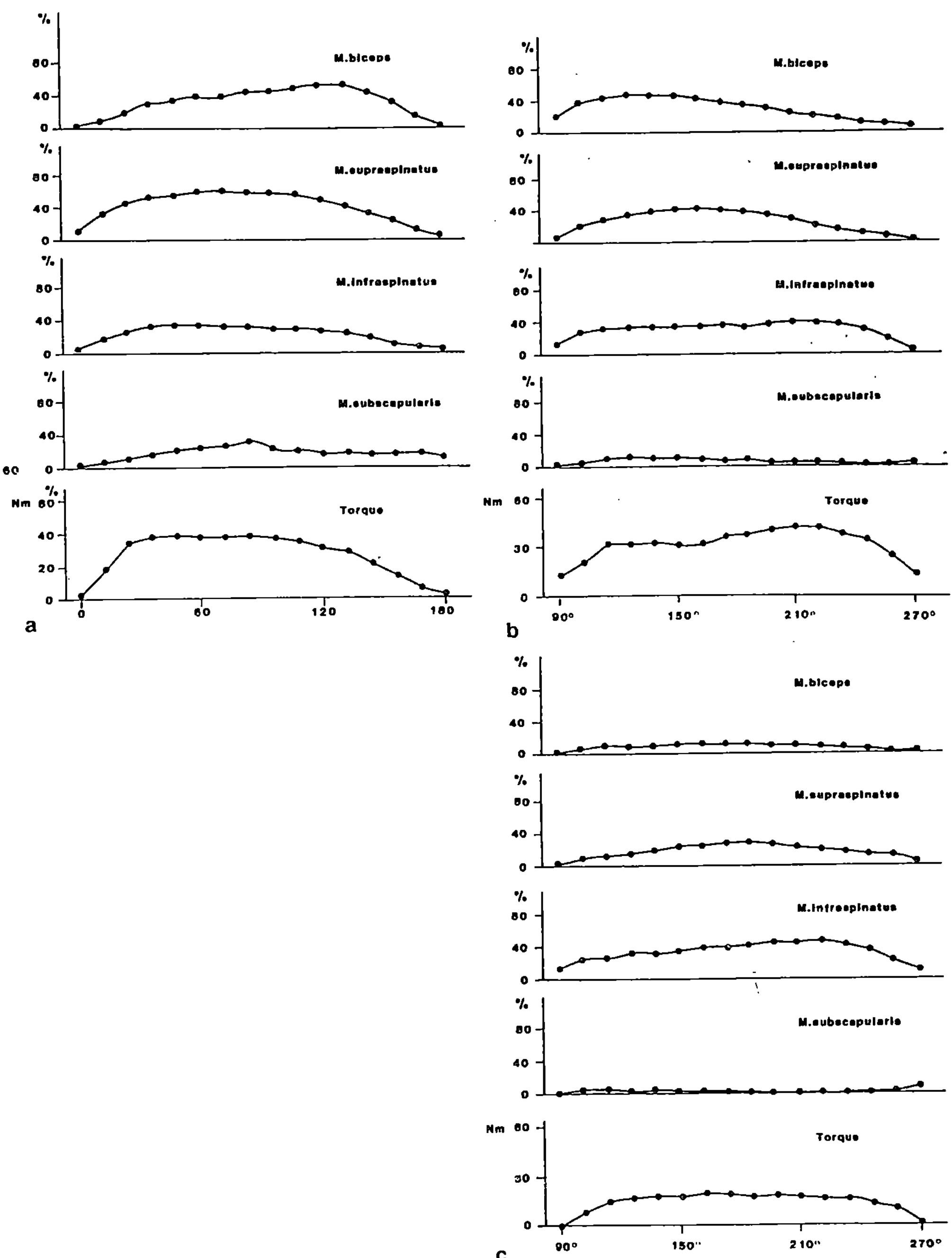

Abb. 1a–c. EMG-Aktivität der 4 untersuchten Muskeln während Abduktion (a), Flexion (b), und Außenrotation im rechten Schultergelenk (c). Angegeben sind Mittelwerte von 10 Versuchspersonen. Die Aktivitäten sind in Prozent des Maximalwertes während der gesamten Testdauer angegeben. Die unterste Zeite zeigt das entwickelte Drehmoment am Cybex II. Beachte die Zunahme der Bizepsaktivität jenseits von 120° Abduktion, die Hauptaktivität während der ersten 90° Flexion und die konstante (kleine) Aktvität während der Außenrotation

Die Sehne kann bei akuter Überlastung reißen. Dies kommt v.a. beim jungen Patienten vor, der sich einer maximalen Belastung aussetzt [9]. Der Riß, der häufig mit einem scharfen Ruck und stechenden Schmerz verbunden ist, liegt dann im Bereich des distalen Sulcus oder am Übergang zum Muskel.

Wesentlich häufiger ist der spontane Riß nach degenerativen Veränderungen, die typischerweise jenseits des 4. Lebensjahrzehnts auftreten. Verursacht werden sie gelegentlich durch rheumatische Erkrankungen, manchmal durch die Subluxation der Sehne am medialen Sulcusrand, meistens jedoch durch die Tenosynovitis bei einem Impingementsyndrom. In diesem Fall reißt die Sehne im proximalen Anteil des Sulcus in der Impingementzone unter dem Akromion [5]. Auch geringfügige Traumen können eine solche Ruptur auslösen. Diese Art der Bizepssehnenruptur ist in 1/3 der Fälle mit einer klassischen Rotatorenmanschettenruptur vergesellschaftet.

Was läßt sich bei der Inspektion eines Patienten nach einer kompletten Ruptur der langen Bizepssehne finden? Beim Versuch, den supinierten Unterarm gegen Widerstand zu beugen, formt sich distal der üblichen Stelle ein Muskelwulst. Gleichzeitig verspürt der Patient Schmerzen im Bereich der anterioren Schulter bzw. im Sulcus intertubercularis. Dieses nach Yergason benannte Zeichen (Abb. 2a, b) ist der verläßlichste klinische Test zur Verifizierung einer vermuteten Ruptur.

Jede Bizepssehnenruptur sollte zu einer arthrographischen Darstellung des Schultergelenks Anlaß geben. Einerseits kann damit eine begleitende Rotatorenmanschettenruptur bewiesen bzw. ausgeschlossen werden, andererseits käßt sich die Vagina synovialis über ihre Verbindung zum Glenohumeralgelenk mit Kontrastmittel füllen. Bei inktakter Sehne findet sich dort ein etwa 5 mm breites Schattenband, das beiderseits von schmalen Kontrastsäumen begrenzt sein kann. Nach einer Ruptur zeigen sich Veränderungen im Sinne einer

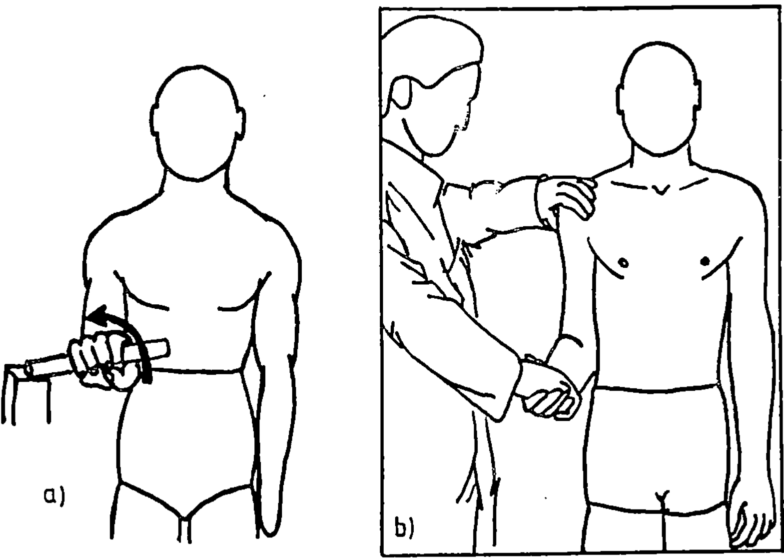

Abb. 2a, b. Untersuchung der LBS: a Supination; b Flexion im Ellgenbogengelenk gegen Widerstand

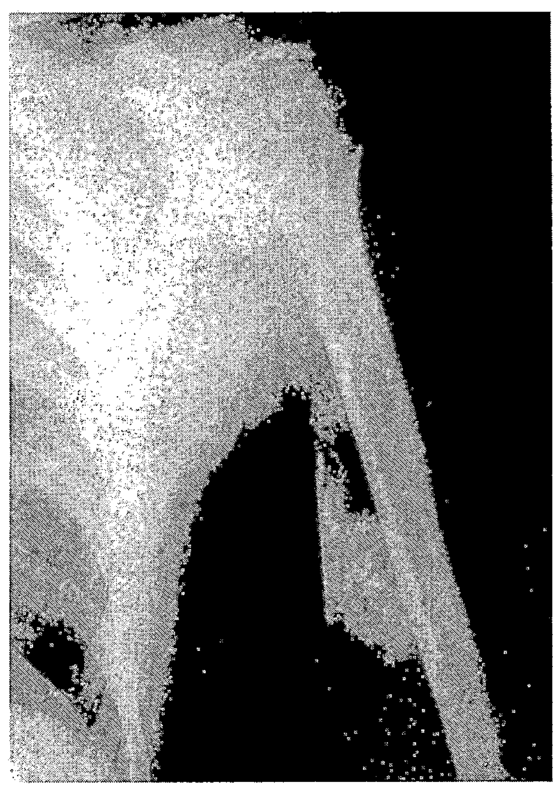

Abb. 3. Typischer Kontrastmittelaustritt im Arthrogramm bei Ruptur
der LBS

sanduhrförmigen Einengung dieses Bandes oder ein diffuser Kontrastmittelaustritt in die
Weichteile des Oberarms (Abb. 3).

Indikation zur operativen Therapie

Bei der Indikation zur Operation sind mehrere Punkte zu berücksichtigen: Ein Riß der
Sehne nach akuter Überlastung muß beim jungen, berufstätigen Patienten innerhalb von
4–6 Wochen operativ versorgt werden [2].

Keine Operationsindikation ist beim älteren Patienten gegeben, der durch die Spontan-
ruptur einer degenerativ veränderten, aufgefaserten Sehne kaum behindert ist. Die konservative Therapie besteht in der Ruhigstellung der Schulter im Gilchrist-Verband für einige
Tage, solange ein Schmerzzustand dies erfordert. Unterstützend können Antiphlogistika
bzw. Analgetika gegeben werden. So früh als möglich sollten aktive Pendelübungen im
schmerzfreien Bewegungsbereich begonnen werden. Längeranhaltende Schmerzen müssen
Anlaß geben eine klassische Rotatorenmanschettenruptur auszuschließen!

Wahl des Operationsverfahrens

Die direkte Naht der langen Bizepssehne im Bereich des Sulcus ist technisch aufwendig und erfordert postoperativ eine Ruhigstellung für 4–6 Wochen mit entsprechenden Folgen.

Die Verlagerung des distalen Stumpfes zum Korakoideus hat den unbestreitbaren Vorteil, daß die Funktion des Bizeps als Flexor im Schultergelenk voll erhalten bleibt. Von erheblichem Nachteil ist aber das Höhertreten des Humeruskopfes durch die parallele Wirkung von langem und kurzem Bizepskopf nach dem Transfer.

Wir bevorzugen deshalb die Schlüssellochoperation nach Froimson [3], bei der die lange Bizepssehne am proximalen Humerusschaft im Bereich des Sulcus refixiert wird. Der lange Bizepskopf wirkt danach nicht mehr als Flexor des Glenohumeralgelenks, es kommt aber auch nicht zu dem forcierten Höhertreten des Humeruskopfes. Die beugende und supinierende Wirkung des Bizeps auf den Unterarm bleibt voll erhalten.

Operationstechnik

Der operative Zugang erfolgt im Sulcus deltoideopectoralis durch einen geraden Hautschnitt. Es kann nötig sein, die querverlaufende Sehne des M. pectoralis etwas einzukerben. Meist findet sich der zurückgeschnurrte distale Anteil der langen Bizepssehne unter dessen Ansatz. Danach wird durch Beugung und Umwendung des Unterarmes der Ort für die Fixation des Sehnenstumpfes am Humerusschaft festgelegt. Die Stelle sollte so kranial

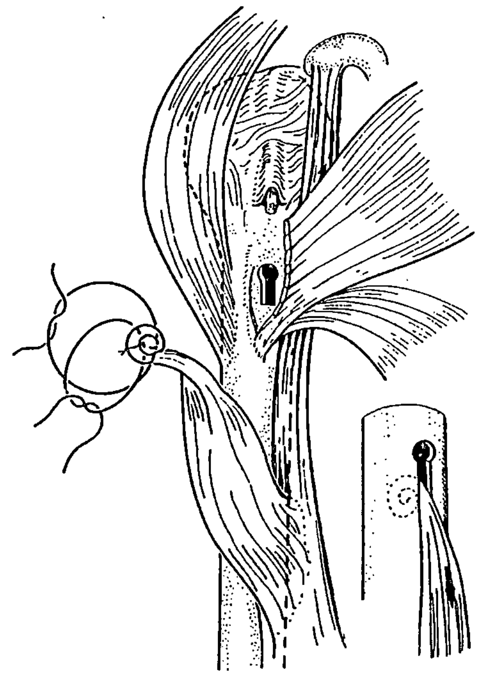

Abb. 4. Technik der Schlüssellochoperation

wie möglich gewählt werden, um dem Muskel seinen ordnungsgemäßen Arbeitsbereich zu geben.

An der vorher festgelegten Stelle wird ein 1,5 x 0,5 cm großer Kortikalisdeckel ausgefohrt, dessen kraniales Ende zu einem runden Loch erweitert wird, so daß ein Schlüsselloch entsteht (Abb. 4). Die rupturierte Sehne wird an ihrem Ende in sich verknotet oder aufgerollt und mit resorbierbarem Nahtmaterial zu einem festen Knoten geformt. Dieser wird durch das kraniale Loch in den Humerusschaft eingebracht. Durch leichten Zug nach distal wird die Sehne in den Schlitz eingeführt. Sie ist darin durch den Sehnenknoten verankert. Eine spontane Luxationsneigung braucht nicht befürchtet zu werden. Es folgt der schichtweise Wundverschluß.

Postoperative Nachbehandlung

Bis zum Rückgang der postoperativen Schwellung wird die operierte Schulter in einem Gilchrist-Verband für einige Tage ruhiggestellt. Schon am 2.–3. postoperativen Tag kann mit vorsichtigen aktiven Bewegungsübungen unter krankengymnastischer Anleitung begonnen werden. Eine Belastung des betroffenen Armes bei Beugung bzw. Supination des, Ellenbogengelenks sollte jedoch nicht vor der 3. postoperativen Woche erfolgen.

Literatur

1. Basmajian JV, Latif MA (1957) Integrated actions and functions of the chief flexors of the elbow. J Bone Joint Surg (Am) 39:1106–1118
2. Dederich R (1984) Die Risse der Bizepssehnen unter besonderer Berücksichtigung der Schlüsselloch-Operation. Unfallheilkunde 87:13–19
3. Froimson AI (1974) Keyhole tenodesis of biceps origin at the shoulder. Clin Orthop 112:245–249
4. Habermeyer P, Kaiser E, Knappe M, Kreusser T, Wiedemann E (1987) Zur funktionellen Anatomie und Biomechanik der langen Bizepssehne. Unfallchirurg 90:319–329
5. Hawkins RJ (1983) The rotator cuff and biceps tendon. In: Evarts CM (ed) Surgery of the musculosceletal system. Churchill Livingstone, New York Edinburgh Melbourne
6. Hitchcock HH, Bechtol CO (1948) Painful shoulder: Observations on role tendon long head of biceps brachii in its causation. J Bone Joint Surg (Am) 30:263–273
7. Inman VT, Saunders M, Abbot LC (1944) Observations on the function of the shoulder joint. J Bone Joint Surg 26:1–30
8. Lucas DB (1973) Biomechanics of the shoulder joint. Arch Surg 107:425–432
9. de Palma AF (1983) Surgery of the shoulder. Lippingcott, Philadelphia
10. Warren RF (1985) Lesions of the long head of the biceps tendon. Am Acad Orthop Surg 34:204–209
11. Watson M (1985) Practical shoulder surgery. Grune & Stratton, London

IV. Rupturen der Rotatorenmanschette

Die Pathologie der Rotatorenmanschette

H.K. Uhthoff[1], K. Sarkar[2] und J. Löhr[1]

[1] Division of Orthopedic Surgery (Chairman and Professor H.K. Uhthoff), School of
Medicine, Ottawa General Hospital, 501 Smyth Road, Ottawa K1H 8L6, Canada
[2] Department of Pathology

Erkrankungen der Rotatorenmanschette (RM) beginnen nicht notwendigerweise in der
Sehne, sie können auch auf diese übergreifen. So kann man sich gut vorstellen, daß ein
Sporn des Akromions bursale und tendinöse Veränderungen hervorrufen kann.

Diesbezügliche histologische Studien sind durch die Tatsache erschwert, daß die viszerale
Wand der Bursa subacromialis von den Sehnen der RM nicht ablösbar ist. Daher ist es
häufig schwer, bursale von tendinösen Veränderungen abzutrennen. Für eine Bestimmung
der Veränderungen der Bursa sollte daher stets die parietale Wand untersucht werden.

Intratendinöse Prozesse zu Tendinopathien führend werden meist auf degenerative
Vorgänge zurückgeführt. Dies trifft aber nicht immer zu, wie wir anhand der Tendinitis
calcificans beweisen werden.

Unser Beitrag wird sich kurz mit der Blutversorgung der Manschette beschäftigen, dann
den normalen Alterungsprozeß beschreiben sowie Sehnenerkrankungen, die in der Sehne
beginnen, um abschließend das Impingementsyndrom zu diskutieren.

Die Gefäßversorgung der RM

Die folgenden Arterien tragen zur Blutversorgung bei: A. circumflexa humeri anterior,
A. suprascapularis und A. subscapularis. Gefäße können die Sehne entweder vom Knochen
oder vom Muskel her erreichen. An Treffpunkten beider Gefäßnetze bilden sich Anasto-
mosen. Diese Gegend wird in der angloamerikanischen Literatur als "critical zone" bezeichnet. Arbeiten von Moseley u. Goldie [14], Rothman u. Parke [22], und Rathbun
u. MacNab [20] weisen darauf hin, daß diese Zone genügende Blutzufuhr in Abduktion,
aber ungenügende Zufuhr in der Neutralstellung und in Adduktion erhält. Ein Druck des
Humeruskopfes auf die Sehne, meist die des M. supraspinatus, kann eine genügende Gefäß-
füllung verhindern. Wir wiederholten die Injektionsstudien, nahmen Schnitte in der Frontalebene vor und konnten zeigen, daß der gelenknahe Teil der Sehne weniger durchblutet ist
als der subbursale Teil [32].

Hefte zur Unfallheilkunde, Heft 195
P. Habermeyer/P. Krueger/L. Schweiberer (Hrsg.)
© Springer-Verlag Berlin Heidelberg New York 1988

126

Altersprozesse

Die Sehne jüngerer Individuen zeigt mikroskopisch Sehnenbündel, die durch loses Bindegewebe voneinander getrennt sind (Abb. 1). In diesem Bindegewebe befinden sich Blut- und Lymphgefäße und Nerven. Diese regelmäßige Anordnung verliert sich mit zunehmendem Alter, die Bündel werden dünner, verlieren den Kontakt untereinander und brechen ab (Abb. 2). Auch ist der Diameter dieser Bündel ungleichmäßig. Die fragmentierten Bündel sind zellarm [2]. Auch die Matrix ist verändert. Eine verstärkte Kollagenproduktion, aber eine verminderte Proteoglykanproduktion wird beobachtet [3]. Ob der Alterungsprozeß eine verminderte Durchblutung mit sich bringt, ist fraglich.

Tendinitis calcificans (T.c.)

Die intratendinöse Verkalkung wird in der deutschen Literatur häufig als Tendinitis calcarea bezeichnet. Um besser die Dynamik des Verkalkungsprozesses festzuhalten, wählten De Seze u. Welfling [6] den Namen "Tendinite calcifiante". Die Abwesenheit entzündlicher Veränderungen ließen Remberger et al. [21] an der Richtigkeit der Bezeichnung Tendinitis zweifeln.

Nicht alle Verkalkungen der Schultergegend dürfen als T.c. bezeichnet werden. Kleine, körnige Kalkablagerungen am Sehnenansatz treten beispielsweise nach Rupturen auf; sie sind degenerativer Natur [30].

Der T.c. wird häufig das Adjektiv chronisch oder akut beigefügt; dabei entsteht der Eindruck, als ob es sich um 2 verschiedene Formen handele. Dazu ist zu bemerken, daß akut und chronisch nur die Symptomatologie, nicht aber einen pathologisch-anatomischen Befund beschreiben.

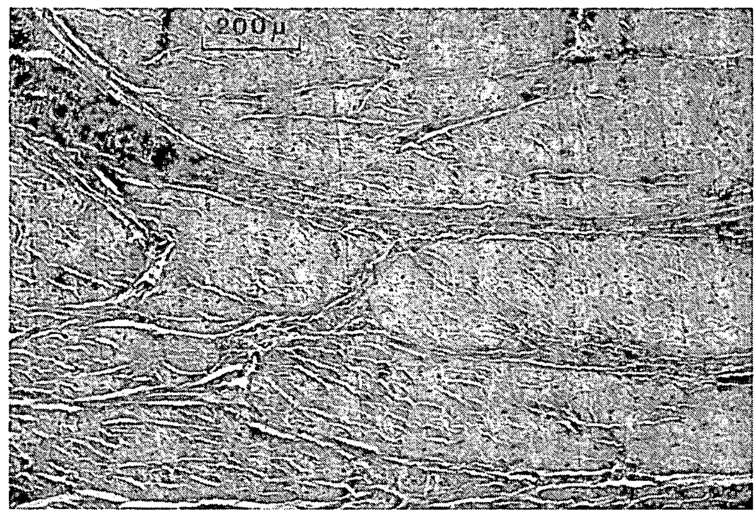

Abb. 1. Supraspinatussehne eines 20jährigen Mannes. Sehnenbündel sind durch lockeres Bindegewebe mit Gefäßen voneinander getrennt. H.E.-Färbung

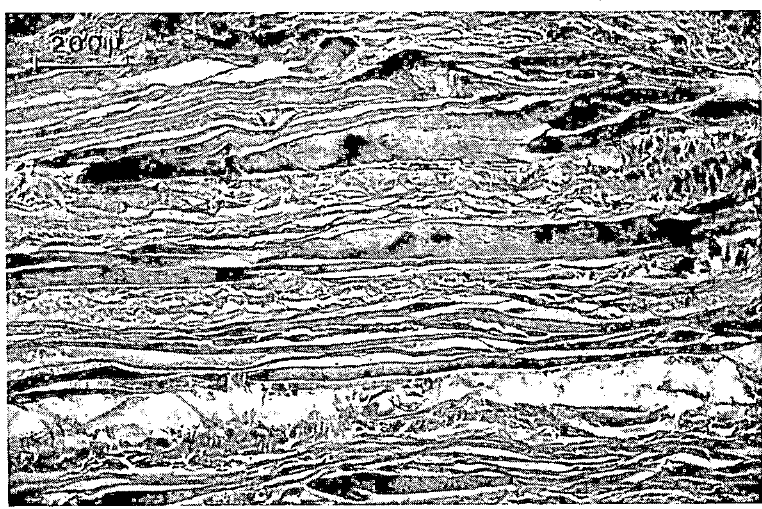

Abb. 2. Supraspinatussehne eines 78jährigen Mannes. Verdünnte Sehnenbündel ungleicher Dicke. Die Zellarmut ist auffällig. H.E.-Färbung

Die Verkalkungen treten in Sehnenmitte auf, meist 1–2 cm entfernt vom Sehnenansatz, sie sind multifokal und befinden sich meist in der Supraspinatussehne. Die anderen Sehnen können ebenfalls der Sitz von Kalkablagerungen sein; Verkalkungen können auch auf den Muskel übergreifen.

Es ist bekannt, daß die Verkalkungen oft spontan verschwinden. Daher kann man mit Sicherheit annehmen, daß einer Formation des Depots die Resorption folgt.

Aufgrund von Untersuchungen von 127 Patienten, die wegen einer T.c. zur Operation kamen und die alle eine Biopsie hatten, kamen wir zu folgendem Ergebnis [26–29]:

Lokale hypoxische Bedingungen führen zu einer faserknorpeligen Metaplasie der Sehne (Abb. 3). Knorpelzellen wurden bereits von Wrede [37] beschrieben. Die Matrix um diese Zellen enthält Proteoglykan und zeichnet sich deshalb durch eine Metachromasie aus.

Im weiteren Verlauf kommt es zu Kalkablagerungen um diese Zellen. Matrixbläschen, die an diesem Prozeß beteiligt sind, wurden von uns beschrieben [23].

In diesem Gewebe besteht eine Gefäßarmut. Die konsistenz der Kalkmasse gleicht der von Kreide. Auf Röntgenaufnahmen sind diese Herde dicht, homogen und scharf abgegrenzt [30]. Um diese Kalkherde finden sich nie Zeichen von Entzündung. Die subakromiale Bursa ist nicht verändert, es sei denn das Kalkdepot ruft ein Impingement hervor [30, 31].

Aus Gründen, die bisher nicht geklärt werden konnten, kommt es in der Folge zu einer Gefäßeinwucherung und zum Auftreten von Makrophagen, welche den Kalk phagozytieren (Abb. 4). Sehr selten werden dabei Lymphozyten, nie aber Leukozyten beobachtet. Die Konsistenz der Kalkmasse im Stadium der Resorption ist breiartig. Dies erklärt auch den gelegentlich beobachteten Durchbruch in die Bursa, die in Gegenwart einer kreideähnlichen Masse unmöglich wäre. Eine zahnpasta- oder breiartige Konsistenz bringt eine Verdünnung der Kalksalzkonzentration mit sich. Daher überrascht es nicht, daß Röntgen-

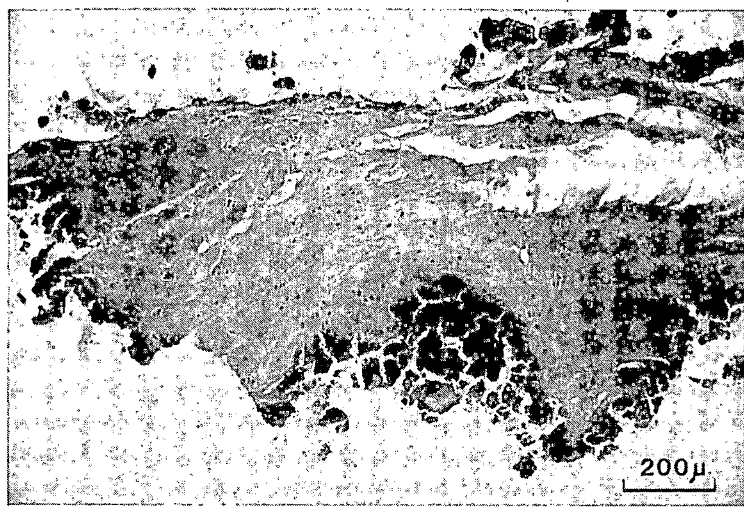

Abb. 3. Tendinitis calcificans in der Formationsphase. Die faserknorpelige Metaplasie sowie die Gefäßarmut sind beeindruckend. H.P.S.-Färbung

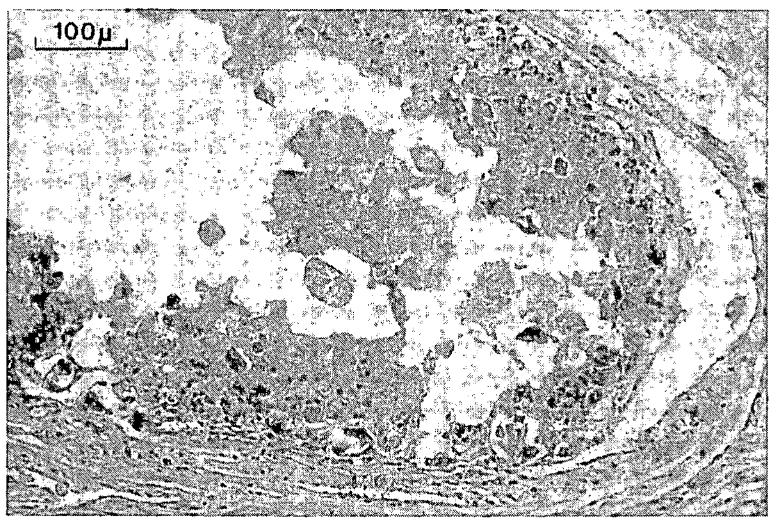

Abb. 4. Tendinitis calcificans in der Resorptionsphase. Makrophagen und Riesenzellen umgeben den Verkalkungsherd. Gegenwart vieler dünnwandiger Gefäße. Toluidinblaufärbung

aufnahmen ein gelockertes, wenig dichtes und unscharf begrenztes Depot aufzeigen. Die Bursa kann in Gegenwart von Kalkeinbrüchen Sitz hyperämischer Veränderungen sein.

Nach erfolgter Resorption wird eine Restitution des Sehnengewebes beobachtet. Diese histologischen Befunde sprechen gegen einen degenerativen Prozeß. Dies stimmt auch mit den klinischen Beobachtungen überein: Die T.c. ist eine Erkrankung des mittleren Alters, bei Patienten über 65 Jahre tritt sie nur ausnahmsweise auf.

Ein erhöhtes Vorkommen von HLA-A1 wurde in unserem Krankengut gefunden [24].

Die Ruptur der RM

Gegenwärtig herrscht die Ansicht vor, daß Rupturen auf einen Verschleiß mit Abrieb zurückzuführen seien. Der bekannteste Vertreter dieser Theorie ist Neer, der nicht nur den Begriff des Impingements schuf, sondern auch die zur Ruptur führende Entwicklung in 3 Stadien einteilte [14]. Hämorhagie und Ödem sind Zeichen des 1. Stadiums, das in jungen Sportlern gesehen wird und entweder ausheilen oder zum 2. Stadium führen kann. Dieses 2. Stadium ist durch Fibrose und Tendinitis gekennzeichnet. Dies kann im 3. Stadium zur Spornbildung und Ruptur führen. Neer [15] vertritt die Ansicht, daß 95% aller Rupturen auf einen solchen pathogenetischen Mechanismus zurückzuführen seien.

Meyer [13a] vertrat früher schon diese Ansicht, wie auch nach ihm Steinbrocker [25]. Peterson u. Gentz [19] beobachteten vermehrte Sporn- und Osteophytenbildungen in Fällen von Rupturen. Ob diese die Ursache oder aber die Folge von Rupturen sind, bleibt zu beweisen. Das gleiche kann auch von der Milwaukee-Schulter [13] gesagt werden.

Gegen eine Abnützung sprechen Codmans Beobachtungen von unvollständigen Rupturen an der Gelenkseite und in Sehnenmitte [4]. Diese wurden später von anderen Autoren bestätigt [1, 5, 7, 10, 18]. Histopathologische Befunde intratendinöser degenerativer Veränderungen wurden zuerst von Glatthaar [9] und später von anderen Autoren veröffentlicht [2, 12, 36].

Unsere Untersuchungen [11] wurden an 306 RM vorgenommen, die während Autopsien von 153 Fällen entnommen wurden. Davon waren 85 Männer und 68 Frauen. Das Alter schwankte zwischen 20 und 95 Jahren (Durchschnitt 59,4 Jahre). In 121 Schultern war der Befund normal, 98 hatten eine partielle Ruptur und in 61 Schultern fanden wir eine vollständige Ruptur. In 26 Schultern war es unmöglich, einen genauen Befund zu erheben. Die unvollständigen Rupturen wurden auf der Gelenkseite beobachtet: Sie wurden am häufigsten in der Gruppe der 50- bis 60jährigen gefunden, während die relativ höchste Zahl von vollständigen Rupturen in der Gruppe der über 70 Jahre alten Patienten gesehen wurde.

Histologisch fanden sich alle Zeichen einer degenerativen Veränderung: Fibrillation, Mikroruptur, Hyalinisation und ungleiche Stärke der Kollagenbündel (Abb. 5). Die Oberfläche der Makrorupturen waren mit einer Fibrinschicht belegt.

Eine chronische Bursitis begleitete stets die vollständigen Rupturen.

Wir sind der Ansicht, daß die überwiegende Mehrzahl der Rupturen auf degenerative intratendinöse Veränderungen zurückzuführen ist. Rupturen, ausschließlich durch Abrieb bedingt, dürften nur höchst selten vorkommen.

Das Impingementsyndrom

Weichteile des subakromialen Raumes können eingeklemmt werden. Dies kann 2 Ursachen haben: Entweder engen Knochensporne [15], Osteophyten des Akromioklavikulargelenks [18] oder lange Korakoideusprozesse [8] den Raum ein oder aber die Weichteile (Sehne

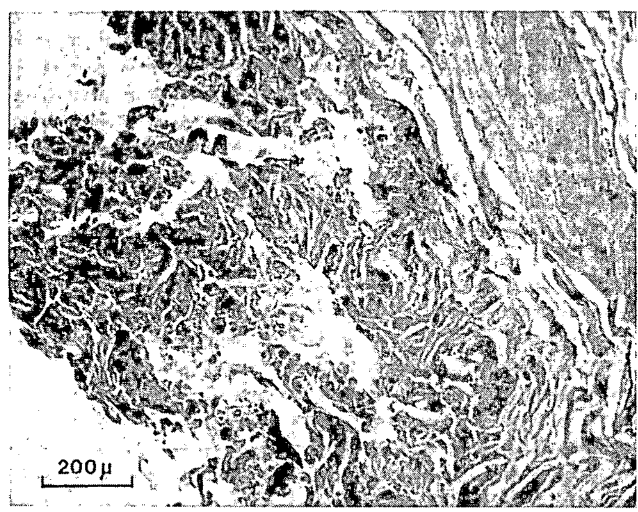

Abb. 5. Degenerative Veränderungen der Supraspinatussehne in einem Patienten mit Manschettenruptur: Fibrillation, Mikrorupturen, Hyalinisation, ungleiche Stärke der Sehnenbündel und Zellarmut. *Rechts im Bild:* Ein normales Sehnenbündel

plus Bursa) schwellen an. Eine Ausweitung des Raumes ist wegen der Starre des Korakoakromialbogens unmöglich.

Neer [15] beschrieb 3 Stadien des Impingements. Dazu ist zu bemerken, daß die beiden ersten Stadien histologisch nicht belegt wurden.

Daß Knochensporne und Osteophyten zum Abrieb der Sehne führen können, ist verständlich. Eine komplette Ruptur ist aber nur dann möglich, wenn andere Veränderungen gleichzeitig bestehen. Auch können hierbei chronische Bursitiden auftreten.

Der Rolle des Lig. coracoacromiale schenkten wir besondere Aufmerksamkeit. Wir stellten uns die Frage, ob primäre Bandveränderungen eine Einengung des subakromialen Raumes hervorrufen können. Watson [34, 35] hatte eine Verdickung und Versteifung des Ligaments beschrieben.

15 Patienten, die keinerlei röntgenologische Gelenk- oder Knochenveränderungen hatten und bei denen ein Impingement durch das Lig. coracoacromiale bestand, kamen zur Chirurgie, und ein Teil oder das gesamte Band wurde histologisch untersucht [33]. Dabei fand sich, daß keinerlei Anzeichen einer primären Beteiligung des Ligaments bestehen. Somit trägt das Lig. coracoacromiale nicht kausal zum Impingement bei. Seine Rolle kann mit der des Lig. carpi transversum im Karpaltunnelsyndrom verglichen werden.

Ein genaues Verständnis der pathologischen Vorgänge ist für eine erfolgreiche Therapie unumgänglich.

Literatur

1. Bateman JE (1972) The shoulder and neck, 2nd edn. Saunders, Toronto Philadelphia London
2. Brewer BJ (1979) Aging of the rotator cuff. Am J Sports Med 7:102–110
3. Cetta G, Tenni R, Zanaboni G, DeLuca G, Ippolito E, DeMartino C, Castellani AA (1982) Biochemical and morphological modifications in rabbit achilles tendon during maturation and aging. Biochem J 204:61–67
4. Codman EA (1934) The shoulder. Todd, Boston
5. DePalma AF (1967) Surgical anatomy of the rotator cuff. Surg Clin North Am 43: 1507–1520
6. DeSeze S, Welfling J (1970) Tendinites calcificantes. Phumatol 22:5–14
7. Fukuda H, Craig EU, Yamanaka K (1987) Surgical treatment of incomplete thickness tears of the rotator cuff. Proceedings 54th Annual Meeting American Academy of Orthopaedic Surgery, San Francisco, p 38
8. Gerber C, Terrier F, Ganz R (1985) The role of the coracoid process in the chronic impingement syndrome. J Bone Joint Surg (Br) 67:703–708
9. Glatthaar E (1938) Zur Pathologie der Periarthritis humeroscapularis. Dtsch Z Chir 251:414–433
10. Lilleby H (1984) Shoulder arthroscopy. Acta Orthop Scand 55:561–566
11. Loehr J, Uhthoff HK (1987) The pathogenesis of rotator cuff tears. Presented at the 1987 meeting of the American Shoulder and Elbow Surgeons Association, San Francisco, Jan. 21–22
12. MacNab I (1981) Die pathologische Grundlage der sogenannten Rotatorenmanschetten-tendinitis. Orthopäde 10:191–195
13. McCarty DJ, Halverson PB, Carrera GF, Brewer BJ, Kozin F (1981) "Milwaukee shoulder". Arthritis Rheum 24:464–473
13a. Meyer AW von (1937) Chronic functional leasions of the shoulder. Arch Surg 35: 646–674
14. Moseley HF, Goldie I (1963) The arterial pattern of the rotator cuff of the shoulder. J Bone Joint Surg (Br) 45:780–789
15. Neer CS II (1972) Anterior acromioplasty for the chronic impingement syndrome. J Bone Joint Surg (Am) 54:41–50
16. Neer CS II (1983) Impingement lesions. Clin Orthop 173:70–77
17. Neer CS II, Welsh RP (1977) The shoulder in sports. Orthop Clin North Am 8:585–591
18. Nevasier JS (1971) Ruptures of the rotator cuff of the shoulder. Arch Surg 102: 483–485
19. Petersen CJ, Gentz CF (1984) The significance of distally pointing acromio-clavicular osteosynthes in ruptures of the supraspinatus tendon. In: Bateman JE, Welsh RP (eds) Surgery of the shoulder. Mosboy, St. Louis Philadelphia, pp 129–133
20. Rathbun JB, MacNab I (1970) The microvascular pattern of the rotator cuff of the shoulder. J Bone Joint Surg (Br) 52:540–553
21. Remberger K, Faust H, Keyl W (1985) Tendinitis calcarea. Pathologe 6:196–203
22. Rothman RH, Parke WW (1965) The vascular anatomy of the rotator cuff. Clin Orthop 41:176–186
23. Sarkar K, Uhthoff HK (1978) Ultrastructural localization of calcium in calcifying tendinitis. Arch Pathol Lab Med 102:266–269
24. Sengar DPS, McKendry RJ, Uhthoff HK (1987) Increased frequency of HLA-A1 in calcyfying tendinitis. Tissue Antigens 29:173–174
25. Steinbrocker O (1972) The painful shoulder. In: Hollander JE (ed) Arthritis and allied conditions. Lea & Febiger, Philadelphia, p 1648
26. Uhthoff HK (1975) Calcifying tendinitis. An active cell mediated calcification. Virchows Arch (A) 366:51–58

27. Uhthoff HK, Sarkar K (1978) Calcifying tendinitis. Its pathogenetic mechanism and a rationale for its treatment. Int Orthop 2:187–193
28. Uhthoff HK, Sarkar K (1987) The importance of the recognition of the formative and resorptive phase in the management of patients with calcifying tendinitis. Proceedings 8th Combined Meeting of the Orthopaedic Associations of the English Speaking World, May 1987, Washington, p 58
29. Uhthoff KH, Sarkar K, Maynard JA (1976) Calcifying tendinitis. A new concept of its pathogenesis. Clin Orthop 118:164–168
30. Uhthoff HK, Sarkar K, Hammond I (1982) Die Bedeutung der Dichte und der Schärfe der Abgrenzung des Kalkschattens bei der Tendinopathia Calcificans. Radiologe 22: 170–174
31. Uhthoff HK, Sarkar K, Hammond DI (1984) The subacromial bursa: A clinicopathological study. In: Bateman JE, Welsh RP (eds) Surgery of the shoulder. Mosby, St. Louis Philadelphia, pp 121–125
32. Uhthoff HK, Löhr J, Hammond I, Sarkar K (1986) Ätiologie und Pathogenese der Rupturen der Rotatorenmanschette. Hefte Unfallheilkd 180:3–9
33. Uhthoff HK, Hammond I, Sarkar K, Hooper GJ, Papoff WJ (submitted for publication) The role of the coracoacromial ligament in the impingement syndrome. Int Orthop
34. Watson M (1984) The impingement syndrome in sportsmen. In: Bateman JE, Welsh RP (eds) Surgery of the shoulder. Mosby, Philadelphia, St. Louis, pp 140–142
35. Watson M (1985) Major ruptures of the rotator cuff. J Bone Joint Surg (Br) 67:618–624
36. Wilson CL (1943) Lesions of the supraspinatus tendon. Arch Surg 46:307
37. Wreede L (1912) Über Kalkablagerungen in der Umgebung des Schultergelenkes und ihre Beziehungen zur Periarthritis scapulohumeralis. Langenbecks Arch Chir 99:259–272

Rupturen der Rotatorenmanschette – konservative versus operative Behandlung

H.J. Refior

Direktor der Orthopädischen Klinik und Poliklinik, Klinikum Großhadern der Universität München, Marchioninistraße 15, D-8000 München

Grundsätzlich sei vorausgeschickt, daß es falsch wäre, bei den Rupturen der Rotatorenmanschette (RM) die konservative gegen die operative Behandlung zu stellen.

Vielmehr darf davon ausgegangen werden, daß sowohl die konservative als auch die operative Therapie tragende Säulen eines differenzierten Behandlungskonzeptes sind, das heute für die Therapie der Rupturen der RM in weitgehender Übereinstimmung vertreten wird.

Vielfältige Faktoren müssen allerdings bei der Indikationsstellung zum therapeutischen Vorgehen berücksichtigt werden, wenn ein für den Patienten erfolgreiches Ergebnis erzielt werden soll.

Hefte zur Unfallheilkunde, Heft 195
P. Habermeyer/P. Krueger/L. Schweiberer (Hrsg.)
© Springer-Verlag Berlin Heidelberg New York 1988

Die weitgehende diagnostische Absicherung aufgrund klinischer und apparativer Befunde hat daher absolute Priorität.

Da die Rupturen der RM nahezu ausnahmslos Folge degenerativer Veränderungen des Sehnenspiegels sind, eigene autoptische Untersuchungen haben derartige Veränderungen schon im 3. Lebensjahrzehnt nachweisen können, gilt heute nach einer mehrjährigen Phase aktiven therapeutischen Vorgehens in der Regel, daß die konservative Behandlung vor der operativen Behandlung zu stehen hat (Abb. 1 und 2).

Eine Ausnahme bilden junge Sportler und Patienten mit einem kompletten Abriß der RM.

Die genannte Regel gilt sowohl für die akute Symptomatik, die meist durch sog. Bagatelltraumen ausgelöst wird, wie auch für den chronischen Verlauf.

Watson [9] weist in diesem Zusammenhang darauf hin, daß in der akuten Phase nach einer Verletzung der RM mit Schmerzen und Funktionseinschränkungen. operative Maßnahmen nicht angezeigt sind.

Vielmehr sollte der erste therapeutische Schritt ein konservativer sein und der Schmerzbeeinflussung bzw. Schmerzbefreiung gelten.

Wir sind uns zusammen mit Post [6], Cofield [2], Watson [9] u.a. darin einig, daß in der akuten Phase eine lokale Infiltrationsbehandlung mit einem Anästhetikum wirkungsvoll ist.

Die gleichzeitige lokale Steroidgabe kann nach Ausschluß einer bakteriell-entzündlichen Ursache erwogen werden. Injektionen in die Sehnensubstanz sollten dabei unter allen Umständen wegen der Gefahr lokaler Sehnennekrosen und der damit verbundenen vorübergehenden Minderung der Festigkeit der Sehne vermieden werden.

Cofield [2] weist allerdings in diesem Zusammenhang darauf hin, daß Injektionen in die sog. Triggerpunkte weniger effektiv sind als Injektionen in den Bereichen der pathologischen Veränderungen.

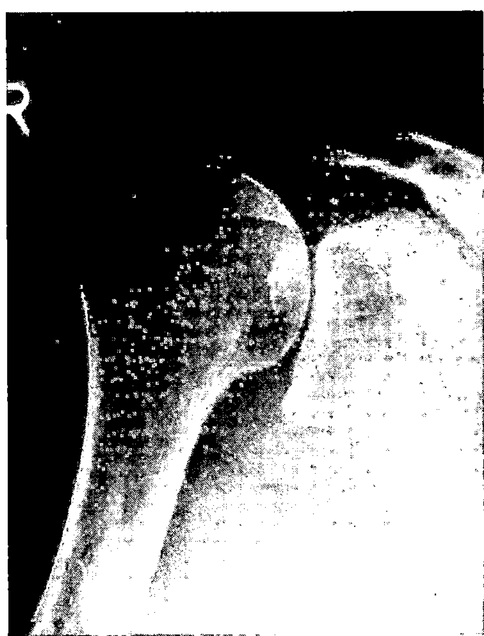

Abb. 1. 73jähriger Mann. Humeruskopfhochstand — sog. Velpeau-Zeichen — bei Rotatorenmanschettenruptur oder Ausdünnung der Rotatorenmanschette

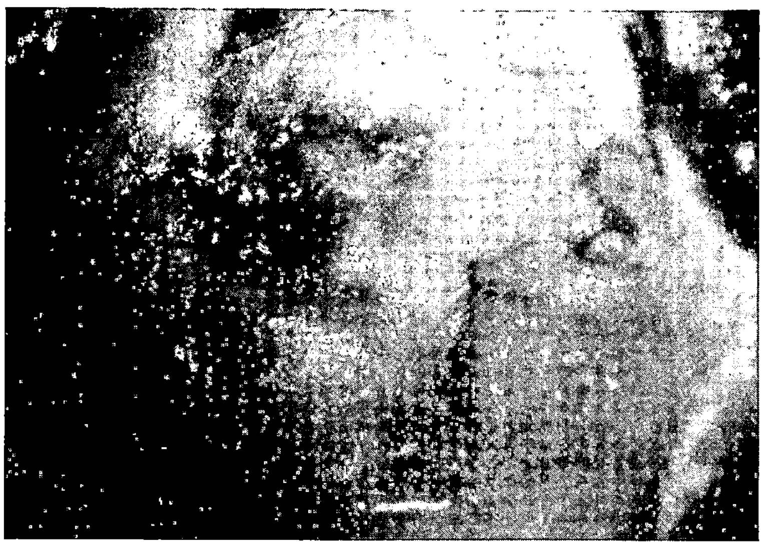

Abb. 2. Oberflächendefekte bei Degeneration der Rotatorenmanschette im sehnigen Anteil

Nach der Injektion wird von Post [6] sowie von Watson [9] die Ruhigstellung des betroffenen Armes in einer Schlinge, ggf. bis zu 7 Tagen, empfohlen.

Nach unseren Erfahrungen sollte man sich allerdings nur dann diesem Vorschlag anschließen, wenn es die Schmerzsituation erfordert.

Eine Lagerung der betroffenen Extremität auf einer Thoraxabduktionsschine, wie sie für seltene Fälle von Fraunhoffer u. Reichelt [3] angegeben wird, hält McLaughlin [5] nicht für angezeigt.

Als Argument gegen eine solche Immobilisation wird neben der unzureichenden Annäherung der Rupturränder bei Abduktion, insbesondere die Komprimierung der rupturierten Sehnenränder zwischen Akromion und Humeruskopf angeführt, wodurch die schon an sich schlechte Vaskularisierung dieser Sehnenanteile weiter reduziert wird.

In der akuten Phase sollte gleichzeitig physikalisch behandelt werden. So läßt sich mit der Kryotherapie bei täglich mehrmaligen Eispackungen auf die betroffene Schulter eine gute Analgesie, eine Muskelrelaxierung sowie durch die reaktive Hyperämie eine verbesserte lokale Durchblutung erreichen.

In der Folge und speziell bei chronischen Verlaufsformen der Beschwerdesymptomatik haben sich lokale Wärmeapplikationen in Form von Kurzwellenbestrahlung und Fangopackungen zur Verbesserung der lokalen Durchblutung und zur Muskelentspannung bewährt.

Auch der Einsatz elektrotherapeutischer Maßnahmen, wie die Anwendung von diadynamischen Strömen oder Interferenzströmen, die analgetisch-detonisierend wirken, hat sich im weiteren Verlauf der Erkrankung als effektiv erwiesen.

Diese Maßnahmen können durch die gleichzeitige orale oder parenterale Gabe von analgetisch-antiphlogistisch wirkenden Medikamenten unterstützt werden.

Mit der Schmerzreduzierung, und auch hier besteht allgemeine Übereinstimmung, beginnt die krankengymnastische Übungsbehandlung.

Passive und später aktive Mobilisationsübungen zur Vermeidung von Gelenkkontrakturen sowie in der späteren Phase Muskelkräftigungsübungen, ggf. auch mit Geräten, wie Keulen, Hanteln, Expandern und Deuserband, sollten zum Einsatz kommen. Übungen im Bewegungsbad vervollständigen das Spektrum der therapeutischen Möglichkeiten. Auch an die Möglichkeit des Übens von Ausweichbewegungen sollte gedacht werden.

Die Indikation zur Röntgenbestrahlung sehen wir allerdings als relativ an. Sie sollte auf Einzelfälle mit einem chronischen Krankheitsverlauf und auf Fälle mit bestehenden Kontraindikationen zur Operation beschränkt bleiben [7].

Die konservative Behandlung ist eine Kombinationstherapie, die, wenn sie wirkungsvoll sein soll, einen wohlabgestimmten Einsatz der einzelnen Therapieschritte voraussetzt. Ihre Dauer wird von den meisten Autoren auf einen Zeitraum von 6−12 Wochen beschränkt.

Nach unseren Erfahrungen, die sich mit den Angaben von Gschwend et al. [4] und Wolfgang [10] decken, ist in der Regel schon nach einem Zeitraum von 6 Wochen bei Therapieresistenz und arthrographischem Nachweis einer Ruptur die Indikation zur operativen Wiederherstellung sinnvoll.

An dieser Stelle muß nach der Effektivität der konservativen Therapie gefragt werden. Die in der einschlägigen Literatur angegebenen Erfolgsquoten bis zu 90% müssen aus vielerlei Gründen mit Skepsis betrachtet werden.

Die von Takagishi [8] exakt dokumentierte Studie von Patienten mit Schulterschmerzen und arthrographisch gesicherten RM-Rupturen ergab nur in 44% der Fälle eine schmerzfreie Wiederherstellung der Schulterfunktion. In diesen Fällen hatte es sich nachweislich um nur kleine Risse in der RM gehandelt.

Danach kann mit Cofield [2] geschlossen werden, daß die konservative Behandlung schmerzhafter Schultergelenke mit einer Ruptur der RM nur in etwa 50% der so behandelten Fälle zum Erfolg führt.

Therapieresistente Fälle, insbesondere mit nachgewiesener größerer Ruptur, sollten also bald der operativen Rekonstruktion zugeführt werden.

Die Indikation zur Operation wird zweifellos in erster Linie durch die Schmerzsymptomatik bestimmt und durch die Tatsache der Funktionseinschränkung des betroffenen Armes. Bei einer Pseudparalyse des Armes mit nachgewiesener massiver Ruptur der RM sollte die sofortige operative Wiederherstellung angestrebt werden.

Das eindeutige Ziel der operativen Therapie ist also die möglichst schnelle Beseitigung der Schmerzen und die alsbaldige Wiedergewinnung der aktiven Beweglichkeit des Schultergelenks. Da dies nicht immer in gewünschtem Maße, auch bei erfahrenen Operateuren, gelingt, wird insbesondere bei chronischen Verläufen deutlich, wo durch die Retraktion des rupturierten Sehnengewebes und der Muskulatur die Wiederherstellung aufwendig und schwierig und die Rehabilitation äußerst langwierig sein kann.

Eine Antwort auf die Frage nach der Leistungsfähigkeit der operativen Behandlung scheint aber eine Studie von Basset u. Cofield [1] zu geben, wonach die besten Ergebnisse der operativen Wiederherstellung hinsichtlich der Schmerzbefreiung dann erzielt wurden, wenn die Rekonstruktion in den ersten 3 Monaten nach der Ruptur erfolgte.

Die Wiedergewinnung der Beweglichkeit und der Kraft war dann besser, wenn die Rekonstruktion in einem Zeitraum zwischen 3 und 6 Wochen nach der Ruptur vorgenommen wurde.

Das Resultat dieses Untersuchungsergebnisses sowie der Hinweis auf die Problematik der Rekonstruktion veralteter Rupturen der RM sind ein überzeugender Beleg dafür, daß die Indikation zur konservativen Therapie kritisch dargestellt werden muß und daß eine solche Therapie nur begrenzt angewendet werden kann. Im Zweifel ist der operativen Therapie der Vorzug zu geben.

Literatur

1. Basset BW, Cofield RH (1983) Acute tears of the rotator cuff. The timing of surgical repair. Clin Orthop 175:18–24
2. Cofield RH (1985) Rotator cuff disease of the shoulder. J Bone Joint Surg (Am) 67: 974–979
3. Fraunhoffer M, Reichelt A (1985) Das Supraspinatussyndrom. Therapiewoche 35: 326–336
4. Gschwend N, Zippel J, Liechti R, Grass S (1975) Die Therapie der Rotatorenmanschettenruptur an der Schulter. Arch Orthop Unfallchir 83:129
5. McLaughlin HL (1944) Lesions of the musculotendinous cuff of the shoulder. J Bone Joint Surg 26:31–49
6. Post M (1978) The shoulder. Lea & Febiger, Philadelphia
7. Steinbrück K, Rimpe G (1980) Sportschäden und -Verletzungen am Schultergelenk. Dtsch Ärztebl 8:443–448
8. Takagishi N (1978) Konservative treatment of the ruptures of the rotator cuffs. J Jpn Orthop Assoc 52:781–787
9. Watson M (1985) Practical shoulder surgery. Grune & Stratton, New York
10. Wolfgang GL (1974) Surgical repair of tears of the rotator cuff of the shoulder. J Bone Joint Surg (Am) 56:14

Die verschiedenen Zugänge zur Rotatorenmanschette

A. Reichelt

Direktor der Abt. für Orthopädie, Klinikum der Universität, Hugstetter Straße 55, D-7800 Freiburg

Seitdem periartikuläre Erkrankungen der Schulter operativ behandelt werden, wird nach dem optimalen anatomischen Zugang gesucht. Trotz zahlreicher Modifikationen haben sich im Laufe der Jahrzehnte 3 Hauptzugänge als brauchbar erwiesen, auch wenn jeder von ihnen nach unserer Überzeugung seine Vor- und Nachteile hat.

Diese 3 operativen Zugangswege sind:

1. der Säbelschnitt ("sabre cut"),

Hefte zur Unfallheilkunde, Heft 195
P. Habermeyer/P. Krueger/L. Schweiberer (Hrsg.)
© Springer-Verlag Berlin Heidelberg New York 1988

2. der transakromiale Zugang,
3. der vordere Zugang.

Wir haben alle 3 Zugangswege systematisch angewendet und entscheiden jetzt aufgrund der klinischen Symptomatologie und des sonographischen Befundes, welcher Zugang benutzt wird.

Säbelschnitt

Der Säbelschnitt (Kocher, Codman [2], McLaughlin [5]) verläuft über dem lateralen Akromionrand in sagittaler Richtung von dorsal nach ventral. Nach Darstellung des Akromions haben wir stets etwa das laterale Drittel schräg von lateral proximal nach medial distal osteotomiert, da bei einer alleinigen Abtrennung des M. deltoideus der Überblick zu gering ist. Nach Versorgung der Rotatorenmanschettenruptur (Abb. 1 und 2) wird das laterale Akromionfragment exzidiert und der akromiale Anteil des M. deltoideus transossär auf das Akromion fixiert.

Die *Vorteile* dieses Zugangs sind:

1. Der Schnitt kann ohne Schwierigkeiten nach dorsal und ventral erweitert werden.
2. Er gibt eine gute Übersicht über große Teile der Rotatorenmanschette.
3. Die Erweiterung des Defilees ist ohne Schwierigkeiten möglich.

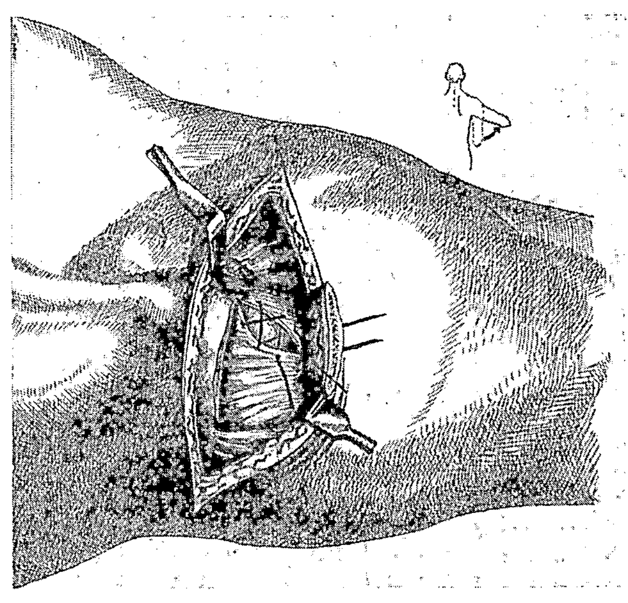

Abb. 1. Darstellung der Rotatorenmanschette vom Säbelschnitt aus. Verschluß der Ruptur durch Schuhnestelnaht in Abduktionsstellung des Armes [8]

138

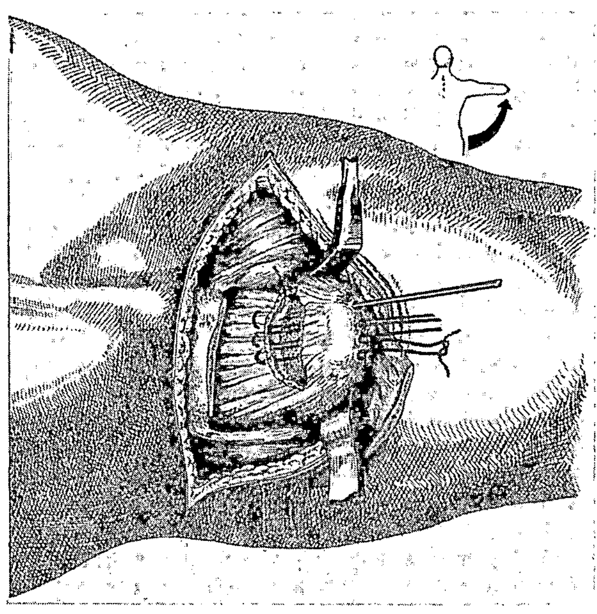

Abb. 2. Verschluß der Ruptur
durch transossäre Verankerung
nach McLaughlin [8]

4. Die bei der Resektion des Lig. carcoacromiale regelmäßig auftretenden Blutungen aus
den Akromialgefäßen sind gut stillbar.

Ein *Nachteil* des Säbelschnittes ist die notwendige Ablösung des akromialen Anteils des
M. deltoideus, die wahrscheinlich für die bei manchen Patienten beobachtete Kraftminderung bei der Abduktion des Armes verantwortlich ist.

Transakromialer Zugang

Der transakromiale Zugang (McLaughlin [6], Fowler, Debeyre [3], Kessel [4]) (Abb. 3)
erfolgt in Bauch- oder Seitlage des Patienten und reicht von der Fossa supraspinata über das
Akromion bis distal des Tuberculum majus. Wenn ausnahmsweise die Mobilisation des
Muskelbauches des M. supraspinatus erforderlich ist, kann der Schnitt nach medial verlängert werden. Nach Freipräparieren des Akromions wird das Periost entweder mit dem
Raspatorium abgeschoben oder besser mit einem Meißel zusammen mit dünnen Knochen-
spänen abgehoben, so daß das Akromion anschließend unter dem Schutz von subakromial
eingebrachten Elevatorien unter Spülung mit der Säge in Längsrichtung osteotomiert
werden kann. Dabei darf die Sägefläche nicht zu weit ventral liegen, da ansonsten das
vordere Fragment zu klein und zu mobil ist. Nach stumpfem Ablösen der Bursa subacromialis kann mit Hilfe eines Wundspreizers das Akromion genügend weit auseinandergehalten werden, so daß ein sehr guter Überblick über die Rotatorenmanschette gelingt. Bei
erhaltener Mobilität des Schultergelenks gelingt es, fast alle Rupturen, selbst wenn sie bis
in den Infraspinatusbereich hineinreichen, zu versorgen (Abb. 4). Bei den wenigen Fällen
mit totalem Abriß, auch der Infraspinatussehne, muß weiter dorsal über der Fossa infra-

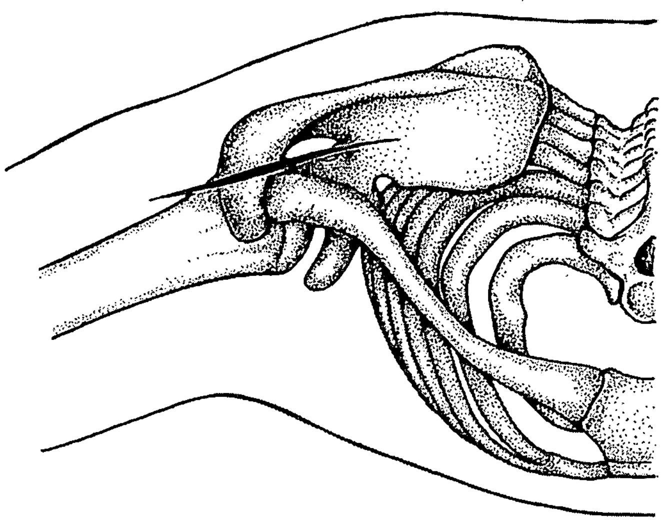

Abb. 3. Transakromialer Zugang in Bauchlage mit Osteotomie des Akromions

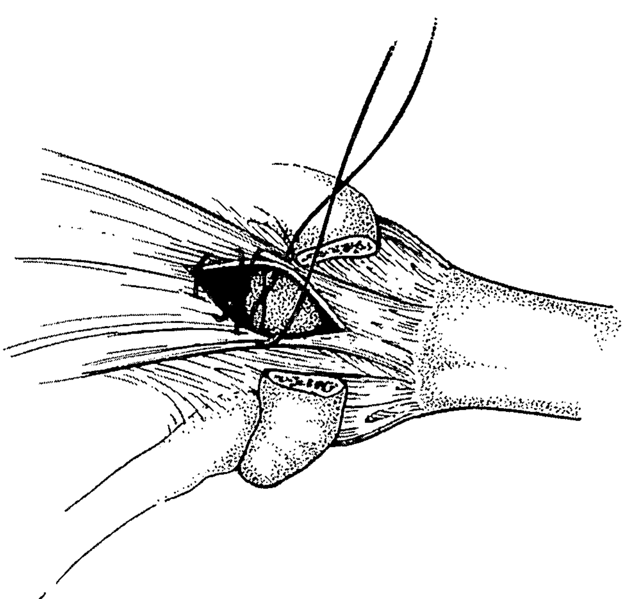

Abb. 4. Transakromialer Zugang mit Verschluß der Ruptur durch Schuhnestelnaht

spinatus eine gesonderte Inzision durchgeführt werden. Der transakromiale Schnitt sollte lateral bis höchstens knapp 5 cm distal des Tuberculum majus reichen, um eine Verletzung von Axillarisästen zu vermeiden. Zur Akromionosteosynthese sind metallische Implantate nicht erforderlich. Nach sehr guter, stufenloser Adaptation der Fragmente mit Hilfe einer Einzinkerklemme werden die vorher transossär durchgezogenen, sehr kräftigen Fäden geknüpft, so daß ein guter Kontakt resultiert. Wir haben bei 42 auf diese Weise operierten Schultern röntgenologisch nur eine Pseudarthrose gefunden, die aber keinerlei Beschwerden verursachte.

Der *Vorteil* des transakromialen Zuganges ist der sehr gute Überblick über die gesamte Rotatorenmanschette, die bei genügender Rotationsfähigkeit des Schultergelenks mühelos ins Blickfeld gebracht werden kann.

Die *Nachteile* sind:

1. die Verlängerung der Operationsdauer durch die Akromionosteosynthese,
2. die nur mühelos mögliche Erweiterung des Defilees, wobei höchstens die Durchtrennung des Lig. coracoacromiale gelingt,
3. die durch die schlechte Übersicht im ventralen Bereich bedingte Blutungsgefahr aus den akromialen Gefäßen.

Ventraler Zugang

Der ventrale Zugang (Abb. 5) gelingt technisch zweifellos am leichtesten. Die Inzision liegt zwischen dem Korakoideus und dem ventralen Akromionrand, wobei sie etwas näher zu letzteren gelegt werden sollte, um nach Darstellung des Lig. coracoacromiale, das am Rabenschnabelfortsatz leicht abgetrennt werden kann, auch die Unterfläche des ventralen

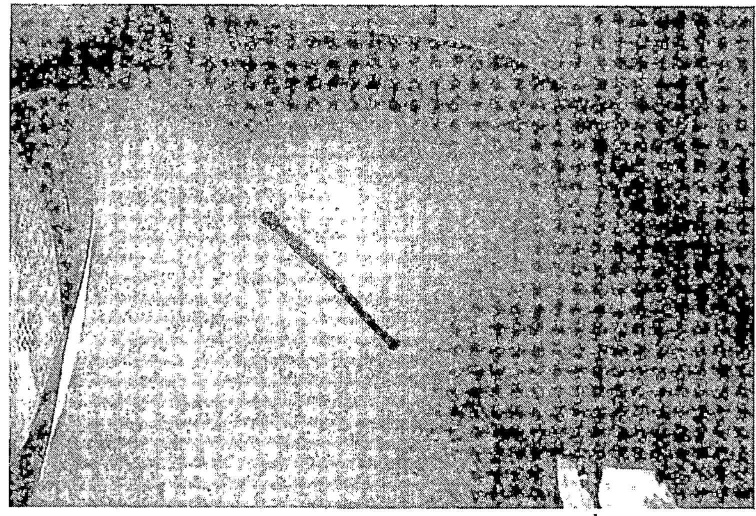

Abb. 5. Vorderer Zugang zwischen Korakoid und Akromion

Akromionabschnittes resezieren zu können. Die Fasern des M. deltoideus werden dafür stumpf auseinandergedrängt und mit Roux-Haken nach maximaler Muskelrelaxation auseinandergehalten, so daß nur selten der M. deltoideus am Akromion abgelöst werden muß. Ohne Schwierigkeiten kann diese Inzision nach proximal zum anterosuperioren Zugang erweitert werden, um leicht an das akromioklavikuläre Gewölbe gelangen zu können. Bei erheblichen arthrotischen Veränderungen des Akromioklavikulargelenks mit kaudalen Randzackenbildungen können so diese abgetragen und ggf. auch das laterale Ende der Klavikula reseziert werden. Es ist auf diese Weise eine maximale Dekompression möglich.

Die *Vorteile* des anterioren Zuganges sind:

1. er ist operationstechnisch einfach,
2. erfordert eine kurze Operationszeit,
3. der M. deltoideus wird geschont,
4. es gelingt eine sichere Dekompression im Sinne einer Neer-Akromionplastik,
5. die Blutstillung ist exakt möglich,
6. er kann zum anterosuperioren Zugang erweitert werden.

Der wesentliche *Nachteil* dieses Zuganges ist die Tatsache, bis in den M. infraspinatus hineinreichende Rupturen nicht versorgen zu können. In diesen Fällen müßte eine zusätzliche Inzision über dem M. infraspinatus gelegt werden, was aber dann wegen der dafür ungeeigneten Lagerung nicht möglich ist.

In unserem Krankengut ist die vordere Eröffnung der Standardzugang zur Rotatorenmanschette, gelang es doch bei rund 85% aller Rupturen diese von ventral wasserdicht zu verschließen.

Eigenes Krankengut

Vom 22.11.1977 bis 7.9.1987 wurden an der Orthopädischen Universitätsklinik Freiburg 192 Risse der Rotatorenmanschette operativ versorgt. Das Gesamtkrankengut der Klinik an periartikulären Schultererkrankungen bis Ende Dezember 1986 zeigt Tabelle 1.

Es ergibt sich aus ihr, daß von 368 Rupturen nur die knappe Hälfte operiert wurde. Dabei verteilten sich die Zugänge folgendermaßen:

Tabelle 1. Gesamtkrankengut an periartikulären Schultererkrankungen der Orthopädischen Universitätsklinik Freiburg vom 1.1.1978–31.12.1986 (n = 1592)

	Rotatorenman-schettenruptur	Tendinosis calcarea	Supraspinatus-syndrom	Schulter-steife
Gesamt	368	538	454	232
Konservative Therapie	73	59	399	160
Operative Therapie	165	68	50	

Säbelschnitt   26
Transakromialer Zugang   42
Vorderer Zugang   124

Im Frühjahr 1987 wurden 100 Schultergelenke persönlich nachuntersucht (Tabelle 2) und weitere 32 durch einen Fragebogen erfaßt. Die Verteilung der operativen Zugangswege waren folgendermaßen:

Säbelschnitt   22
Transakromialer Zugang   31
Vorderer Zugang   79

Es ergibt sich aus der Auswertung, daß 84% der Schultergelenke als sehr gut und gut eingestuft werden konnten und lediglich 2 ein schlechtes Ergebnis aufwiesen.

Tabelle 2. Nachuntersuchungsergebnisse (n = 100 Schultergelenke)

	n		n		Total
Sehr gut	31	(46,5%)	17	(51,5%)	48
Gut	25	(37,5%)	11	(33,5%)	36
Mäßig	11	(16,0%)	3	(9,0%)	14
Schlecht	0		2	(6,0%)	2

Die Abhängigkeit der Ergebnisse von 130 Schultergelenken vom operativen Zugang zeigt Tabelle 3. Es ergibt sich aus dieser Auswertung, daß eine signifkante Abhängigkeit der Ergebnisse vom operativen Zugang nicht vorliegt.

Nach unserer Erfahrung haften jedem geschilderten Zugangsweg gewisse Nachteile an, so daß wir aufgrund des klinischen und sonographischen Befundes individuell entscheiden, welcher Zugang verwendet wird. Dabei lassen wir uns klinisch hauptsächlich von den Provokationstests, der allfälligen Muskelatrophie, der Schwäche der Drehbewegungen oder der Abduktion sowie einer evtl. nachweisbaren Innendrehhaltung des hängenden Armes leiten.

Tabelle 3. Abhängigkeit der Ergebnisse vom Zugang (n = 130). Die in *Klammern* gesetzten Zahlen stellen die auf den Fragebogen gemachten Angaben dar

	Ventraler Zugang (n = 79)		Säbelschnitt (n = 21)		Transakromialer Zugang (n = 30)	
Sehr gut	27	(6)	8	(2)	12	(2)
Gut	21	(10)	6	(3)	9	(4)
Mäßig	11	(2)	0	(0)	3	(0)
Schlecht	2	(0)	0	(2)	0	(0)

Literatur

1. Codman EA (1911) Complete rupture of the supraspinatus tendon. Operative treatment with report of two successful cases. Boston Med Surg J 164:708
2. Codman EA (1931) Rupture of the supraspinatus tendon. Surg Gynecol Obstet 52:579
3. Debeyre J, Patte D, Elmelik E (1965) Repair of rupture of the rotator cuff of the shoulder. J Bone Joint Surg (Br) 47:36
4. Kessel L, Watson M (1977) The transacromial approach to the shoulder for ruptures of the rotator cuff. Int Orthop (SICOT) 1:153
5. McLaughlin HL (1944) Lesions of the musculotendinous cuff of the shoulder. J Bone Joint Surg 26:31
6. McLaughlin HL (1962) Rupture of the rotator cuff. J Bone Joint Surg (Am) 44:979
7. Reichelt A (1981) Operative Behandlung der Rotatorenmanschettenruptur. Dtsch Med Wochenschr 106:501
8. Reichelt A (1985) Die Rotatorenmanschettenruptur. Operative Ergebnisse in Abhängigkeit vom Zugang. Z Orthop 123:38

Rotatorenmanschettenruptur

N. Gschwend und D. Ivosevic-Radovanovic

Klinik W. Schulthess, Neumünster Allee 3, CH-8008 Zürich

Einleitung und Kasuistik

Es dürfte keinem Zweifel unterliegen, daß Rotatorenmanschetten-(RM)-Läsionen häufig sind und mit fortschreitendem Alter zunehmen. Ebenso unbestritten ist es, daß eine größere Zahl — vielleicht die Mehrzahl? — keine wesentlich beeinträchtigenden Symptome verursacht. Daß sie völlig symptomlos verbleiben, erscheint eher unwahrscheinlich. Wahrscheinlicher ist es, daß die im Verlauf eines längeren Menschenlebens fast immer nachweisbaren, mehr oder weniger ausgesprochenen und meistens vorübergehenden Schulterbeschwerden nicht als RM-Läsionen erkannt, sondern unter dem alles verschleiernden Begriff der Periarthritis humeroscapularis abgetan werden. Nur in diesem Sinne dürfte de Palma [1] recht haben mit seiner Feststellung, daß rund 90% der RM-Läsionen nur einer konservativen Therapie bedürfen, oder anders formuliert, nur 10% der Rupturen eine Operation benötigen.

Folgende Tatsachen belegen das Gesagte:

1. Wiewohl unbestrittenermaßen die Zahl der RM-Läsionen mit fortschreitendem Alter zunimmt, liegt das Durchnittsalter der Operierten in den meisten Publikationen und so auch in den verschiedenen Kollektiven unserer Klinik um 55 Jahre. Das heißt doch nichts anderes, als daß derjenige, der noch im aktiven Erwerbsleben steht und gezwungen

Hefte zur Unfallheilkunde, Heft 195
P. Habermeyer/P. Krueger/L. Schweiberer (Hrsg.)
© Springer-Verlag Berlin Heidelberg New York 1988

ist, 8 und mehr Stunden zu arbeiten, eher unter seiner Ruptur leidet als der Pensionierte oder die Hausfrau, die ihren Alltag selber gestalten und einen lädierten Arm schonen können. In die gleiche Richtung deutet auch

2. das massive Überwiegen der dominanten (meistens rechten) Seite in der Operationsstatistik und

3, der hohe Prozentsatz an manuell und Überkopfarbeitenden.

Der ältere, nicht mehr erwerbstätige Mensch ist aber in zunehmendem Maß dann nicht mehr gewillt, unter einer schmerzhaften Schulter zu leiden, wenn dadurch sein Schlaf beeinträchtigt wird, allfällige Hobbies darunter leiden und — vor allem — wenn er Kenntnis erhält von wirksamen operativen Methoden.

Dementsprechend nimmt auch im Zuge der Überalterung die Zahl der Operationen zu. Wir sind versucht, an Analogien im Kunstgelenkersatz im Hüft- und Kniebereich zu denken. Während im letzteren Fall allerdings ein Umstellen auf die gesunde oder bessere Seite nicht möglich ist, vermag diese Möglichkeit an der oberen Extremität die Zahl der notwendigen Operationen zu limitieren.

Sinn der vorliegenden Ausführung soll es sein, im Licht der eigenen Erfahrung Wege aufzuzeigen, wie wir zu einer zuverlässigen Aussage über die Effizienz unseres operativen Handelns und zu wirkungsvolleren Vergleiche der verschiedenen Methoden gelangen könnten und welches die noch offenen Fragen sind.

Einteilung der Läsionen

Ein Blick in die Weltliteratur macht uns klar, daß eine vergleichende Wertung der verschiedenen Methoden an den unterschiedlichen Einteilungsprinzipien der Läsionen scheitern muß [2, 5, 7–9, 12–14] (Tabelle 1). Viel wichtiger als die mehrheitlich verwendete Klassifikation in Läsionen unterschiedlicher Größe ist deren Einteilung nach Lokalisation, Dauer und wahrscheinlicher Pathogenese. In diesem Sinne sehen wir eine deutliche Überlegenheit im französischen Einteilungsprinzip [12] (je nach Größe und Lokalisation), das 4 Gruppen unterscheidet (Abb. 1):

Zu *Gruppe 1* gehören die Läsionen, die auf den M. supraspinatus beschränkt sind und entweder in einer Proximalisation des Muskels oder einer kleinen, 1 cm nicht überschreitenden Ruptur bestehen. Die Symptomatologie wird fast ausschließlich vom Schmerz bestimmt, das Röntgenbild sieht meistens normal aus oder zeigt im Arthrogramm partielle Läsionen.

In der *Gruppe 2* sitzt die Läsion ebenfalls im Bereich des M. supraspinatus, sie ist aber größer (bis 2 cm) und kann das Lig. coracohumerale, evtl. den M. supraspinatus, mitbetreffen. Neben Schmerzen — schmerzbedingt — vermehrt Zeichen der Pseudoparalyse auf.

Die *Gruppe 3* umfaßt alle ausgedehnten Läsionen. Sie sitzen entweder ventral, ihr Durchmesser beträgt 3 cm und mehr; häufiger noch dehnen sich diese Läsionen nach dorsal aus und betreffen auch den M. infraspinatus. Im Extremfall ist der ganze Humeruskopf entblößt. Das klinische Bild ist mehrheitlich durch Schmerz *und* Pseudoparalyse charakterisiert. Bei Ausfall des M. infraspinatus tritt zu Abduktions-Elevations-Pseudoparalyse eine Außenrotationspseudoparalyse hinzu. Besteht in solchen Fällen zusätzlich eine Omarthrose,

Tabelle 1. Rotatorenmanschettenrupturen: Ergebnisse der jüngeren Weltliteratur. *P* Patienten, *S* Schulter, *RM* Rotatorenmanschetten

Autoren	n	Defekt	Follow-up Jahre	Resultate		
Solonen u. Vastamäki [13] (1983)	126 P 128 S	< 1 cm 3 1–2 cm 11 2–4 cm 42 > 5 cm 51 88%	x = 4	Sehr gut 22 Gut 37 Brauchbar 80% Befriedigend 31 Schlecht 22		
Hawkins et al. [8] (1983)	100	< 1 cm 16 1–3 cm 36 3–5 cm 21 > 5 cm 27	x. = 4,2	Signifikante Verbesserung 70% Gleich 24 Gleich 6 Schlechter 0		
Patte et al. [12] (1981)	150 50 30		2 5 10	Gut 53% Gebessert 26% Schlecht 21% Gut 48% Gebessert 30% Schlecht 22% Gut 50% Gebessert 24% Schlecht 26%		
Gretenkord u. Mann [5] (1984)	41	Gruppe 1 < 1 cm Gruppe 2 < 2 cm Gruppe 3 > 3 cm	x = 3,5	Objektiv und subjektiv sehr gut gut 29 = 71% Mäßig und befriedigend 12		
Ellmann et al. [2] (1986)	50	< 2 cm 9 2–4 cm 32 > 4 cm 9	x = 3,5	Sehr gut Gut 84% Schlecht 16%		
Watson [14] (1985)	89	8–9/10 RM–60 5–7/10 RM–15 3–4/10 RM–14	1–6	Gut 62 86% Befriedigend 15 Schlecht 12		

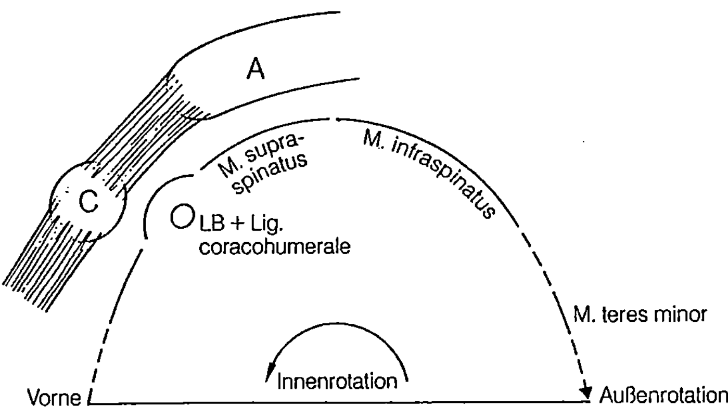

Abb. 1. Einteilung der Läsionen der Rotatorenmanschette in der axialen Schulteraufnahme [12]. *A* Akromion, *C* Korakoid, *LB* lange Bizepssehne

so haben wir es mit der *Gruppe 4* zu tun, bei der mehrheitlich auch die passive Beweglichkeit eingeschränkt ist [7].

Erfolgsberwertung und Statistik

Der Erfolg jeder Behandlung und insbesondere der operativen ist direkt abhängig von:

1. *Schweregrad der Läsion,* d.h. vom prozentualen Anteil der verschiedenen Gruppen. Nur so können wir die enorme Diskrepanz zwischen der sehr optimistischen Beurteilung des Erfolgs durch Mosley 1951 [11] und der viel skeptischeren durch Solonen u. Vastamäki 1983 [13] erklären.
2. Aber auch die *Dauer der Läsion* spielt eine Rolle, da sie das Ausmaß der Retraktion und fibrösen Umwandlung des Muskels bestimmt. Eine erst kürzlich publizierte Studie [3] weist auf einen Zusammenhang zwischen Ausmaß der Retraktion und Läsion des N. suprascapularis hin. Letztere würde durch eine Abklemmung in der Inzisur zustande kommen und hauptverantwortlich sein für die oft massive Muskelatrophie.
3. RM-Rupturen auf rein degenerativer Basis im Sinne trophischer Ulcera, die mit zunehmendem Alter häufiger vorkommen, sind wegen schlechterer Materialqualität weniger leicht zu versorgen als vorwiegend traumatische Läsionen mit einigermaßen gut durchbluteten Rißrändern. Je weniger wir von den Rißrändern resezieren müssen und je größer die Elastizität des Gewebes ist, desto leichter gelingt die Reinsertion.
4. Schließlich beeinflussen unterschiedliche Bewertungskriterien und deren abwechselnde Interpretation durch verschiedene Untersucher das Ergebnis entscheidend. Nur so können wir die z.T. beachtlichen Unterschiede im eigenen Krankengut erklären.
5. Allgemein anerkannt ist die Abhängigkeit des Ergebnisses von Operationstechnik und Qualität der Nachbehandlung.

Unsere Operationstechnik

Seit 5 Jahren kombinieren wir die vordere Akromionplastik mit einer transossären Reinsertion der gerissenen Muskeln [6]. Ermöglicht die Teilmobilisierung des abgerissenen Muskels keine spannungsfreie Reinsertion, so überbrücken wir die Defekte entweder durch Dacronstreifen oder versetzen den M. infraspinatus, seltener den M. subscapularis oder beide nach kranial. Eine modifizierte Lippmann-Kessel-Inzision erleichtert wesentlich die Übersicht und Mobilisierung der RM. Die erhalten gebliebene Kontinuität der Mm. trapezius und deltoideus enthebt uns der Sorge einer allfälligen Nahtinsuffizienz, wie wir sie von allen Methoden kennen, die den M. deltoideus ablösen.

Ergebnisse einer prospektiv untersuchten Behandlungsserie

Die Serie der in den Jahren 1983–1985 operierten und prospektiv untersuchten Patienten umfaßt 76 Patienten. Die in früheren Serien gemachten Beobachtungen wiederholen sich auch hier. Es handelt sich in 77% um Männer und in nahezu gleicher Häufigkeit um den dominanten Arm. Das Durchschnittsalter von 55 Jahren ist fast identisch mit dem aller früheren Serien. Die Zahl der manuell Tätigen überwiegt massiv, während Pensionierte nur vereinzelt vorkommen (Tabellen 2–5).

Mehrheitlich wird ein Unfallereignis für das Auftreten der Symptome verantwortlich gemacht, wobei wir gestützt auf den peroperativen Lokalbefund annehmen müssen, daß der Unfall vorbestehende Läsionen vergrößert hat bzw. symptomatisch werden ließ. Zwischen

Tabelle 2. Rotatorenmanschettenrupturen 1983–1985

Patienten	(n = 76)
Männer ♂	59
Frauen ♀	17

Tabelle 3. Rotatorenmanschettenrupturen

Rechts	58
Links	18
Dominant	57
Nicht dominant	19

Tabelle 4. Rotatorenmanschettenrupturen

Alter	55,18 J ± 9,68
	26–74 J
Follow-up	3–27 Monate
	x = 9,77 ± 5,24 M

148

Tabelle 5. Berufe

Manuelle Arbeit	40
Bürotätigkeit	21
Haushalt	12
Pensioniert	3

Tabelle 6. Beginn der Beschwerden

Spontan	17
Spontan und unfallbedingt	4
Unfallbedingt	55
Dauer der Symptome vor Operation x = 3,11 Jahre	

dem Auftreten störender Symptome und der Operation verstrichen durchschnittlich gut 3 Jahre (Tabelle 6).

Die *Gruppeneinteilung* der operierten Läsionen ließ ein deutliches Überwiegen der Gruppe 2 erkennen, gefolgt von Gruppe 3 (Tabelle 7). Der Schmerz war die *Hauptindikation* zum Eingriff, in der Gruppe 1 sogar die ausschließliche Indikation. Erwartungsgemäß nahm der Anteil der Pseudoparalysen mit der Ausdehnung der Läsion zu. Schmerz *und* Pseudoparalyse traten im Symptombild vermehrt in Erscheinung (Tabelle 8). Der *Operationserfolg* war am eindeutigsten hinsichtlich Schmerzbeseitigung bzw. -reduktion. Dies kam in allen Gruppen ganz unabhängig vom Schweregrad der Läsion zum Ausdruck und dürfte wohl zu einem nicht unbedeutenden Teil in Zusammenhang stehen mit der systematisch durchgeführten vorderen Akromioplastik und der Resektion des mehrheitlich ebenfalls degenerativ veränderten Akromioklavikulargelenks (Tabelle 9 und 10).

Tabelle 7. Rotatorenmanschettenruptur

Gruppe	n	(%)
1	8	10,5
2	35	46
3	27	35,5
4	6	8

Tabelle 8. Rotatorenmanschettenrupturen

Gruppe	Nur Schmerzen			Nur Pseudo-paralyse	Schmerzen und Pseudeparalyse
	Leicht	Mäßig	Stark		
1 (n = 8)	0	4	4	0	0
2 (n = 35)	3	7	8	0	17
3 (n = 27)	2	8	3	1	13
4 (n = 61)	0	0	0	0	6

Tabelle 9. Rotatorenmanschettenrupturen

Schmerzintensität	Präoperativ (n) (%)		Postoperativ (n) (%)
Stark (selbst in Ruhe, benötigt Medikamente)	33 (43,3)	} 88%	3 (5,3)
Mäßig (häufig wechselnd, die Alltagsarbeit störend)	34 (44,7)		11 (14,5)
Leicht (Gelegentlich, die Alltagsarbeit nicht eigentlich störend)	7 (9,3)		28 (36,8)
Keine	2 (2,6)		33 (43,4) } 80%

Tabelle 10. Rotatorenmanschettenrupturen

Gruppe	Präoperativ				Postoperativ			
	1	2	3	4	1	2	3	4
Schmerzen:								
Stark	4	17	8	4	0	3	1	0
Mäßig	4	14	14	2	1	6	2	2
Leicht	0	4	3	0	3	12	11	2
Keine	0	0	2	0	4	14	13	2

Weniger eindeutig war der Gewinn im aktiven Bewegungsumfang (Tabellen 11 und 12), wohl aber die Reduktion des Schwächegefühls, was wohl am ehesten auf die Schmerzreduktion zurückzuführen ist (Tabelle 13). Entsprechend beurteilen auch rund 2/3 ihr Ergebnis als ausgezeichnet und gut und insgesamt 87% im Vergleich zum präoperativen Befund als gebessert (Tabellen 14 und 15).

Tabelle 11. Rotatorenmanschettenrupturen

	Präoperativ	Postoperativ
Flexion (Elevation)	$(n = 73)$ $x = 139,96° \pm 46,14°$	$(n = 74)$ $x = 144,95° \pm 40,80°$
Abduktion (Elevation)	$(n = 71)$ $x = 127,04° \pm 50,43°$	$(n = 71)$ $x = 144,37° \pm 43,15°$
Innenrotation	$(n = 63)$ $x = 61,19° \pm 25,12°$	$(n = 55)$ $x = 69,18° \pm 19,50°$
Außenrotation	$(n = 67)$ $x = 67,02° \pm 24,34°$	$(n = 58)$ $x = 68,79° \pm 22,17°$

Tabelle 12. Rotatorenmanschettenrupturen

	(n)	(%)
Flexion verbessert bei	32	42
Abduktion verbessert bei	40	53
Außenrotation verbessert bei	36	63
Innenrotation verbessert bei	25	44

Tabelle 13. Prä- und postoperative Schwäche

Schwäche	Präoperativ		Postoperativ	
	(n)	(%)	(n)	(%)
Bei alltäglichen Tätigkeiten	42	55	11	14,5
Bei Anstrengungen	9	12	10	13
Bei gewissen Bewegungen	18	24	6	8
Keine	7	9	49	64,5

Tabelle 14. Subjektive Bewertung

Resultat	n
Sehr gut	21
Gut	28
Ordentlich	24
Schlecht	3

Tabelle 15. Subjektive Beurteilung des Ergebnisses je nach Gruppenzugehörigkeit

Gruppe	1	2	3	4
Sehr gut	3	10	6	2
Gut	3	13	11	1
Ordentlich	1	10	10	3
Schlecht	1	2	0	0
Total	8	35	27	6

Die Analyse der nicht gebesserten Fälle zeigte eine Häufung jüngerer Patienten, 4 von 10 waren zum Zeitpunkt der Operation erst etwa 40 Jahre alt. Eine gleich große Anzahl war Gastarbeiter und präoperativ in manuell strengeren Hilfsberufen tätig. Auffällig ist auch, daß 8 von 10 den Gruppen 1 und 2 angehörten und nur 2 eine größere, der Gruppe 3 entsprechende Läsion aufwiesen. Man mag sich fragen, ob hier die Indikation zur Operation richtig war oder andere Ursachen die Beschwerden hätten klären können. Die Rentenbegehrlichkeit kommt bei Gastarbeitern erfahrungsgemäß gehäuft vor und erschwert bei diesen meistens auch in eher primitiven und körperlich anstrengenden Hilfsberufen tätigen Patienten die Indikationsstellung.

Sehen wir ab von all diesen Spekulationen, so wird es in Zukunft unsere Aufgabe sein, nur noch nach *einheitlichen Kriterien* zu untersuchen. Nur so haben wir eine Chance, zu vergleichenden Wertungen zu gelangen. Die neubegründete *Europäische Gesellschaft für Schulter- und Ellbogenchirurgie* traf sich am 9. November 1987 in Paris anläßlich ihres 1. Kongresses. Desweiteren aber ist es notwendig herauszufinden, in welchen Fällen sich der Versuch einer Mobilisierung und Reinsertion stärker retrahierter und fibrosierter, evtl. sogar denervierter Muskeln nicht mehr lohnt. In einer prospektiven Studie, die eine sonographische Volumenstudie, ein quantifizierendes EMG und eine Muskelbiopsie umfaßt, hoffen wir zu gültigen Aussagen zu gelangen. Auch ist die Idee der Schaffung eines funktionellen Ersatzes irreparabler Rotatorenmanschetten durch Bildung eines Fulcrums, etwa im Sinne der Ideen von Macnab [10], Clayton (persönliche Mitteilung) oder Grammont [4] weiter zu verfolgen.

Zusammenfassung

Die vergleichende Bewertung der verschiedenen Operationsmethoden bei Rotatorenmanschettenruptur scheitert an den Unterschieden betreffend Einteilungsprinzipien der Läsionen, Krankengut und Bewertungskriterien. Seit einigen Jahren haben wir das von einer französischen Studiengruppe verwendete Einteilungsschema in einer prospektiven Studie auf unser eigenes Krankengut angewendet und stellen die damit erzielten Ergebnisse vor. Unsere relativ einfache und vielseitig anwendbare Operationstechnik kann zur Nachahmung empfohlen werden. Offen bleibt bis auf weiteres die Frage, bei welchen Fällen (Schweregrad und Dauer der Läsion, Qualität des rupturierten Gewebes) sich ein Rekonstruktionsversuch der gerissenen Manschette nicht mehr lohnt, und wie dann eine bestmögliche und weitgehend schmerzfreie Restfunktion der betroffenen Schulter zu erreichen ist.

Literatur

1. De Palma AF (1973) Surgery of the shoulder. Lippincott, Philadelphia
2. Ellmann H, Hanker G, Bayer M (1986) Repair of the rotator cuff. J Bone Joint Surg (Am) 68:1136—1144
3. Feroussis J, Wallace A, Smith J (in publication) Denervation of the spinati muscles after rotator cuff tears
4. Grammont PN (1979) Place de l'ostéotomie de l'épine de l'omoplate dans les ruptures chroniques de la coiffe des rotateurs. Lyon Chir 75:327—329
5. Gretenkord K, Mann M (1984) Rotatorenmanschettenrupturen — operative Behandlung und Ergebnisse. Z Orthop 122:213—216
6. Gschwend N, Ivosevic-Radovanovic D, Brändli P (1986) Die operative Behandlung der Rotatorenmanschettenruptur. In: Czurdo R, Klare G, Schägerl W (Hrsg) Schmerzsyndrome der oberen Extremität. ML Verlag, Berlin Heidelberg (Buchreihe für Orthopädie, Bd 13, S 110—124)
7. Gschwend N, Patte D, Grammont PN, Brändli P, Ivosevic-Radovanovic D (1986) Die Bedeutung von Schmerz und Funktionsanalysen für die Diagnostik von Rupturen der Rotatorenmanschette. Ergebnisse einer prospektiven Studie II. Hefte Unfallheilkd 180: 47—58

8. Hawkins RJ, Misamore GW, Hobeika PE (1985) Surgery for full-thickness rotator-cuff tears. J Bone Joint Surg (Am) 67:1349—1355
9. Kenesi C, Nathan JL (1985) Les lesions de la coiffe des rotateurs de l'épaule traitement chirurgical. Rev Rhum Mal Osteoartic 52:86—89
10. Macnab I (1981) Die pathologische Grundlage der sogenannten Rotatorenmanschetten-Tendinitis. Orthopäde 10:191—195
11. Mosley HF (1951) Ruptures of the rotator cuff. Br J Surg 38:340
12. Patte D, Goutallier D, Debreyre J (1981) Rotatorenmanschettenruptur. Orthopäde 10:206—215
13. Solonen KA, Vastamäki M (1983) Reconstruction of the rotator cuff. Int Orthop 7:49—53
14. Watson M (1985) Major ruptures of the rotator cuff. J Bone Joint Surg (Br) 67:618—624

Langzeitergebnisse bei reparierten Rupturen der Rotatorenmanschette

D. Patte

Clinique Médico-Chirurgicale "Les Fontaines", 54, Bd. Aristide Briand, F-77008 Melun

Wie ist auf lange Sicht gesehen die Wirksamkeit chrirurgischer Behandlungen von Rupturen der Rotatorenmanschette (RM)? Dies ist die grundsätzliche Frage, die wir anhand einer Erfahrung von 25 Jahren, zuerst mit Debeyre und später mit Goutallier, bezogen auf 398 operierte Falle, beantworten wollen.

Nebenbei werden wir dann die langfristig erhaltenen Ergebnisse mit der spontanen Entwicklung einer gewissen Anzahl nicht operierter RM (gemeinsam mit Caroit überprüft) vergleichen können, um ein zweites Bewertungselement zur Einschätzung des Nutzens unserer chirurgischen Eingriffe zu haben.

Wir beziehen hierbei die Partialverletzungen und kleinen Totalrupturen (deren sagittaler Durchmesser bei angeschnitter Nekrose 10 mm nicht überschreitet) nicht mit ein: Sie sind zwar die Quelle eines schmerzhaften konfliktreichen Syndroms, da sie jedoch keine offensichtliche mechanische Konsequenzen haben, führen sie nicht zu einer wirklichen Funktionsunfähigkeit, die leicht meßbar wäre. Selbstverständlich haben wir auch die Sehnenverkalkungen ausgeschlossen und die operativen Eingriffe im Hinblick auf ihre extreme Variabilität und ihre besonderen Schwierigkeiten, die oft für enttäuschende Ergebnisse verantwortlich sind. Dies wird im übrigen eine erste Festellung sein: Jeder Eingriff, der die RM betrifft, soll gleich vollständig sein.

Während dieser 25 Jahre haben sich unsere Technik und unsere Indikationen natürlich unseren Fortschritten und unseren Enttäuschungen entsprechend weiterentwickelt. Die Ergebnisse müssen also in verschiedenen Perioden unterteilt werden:

1. Von 1960—1973 haben wir den *transakromialen Zugang* benutzt, wie er 1961 publiziert wurde: falls notwendig mit *Vorsetzen des M. supraspinatus,* jedoch ohne einen

Hefte zur Unfallheilkunde, Heft 195
P. Habermeyer/P. Krueger/L. Schweiberer (Hrsg.)
© Springer-Verlag Berlin Heidelberg New York 1988

definitiven kompletten Verschluß der RM zu erzwingen. Die 100 untersuchten Ergebnisse, die in diesen Zeitabschnitt fallen, umfassen einen durchschnittlichen zeitlichen Abstand von 7 Jahren (38 haben einen Abstand von mehr als 10 Jahren). Das Durchschnittsalter der Patienten zum Zeitpunkt des Eingriffes war 59 Jahre, also vergleichsweise hoch; dies erklärt die Schwierigkeit, die Ergebnisse auf lange Sicht zu überprüfen.

2. Ab 1973, als die *doppelte Transplantation des M. supraspinatus und des M. infraspinatus* durch den posterosuperioren transakromialen Zugang, vervollständigt durch einen zweiten infraspinalen Zugang, optimiert wurde, haben sich unsere Indikationen erweitert auf oft wichtigere Läsionen, die den M. supraspinatus und den M. infraspinatus, sowie manchmal auch die Gesamtheit der RM betreffen. Unsere Reihe von 80 überprüften und seit 1973 operierten Fälle umfaßt also 79% der Hauptläsionen (sagittaler Durchmesser größer als 3 cm, oft sogar 5 cm) gegenüber 47% der vor 1973 operierten Fälle. Der zeitliche Abstand und das Alter der operierten Patienten sind praktisch die gleichen wie die während der ersten Periode. Wir können also feststellen, daß es wenigstens statistisch betrachtet z.Z. keine Beweise dafür gibt, daß eine Läsion der RM sich im Laufe der Jahre unvermeidlich verschlimmern wird, in dem Moment, wo sie hinreichend symptomatisch geworden ist, um eine eventuelle operative Indikation zu rechtfertigen. Das trifft natürlich nicht für die kleinen urspdünglich stummen Läsionen zu.

3. Ab 1977 wurde der transakromiale Zugang immer öfter verlassen, um einen epaulettenartig *anterolateralen Zugang* zu nutzen, der sich auf die Articulatio acromioclavicularis konzentriert und geeignet ist, soweit als nötig zur Fossa supraspinata verlängert zu werden. Dieser Zugang erlaubt es, das gesamte akromiokorakoklavikulare Schultergewölbe herauszuschneiden (anterointerne Acromionotomie, Resektion des Lig. coracoacromiale, Resektion der Articulatio acromioclavicularis), um die perihumerale Gleitfläche freizulegen; somit wird eine weite Sicht auf die anterosuperioren Strukturen der RM gewährt, um diese wiederherzustellen, indem man — falls notwendig — eine distale Translation der oberen Fläche des M. subscapularis benutzt.

Insgesamt erlauben uns diese technischen Verbesserungen, auf 3 Vorhaben zu antworten, die wir uns gesetzt haben:

— eine gefäßreiche Sehne, deren Nekrose beseitigt ist, transossär in das Tuberculum majus wiedereinzusetzen auf die Gefahr hin, daß das Ausmaß des Verlustes der zu reparierenden Sehnensubstanz verschlimmert wird;

— eine hermetische RM wiederherzustellen und uns dabei nicht mehr mit der Reparatur des einzelnen M. supraspinatus zu begnügen;

— eine absolut freie intraakromioklavikulare Gleitfläche zu rekonstruieren.

Unsere Indikationen haben sich also beträchtlich erweitert, da ich persönlich in den letzten 3 Jahren mehr RM operiert habe als gemeinsam mit Goutallier während der vorangehenden 10 Jahre.

Die Resultate, die in dieser Studie vorgelegt werden, entsprechen also nicht mehr jenen, die wir uns z. Z. erhoffen können.

Klinische Ergebnisse

Die klinischen Ergebnisse werden nach einem "Gitter' eingeschätzt, das dem objektiven Resultat sowie einem "Ernsthaftigkeitsindex" (algofunktioneller Index) Rechnung trägt, welcher wiederum den Schmerz (30 Punkte), den täglichen Funktionsgebrauch (40 Punkte), die Muskelkraft (15 Punkte), sowie die geschätzte Behinderung im alltäglichen Leben (15 Punkte), berücksichtigt und es somit erlaubt, den Funktionswert der Schulter in Prozentpunkten zu beziffern.

Die Angaben der objektiven Studie (Amplitude, Elevationskraft, Außenrotation, Abduktion) sowie des Ernsthaftigkeitsindexes wurden verglichen und ihre Korrelation erwies sich als statistisch korrekt.

Um "durchschnittliche" Resultate, Quellen der Diskussion, zu vermeiden, haben wir die zufriedenstellenden Ergebnisse wie folgt definiert: Alle Schultern, deren remanenter Funktionswert während der Überprüfung gleich oder höher als 2/3 des normalen Wertes war.

1. das erhaltene Ergebnis bei den *Rupturen, die allein den M. supraspinatus betreffen* (sagittaler Durchmesser von 20–30 mm), hat sich seit 1973 erheblich verbessert, da es von 60 auf 82% angestiegen ist. Diese Verbesserung ist zweifellos mit einem besseren Zugang zu den vorne befindlichen Läsionen der RM durch den anteroexternen Weg und mit der großen Anterofreilegung verbunden, die die Naht schützt und schmerzhafte Sekundärschädigungen vermeidet, die man vorher feststellte. Unser Anteil an direkten Reinsertionen oder an Reinsertionen nach Translation des M. supraspinatus ist hingegen der gleiche geblieben.
   Dieses Ergebnis kann als ganz und gar zufriedenstellend und beständig betrachtet werden: Die Wiederherstellung der isolierten Läsionen des M. supraspinatus, bestehend aus einem noch in seiner Gelenkpfanne zentrierten Humeruskopf, kann also leicht ins Auge gefaßt werden, um so mehr, da sie gewöhnlich technisch einfach ist.

2. Die erhaltenen Ergebnisse in der Gruppe der *ausgedehnten Läsionen, die den M. supraspinatus* manchmal vorne, viel öfter hinten *überragen,* sind selbstverständlich viel weniger befriedigend: Die Humerusköpfe sind schon dezentiert, die Wiederherstellungen von Läsionen, die 5 cm überschreiten, sind technisch schwierig, eine bedeutende Arthrosis glenohumeralis kommt nicht selten vor (18/110: 16% der Fälle).
   Dort stellt man jedoch noch einen gewissen Fortschritt fest, da wir beinahe 10 Punkte gewonnen haben (seit 1973 57% gegenüber 48% vorher); ein Fortschritt, der mit der Verbesserung der Reparatur der Rotatorenmanschette verbunden ist: Wenn die Manschette geöffnet bleibt (nach vorne oder nach hinten), überschreitet das Resultat nicht 36–38% der Fälle, während es 68% der Fälle erreicht, wenn sie vollkommen rekonstruiert ist.
   Nun können wir die RM dank des ergänzenden Vorsetzens des M. infraspinatus nach hinten immer verschließen. Es gibt jedoch noch ungelöste Probleme nach vorne, wenn der M. subscapularis abgerissen und sehr nach innen unterhalb der korakoiden Apophyse zusammengezogen ist und nicht über den Humeruskopf "hochgezogen" werden kann.

3. *Ob diese Ergebnisse* (in einem Abstand von 7 Jahren überprüft) *den Zeitraum von 10 Jahren überdauern werden?* Um diese Frage zu beantworten, haben wir 80 Patienten angeschrieben, die vor 1975 an einer totalen Ruptur der RM — zur Hälfte der M. supraspinatus, zur Hälfte die gesamte Manschette betreffend — operiert wurden und deren

Anfangsresultat zufriedenstellend beurteilt worden war, um die postoperativen Komplikationen (Algodystrophie und neurologische Komplikationen) sowie frühzeitige "Lockerungen" auszuschließen. Die Hälfte von diesen 80 Patienten war unauffindbar oder gestorben. Das Durchschnittsalter der Patienten beträgt z. Z. 79 Jahre und diejenigen, die erschienen sind, waren zum Zeitpunkt des Eingriffs die Jüngsten (54 Jahre gegenüber 57).

Wir haben jedoch 37 Patienten nach einem zeitlichen Abstand von 10–24 Jahren (im Durchschnitt 15 Jahre) wieder untersuchen können. Von diesen 37 Patienten haben 25 (67%) ihr zufriedenstellendes Anfangsergebnis gehalten und das um so leichter, je besser es war. Die 12 offenkundigen Verschlechterungen weisen einen Abstand von 18 Jahren und ein aktuelles Durchschnittsalter von 75 Jahren auf; dies sind die jüngsten und ältesten Patienten. Hier handelt es sich offensichtlich um ursprünglich ausgedehntere Läsionen, die auf eine wenige "leistungsfähige" Art und Weise wiederhergestellt wurden. *Zweifellos besteht aber auch eine fortschreitende Funktionsuntüchtigkeit der reparierten RM über 15 Jahre hinaus.*

Röntgenologische Ergebnisse

Da wir bei der Studie der röntgenologischen Ergebnisse nur die Fälle mit einem Mindestabstand von 19 Jahren berücksichtigt haben, hatten wir Schwierigkeiten, rezente Röntgenaufnahmen bei diesen Patienten sehr hohen Alters zu erhalten — und mehr noch — eine vollständige Reihe von Röntgenbildern, die einen nutzbringenden Vergleich zwischen initialer und finaler Aufnahme erlauben würde. Von den 24 aktuellen Röntgenaufnahmen zeigten 16 keine Arthrosis glenohumeralis (Durchschnittsalter 69 Jahre, Durchschnittsabstand 15 Jahre); 8 zeigen die Entwicklung einer Arthrosis glenohumeralis: in 3 Fällen an einem noch zentrierten Humeruskopf, der eine funktionstüchtige RM bestätigt, und in 5 Fällen an einem dezentrierten Humeruskopf mit funktionsunwirksamer RM. Diese 8 Patienten weisen ein Durchschnittsalter von 78 Jahren und einen Durchschnittsabstand von 17 Jahren auf.

Von 17 vollständigen Röntgenaufnahmenserien, die eine vergleichende Studie vom Anfangs- und Endzustand erlauben, zeigen 11 keine Verschlechterung (2/3) und dies um so mehr, als es sich um einen während des Eingriffs noch zentrierten Kopf handelte (6 von 8 gegenüber 5 von 9).

Die Zahlen sind zu niedrig, als daß sie irgendeinen statischen Wert hätten. Wir können also nur von einer Tendenz sprechen und feststellen, daß die röntgenologische Verschlechterung weniger häufig ist und später auftritt, wenn die RM auf einem noch zentrierten Humeruskopf wiederhergestellt wurde, also bei einer zweifellos weniger ausgedehnten und jüngeren Läsion. Man kann also kaum eine Stabilität des erhaltenen Ausgangsresultats über 15 Jahre hinaus erhoffen, was bei degenerativen Läsionen, die in einem Durchschnittsalter von 59 Jahren operiert wurden, vielleicht gar nicht so schlecht ist.

Vergleichende Studie der operierten und nicht operierten Rupturen der RM

Diese 37 reparierten RM, überprüft im Alter von 70 Jahren mit einem durchschnittlichen Abstand von 15 Jahren, sind mit jenen von 38 nicht operierten Patienten verglichen worden, die nach einem Durchschnittsabstand von 7 Jahren im aktuellen Durchschnittsalter von 66 Jahren überprüft wurden. Bei diesen Patienten war das Ausmaß der Behinderung nicht ausreichend für eine Operation, obwohl ihre Verletzungen, so scheint es, die gleichen waren, da der Anteil der isolierten Rupturen des M. supraspinatus oder der ausgedehnten Rupturen der gleiche war (50 : 50 in beiden Serien). Die Verletzungsdiagnose der nicht operierten Patienten wurde durch den Vergleich der klinischen (Außenrotation) und arthrographischen (hauptsächlich Arthropneumotomographie) Angaben bestätigt.

Von den 38 nicht operierten Patienten haben sich bei 17 die Ergebnisse verschlechtert (d.h. beinahe bei der Hälfte gegenüber 1/3 bei den operierten) und dies doppelt so schnell (7 Jahre gegenüber 15). Diese Verschlechterung war identisch, was den Verlust der Muskelkraft (11–12 von 15 Punkten) betrifft, und somit Zeichen für eine gewöhnlich unwirksame Manschette. Der Schmerzindex hingegen ist bei beiden Serien unterschiedlich: 6 von 30 bei den Verschlechterungen der operierten RM gegenüber 11 von 30 bei den Verschlechterungen der nicht operierten.

Man kann also daraus schließen, daß sogar wenn die Wiederherstellung der RM nicht so wirksam ist, wie man es für die Funktionsfähigkeit wünschen würde, ihre Wirkung auf den Schmerz weiterhin für den Zeitraum von mindestens 15 Jahren sehr geschätzt wird und daß — umgekehrt — *die traditionelle Vorstellung einer spontanen Verbesserung des Schmerzes bei den nicht operierten Rupturen der RM* in unserer Serie *nicht nachgewiesen ist.*

Die vergleichende Studie der initialen und finalen Röntgenaufnahmen der nicht operierten Patienten konnte nur in 14 Fällen durchgeführt werden: hier können wir wieder nur von Tendenzen sprechen. Wir bemerken lediglich, daß die 8 gleichbleibenden Röntgenaufnahmen einen Abstand von 4,5 Jahren aufweisen, während die 6 offenkundigen röntgenologischen Verschlechterungen mit einem durchschnittlichen Abstand von 12 Jahren festgestellt worden sind. Die Zahlen sind sehr niedrig, jedoch kann nicht übersehen werden, daß es 6 Jahre Abstand zwischen den röntgenologischen Verschlechterungen gibt, je nachdem ob die RM repariert worden sind oder nicht.

Dieses scheinbar sehr positive Argument zugunsten einer chirurgischen Wiederherstellung soll jedoch durch die Qualität der durchgeführten Operation relativiert werden. Wenn die Manschette vollständig repariert oder verschlossen worden ist (Manschette arthrographisch dicht), also unter beinahe idealen Bedingungen, ist das klinische Resultat zwar vollkommen zufriedenstellend (89% der günstigen Ergebnisse nach 15 Jahren), das röntgenologische Ergebnis (67%) bleibt jedoch beunruhigend.

Wenn die Manschette nicht in ihrer Gesamtheit wiederhergestellt worden ist (das sind natürlich die ältesten Fälle), nähern sich die klinichen und röntgenologischen Ergebnisse der spontanen Entwicklung und bestätigen dadurch *die Nutzlosigkeit einer partiellen Wiederherstellung.*

Zusammenfassung

Unter Berücksichtigung der technischen Verbesserungen der letzten 10 Jahre erlaubt uns die Studie der Langzeitergebnisse über 10 Jahre die Schlußfolgerung, daß diese wiederherstellende Chirurgie der RM trotz ihrer technischen Schwierigkeiten ihren traditionell schlechten Ruf nicht mehr verdient. Die gute spontane Verträglichkeit der Läsionen der RM sollte vielmehr nachgeprüft werden.

Um ihr Image zu verbessern, wird diese Chirurgie zweifellos früher bei weniger ausgedehnten Läsionen und Muskeln in besserem Zustand durchgeführt werden müssen. Sie soll vor allem von den bestmöglichen Bedingungen profitieren: motivierter und kooperativer Patient, erfahrener Chirurg und Physiotherapeut, sofortiger vollständiger Eingriff.

Die Operation nach Apoil und Dautry

P. Habermeyer

Chirurgische Klinik Innenstadt und Chirurgische Poliklinik der Universität München
(Dir.: Prof. Dr. med. L. Schweiberer), Nußbaumstraße 20, D-8000 München 2

In Fällen schwerster degenerativer Zerstörung der Rotatorenmanschette (RM) mit völligem Verbrauch der retrahierten Sehnenstümpfe sahen die Pariser Orthopäden Apoil und Dautry in der einfachen "superioren Arthrolyse" eine alternative Operationsmethode zu mühsamen, technisch aufwendigen Rekonstruktionen der RM [1, 2].

Vereinfacht dargestellt handelt es sich bei diesem Eingriff um ein Debridement und Exzision aller im supraakromialen Engpaß eingeklemmten, rupturierten Bursa- und Sehnengewebe unter gleichzeitiger Resektion des Lig. coracoacromiale. Bei dieser Methode kommt es zu einer sehr wirksamen Schmerzbeseitigung [3, 4, 7].

Im Untersuchungszeitraum von Juni 1983 bis Juni 1987 wurden an der Chirurgischen Klinik Innenstadt der Universität München 130 Operationen an der RM durchgeführt. In 20 Fällen wurde die Operation nach Apoil und Dautry [1, 2] durchgeführt. Ziel dieser Untersuchung war es, in einer retrospektiven Studie eine Schmerz- und Funktionsanalyse derjenigen Patienten durchzuführen, die nach der Technik von Apoil et al. [1, 2] operiert worden waren.

Indikation zur Operation

Wir sahen die Indikation zur Operation nach Apoil und Dautry beim alten Patienten ohne Funktionsanspruch und bei degenerativen massiven Defekten der Gruppe IV gegeben. Die Defektgröße maß somit mindestens 5 cm und erstreckte sich auf die Zonen A, B und C,

Hefte zur Unfallheilkunde, Heft 195
P. Habermeyer/P. Krueger/L. Schweiberer (Hrsg.)
© Springer-Verlag Berlin Heidelberg New York 1988

d.h. die Ruptur reichte von vorne oben im Sehnenbereich des M. subscapularis bis nach hinten in den Infraspinatusbereich. Die Hauptindikation war der therapieresistente Nacht- und Dauerschmerz. Dieser Eingriff wurde nur durchgeführt, wenn das Schultergelenk präoperativ eine freie passive Beweglichkeit aufwies und der Patient motiviert und kooperativ war.

Wir wollen betonen, daß diese Methode beim jüngeren Patienten ungeeignet ist, da es bei langfristig bestehendem Defekt der RM zur Defektarthropathie [6] kommt.

Operationstechnik

Wir verwendeten den anterioren superioren Zugang und führten routinemäßig die vordere Akromioplastik nach Neer [5] und ggf. die Akromioklavikulargelenkresektion durch.

Es fand sich eine sog. Humeruskopfglatze: Der M. supraspinatus, M. infraspinatus und Teile des M. subscapularis waren völlig abgerissen und weit in ihrem Muskelbereich retrahiert und fixiert. Die lange Bizepssehne wies schwerste ulzeröse Veränderungen auf, war luxiert oder bereits spontan rupturiert.

Bevor man sich zur "superioren Arthrolyse" entschloß, erfolgte immer der Versuch einer Mobilisation oder RM durch stumpfe digitale Lösung an der Ober- und Unterfläche der RM unter Zuhilfenahme der bewährten "Kletterfäden". Zeigte sich, daß trotz aller Mobilisation eine Reinsertion der RM- wenn überhaupt — nur bei 90° Abduktionsstellung des Armes und maximaler Spannung an den Sehnenenden erzwungen werden konnte, so nahmen wir von einer kontinuitätserhaltenden Technik Abstand.

Man beginnt mit dem Debridement des Granulationsgewebes sowie der Exzision der massiv entzündeten und fibrosierten Bursa subacromialis. Der am Tuberculum majus noch anhaftende Sehnenrest wird sorgsam entfernt. Ein prominentes Tuberculum majus meißelt man ab, um das Impingement so weit wie möglich zu reduzieren. Die Stümpfe des aufgebrauchten Cuffs werden bis zu einer Linie exzidiert, in der es zu keinen Einklemmungserscheinungen mehr kommen kann. Anschließend überprüft man die Abduktionsfreiheit des Humeruskopfes und ergänzt nötigenfalls die vordere Akromioplastik durch die erwähnte Akromioklavikulargelenkresektion, so daß es zu keinen Friktionserscheinungen des Humeruskopfes mehr kommen kann. Der nach oben tretende Kopf schlägt nun nicht mehr gegen den harten Fornix humeri, sondern gegen den weichen Unterrand des M. deltoideus.

Wenn die lange Bizepssehne noch "einsam" den Humeruskopf umspannt und ulzeröse Veränderungen aufweist, so soll man sich nicht scheuen, diese lange Bizepssehne an ihrem Ansatz am Tuberculum supraglenoidale zu resezieren. Es ist nur eine Frage der Zeit, wann der Humeruskopfhochstand auch die letzte Sehne noch zum Reißen bringt. Die lange Bizepssehne wird, um eine Restfunktion zu bewahren, im Sulcus intertubercularis mit durchgreifenden Nähten gegen das Lig. intertuberculare vernäht (s. Abb. 1).

Postoperativ wird der Arm des Patienten bis zum Abklingen der Schmerzen für etwa 48 h im Gilchrist-Verband ruhiggestellt. Danach beginnen wir mit frühfunktioneller Übungsbehandlung. Bereits nach 14 Tagen kann mit aktiven Anspannungsübungen begonnen werden; größter Wert muß nun im folgenden auf isometrische und isokinetische Muskelarbeit am M. deltoideus gelegt werden.

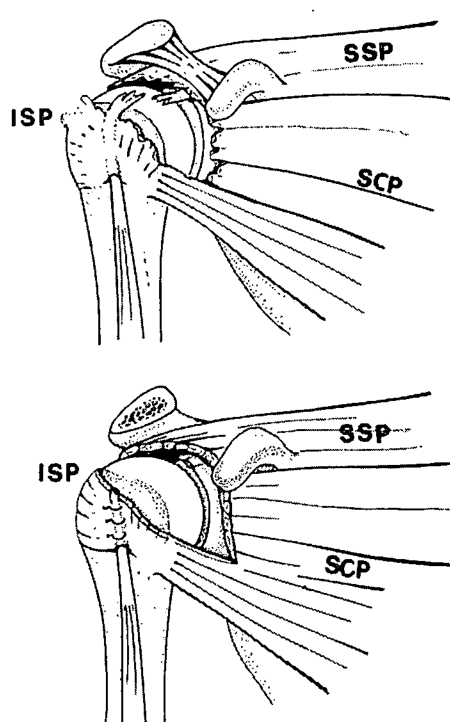

Abb. 1. Vereinfachte Darstellung einer kompletten Rotatorenmanschettenruptur vor und nach superiorer Arthrolyse (OP nach Apoil u. Dautry). *Oben:* Weit retrahierter Cuff mit aufgebrauchten und flottierenden Sehnenstümpfen. *Unten:* Z.n. vorderer Akromioplastik und Debridement und Exzision der Sehnenstümpfe. *SSP* M. suprasinatus, *SCP* M. subscapularis, *ISP* M. infraspinatus

Nachuntersuchungsergebnisse

Bei einem mittleren Nachuntersuchungszeitraum von 21 Monaten konnten wir bei einer Gesamtzahl von 20 Patienten 18 Patienten nachuntersuchen. Vom Nachuntersuchungskollektiv waren 12 Patienten männlichen und 6 Patienten weiblichen Geschlechts. Alle operierten Personen waren Rechtshänder, die Operation erfolgte in 15 Fällen an der rechten Schulter, in 3 Fällen an der linken Schulter. Das Durchschnittsalter aller Patienten betrug 60,2 Jahre, bei den Männern lag das Durchschnittsalter bei 59,1 bei den Frauen bei 62,5 Jahren.

Das wichtigste subjektive Bewertungskriterium ist der Schmerz. Entsprechend der Schmerzklassifikation nach Neer waren 15 Patienten völlig beschwerdefrei. Ein Patient wies nur gelegentlich leichte Schmerzen auf. Ein Patient war aufgrund seiner postoperativ weiterbestehenden Schmerzen erheblich limitiert, eine Patientin klagte über Dauer- und Nachtschmerzen. Hierbei handelte es sich um eine Patientin mit chronischer Polyarthritis mit rheumatoider Omarthrose der operierten Schulter.

Bei Überprüfung der aktiven willkürlichen Gelenkfunktion beim stehenden Patienten ergaben sich folgende Durchschnittswerte nach der Neutral-Null-Methode (Abb. 2a–c):

Aktive Abduktion	= 151°
Aktive Flexion	= 150°
Aktive Außenrotation	= 50°

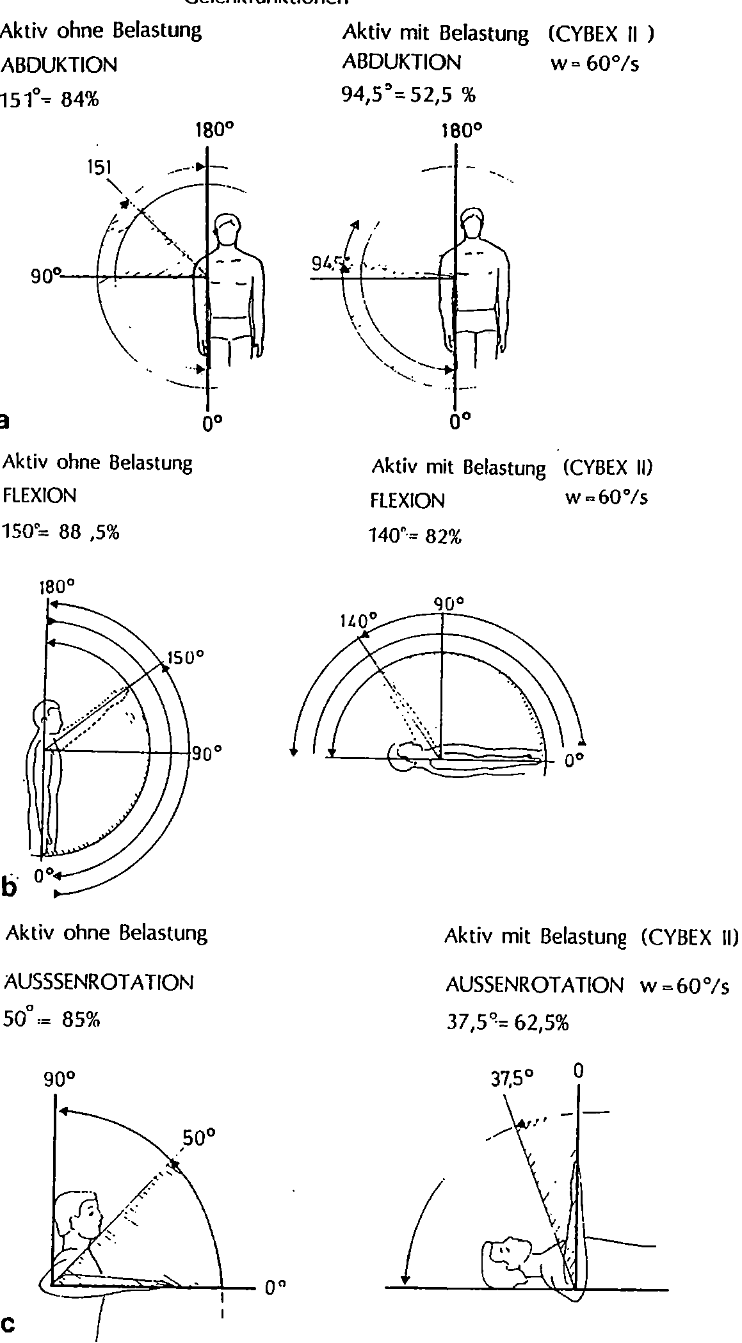

Abb. 2a—c. Durchschnittliche Meßwerte der Abduktion (a), Flexion (b) und Außenrotation (c) nach der Neutral-Null-Methode ohne Belastung (jeweils *linke Abbildung*) und bei isokinetischer Belastung mit 60°/s Winkelgeschwindigkeit (jeweils *rechte Abbildung*)

Zur exakteren Überprüfung der aktiven Gelenkbeweglichkeit wiederholten wir die Gelenkmessungen an einem isokinetischen Testgerät, CYBEX II (Fa. Lumex Inc., USA). Gleichzeitig maßen wir die bei den isokinetischen Gelenkbewegungen auftretenden Drehmomente mittels eines am CYBEX II eingebauten elektronisch gesteuerten Dynamometers. Die Bewegungen konnten nur mit einer vorgewählten, während des Bewegungsablaufes konstant bleibenden Geschwindigkeit von 60°/s ausgeführt werden. Die bei konstanter Winkelgeschwindigkeit gemessenen Drehmomente wurden später um den Einfluß der Gravitation auf die Drehmomente bereinigt.

Die Patienten wurden aufgefordert, den Hebelarm des CYBEX II mit maximaler Kraft zu bewegen. Es erfolgte die Prüfung der Bewegungsmuster an der gesunden und operierten Schulter. Geprüft wurden die Standardbewegungsmuster Abduktion/Adduktion, Flexion/Extension, Innen- und Außenrotation.

Um ein Vergleichskollektiv zu erhalten, wurden mit derselben Meßeinrichtung bei gleicher Winkelgeschwindigkeit 11 schultergesunde rechtshändige Männer mit einem Durchschnittsalter von 25,3 Jahren und 10 rechtshändige schultergesunde Frauen mit einem Durchschnittsalter von 25,4 Jahren jeweils an der rechten Schulter getestet.

Der mittlere postoperative Umfang bei isokinetischen Bewegungen, gemessen am Cybex II, bei einer Winkelgeschwindigkeit von 60°/s betrug in den 3 Bewegungsebenen (s. Abb. 2a–c):

Abduktion	=	94,5°
Flexion	=	140°
Außenrotation	=	37,5°.

Unter isokinetischer Belastung blieben die Ergebnisse im Durchschnitt deutlich unter den Ergebnissen bei der Gelenkmessung nach der Neutral-Null-Methode im Stehen. Der schlechteste Wert fand sich für die Abduktion. Immerhin war jedoch das Kollektiv im Durchschnitt in der Lage, den Arm auf über 90° am Prüfgerät zu abduzieren.

Die dynamometrische Bestimmung des Drehmomentes am CYBEX II ermittelte die Werte für die Maximalkraft bei entsprechendem Stellungswinkel (Abb. 3). Es zeigte sich, daß die Maximalkraft an der kranken Seite eingeschränkt war. Der Seitenvergleich hinkte am meisten in der Frontalebene bei der Abduktion. Insgesamt aber fiel die Differenz überraschenderweise relativ gering aus. Für die postoperative Beurteilung der dynamischen Gelenkfunktion muß neben der Bestimmung des Drehmomentes aber auch der entsprechende Stellungswinkel berücksichtigt werden. Dabei zeigte sich, daß das maximale Drehmoment beim operierten Kollektiv bei wesentlich niedrigeren Stellungswinkeln in der Abduktions- und Flexionsebene sowie der Rotationsebene erreicht wurde. Daraus ist ersichtlich, daß bei Fehlen der RM deren Funktion von anderen Muskeln, wie z.B. M. deltoideus, M. latissimus dorsi usw. übernommen wird.

Zuletzt überprüften wir die Beschleunigungsenergie (Abb. 4), welche ein Maß an aufgewendeter Energie aus den ersten 1/8 s der Kraftentwicklung (Joules) darstellt. Hierbei zeigte sich, daß ohne die RM die Beschleunigungsenergie an der operierten Seite nur etwa die Hälfte dessen ausmacht, was die nichtoperierte Schulter an Energie entwickeln kann. Dies unterstreicht die Bedeutung der RM als Starter der Schulterbewegungen bei Abduktion und Flexion.

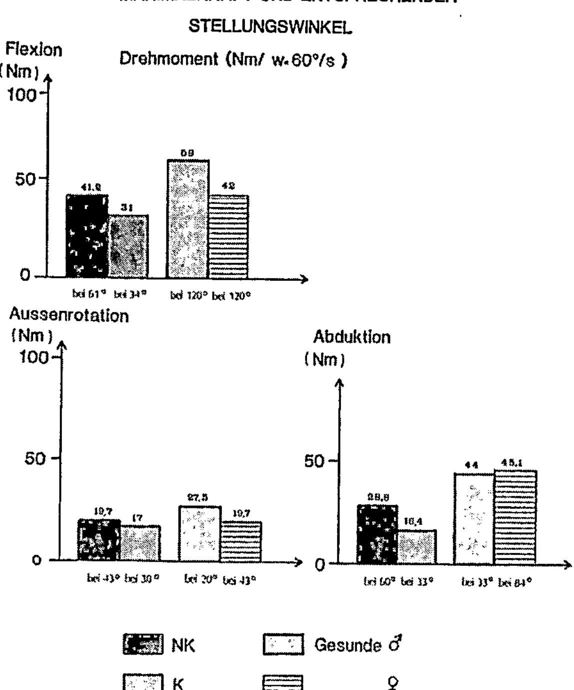

Abb. 3. Bestimmung des maximalen Drehmomentes in den 3 Prüfebenen Flexion − Außen-
rotation − Abduktion. *NK* nichtoperierte Schulter, *K* operierte Schulter. Die beiden *rechten
Balken* zeigen die Vergleichswerte gesunder weiblicher und männlicher rechter Schulter.
Zum Beispiel Flexion: Die operierten Schultern hatten bei Flexion ein mittleres maximales
Drehmoment von 31 Nm bei 34° Flexion erzielt. An der nichtoperierten Seite war das
mittlere maximale Drehmoment bei 41,2 Nm und 61° Flexion. Das Kollektiv gesunder
Männer erreichte im Durchschnitt 59 Nm, das der Frauen 42 Nm

Zusammenfassung

Die Operation nach Apoil und Dautry [1, 2] ist ein Reserveverfahren bei massiven, degenerativen Rupturen im Rotatorenmanschettenbereich. Die Indikation besteht beim therapie-
resistenten Schulterschmerz des alten Patienten, dessen Defektstrecke nicht spannungsfrei
und ohne Überbrückungsplastik fixiert werden kann.

Das Operationsprinzip ist eine einfache superiore Arthrolyse mit Erweiterung im subakromialen Defilee und Debridement des Gelenksraumes.

Die Nachuntersuchung bei 18 von 20 Patienten nach Operation mit der Apoil- und
Dautry-Technik erbrachte bezüglich der Schmerzbefreiung ein gutes Ergebnis. Bei der
Überprüfung der aktiven Gelenkbeweglichkeit zeigt sich in allen 3 Bewegungsebenen ein
befriedigendes Resultat. Die Messung der aktiven Beweglichkeit unter isokinetischen
Bedingungen am Prüfgerät CYBEX II zeigt bezüglich der Außenrotation und Flexion ein
befriedigendes, bezüglich der Abduktion ein ausreichendes Ergebnis.

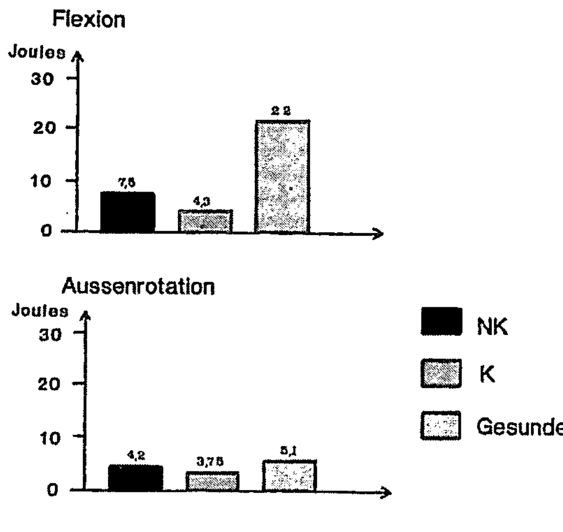

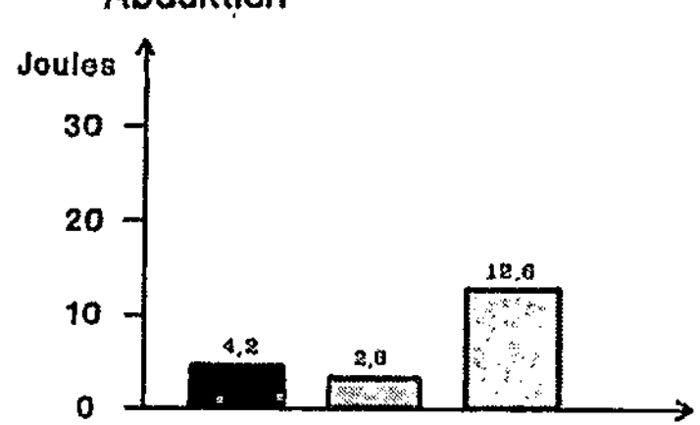

Abb. 4. Graphische Darstellung der Beschleunigungsenergie (Joules), als Maß für die aufgewendete Energie aus der ersten 1/8 s der Kraftentwicklung. Zum Vergleich ein gesundes männliches Kollektiv

Die Überprüfung des Drehmomentes und Bestimmung der Maximalkraft wies jedoch an der operierten Seite keine wesentlich schlechteren Ergebnisse als auf der kranken Seite auf. Analysiert man jedoch die Maximalkraft und die der Maximalkraft entsprechenden Stellungswinkel, so findet man, daß die Funktion der Rotatoren weitgehend von den "großen Schultermuskeln", nämlich M. deltoideus, M. latissimus dorsi und M. pectoralis major sowie M. trapezius übernommen worden sind.

Die Operation nach Apoil und Dautry [1, 2] muß aufgrund der mechanischen Veränderung durch Verlust der Cuff-Funktion zur Inkongruenzarthrose führen und verbietet sich somit beim Patienten mit Anspruch auf Funktionserhalt.

Literatur

1. Apoil A, Dautry P, Moinet P, Koechlin P (1977) Le syndrome dit de rupture de la coiffe des rotateurs de l'etaule. A propos de 70 interventions. Rev Chir Orthop (Suppl 2) 63:33—35
2. Apoil A, Dautry P, Koechlin P, Hardy J (1982) The surgical treatment of rotator cuff impingement. In: Bayley I, Kessel L (eds) Shoulder surgery. Springer, Berlin Heidelberg New York, pp 22—26

3. Bateman JE (1963) The diagnosis of treatment of tears of the rotator cuff. Surg Clin North Am 43:1523
4. Cofield RH (1981) Tears of the rotator cuff. Am Acad Orthop Surg 30:258–273
5. Neer CS (1972) Anterior acromeoplasty for the chronic impingement syndrome in the shoulder: A preliminary report. J Bone Joint Surg (Am) 54:41
6. Neer CS, Craig EV, Fukuda H (1983) Cuff tear artopatea. J Bone Joint Surg (Am) 65/9: 1232–1244
7. Packer NP, Calvert PT, Bayley J, Kessel L (1983) Operative treatment of chronic ruptures of the rotator cuff of the shoulder. J Bone Joint Surg (Br) 65:171–175

V. Uni- und multidirektionale Instabilitäten

Diagnostik und Therapieansatz der multidirektionalen Schulterinstabilitäten

C. Gerber

Universitätsklinik für orthopädische Chirurgie, Inselspital, CH 3010-Bern

Wesentliche neue Erkenntnisse für die Beurteilung und Behandlung von Schulterinstabilitäten sind in den letzten Jahren insbesondere auf dem Gebiet der multidirektionalen
Schulterinstabilitäten gemacht worden [2]. Es handelt sich dabei um eine Entität, welche
ganz vorwiegend klinisch und ohne Zusatzuntersuchungen diagnostiziert sowie einer spezifischen Behandlung zugeführt werden kann.

Anamnese

Die multidirektionalen Instabilitäten zeichnen sich dadurch aus, daß bei der Untersuchung
eine Laxität in mehrere Richtungen nachgewiesen werden kann, daß aber subjektiv manchmal nur eine Instabilität in eine bestimmte Richtung vorliegt. Hintere Subluxationen
treten so häufig bei multidirektionalen Schulterlaxitäten auf, daß jede hintere Subluxation
die Suche nach einer vermehrten Laxität veranlassen sollte (Abb. 1). Die habituelle untere
Instabilität kommt nur bei multidirektionalen Laxitäten vor. Bei den vorderen Instabilitäten
geben schon anamnestische Angaben klare Hinweise auf die atraumatische Ätiologie der
Schulterverrenkungen: Atraumatische vordere Subluxationen werden als solche bezeichnet,
weil ein einmaliges, adäquates Trauma nicht notwendig ist für ihr Auftreten (obwohl es
stattgefunden haben kann). Sie sind immer begleitet von einer vermehrten multidirektionalen Kapsellaxität und werden hier nicht einfach als multidirektionale Instabilitäten
bezeichnet, weil eine multidirektionale Laxität subjektiv sehr wohl von keiner oder nur von
einer unidirektionalen, also z. B. vorderen, subjektiven Instabilität begleitet sein kann. Eine
erste Verrenkung, oft gefolgt von unzähligen Instabilitätsepisoden, hat sich oft schon vor
dem 15. Altersjahr ereignet. Die Verrenkungen sind typischerweise wenig oder nicht
schmerzhaft; die Schulter kann oft schon am Unfalltag wieder praktisch schmerzfrei und
uneingeschränkt benützt werden. Gibt ein Patient an, er habe seine Verrenkungen selbst
reponieren können, so ist eine multidirektionale Kapsellaxität sehr wahrscheinlich. Im
Gegensatz zu den posttraumatischen Fällen sind öfter Frauen betroffen; atraumatische
Instabilitäten werden aber auch bei kräftigen Athleten beobachtet. Häufig hat bei ihnen
nicht ein einzelnes Trauma, sondern eine wiederholte Mikrotraumatisierung (Schwimmer,
Kunstturner) zur praktisch immer beidseitig nachweisbaren Kapsellaxität geführt. Eine
vermehrte allgemeine Bandlaxität besteht nur in rund der Hälfte der Fälle.

Hefte zur Unfallheilkunde, Heft 195
P. Habermeyer/P. Krueger/L. Schweiberer (Hrsg.)
© Springer-Verlag Berlin Heidelberg New York 1988

166

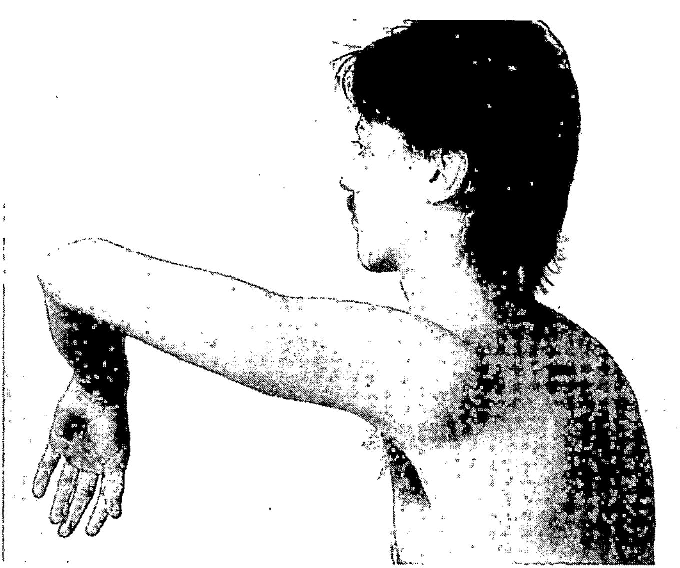

Abb. 1. Eine demonstrierte, hintere Subluxation ist immer verdächtig auf eine multidirektionale Schulterinstabilität

Zusätzlich zur Anamnese hilft eine spezifische, klinische Untersuchung, diese Instabilitäten zuverlässig zu diagnostizieren.

Klinische Untersuchungstechnik

Vordere Schulterschublade [1]

Die vordere Schulterschublade erlaubt die Graduierung der Laxität des vorderen Kapselbandapparates. Der Test läßt sich auch bei schmerzhaften Schultern durchführen, wenn der Apprehensionstest kaum interpretierbar ist. Er ist empfindlicher bei atraumatischen Instabilitäten. Da eine multidirektionale Kapsellaxität praktisch immer bilateral ist, sollten grundsätzlich beide Schultern untersucht werden.

Zur Untersuchung (Abb. 2a, b) liegt der Patient auf dem Rücken. Der Untersucher steht oberhalb der erkrankten, z. B. linken Schulter, klemmt die ausgestreckte Hand des Patienten in seiner rechtsseitigen Axilla ein. Der Patient hält sich dabei nicht aktiv fest, sondern läßt den Arm fallen, damit seine Muskulatur möglichst entspannt bleibt. Die Schulterstellung mit Abduktion von rund 90°, Flexion von 0–20° und praktisch neutraler Rotation müssen für den Patienten bequem sein. Die linke Hand des Untersuchers umfaßt die Skapula, wobei Zeige- und Mittelfinger über der Spina liegen und der Daumen den processus coracoideus palpiert. Damit ist die Skapula stabil in der Hand des Untersuchers fixiert. Die rechte Hand umfaßt den Oberarm und zieht ihn nach vorne. Die Relativbewegung zwischen Skapula und Humerus entspricht dabei der vorderen Schubladenverschieblichkeit.

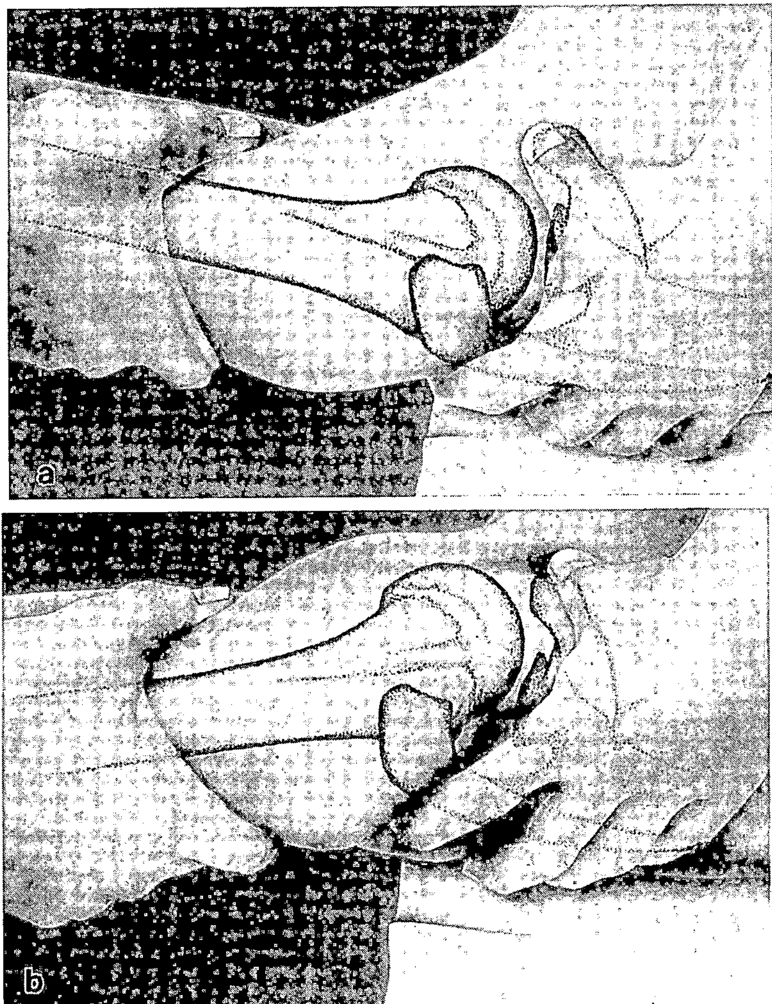

Abb. 2a, b. Technik der vorderen Schulterschublade zum Nachweis der vermehrten vorderen Kapsellaxität

Hintere Schulterschublade

Zum objektiven Nachweis einer hinteren Schulterlaxität hat sich uns der hintere Schubladentest bewährt (Abb. 3): Der Untersucher steht oberhalb der erkrankten, z. B. linken Schulter des liegenden Patienten. Seine linke Hand umfaßt den Unterarm des Patienten und beugt den Ellenbogen etwa 120°, bringt die Schulter in eine Abduktion von rund 90° und in eine Horizontalflexion von 20–30°. Die rechte Hand umfaßt die Skapula, indem Zeige- und Mittelfinger an der Spina, der Daumen unmittelbar lateral des Korakoideus zu liegem kommen. Die linke Hand bringt den Oberarm in eine Horizontalflexion von 60–80° unter gleichzeitiger Flexion und leichter Innenrotation. Gleichzeitig drückt der

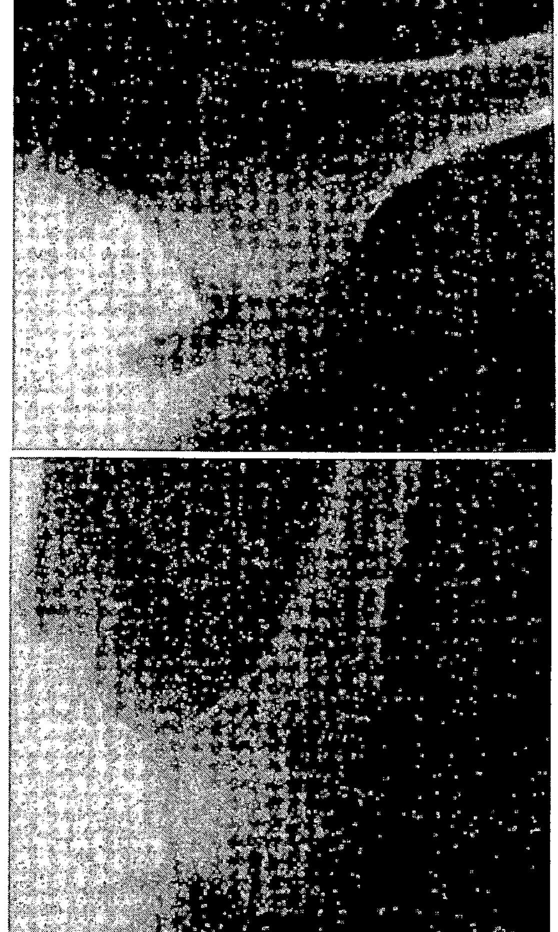

Abb. 3. Röntgenologischer Nachweis
der hinteren Schultersubluxation
mittels hinterer Schulterschublade.
Oben Normalstellung, *unten* hintere
Subluxation

rechte Daumen den Humeruskopf nach dorsal. Liegt eine hintere Subluxation vor, gleitet
der Daumen entlang dem Korakoideus nach dorsal gegen die Fossa glenoidalis, und der
Humeruskopf stößt gegen den Ringfinger der rechten Hand. Nicht selten, insbesondere
bei axialem Druck auf den Humerus, ist die spontane Reposition als deutliches Schnappen
zu erkennen.

Untere Schulterschublade [2]

Die untere Schulterinstabilität kann entweder in Form der Luxatio erecta oder aber in
Form der viel häufigeren, unteren Kapsellaxität assoziiert mit einer vorderen und/oder
hinteren Schulterinstabilität auftreten. Der Nachweis einer unteren Instabilität [1, 2] ist
sehr wichtig, weil 1. die Untersuchungstechnik außerordentlich einfach und 2. eine untere

Instabilität stets auf eine multidirektionale Instabilität hinweist, welche einer Standardtherapie nicht zugänglich ist.

Der Patient wird sitzend untersucht. Der in entspannter Neutralstellung gehaltene Arm wird vertikal nach unten gezogen, was zu einer sichtbaren Delle, dem sog. Sulcus-Zeichen führt (Abb. 4). Dieses sicht- und fühlbare Subluxieren des Humeruskopfes kann in einer einfachen a.-p.-Projektion radiologisch dokumentiert werden.

Ist eine untere Schublade nachgewiesen, so sollte eine Schulter immer als multidirektional instabil angesehen, abgeklärt und behandelt werden.

Therapie

Atraumatische Schulterinstabilitäten können in über 70% durch eine gezielte Rehabilitation symptomfrei gemacht werden, wie Rockwood und Burkhead (unpublizierte Daten) bei 70% von 120 Patienten nachgewiesen haben. Die Subluxierbarkeit der Schulter bleibt dabei nachweisbar, die subjektive Kontrolle der Schulter verbessert sich aber bei Schmerzfreiheit soweit, daß sich für den Patienten eine Operation erübrigt.

Die sehr hohe Erfolgsrate der konservativen Therapie bei atraumatischen Instabilitäten ist sehr bedeutsam, weil gerade diese Instabilitäten chirurgisch die größten Probleme bieten: Die größte bisher präsentierte Serie von Fehlergebnissen nach vorderen Schulterrekonstruktionen war in 68% der Fälle assoziiert mit inadäquater Behandlung einer atraumatischen Instabilität [3]. Rowe et al. [4] fanden in 80% ihrer Fälle eine vermehrte Kapsellaxität, und eine eigene Übersicht über die Ursachen von Fehlergebnissen nach Schulterrekonstruktionen hat ergeben, daß die multidirektionale Kapsellaxität immer wieder als Hauptursache von Rezidiven oder anderen Komplikationen anzutreffen ist [1].

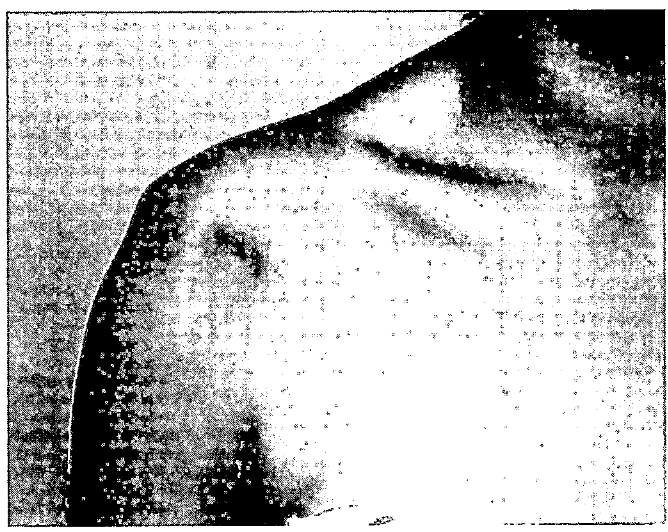

Abb. 4. Nachweis der unteren Subluxation mit dem positiven Sulcus-Zeichen. Wichtigste klinische Untersuchung zum Nachweis einer multidirektionalen Kapsellaxität

Es soll hier nachdrücklich darauf hingewiesen werden, daß multidirektionale Kapsellaxitäten nicht bedenkenlos mit Routineverfahren operativ versorgt werden können. Wie grundsätzlich jede Instabilität sollen diese Verrenkungsformen kausal angegangen werden. Am sichersten bewährt hat sich die Operation nach Neer u. Foster [2]. Sie muß jedoch als technisch sehr anspruchsvoll eingestuft werden. Da die Mehrzahl dieser Patienten konservativ erfolgreich behandelt werden kann und die operative Behandlung schwierig und nicht risikolos ist, empfiehlt es sich, die relativ seltenen Fälle, die einer operativen Therapie bedürfen, eine, spezialisierten Kollegen zuzuweisen.

Literatur

1. Gerber C, Ganz R (1984) Clinical assessment of instability of the shoulder. With special reference to anterior and posterior drawer tests. J Bone Joint Surg (Br) 66:551–556
2. Neer CS, Foster CR (1980) Inferior capsular shift for involuntary inferior and multidirectional instability of the shoulder. J Bone Joint Surg (Am) 62:897–908
3. Rockwood CA Jr, Gerber C (1985) Die multidirektionale Schulterinstabilität als Hauptursache für Fehlergebnisse uniplanarer Schulterrekonstruktionen. In: Refior HJ, Plitz W, Jäger M, Hackenbroch MH (eds) Biomechanik der gesunden und kranken Schulter. Thieme, Stuttgart, S 174
4. Rowe CR, Zarins B, Ciullo JV (1984) Recurrent anterior dislocation of the shoulder after surgical repair. J Bone Joint Surg (Am) 66:159–168

Fesselungsoperationen bei der vorderen Instabilität nach Putti-Platt, Magnuson-Stack, Boytchev

U. Laumann

Orthopädische Abt. St.-Marien-Hospital, Am Boltenhof 7, D-4280 Borken

Einleitung

Ursächlich wird die Entwicklung einer vorderen Schultergelenkinstabilität in der Literatur recht unterschiedlich begründet. Neben anlagebedingten oder erworbenen Variationen an den gelenkbildenden Skelettabschnitten werden Anomalien und Destruktionen am umgebenden Weichgewebe ebenso wie Koordinationsstörungen der einwirkenden Muskulatur als ätiopathogenetische Faktoren erkannt.

Eine unterschiedliche Gewichtung der als prädisponierende Faktoren angesehenen pathologischen Veränderungen führte zu verschiedenartigen Behandlungskonzepten. Diese lassen sich in Anlehnung an Scaglietti u. Calandriello [14] folgenden 4 Untergruppen zuordnen.

Hefte zur Unfallheilkunde, Heft 195
P. Habermeyer/P. Krueger/L. Schweiberer (Hrsg.)
© Springer-Verlag Berlin Heidelberg New York 1988

HSL

Operationsverfahren

I. Kapsel-Muskelplastiken
Putti-Platt [12]
Magnuson-Stack [9]
Boicev [3,4]
Saha [13] u.a.

II. Aufhänge- und Fesselungsverfahren
Nicola [11b]
Gallie, Le Mesurier [7b] u.a.

III. Pfannenrandplastiken
Perthes [12b]
Bankart [2] u.a.

IV. Verriegelungsverfahren
Eden [7a], Lange [8a]
Oudard [12a] u.a.

Nach dieser Aufstellung zählen die operativen Verfahren, über die hier berichtet werden soll, nicht eigentlich zu den Fesselungsoperationen, sondern sind den Kapsel-Muskel-Plastiken zugeordnet. Dies ist ein ganz wesentlicher Unterschied, da die theoretischen Grundlagen der Operationskonzeption wesentlich voneinander abweichen. Während die reinen Fesselungsoperationen eine passive Stabilisierung des Oberarmkopfes herbeiführen sollen, streben die muskelplastischen Operationsverfahren über eine Wiederherstellung des Muskelgleichgewichtes eine dynamische Stabilisierung des Gelenks an. Inwieweit dieser Therapieansatz realisierbar ist, wird später zu diskutieren sein.

Pathophysiologie

Gemeinsame Grundlage, insbesondere der Operationsverfahren von Magnuson u. Stack [9] und Boytchev [3, 4], ist die Überlegung, daß durch eine Insuffizienz des M. subscapularis und begünstigt durch teilweise Einrisse im Sehnenansatzbereich der Mm. supra- und infraspinatus — ausgelöst durch eine vorausgegangene Luxation — die Entwicklung einer vorderen Gelenkinstabilität gebahnt wird. Veränderungen am ventralen Kapselbandapparat werden bei diesen beiden Verfahren geringer bewertet, ganz im Gegensatz zum Verfahren von Putti-Platt.

Die Bedeutung der Muskeln der Rotatorenmanschette für die dynamische Stabilität des Glenohumeralgelenks ist unbestritten und wird bei einer Analyse der Gelenkmechanik auch ohne weiteres verständlich. Unter physiologischen Bedingungen führt der Humeruskopf bei jeder Abduktionsbewegung des Oberarmes zusätzlich eine Zwangskreiselung im Sinne einer Außenrotation durch. Nach den Untersuchungen von Wallace [16] beträgt die Rotation insgesamt 90° und vollzieht sich überwiegend zwischen 45 und 90° Oberarmabduktion. Der Oberarmkopf führt dabei — wie Saha [13] zeigte — nicht nur eine Rollbewegung aus, sondern zugleich auch eine Gleitbewegung, um in der Pfanne zentriert zu bleiben. Für die Steuerung dieses komplizierten Bewegungsablaufes sind vorwiegend die Muskeln der Rotatorenmanschette und hier insbesondere der M. subscapularis und der M. infraspinatus verantwortlich. Nach den EMG-Untersuchungen von Inman et al. [8] wird der stärkste Aktionspotentialzuwachs über dem M. subscapularis während der ersten 90° einer Oberarmabduktion registriert, der zeitlich mit der Phase der stärksten Zwangskreiselung des Armes zusammenfällt. Beim M. infraspinatus zeigen unsere Untersuchungen einen kontinuierlichen Aktionspotentialanstieg bis 150° Oberarmabduktion. Dieser Muskel stabilisiert das Gelenk offenbar noch in der Spätphase der Elevation, wenn der ventrale Zügelmechanismus des M. subscapularis bereits wieder nachgibt.

Mit zunehmender Abduktion ändert sich die Lage des M. subscapularis zum Humeruskopfmittelpunkt. Zwischen 120 und 150° ist der Muskel nach dorsokranial verlagert, der ventrokaudale Gelenkabschnitt ist entsprechend unzureichend muskulär gesichert.

Bei Berücksichtigung dieser pathophysiologischen Betrachtungen streben die 3 hier abzuhandelnden Operationsverfahren über eine Optimierung der Subscapularisfunktion die Beseitigung der ventralen Gelenkinstabilität an. Dies soll durch eine entsprechende Änderung in der Vorspannung dieses Muskels erreicht werden; zusätzlich wird auch eine Sicherung des ventrokaudalen Gelenkabschnittes angestrebt.

Operationstechniken

Magnuson-Stack [9]

Im Verfahren nach Magnuson u. Stack [9] wird der M. subscapularis nahe seinem Ansatz am Tuberculum minus abgelöst und die lange Bizepssehne übergreifend auf das Tuberculum majus transponiert. Bei der Reinsertion erfolgt zusätzlich eine Distalverlagerung, um zu verhindern, daß bei endgradiger Abduktion der Muskel über den Äquator des Humeruskopfes nach dorsokranial disloziert und somit der kritische ventrokaudale Gelenkabschnitt gesichert bleibt.

Im Originalverfahren wird die Gelenkkapsel nahe dem Tuberculum minus miteröffnet, nach medial zusammen mit dem Muskelsehnenstumpf mobilisiert und dann im Verbund mit der Sehne nach lateral transponiert. Eine gesonderte Kapseldoppelungsnaht oder Anheftung der ventralen Kapsel an den vorderen Pfannerand erfolgt nicht (Abb. 1a, b).

Boytchev [4]

Das Verfahren nach Boytchev [4], über das Conforty 1980 [5] berichtete und das in Japan relativ verbreitet ist, versucht eine verstärkte Vorspannung des M. subscapularis und die Sicherung des ventrokaudalen Gelenkabschnittes über eine Transposition der am Processus coracoideus inserierenden Muskulatur zu erreichen. Dabei werden die Sehnen des M. coracobrachialis, des kurzen Bizepskopfes sowie die vertikal verlaufenden Fasern des M. pectoralis minor am Processus coracoideus abgelöst, nach distal mobilisiert und nach Untertunnelung des M. subscapularis in der Schicht zwischen ventraler Gelenkkapsel und M. subscapularis

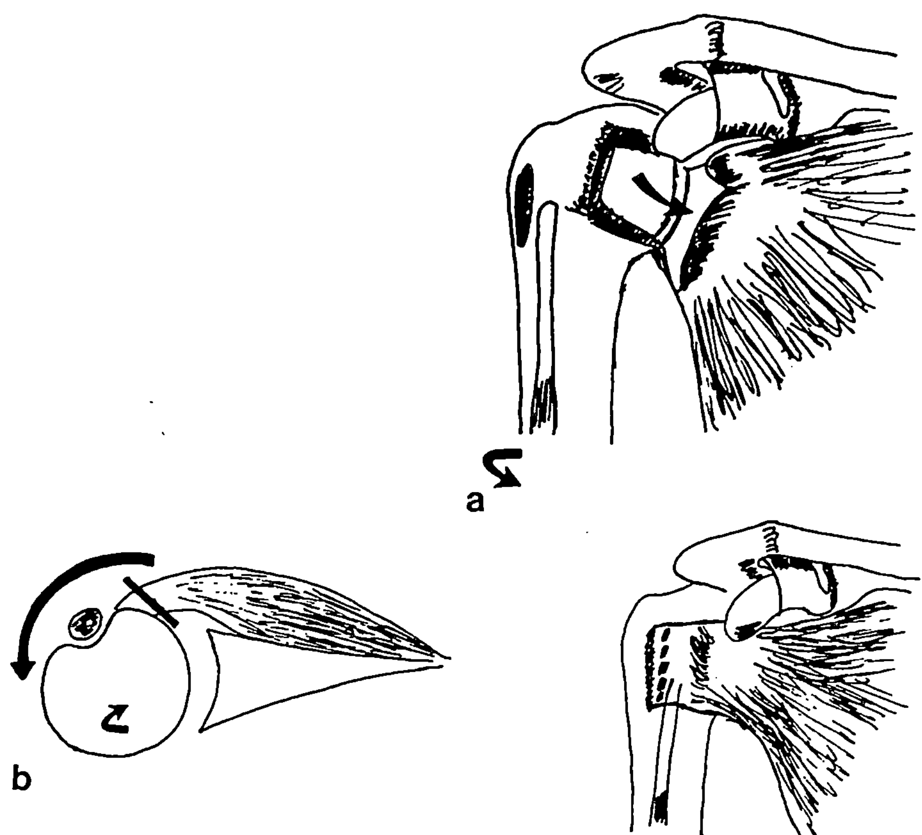

Abb. 1a, b. Operationsverfahren nach Magnuson u. Stack [9]: Absetzen des M. subscapularis im Ansatzbereich am Tuberculum minus und Transposition auf das Tuberculum majus mit gleichzeitiger Distalverlagerung

von kaudal nach kranial durchgezogen und dann am Processus coracoideus wieder reinseriert. Auf eine Transposition auch des gesamten M. pectoralis minor — wie ursprünglich von Boytchev [4] angegeben — wird heute wegen der Gefahr der Schädigung der neurovaskulären Strukturen verzichtet. Bei diesem Verfahren soll die angestrebte vermehrte Vorspannung des M. subscapularis über eine Ventralisierung des Muskels und die Sicherung des ventrokaudalen Gelenkabschnittes durch die transponierten Muskelmassen erreicht werden (Abb. 2a, b).

Putti-Platt (1948)

Das Verfahren von Putti-Platt, über das Osmond-Clarke 1948 [12] berichtete, unterscheidet sich von den beiden vorerwähnten Verfahren darin, daß ein stabiler Gelenkschluß v.a. über eine passive Stabilisierung angestrebt wird. Insoweit bestehen hier Übergänge zu den echten Fesselungsoperationen. Durch eine Verstärkung und Doppelung des M. subscapularis wird

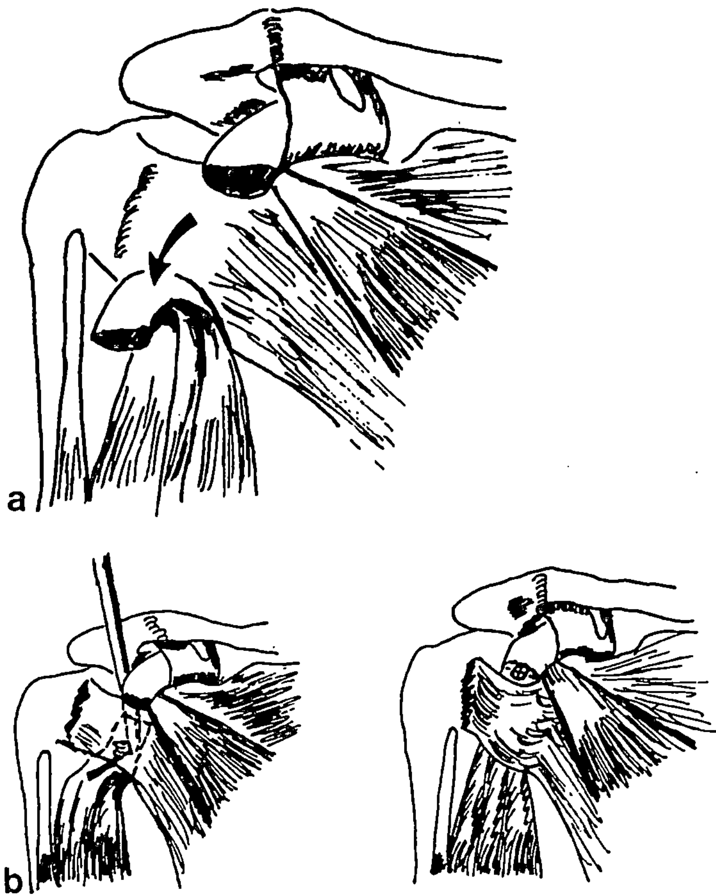

Abb. 2a, b. Operationsverfahren nach Boytchev [4]: Ablösen der Sehnen des M. coracobrachialis, des kurzen Bizepskopfes und der vertikal verlaufenden Fasern des M. pectoralis minor vom Processus coracoideus, Durchziehen der Muskelschlinge zwischen Gelenkkapsel und M. subscapularis und Refixation am Processus coracoideus

ein kräftiges narbiges Widerlager geschaffen. Durch die gleichzeitige Einschränkung der Außendrehfähigkeit des Armes wird ein prädisponierender Faktor der ventralen Instabilität zusätzlich eliminiert.

Im einzelnen wird bei diesem Verfahren der M. subscapularis 1–2 cm medial seiner Insertion quer durchtrennt und die Gelenkkapsel eröffnet. Anschließend wird der laterale Sehnenstumpf am vorderen Pfannenrand inseriert; z.T. wenn kein ausreichendes Gewebe vorhanden ist, über eine Rekonstruktion nach Bankart [2]. Der mediale Kapsellappen wird. über diesen reinserierten Sehnenstumpf vernäht und darüber der mediale Stumpf des M. subscapularis geschlagen. Dieser wird am Tuberculum majus oder, um die Außendrehfähigkeit nicht zu stark einzuschränken, am Tuberculum minus reinseriert. Auf diese Weise wird ein dreischichtiger ventraler Gelenkverschluß erreicht mit deutlicher Verkürzung des M. subscapularis (Abb. 3a, b).

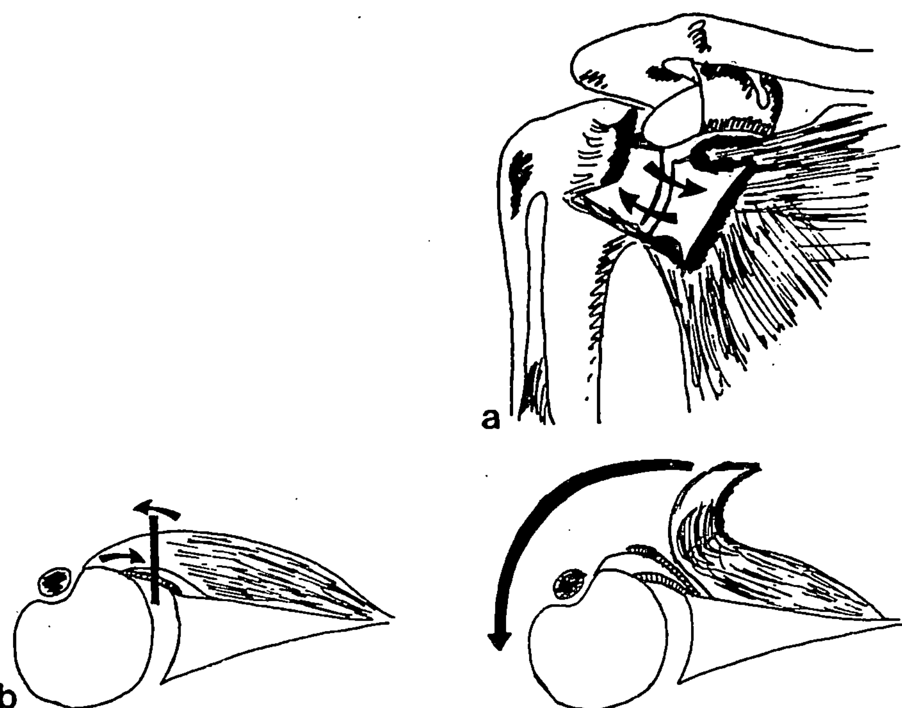

Abb. 3a, b. Operationsverfahren nach Putti-Platt (1948): Durchtrennung des M. subscapularis 1–2 cm medial seiner Insertion, Anheften des lateralen Sehnenstumpfes mit Gelenkkapsel am Pfannenrand, Reinsertion des medialen Kapsellappens und Muskelstumpfes am Tuberculum majus

Bewertung der Verfahren

Wir selbst verwenden das Verfahren nach Putti-Platt, jedoch nie isoliert, sondern stets in Kombination mit dem Verfahren nach Eden-Lange. In der Bewertung der dargestellten Operationsverfahren sind wir daher auf statistische Mitteilungen aus der Literatur angewiesen. Bei der Durchsicht der Literatur fällt folgendes auf (Tabelle 1–3):

1. Von den vorgestellten Operationsverfahren ist das Verfahren nach Putti-Platt in unterschiedlichen Modifikationen, das weltweit auch heute noch am häufigsten verwandte Verfahren.
2. Echte Langzeitergebnisse mit mittleren Nachuntersuchungszeiträumen von mehr als 5 Jahren werden nur selten mitgeteilt. In diesen Mitteilungen wird jedoch deutlich erkennbar, daß bei den echten Langzeitergebnissen die Rezidivquote auch für das Verfahren nach Putti-Platt wesentlich höher liegt, als wir sie gemeinhin mit etwa 4–5% annehmen.
3. Ein großer Nachteil der mitgeteilten Statistiken ist darin begründet, daß kaum einmal mehr als 3/4 der operierten Patienten nachuntersucht werden konnten und über die

Tabelle 1. Nachuntersuchungsergebnisse bei den Operationsverfahren nach Putti-Platt

Autor	Patienten OP	Nachunter- sucht	Beobachtung $\bar{x}$	Rezidiv	Außenrotations- einschränkung		Komplikationen
Adams [1] (1948)	37		>2 J.	5,4%	20° 20–40° 40°	13,4% 27,0% 60,0%	
Brav [4a] (1960)	117	65% 76	2 J.	7,5% Instabilität 44,7%	Ohne Gradangabe	30,2%	2 Wundinfektionen 3 Narkosemobilisationen 1 partielle Parese N. musculocutaneus
Morrey u. Jones [11] (1976)	232	79% 183	10,2 J.	11%			4 Neuropathien 4 Infektionen 2 Schulter-Hand-Syndrom
Multizentr. Schweiz. Studie Müller [11a] (1976)		270	2 J.	5,1%			
Meyer et al. [10] (1978)	97	91% 88	4,3 J.	2,3%	20° 20–50°	84% 17%	
Cyprien et al. [6] (1978)	53	85% 45	4,9 J.	4,4%	20° 20–40° 40°	35% 25% 40%	

Tabelle 2. Nachuntersuchungsergebnisse bei den Operationsverfahren nach Boytchev bzw. Boicev

Autor	Patienten OP	Nachunter- sucht		Beobachtung $\overline{x}$	Rezidiv	Instabilität	Außenrotations- einschränkung		Komplikationen
Conforty [5] (1980)	22	77%	17	6 J.	0	6%			
Takeshita et al. [15] (1986)	41	100%	41	3,2 J.	12%	22%	15°	83%	7–17% periphere Nervenläsionen Nn. musculocutaneus, medianus, ulnaris

Tabelle 3. Nachuntersuchungsergebnisse bei dem Operationsverfahren nach Magnuson und Stack

Autor	Patienten OP	Nachunter- sucht		Beobachtung $\overline{x}$	Rezidiv
Day et al. [7] (1966)	24	58,3%	14	16 J.	14%

178

Angabe zur Rezidivquote hinaus in der Regel eine weitere Beurteilung der erreichten Stabilität des Schultergürtels (z.B. durch den Apprehensionstest) nicht erfolgt.

4. Die Außenrotationseinschränkung bei dem Verfahren nach Putti-Platt liegt zwischen 30° und 40°; in einem geringen Prozentsatz auch über 40°. Bei den beiden anderen Verfahren liegt die Außenrotationseinschränkung zwischen 15° und 20°.

5. Die Rezidivquote liegt bei den Verfahren von Magnuson u. Stack [9] und Boytchev [3, 4] unter Berücksichtigung der obengemachten Vorbehalte offenkundig höher als bei dem Verfahren von Putti-Platt. Das Verfahren von Boytchev ist in besonderem Maße mit Läsionen des Armplexus belastet, auch wenn diese sich in den meisten Fällen spontan wieder zurückbildeten.

Sucht man nach wesentlichen prinzipiellen Unterschieden in den einzelnen Operationsverfahren, die ursächlich für eine unterschiedliche Rezidivquote verantwortlich gemacht werden können, so fällt auf, daß nur das Verfahren nach Putti-Platt die Läsionen am vorderen Pfannenrand mitberücksichtigt und korrigiert. Bei dem Verfahren nach Boytchev wird üblicherweise die Gelenkkapsel nicht eröffnet. Beim Verfahren nach Magnuson u. Stack [9] erfolgt zwar eine Eröffnung der Gelenkkapsel und eine Lateralverlagerung des Kapsellappens; eine Korrektur vorhandener ventraler Kapselperiostdefekte erfolgt jedoch üblicherweise nicht.

Nach unserem Verständnis der Pathogenese der ventralen Schultergelenkinstabilität kann auf eine solche Inspektion des Gelenks zur Beurteilung und ggf. Korrektur eines Broca-Hartmann bzw. Bankart-Defektes nicht verzichtet werden. Operationsverfahren, die dies nicht berücksichtigen, sollten daher nach unserer Überzeugung nicht zur Anwendung kommen.

Literatur

1. Adams JC (1948) Recurrent dislocation of the shoulder. J Bone Joint Surg (Br) 30:26
2. Bankart ASB (1938) The pathology and treatment of recurrent dislocation of the shoulder joint. Br J Surg 26:23
3. Boicev B (Boytchev) (1938) Sulla lussazione abituale della spalla. Chir Organi Mov 23:354
4. Boicev B (Boytchev) (1951) Metodo originale per il trattamento della lussazione recidivante della spalla. Minerva Orthop 2:377
4a.Brav EA (1969) Recurrent dislocation of the shoulder. Ten years experience with Putti-Platt reconstruction procedure. Am J Surg 100:423
4b.Broca A, Hartmann H (1890) Contribution à l'étude des luxations de l'épaule. Bull Soc anat Paris 4:312
5. Conforty B (1980) The results of the Boytchev procedure for treatment of recurrent dislocation of the shoulder. Int Orthop 4:127
6. Cyprien JM, Kritsikis N, Taillard W, Courvoisier E (1978) Die rezidivierende vordere Schulterluxation. Orthopäde 7:136
7. Day AJ, MacDonell JA, Pedersen HE (1966) Recurrent dislocation of the shoulder. Chir Orthop 45:123
7a.Eden R (1918) Zur Operation der habituellen Schulterluxation unter Mitteilung eines neuen Verfahrens bei Abriß am inneren Pfannenrande. Dtsch Z Chir 144:269
7b.Gallie WE, LeMesurier AB (1948) Recurring dislocation of the shoulder. J Bone Joint Surg (Br) 30:9

8. Inman VT, Saunders JB, Abbott L (1944) Observations on the function of the shoulder joint. J Bone Joint Surg 26:1
8a. (1944) Die operative Behandlung der gewohnheitsmäßigen Verrenkung an Schulter, Knie und Fuß. Z Orthop 75:162
9. Magnuson PB, Stack JK (1943) Recurrent dislocation of the shoulder. JAMA 123:889
10. Meyer S, Müller W, Morscher E (1978) Die Resultate der "Putti-Platt-Bankart" Operation in der Behandlung der habituellen Schulterluxation. Orthopäde 7:154
11. Morrey BF, Jones JM (1976) Recurrent anterior dislocation of the shoulder. J Bone Joint Surg (Am) 58:252
11a. Müller W (1978) Die multizentrische schweizerische Studie über die operative Behandlung der recidivierenden oder habituellen Schulterluxation. Orthopäde 7:134
11b. Nicola T (1929) Recurrent dislocation of the shoulder: It's treatment by transplantation of the long head of the biceps. Am J Surg 6:815
12. Osmond-Clarke H (1948) Habitual dislocation of the shoulder. The Putti-Platt-Operation. J Bone Joint Surg (Br) 30:19
12a. Oudard M (1924) La luxation récidivante de l'épaule, Procédé opératoire. J Chir Paris 23:13
12b. Perthes G (1906) Über Operationen bei habitueller Schulterluxation. Dtsch Z Chir 85:199
13. Saha AK (1978) Rezidivierende Schulterluxation. Enke, Stuttgart
14. Scaglietti O, Calandriello B (1957) Über die habituelle Schulterverrenkung (Pathogenese-Pathologische Anatomie – Behandlung). Wiederher Chir Traum 4:6
15. Takeshita M, Minamikawa H, Matsunaga E, Takagishi N (1986) The results of the Boytchev procedure for treatment of recurrent dislocation of the shoulder. The shoulder joint. Jpn Shoulder Soc 10:240
16. Wallace WA (1982) The dynamic study of shoulder movement. In: Bayley I, Kessel L (eds) Shoulder surgery. Springer, Berlin Heidelberg New York

Modifizierte Knochenblockoperationen vom Typ Bristow, Latarjet, Trillat

W. Keyl

Städt. Krankenhaus München-Bogenhausen, Orthopädische Abteilung (Chefarzt: Prof. Dr. W. Keyl), Engischalkinger Straße 77, D-8000 München 81

Wenn man der Läsion des vorderen Pfannenrandes für das Zustandekommen einer rezidivierenden Schulterluxation eine wesentliche pathogenetische Bedeutung zumißt, so liegt es nahe, den vorderen Pfannenrand mit einem Knochenblock aufzubauen und den Luxationsweg zu verlegen. Man kann sich dazu eines freien Knochenspanes bedienen, den man nach Eden-Hybinette am vorderen Pfannenrand anlagert, einbolzt oder verschraubt. Oder man versetzt den ortsständigen Processus coracoideus auf den vorderen Pfannenrand; ein Vorgehen, das von Bristow, Latajet und Trillat unabhängig voneinander angegeben wurde.

Gegenüber der homo- oder heterologen Knochentransplantation bietet die Versetzung des Processus coracoideus folgende Vorteile:

Hefte zur Unfallheilkunde, Heft 195
P. Habermeyer/P. Krueger/L. Schweiberer (Hrsg.)
© Springer-Verlag Berlin Heidelberg New York 1988

- Der Knochenblock ist autolog, wird vom gleichen Zugang entnommen und mit einer Schraube übungsstabil am vorderen Schulterblatthals fixiert. Dadurch ist eine Ruhigstellung des Armes im Gipsverband überflüssig.
- Die mit der Korakoidspitze nach kaudal verlagerten Sehnen des M. coracobrachialis und des M. biceps brevis bilden eine dynamische Muskelschlinge, die den Oberarm bei der Abduktions-/Außenrotationsbewegung nach dorsal hält.
- Der M. subscapularis wird um den nach kaudal versetzten Processus coracoideus herumgelenkt und sichert bei der Abduktion und Außenrotation das sonst ungeschützte vordere untere Kapseleck (Abb. 1).

Operation nach Bristow

Die Methode des Korakoidtransfers auf den vorderen unteren Pfannenrand wurde erstmals von dem Südafrikaner Bristow (1939) angewandt, aber erst 19 Jahre später von seinem

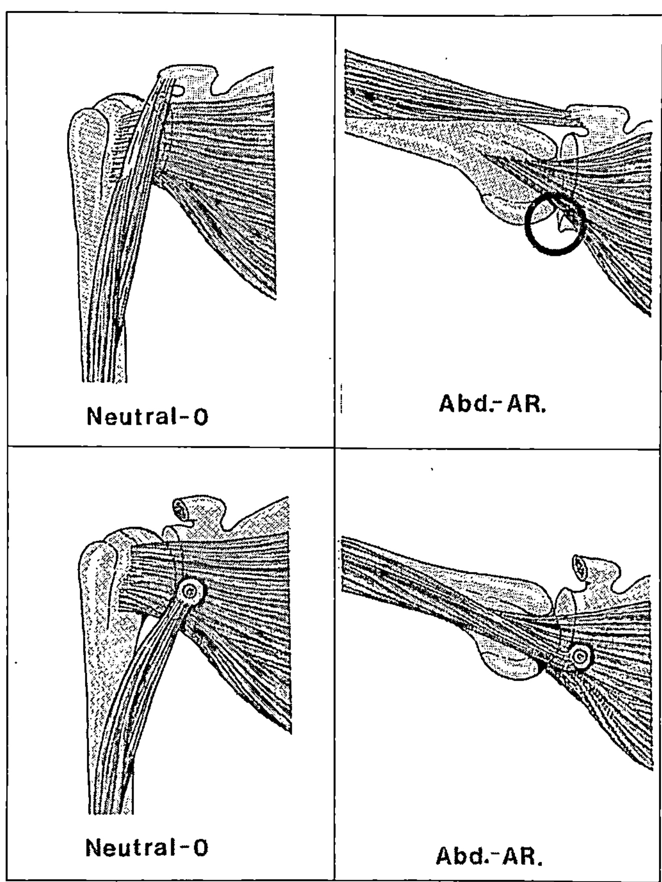

Abb. 1. Operation nach Bristow und Latarjet: Knochenblock- und muskulotendinöser Schlingeneffekt durch Versetzung der Korakoidspitze auf den vorderen Skapulahals

Schüler Helfet (1958) veröffentlicht [3]. Im Originalverfahren wird die Korakoidspitze mit den gemeinsamen Sehnen des M. biceps brevis und des M. coracobrachialis durch den quer zur Faserrichtung inzidierten M. subscapularis hindurch auf den angerauhten vorderen Schulterblatthals verlagert und mit Nähten am M. subscapularis verankert [3].

In der Folgezeit wurde die Methode mehrfach modifiziert. So führte Mead (1964) die Schraubenfixation ein, benutzte aber noch die Querinzision des M. subscapularis. May [11] vermied die Querdurchtrennung des Subskapularis; er löste den Muskel an seinem Ansatz ab, spaltete ihn in seinem Faserverlauf am Übergang vom mittleren zum distalen Drittel und inserierte ihn nach der Korakoidversetzung wieder an seinem Ansatz. Braly u. Tulloss [2] setzten die Korakoidspitze auf den vorderen Pfannenrand bei gleichzeitiger Refixation der Bankart-Läsion unter dem zuvor abgelösten, aber nicht längs geteilten M. subscapularis. Torg et al. [13] lösten den Subskapularis nicht ab, sondern lenkten ihn kaudal um die versetzte Korakoidspitze herum [2, 11, 12, 13] (Abb. 2).

Von den genannten Modifikationen hat das *Verfahren nach May* im angloamerikanischen Sprachraum die größte Verbreitung gefunden. Auch wir verwenden seit 4 Jahren an unserer Klinik diese *Technik.*

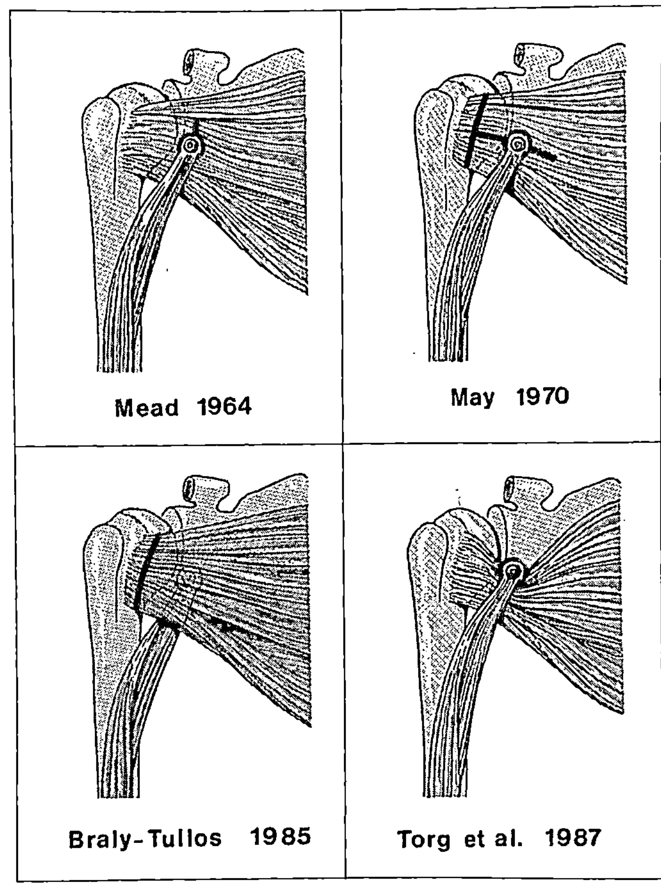

Abb. 2. Verschiedene Modifikationen der Operation nach Bristow

Von einem etwa 8 cm langen Schnitt wird im Sulcus deltoideopectoralis eingegangen und die Korakoidspitze dargestellt. Nach Vorbohrung des Schraubenlochs wird die 1–1,5 cm breite Korakoidspitze osteotomiert und mit den anhängenden Sehnen nach distal geschlagen. Der M. subscapularis wird dann an seinem sehnigen Ansatz abpräpariert und im Faserverlauf auf einer Länge von etwa 5 cm halbiert. Das Gelenk wird eröffnet, freie Gelenkkörper werden aufgesucht und entfernt, der lädierte Limbus wird exzidiert oder refixiert. Unter Sicht wird dann die Korakoidspitze am vorderen hinteren Skapulahals (in 4- bzw. 8-Uhr-Position) 5 mm vom Pfannenrand entfernt mit einer Kleinfragment-spongiosaschraube und Zackenunterlegscheibe fixiert. Danach wird die Kapsel geschlossen und der längsgeteilte M. subscapularis zurückverlagert; der obere Muskelanteil wird proximal, der untere Anteil distal des versetzten Korakoids unter den anhängenden Sehnen hindurchgeführt und unter mäßiger Spannung am Ansatz reinseriert. Danach Einlegen einer Saugdrainage, Wundverschluß und Dessault-Verband.

Operation nach Latarjet

Die Operation nach Latarjet (1986) entspricht praktisch einem modifizierten Verfahren nach Bristow-Helfet. Auch hier wird die Spitze des Processus coracoideus mit den anhängenden Sehnen auf den vorderen unteren Pfannenrand versetzt und verschraubt. Der Unterschied zu den Bristow-Modifikationen besteht darin, daß der M. subscapularis nicht abgelöst, sondern in seinem Verlauf gespalten und auseinandergedrängt wird. Nach Eröffnung des Gelenks wird die Korakoidspitze am Pfannenrand mit einer Schraube befestigt. Danach werden die Kapsel- und Subskaluparislücken wieder vernäht, die Wunde geschlossen und ein Dessault-Verband angelegt [7, 8].

Kerboul et al. [6] haben das Originalverfahren verändert, indem sie fast den gesamten Processus coracoideus abtragen und mit 2 Schrauben am vorderen unteren Pfannenrand befestigen. Sie erhalten damit nicht nur ein breiteres knöchernes Widerlager, sondern auch eine sichere Fixation des Knochenblockes mit den anhängenden Muskeln.

Die Methode nach Latarjet ist v. a. in Frankreich und Italien bekannt, wird neuerdings aber auch in Schweden praktiziert. Wir selbst haben keine eigenen Erfahrungen damit.

Operation nach Trillat

Bei dem Verfahren nach Trillat [14] wird nicht die Korakoidspitze, sondern der gesamte Processus coracoideus ans seiner Basis osteotomiert, nach unten geschwenkt und mit einer Schraube fixiert. Er bleibt also in seinem knöchernen Verbund. Der nicht abgelöste M. subscapularis wird dadurch nach unten gedrängt und umgeleitet.

Die operative *Technik* ist relativ einfach: Der Zugang erfolgt im Sulcus deltoideopectoralis. Das Korakoid wird an seiner Basis freipräpariert und hier unter Entnahme eines Knochenkeiles so osteotomiert, daß eine Kortikalis erhalten bleibt und der gesamte Rabenschnabelfortsatz nach unten geklappt und mit einer Kortikalisschraube am Hals des Schulterblattes fixiert wird. Dabei ist darauf zu achten, daß die Korakoidspitze den vorderen Pfannenrand nicht überragt, da sonst mit Bewegungseinschränkungen des Humeruskopfes zu rechnen ist. Auch ist zu berücksichtigen, daß der subkorakoidale Raum nicht ganz verlegt wird, um dem nach distal verdrängten M. subscapularis genügend Funktionsraum zu erhalten. Die Korakoidspitze darf deshalb nicht in knöchernen Kontakt mit dem vorderen Pfannenrand treten, sondern muß einen Abstand von etwa 10 mm einhalten (Abb. 3). Schließlich ist noch zu bedenken, daß durch die Verlagerung des Korakoids nach kaudal der subakromiale Raum eingeengt wird, wenn nicht zuvor das Lig. coracoacromiale zur Vorbeugung eines Impingementsyndroms eingeschnitten oder reseziert wird. Nach Überprüfung des Bewegungsspiels wird die Wunde schichtweise geschlossen und ein Dessault-Verband angelegt [10, 14, 15].

Das Operationsverfahren hat in Frankreich und in der Schweiz einige Anhänger gefunden, ist in Deutschland aber wenig verbreitet. Unsere eigenen Erfahrungen beschränken sich auf wenige Fälle.

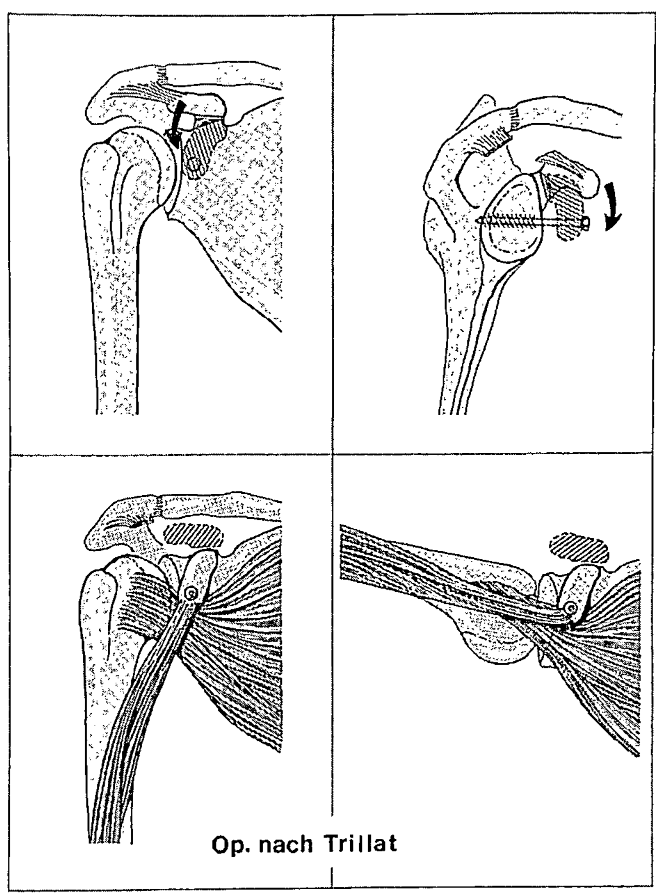

Abb. 3. Operation nach Trillat: Der an der Basis osteotomierte Processus coracoideus wird nach unten geklappt und mit einer Schraube am Skapulahals fixiert

Nachbehandlung

Die übungsstabile Schraubenfixation des Korakoids am vorderen Pfannenrand macht eine Ruhigstellung des operierten Armes im Thoraxabduktionsgipsverband überflüssig. Es genügt eine Immobilisation im Dessault- oder Gilchrist-Verband. Die Dauer der Ruhigstellung richtet sich danach, ob der M. subscapularis abgelöst wurde oder nicht.

Bei der Subskapularisablösung soll nach übereinstimmender Ansicht der Autoren der operierte Arm für 3–4 Wochen immobilisiert werden. Während dieser Zeit können vorsichtige Pendel-, Rotations- und Abduktionsbewegungen durchgeführt werden. Das aktive Anheben des Armes über die Horizontale und die aktive Außenrotation sollten jedoch erst danach geübt werden. Sportliche Betätigungen sind erst ab der 12. Woche, Wurfsportarten erst nach 6 Monaten erlaubt.

Wird der M. subscapularis nicht abgelöst oder eingekerbt (Operationen nach Bristow-Torg, Latarjet und Trillat), wird der Arm im Gilchrist-Verband getragen und schon nach Abklingen des Wundschmerzes aktiv beübt. Die Abduktion über 90° und die Außenrotation bleiben jedoch für die ersten 3 Wochen verboten.

Ergebnisse

In der *Literatur* unterscheiden sich die Ergebnisse der modifizierten Knochenblockoperationen vom Typ Bristow, Latarjet und Trillat nur wenig voneinander. Die Rezidivrate liegt zwischen 0 und 6%. Die Restinstabilitäten schwanken zwischen 6 und 20%. Gemeinsam ist allen eine verbleibende durchschnittliche Außenrotationseinschränkung von 10–20° (Tabelle 1).

Im *eigenen Krankengut* finden sich bei 41 nachkontrollierten Operationen nach Bristow-May 2 Reluxationen und 5 Resubluxationen. Die weitere Analyse zeigt, daß die zurückgebliebenen Restinstabilitäten überwiegend bei den anlagebedingten und nicht bei den

Tabelle 1. Postoperative Gelenkinstabilität und Außenrotationseinschränkung bei modifizierten Knochenblockoperationen nach Bristow, Latarjet und Trillat. (Alle Zahlenangaben sind auf ganze Stellen aufgerundet.)

Autor	Methode	n	Re-luxation %	Resub-luxation %	AR-Einschränkung (in Grad)
May 1970 [12]	Bristow-May	16	0	?	15
Lombardo 1976 [9]	Bristow-May	51	2	?	11
Hill 1981 [4]	Bristow-May	107	2	21	?
Keyl 1987	Bristow-May	41	5	15	13
Braly 1985 [2]	Bristow-Braly	20	0	?	10
Torg 1987 [13]	Bristow-Torg	212	4	5	15
Hovelius 1983 [5]	Latarjet	112	6	7	20
Kerboul 1985 [6]	Latarjet	49	0	?	15
Trillat 1973 [15]	Trillat	159	6	?	?
Mäder 1978 [10]	Trillat	10	0	?	15

Tabelle 2. Eigene Ergebnisse der Operation nach Bristow-May (n = 41; Beobachtungszeit 2,1 Jahre)

Gelenkstabilität				*Schmerzen*		
	n	Reluxation	Resubluxation			
Traumatisch	29	0 (0)	1 (3,6%)	Keine	27	(65,9%)
Spontan	12	2 (16,7%)	5 (41,7%)	Bei ständiger Beanspruchung	14	(34,1%)
				Ständig	0	(0)
Gesamt	41	2 (4,9%)	6 (14,6%)			

Gelenkfunktion		*Kraftverlust*	
Abduktion	− 1,0° (durchschnittlich)	Schulterabduktion	− 15% (durchschnittlich)
Außenrotation	− 13,2° (durchschnittlich)	Schulterinnenrotation	− 12% (durchschnittlich)
Innenrotation	− 4,6° (durchschnittlich)	Ellbogenflexion	− 3% (durchschnittlich)

Komplikationen		*Knochenblock*		
Infektionen	1 (2,4%)	Knöchern fest	30	(73,2%)
Nerven- u. Gefäßläsionen	0 (0)	Fibrös fest	8	(19,5%)
Schraubenlockerungen	3 (7,3%)	Gebrochen-disloziert-resorbiert	3	(7,3%)

posttraumatischen Luxationen vorkommen; eine Erfahrung, die auch andere Autoren gemacht haben [3, 5].

Funktionseinschränkungen und Schmerzen machen sich v.a. bei Überkopfbewegungen bemerkbar und gehen häufig mit anderen postoperativen Komplikationen einher. Darauf wurde auch von derer Seite bereits hingewiesen [5, 9].

Die grobe Kraft ist bei der Abduktion und Innenrotation durchschnittlich um 10 bzw. 20% gemindert. Eine wesentliche Kraftminderung bei der Ellbogenbeugung besteht dagegen nicht (Tabelle 2).

Die Komplikationsrate im eigenen Krankengut ist relativ klein. In der Literatur kommen neben allgemeinen Komplikationen wie Infektionen, Wundheilungsstörungen und Thromboembolien v.a. Span- und Schraubenlockerungen, selten auch Nerven- und Gefäßläsionen vor [1, 4, 9].

Die *Sportfähigkeit* im weiten Sinne kann bei allen operierten Patienten erhalten bzw. wieder erreicht werden. Bezogen auf die früher ausgeübte Hauptsportart blieb im eigenen Krankengut die Sportfähigkeit aber bei 4 von 36 Sportlern eingeschränkt und ging bei 3 Sportlern vollständig verloren (Tabelle 3). Betroffen waren dabei v.a. Werfer, Racketspieler, wenn deren dominanter Arm operiert wurde. In der Literatur werden diese Angaben bestätigt [5, 13].

Tabelle 3. Postoperative Sportfähigkeit bei der Operation nach Bristow-May (eigene Ergebnisse; n = 36)

Sportfähigkeit	Ja	Eingeschränkt	Nein
Dominanter Arm Wurf-/Racketsport	8	1	3
Dominanter Arm andere Sportarten	6	1	0
Nicht dominanter Arm	15	2	8
Alle Sportler	29	4	3

Zusammenfassung

Bei den Operationsmethoden nach Bristow, Latarjet und Trillat wird die Korakoidspitze oder der gesamte Processus coracoideus zusammen mit den anhängenden Sehnen des M. coracobrachialis und des M. biceps brevis auf den vorderen unteren Pfannenrand verlagert und hier verschraubt. Dadurch bewirken diese Methoden und ihre Modifikationen nicht nur einen Knochenblockeffekt, sondern auch einen muskulotendinösen Schlingeneffekt.

Bei übungsstabiler Verankerung des versetzten Korakoids und unterbliebener Ablösung des Subskapularis kommt man ohne länger dauernde Immobilisation aus, und die aktive Nachbehandlung kann sofort nach der Operation aufgenommen werden. Die Methoden zeichnen sich v.a. bei posttraumatischen vorderen Schulterinstabilitäten durch eine geringe Rezidivrate und durch eine rasche Wiederherstellung der Sportfähigkeit aus.

Literatur

1. Artz T, Haffer JM (1972) A major complication of the modified Bristow procedure for recurrent dislocation of the shoulder. J Bone Joint Surg (Am) 54:1293–1296
2. Braly WG, Tullos HS (1985) A modification of the Bristow procedure for recurrent anterior shoulder dislocation and subluxation. Am J Sport Med 13:81
3. Helfet AJ (1958) Coracoid transplantation for recurring dislocation of the shoulder. J Bone Joint Surg (BR) 40:198
4. Hill JA, Lombardo SJ, Kerlan RK (1981) The modification Bristow-Helfet procedure for recurrent anterior shoulder subluxations and dislocations. Am J Sports Med 9: 283
5. Hovelius L, Alkermark C, Albrektsson B, Berg E, Körner L, Lundberg B, Woldmark T (1983) Bristow-Latarjet procedure for recurrent anterior dislocation of the shoulder. Acta Orthop Scand 54:284–290
6. Kerboul B, Le Saout J, Lefevre C, Malingue E, Fabre F, Roblin L, Courtois B (1985) L'opération de Latarjet dans la luxation récidivante antéro-interne de l'épaule. J Chir 122:371
7. Latarjet M (1954) A propos du traitement des luxations récidivantes de l'épaule. Lyon Chir 49:994
8. Latarjet M (1958) Technique de la butée coracoidenne pré-glénoidenne dans le traitement des luxations récidivantes de l'épaule. Lyon Chir 54:604–607
9. Lombardo SJ, Kerlan RK, Jobe FW, Caster VS, Blazina ME, Shields CL (1976) The modified Bristow procedure for recurrent dislocation of the shoulder. J Bone Joint Surg (Am) 58:256–261
10. Mäder G, Noesberger B (1978) Technik und klinische Erfahrungen mit der modifizierten Operation nach Trillat bei habitueller vorderer Schulterluxation. Orthopäde 7:185
11. May VR (1970) A modified Bristow operation for anterior recurrent dislocation of the shoulder. J Bone Joint Surg (Am) 52:1010
12. Mead NC (1964) Operation for recurrent shoulder dislocation. Spectator Corres, Club Lett.
13. Torg JS, Balduini FC, Bouci C, Lehman RC, Gregg JR, Esterhai JL, Hensal FJ (1987) A modified Bristow-Helfet-May procedure for recurrent dislocation and subluxation of the shoulder. J Bone Joint Surg (Am) 69:904
14. Trillat A (1954) Traitement de la luxation récidivante de l'épaule. Considerations techniques. Lyon Chir 49:986
15. Trillat A, Leclerc-Chelvet F (1973) Luxation récidivante de l'épaule. Masson, Paris

Die Operation nach Eden-Hybinette-Lange

A. Krödel und H.J. Refior

Orthopädische Klinik und Poliklinik (Dir.: Prof. Dr. med. H.J. Refior), Klinikum
Großhadern der Universität München, Marchionistraße 15, D-8000 München 70

Die habituelle und die posttraumatisch-rezidivierende Schulterluxation bedingen eine
sportliche, berufliche sowie die alltägliche Aktivitäten beeinträchtigende Behinderung.

Zur Therapie sind nach Apel über 100 verschiedene Verfahren angegeben, die sich im
wesentlichen in Weichteiloperationen und in Operationen am knöchernen Skelett der
Schulter unterteilen lassen [1].

Eine Kombination beider Möglichkeiten stellt die im deutschen Sprachraum verbreitete
Operationsmethode nach Lange dar (Abb. 1) [6, 7]. Es wird hierbei neben einer Spanplastik
zur Anhebung des Pfannenrandes eine Muskel- und Kapselraffung durchgeführt. Eine
postoperative Ruhigstellung im Thorax-Arm-Gips für 4–6 Wochen schließt sich an.

Als Spanmaterial eignen sich sowohl autologe als auch homologe Tibia- oder Becken-
kammspäne, wie dies u.a. von Henne et al. [4] sowie Schreiber et al. [9] beschrieben wird.

Heterologe Transplantate wie der Kieler Knochenspan zeigen oftmals einen verzögerten
und nur langfristig erreichbaren knöchernen Einbau (Abb. 2).

Wie eigene Erfahrungen jedoch zeigen, sind diese Kieler Knochenspäne bei der Lange-
Operation ausreichend, um im Sinne eines Platzhalters die intraoperativ erzielte Pfannenanhebung auf Dauer sicherzustellen. So konnten wir eine knöcherne Integration des intra-

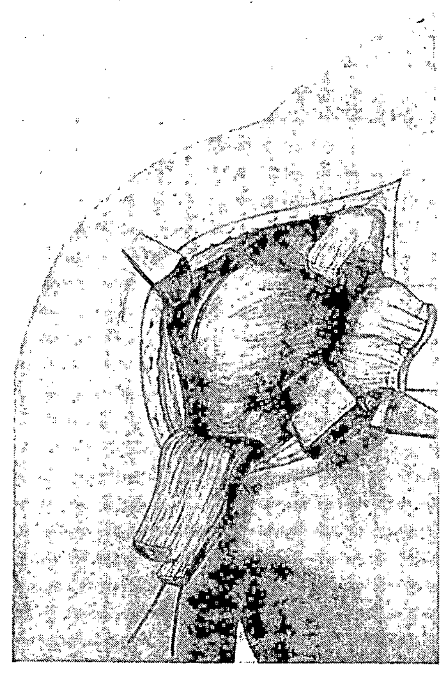

Abb. 1. Operation nach Lange. Anhebung des
ventrokaudalen Pfannenpols durch extraartikuläre Spaneinbolzung. (Aus Lange [7])

Hefte zur Unfallheilkunde, Heft 195
P. Habermeyer/P. Krueger/L. Schweiberer (Hrsg.)
© Springer-Verlag Berlin Heidelberg New York 1988

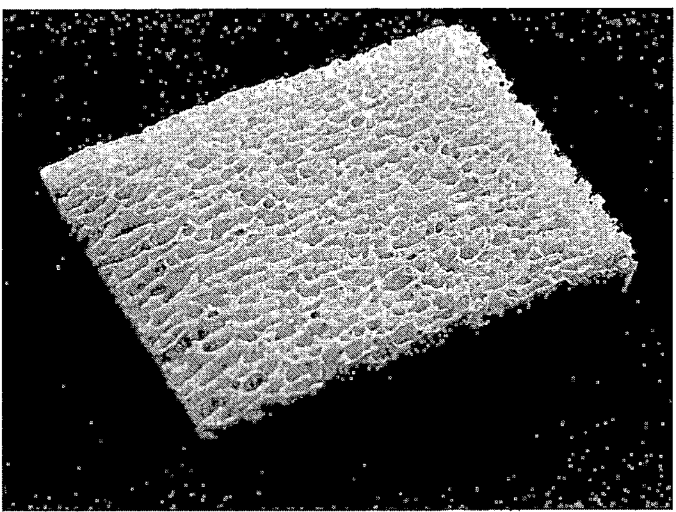

Abb. 2. Kieler Knochenspan

ossären Spananteils in 19 von 21 Fällen bei einem Operationsverlauf von mehr als 10 Jahren feststellen (Abb. 3). Um dem Patienten eine zweite Operation zur Spanentnahme mit den damit verbundenen Risiken zu ersparen, benutzen wird zur Lange-Plastik den leicht zu lagernden und immer verfügbaren Kieler Knochenspan.

Zur Überprüfung der langfristigen Ergebnisse dieses Operationsverfahrens führten wir zusammen mit Melzer et al. am Krankengut der Orthopädischen Klinik des Annastiftes Hannover eine klinische und radiologische Nachuntersuchung durch [8]. Von 32 in den Jahren 1968–1975 operierten Patienten konnten 21 nach einem postoperativen Verlauf von mehr als 10 Jahren nachkontrolliert werden. Die verbleibenden 11 Patienten waren entweder verzogen oder reagierten nicht auf unser Anschreiben.

Subjektiv waren 19 von 21 Patienten mit dem Operationsergebnis zufrieden und berichteten, wie dieser 34jährige Patient, über eine gute sportliche und berufliche Belastungsfähigkeit des Schultergelenks (Abb. 3).

Über eine geringe Schmerzsymptomatik bei Belastung klagten 8 Patienten. Ein Patient mit fortgeschrittener postoperativer Omarthrose berichtete über Ruheschmerzen und war subjektiv mit dem Operationsergebnis unzufrieden.

Reluxationen traten im nachkontrollierten Krankengut in 4 Fällen auf. Im Vergleich zur Literatur bedeutet dies eine sehr hohe Reluxationsrate [3, 4, 5].

In ihr ist jedoch eine sichere traumatische Reluxation enthalten, die nach Hehne et al. [4] nicht als Rezidiv zu werten ist. In einem anderen Fall, hier handelte es sich um einen 16jährigen Patienten, war bei beiderseitiger, multidirektionaler Instabilität lediglich eine dorsalseitige Muskelkapselraffung in Verbindung mit der Spanplastik durchgeführt worden. Bei fortbestehender kaudaler und ventraler Instabilität konnten Reluxationen folglich nicht verhindert werden.

Das in diesem Fall registrierte Rezidiv ist somit auf einen Fehler bei der Indikationsstellung zurückzuführen und nicht der Methode anzulasten.

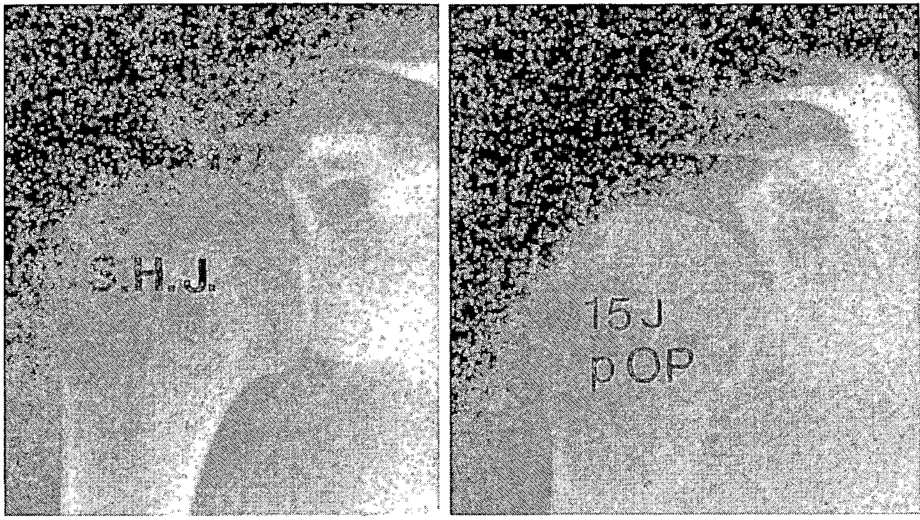

Abb. 3. 34jähriger Patient 15 Jahre nach Operation nach Lange. Deutliche röntgenologische Pfannenanhebung. Einbau des intraossären Spananteils

Nach Abzug dieser Fälle ergibt sich im untersuchten Krankengut eine Reluxationsrate von 5,5%, die in Übereinstimmung mit Ergebenissen anderer Autoren steht [3, 4, 5].

Bei der Funktionsprüfung fanden sich folgende Befunde: Bewegungseinschränkungen stellten wir bei 15 Fällen fest, wobei 13mal ein Außenrotationsdefizit bestand, welches als Folge der intraoperativ durchgeführten Subscapularisraffung gedeutet wurde.

Bewegungseinschränkungen anderer Funktionsebenen bestanden in der Regel nur endgradig und behinderten die Patienten nicht.

Bei der Kontrollröntgenuntersuchung konnten bei 12 Schultergelenken postoperativ Arthrosezeichen festgestellt werden. In 1 Fall bestand bei initialer Omarthrose mit vermehrter Sklerosierung im Pfannen- und Humeruskopf, die insgesamt 5mal beobachtet werden konnte, eine geringe belastungsabhängige Schmerzsymptomatik. Bei fortgeschrittener Omarthrose ließ sich in 6 von 7 Fällen eine Belastungsschmerz- oder Ruheschmerzsymptomatik festellen.

Die von Lange als Grundprinzip der Operation angesehene Pfannenanhebung im Sinne der Acetabuloplastik ließ sich im ausgewerteten Krankengut nur in 11 Fällen röntgenologisch nachweisen (Abb. 4).

Interessanterweise ging diese Pfannenanhebung 9mal mit einer mehr oder minder ausgeprägten Omarthrose einher. Es liegt deshalb die Vermutung nahe, daß es infolge der Acetabuloplastik zur Inkongruenz der Gelenkflächen mit konsekutiver Arthrose gekommen ist.

Zusammenfassend bleibt danach festzustellen, daß mit der operativen Versorgung der habituellen Schulterluxation in der Technik nach Lange ein standardisiertes Operationsverfahren zur Verfügung steht, das zufriedenstellende Langzeitergebnisse garantiert.

Allerdings sollte wegen der doch hohen postoperativen Arthroserate eine routinemäßige Versorgung der rezidivierenden Schultergelenkluxationen nicht mehr in dieser Technik erfolgen.

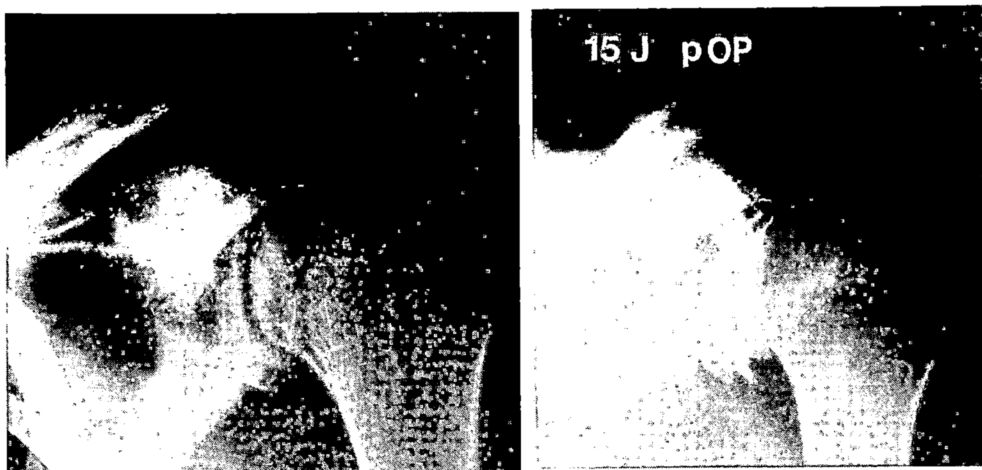

Abb. 4. Zum Zeitpunkt der Operation 20jähriger Patient. 15 Jahre nach Operation fortgeschrittene Omarthrose. Pfannenanhebung

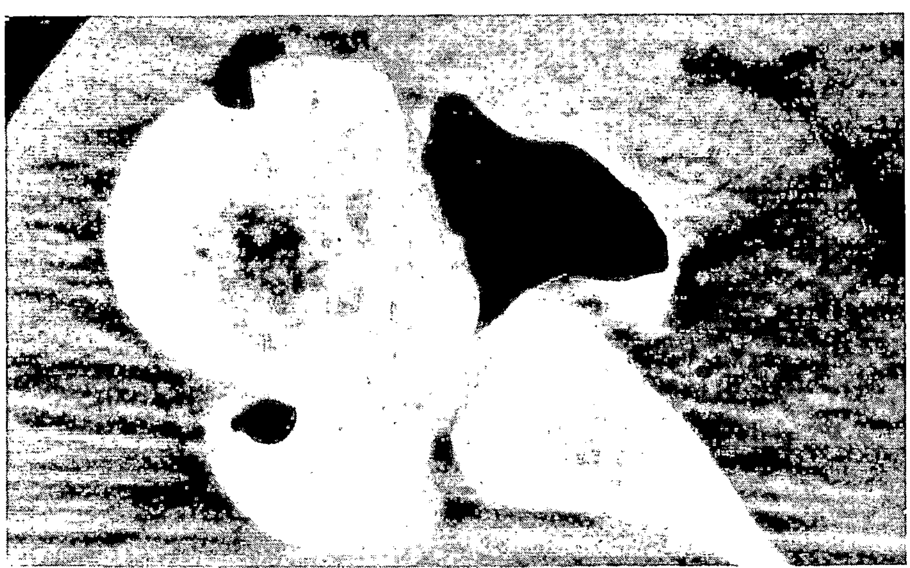

Abb. 5. Doppelkontrast-CT. Deutliche Luxationstasche bei einem 20jährigen Patienten

Wir sehen die Indikation der von Lange propagierten Operationsmethode nur noch beim Vorliegen eines Pfannenranddefektes oder einer schwereren Pfannendysplasie als gegeben an.

In Fällen, in denen eine Weichteiloperation mit Muskel-Kapsel-Raffung als ausreichend erscheint, geben wir dieser den Vorzug, wobei die Überprüfung des Limbus bei offenem Gelenk grundsätzlich eingeschlossen ist. Limbusabrisse bedürfen der Refixation. Eine postoperative Fixation im Thorax-Arm-Gipsverband 4–6 Wochen ist allerdings bei dieser Technik unumgänglich.

Um postoperativ eine funktionelle, gipsfreie Nachbehandlung zu ermöglichen, bietet sich eine Vorgehen in der Technik nach Du Toit u. Roux an, das wir in modifizierter Form übernommen haben [2].

Hierbei wird die präoperativ durch Doppelkontrastcomputertomographie dargestellte Luxationstasche mit Hilfe eines sog. Knochenstaples verschlossen, wodurch gleichzeitig eine deutliche Kapselraffung erzielt wird (Abb. 5). Infolge der damit erreichten postoperativen Stabilität kann auf eine stärkere Subscapularisraffung verzichtet werden, so daß Außenrotationsdefizite nicht zu erwarten sind. Die Nachbehandlung erfolgt dann auf einer Thorax-Arm-Abduktionsschiene, wobei begrenzte Bewegungsübungen des operierten Schultergelenks bereits am 1. postoperativen Tag erlaubt sind. Die bisher erzielten Ergebnisse sind gut. Langzeitergebnisse müssen abgewartet werden, um, wie zur Operation nach Lange, eine differenzierte Wertung vornehmen zu können.

Literatur

1. Apel J (1969) Ergebnisse der operativen Behandlung der habituellen Schulterluxation nach der Methode von Eden-Hybinette. Beitr Orthop 16:662
2. Du Toit GT, Roux D (1956) Recurrent dislocation of the shoulder. A twenty-four year study of the Jannesburg stapling operation. J Bone Joint Surg (Am) 38:1—12
3. Gotzen L, Ennker J (1984) Spanplastik bei der habituellen Schulterluxation. Hefte Unfallheilkd 170:193—205
4. Hehne HJ, Meyer ST, Hübner H (1980) Die Behandlung der rezidivierenden Schulterluxation nach Putti-Platt-Bankart und Eden-Hybinette-Lange. Orthop Prax 4/80: 331—335
5. Keyl W (1984) Ergebnisse der Operationen nach M. Lange und Putti-Platt. Hefte Unfallheilkd 170:215—220
6. Lange M (1944) Die operative Behandlung der gewohnheitsmäßigen Verrenkung an Schulter, Knie und Fuß. Z Orthop 75:162
7. Lange M (1962) Orthopädisch-chirurgische Operationslehre. Bergmann, München
8. Melzer C, Krödel A, Refior HJ (1986) Klinische und röntgenologische Spätergebnisse nach operativer Behandlung der habituellen Schulterluxation in der Technik nach M. Lange. Z Orthop 124:703—706
9. Schreiber A, Rodriguez M, Lücke R (1984) Die habituelle Schulterluxation. In: Chapchal G (Hrsg) Verletzungen und Erkrankungen der Schulterregion. Thieme, Stuttgart, S 127—137

Modifizierte Knochenblockoperationen vom Typ Eden-Hybinette

P. Krueger

Chirurgische Klinik Innenstadt und Chirurgische Poliklinik der Universität München
(Dir.: Prof. Dr. med. L. Schweiberer), Nußbaumstraße 20, D-8000 München

Ursachen der anterioren Schulterinstabilität

Aufgrund der anatomischen Gegebenheiten und der verschiedenen Luxationsmechanismen finden sich im wesentlichen 4 Ursachen für die rezidivierende Luxation der Schulter. Neben kongenitalen Dysplasien der Pfanne, die nur am Rande als Ursache diskutiert wird, zeigen sich vorwiegend Verletzungen nach traumatischen Luxationen. In über 80% aller Fälle (Rowe 1987) finden sich Pfannenrand- oder Limbusverletzungen – die sog. Bankart-Läsion – welche bereits vor bald 100 Jahren erstmals beschrieben wurde. Dabei kommt es durch den luxierenden Kopf zu einer Ablösung der Kapsel vom Schulterblatthals oder aber auch zu einer Ablösung des Labrum glenoidale. Diesem Symptomenkomplex gehört auch die Ausweitung der ventralen Kapsel und die Erschlaffung des M. subscapularis an als Ursache für eine Instabilität im Bereich der ventralen Schulter.

Neben diesen rein ligamentären bzw. kapselbedingten Ursachen der Instabilität führen große Gewalteinwirkungen, aber auch repetitive kleine Traumen zu einer Zerstörung des knöchernen Anteils des vorderen Pfannenrandes. Regelmäßig sind diese knöchernen Verletzungen mit einer Zerstörung des Labrums und einer Ablösung der Kapsel vergesellschaftet.

Als Folge häufiger Luxationen findet sich neben diesen ventralen Kapsel-Knochen-Defekten aufgrund der Reluxationen oft ein posterolateraler Humeruskopfdefekt, der erstmals 1837 beschrieben wurde (Watson). Dieser sog. Hill-Sachs-Defekt ist häufig die Ursache rezidivierender Luxationen.

Indikation zur operativen Versorgung

Mehr als 150 verschiedene Operationen und viele Modifikationen wurden zur Behandlung der habituellen Schultergelenksluxation angegeben. Nur ein halbes Dutzend von Operationen hat jedoch die Erwartung an eine erfolgreiche Operation der rezidivierenden Schultergelenksluxation erfüllt. Die Voraussetzungen, die eine gute Methode erfüllen müssen, sind:

— niedrige Rezidivquote,
— niedrige Komplikationsrate,
— keine posttraumatischen Gelenkschäden (Arthrose),
— ausreichende Beweglichkeit postoperativ,
— einfache Technik,
— anwendbar für die meisten Fälle.

Hefte zur Unfallheilkunde, Heft 195
P. Habermeyer/P. Krueger/L. Schweiberer (Hrsg.)
© Springer-Verlag Berlin Heidelberg New York 1988

194

Therapie

Findet sich bei einer habituellen Schultergelenksluxation der röntgenologische und v.a. der
computertomographische Nachweis eines knöchernen Pfannenranddefektes, so führen oft
alleinige Maßnahmen am Labrum, an der Kapsel oder den muskulären Stabilisatoren der
Schulter zu keinem anhaltenden Erfolg.

Hier muß angestrebt werden, den Defekt wieder aufzubauen, um dadurch die erwünschte
Stabilität des Gelenks zu erreichen. In der von Eden (1918) und Hybinette (1932) ange-
gebene Methode wurde ein heterologer Knochenspan auf die Kapsel an die vordere Fläche
des Skapulahalses angeschraubt bzw. unter die abgehobene Tasche der Kapsel am unteren
Pfannenrand eingeschoben. In der Modifikation von M. Lange wird ein Knochenspan in den
Skapulahals einbeolzt und damit auch die zu geringe Anterversion der Pfanne ausgeglichen
(Abb. 1).

Seit 1983 benutzen wir eine Modifikation dieser Methode. Um eine knöcherne Heilung
zu erreichen, wird ein autologer kortikospongiöser Block aus dem Beckenkamm unter
Berücksichtigung der anatomischen Gegebenheiten am Skapulahals mit Kompressionsschrauben fixiert (Abb. 2a, b).

Die Fixation des Knochenblocks erfolgt unter Berücksichtigung der natürliche Anteversion der Pfanne mit 2 Kompressionsschrauben auf dem angefrischten Skapulahals.
Um eine Dorsalverschiebung des Kopfes mit resultierender Inkongruenz — Kopf und
Pfanne — zu vermeiden, wird der Block um 2–3 mm zurückgesetzt. Bei großen Knochen-
defekten wird der Block in den Defekt eingepaßt. Es wird Wert darauf gelegt, daß die
Schrauben die dorsale Kortikalis des Schulterblatthalses mitfassen. Wird dieses nicht
berücksichtigt, so kommt es zu einer Auslockerung des Spans vor der knöchernen Heilung.

Der Zugang erfolgt in der Verlängerung der vorderen Axillarfalte unterhalb des Processus
coracoideus in einer Länge von ca. 7 cm. Der axilläre Zugang, der zweifelsfrei die besten
kosmetischen Ergebnisse bringen würde, ist für diese Technik der Spananlagerung nicht zu
empfehlen.

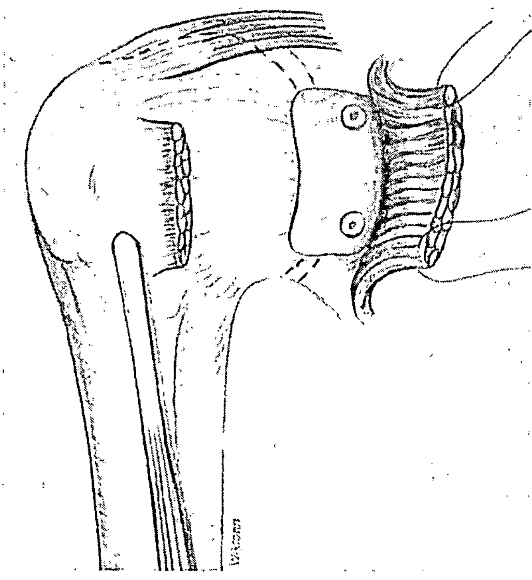

Abb. 1. Aufbau nach Eden-Hybinette

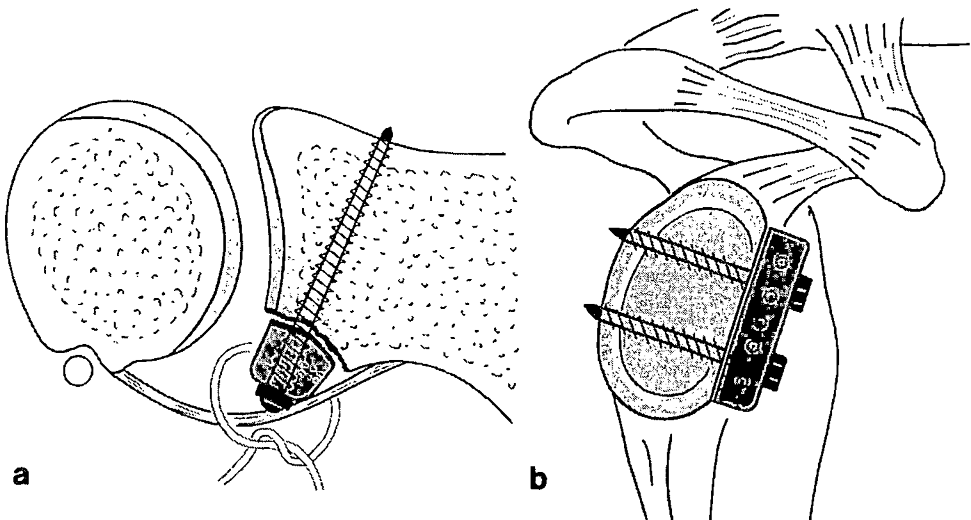

Abb. 2a, b. Modifizierte Knochenspanoperation nach Eden-Hybinette

Entgegen den in der Literatur angegebenen Kapselinzisionen für diesen Eingriff benutzen wir die von Neer beschriebene T-förmige Inzision der Kapsel. Hierbei wird nach Ablösung des M. subscapularis die Kapsel neben dem Tuberculum längs inzidiert und T-förmig zum Labrum hin eingeschnitten.

Dies hat 3 Vorteile:

a) Bei einer schlaffen Kapsel kann eine Doppelung im Bereich des mittleren Kapselbandes nach Neer erfolgen.
b) Eine Schädigung des N. axillaris ist weniger leicht möglich.
c) Durch Schonung der labrumnahen Kapselanteile ist der Limbus erhalten, der Knochenblock kann unter dem Limbus eingepaßt werden. Die Refixation des Limbus am Knochenspan ist hiermit sicher.

Nach Spalten der Kapsel wird die A. circumflexa humeri am unteren Rande des Subscapularis ligiert, um fortwährende störende Blutungen im Operationsbereich zu verhindern.

Die Bohrlöcher für die Gleitschraube werden vor Applikation des Knochenspans in den Operationsbereich mit dem 3,5-mm-Bohrer eingebracht. Ebenso werden die transossären Bohrlöcher für die Haltefäden im rechten Winkel zu den Schraubenlöchern eingebracht. Durch diese Bohrlöcher werden die Kapselrefixationsfäden ebenfalls bereits vor der endgültigen Fixation des Spans transossär vorgelegt. Auf diese Weise ist bei den engen Raumverhältnissen eine sichere Kapselnaht anschließend im Sinne der Bankart-Kapselrefixation möglich (Abb. 3).

Findet sich während der Operation eine sehr laxe Kapsel, so kann die Operation in der von Neer angegebenen ventralen Doppelung fortgeführt werden. Je nach Situation wird anschließend der M. subscapularis wieder an seinem ursprünglichen Ansatz oder aber weiter

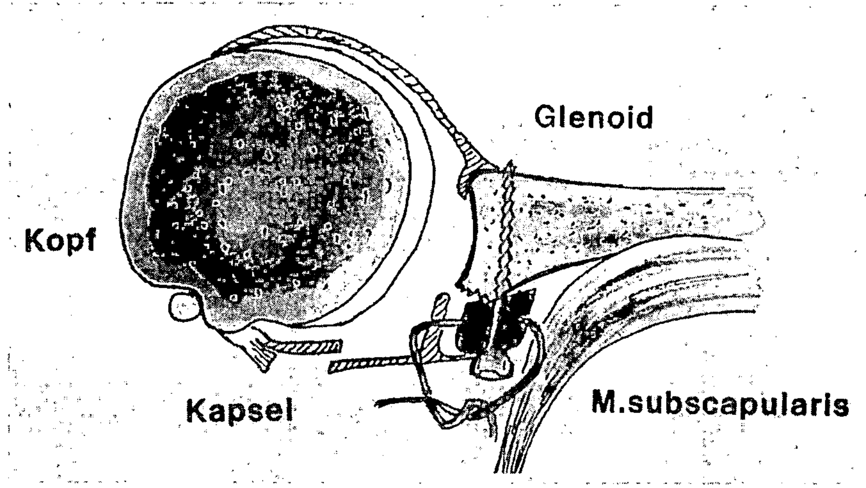

Abb. 3. Der vorhandene Bankart-Defekt mit Loslösung der Kapsel wir durch transossäre Nähte an den eingebrachten Knochenblock fixiert

distal lateral in der von Magnuson-Stack beschriebenen Technik refixiert. Diese verschiedenen Operationsschritte erlauben eine bedarfsgerechte Stabilisierung der vorderen Instabilität.

Ergebnisse

In unserem Krankengut von 5 Jahren wurden bei 79 habituellen Schultergelenksluxationen im wesentlichen 5 verschiedene Methoden zur Stabilisierung angewandt (Abb. 4).

Keine Operationsindikation zur Versorgung der habituellen Schultergelenksluxation wurde ohne vorangegangene computertomographische Untersuchung des Gelenks durchgeführt.

In 24% der operierten Schultern fand sich ein so großer knöcherner Defekt des vorderen Pfannenrandes, daß eine Pfannenaufbauplastik, modifiziert nach Eden-Hybinette, mit einem Spongiosablock aus dem Beckenkamm notwendig wurde. Eine alleinige Kapselrefixation in der von Bankart angegenen Technik wurde 12mal notwendig. Die Neer-Kapselplastik, nahezu immer vergesellschaftet mit einer Bankart-Methode, wurde in 26% aller vorderen Rekonstruktionen angewandt.

Häufig finden sich bei den knöchernen Pfannendefekten auch Humeruskopfimpressionen im dorsokranialen Bereich. Dieser sog. Hill-Sachs-Defekt wurde in 20 Fällen mit einer Drehosteotomie erfolgreich behandelt. Die Computertomographieuntersuchung zeigt jedoch, daß sich in gut 1/4 aller Pfannenranddefekte ein zusätzlicher Hill-Sachs-Defekt findet. Durch die Vergrößerung der Pfanne nach ventrokaudal kann jedoch der "Zahnradeffekt", der bei der Hill-Sachs-Deformität zur Luxation führt, verhindert werden (Abb. 5).

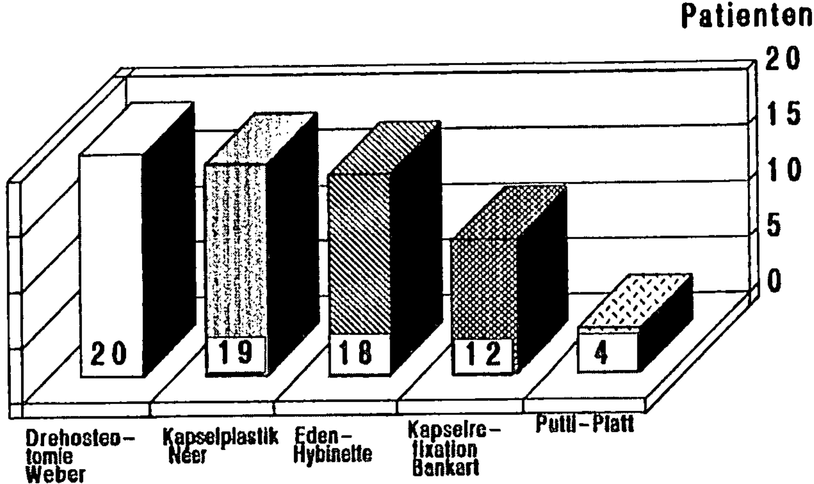

Abb. 4. Schulterinstabilität. Operationsmethoden (n = 73) 1983—1987. Verteilung auf die verschiedenen Methoden

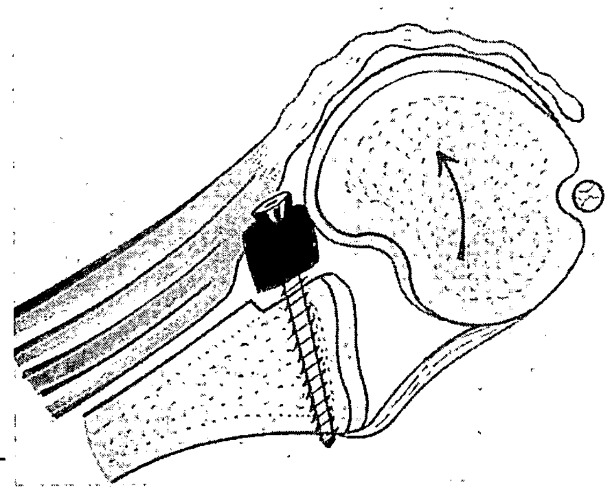

Abb. 5. Hill-Sachs-Defekt. Kapsel-Span-Plastik

Bei der Auswertung des Kollektivs von 18 Patienten, bei denen eine Eden-Hybinette-Spanplastik durchgeführt wurde, zeigten sich in der Nachuntersuchung nach dem Rowe-Schema 15 sehr gute bis gute Ergebnisse. Diesen guten Ergebnissen stehen 2 schlechte gegenüber. Bei dem einen Patienten findet sich trotz der Spananlagerung eine Reluxation, bei dem anderen zeigt die postoperative Nachuntersuchung einen Schaden im Bereich des N. axillaris, der trotz der röntgenologischen Kriterien ein schlechtes klinisches Ausheilungsergebnis zeigt.

In der klinischen Nachuntersuchungszeit von 2,5 Jahren (5 Jahre bis 6 Monate) konnte keine auffallende Arthrose des Schultergelenks nachgewiesen werden.

198

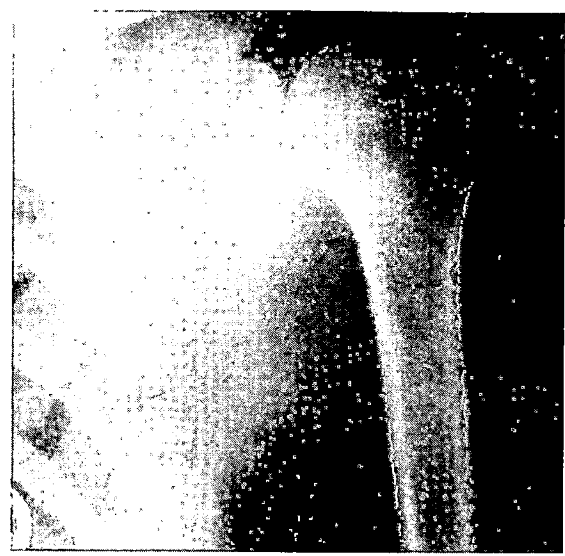

Abb. 6. Das Röntgenbild zeigt eine knöcherne Einheilung des Knochenblocks

Bei sorgfältiger Operationstechnik unter Berücksichtigung der biomechanischen Notwendigkeiten konnte in dem vorliegenden Krankengut bislang kein Problem in der Spaneinheilung und kein Schraubenbruch bzw. keine Schraubenlockerung nachgewiesen werden (Abb. 6).

Literatur

1. Bach BR, Warren RF, Fronek J (1988) Disruption of the lateral capsule of the shoulder. A cause of recurrent dislocation. J Bone Joint Surg (Br) 70:274–276
2. Blauth M, Kujat R, Tscherne H (1986) Modifizierte Kapsel-Span-Plastik zur Therapie habitueller Schulterluxationen. Unfallchirurgie 89:430–435
3. Bryan JW, Schauder K, Tullos HS (1986) The axillary nerve and its relationship to common sports medicine shoulder procedures. Am J Sports Med 2/14
4. Cofield RH, Irving JF (1987) Evaluation and classification of shoulder instability. Department of Orthopedic Surgery, Mayo Clinic, Rochester MN 55905
5. Ellenbecker TS, Davis GJ, Rowinski MJ (1988) Concentric versus eccentric isokinetic strengthening of the rotator cuff. Am J Sports Med 1/16
6. Hodgkinson JP, Case DB (1987) The modified staple capsulorrhapy for the correction of recurrent anterior dislocation of the shouler. Injury 18:51–54
7. Mizuno K, Hirohata K (1983) Diagnosis of recurrent traumatic anterior subluxation of the shoulder. Clin Orthop 179 (Oct)
8. Morgan CD, Bodenstab AB (1987) Arthroscopic Bankart suture repair: technique and early results. J Arthro Rel Surg 3/2:111–122
9. Mowery CA, Garfin SR, Booth RE, Rothmann RH (1985) Recurrent posterior dislocation of the shoulder: treatment using a bone block. J Bone Joint Surg (Am) 5/67: 777–781
10. Randelli M, Gambriolo PL (1986) Glenohumeral oteometry by computed tomography in normal and unstable shoulders. Clin Orthop 208 (Jul):151–156
11. Rowe CR (1986) Recurrent transient anterior subluxation of the shoulder. The "dead arm" syndrome. Clin Orthop 223 (Oct):11–19

12. Watson M (1985) Practical shoulder surgery. Grune & Stratton, London, Orlando, San Diego, pp 219–221
13. Wissing H, Obertacke U (1986) Knöcherne und ligamentäre Begleitverletzungen der traumatischen Schulterluxation und deren Bedeutung für die Pathogenese der habituellen Luxation. Unfallchirurgie 12/3:135–142

Subkapitale Humerusrotationsosteotomie nach Weber bei vorderer habitueller Schulterluxation

M. Fischer[1], F. Hardegger[1]* und H. Mulder[2]

[1] Orthopädisch-traumatologische Abtl., Regionalspital Surselva, CH-7130 Ilanz
[2] Röntgenabteilung, Regionalspital Surselva, CH-7130 Ilanz

Bis heute wurden über 250 Operationsverfahren zur Behandlung der vorderen habituellen Schulterluxation beschrieben. Dies verdeutlicht, daß keine für alle vorderen Luxationen universell anwendbare Operationsmethode existiert. Die meisten gebräuchlichen Verfahren werden in folgende Gruppen eingeteilt:

– Rekonstruktion des vorderen Pfannenrandes [1],
– Verkürzung und Dopplung des vorderen Kapsel-Muskel-Mantels [9, 10],
– Vergrößerung der Glenoidalpfanne [3, 7, 8, 12],
– Versetzen von Sehnenansätzen [2, 11].

Ein Nachteil dieser gebräuchlichen Verfahren ist eine häufig resultierende Verminderung der Außenrotation.

Seit 1967 wird die subkapitale Humerusrotationsosteotomie am Kantonsspital St. Gallen durchgeführt. Aufgrund der sehr guten Ergebnisse [14] wenden wir diese Methode ebenfalls seit 4 Jahren am Regionalspital Ilanz an.

Die Rotationsosteotomie ist bei jungen und aktiven Patienten mit einer mäßigen bis großen Hill-Sachs-Läsion indiziert. Die Pathologie dieser Läsion wurde von Malgaigne [9a], Hermodsson [5] sowie Hill u. Sachs [6] beschrieben. Der Humeruskopfdefekt ist für das Habituellwerden der Schulterluxation von entscheidender Bedeutung [4, 11, 13]. Bei Abduktion und Außenrotation des Armes gerät die Kopfimpression in Kontakt mit dem vorderen Pfannenrand und führt so zur Reluxation (Abb. 1a).

Mit der Operation nach Weber [13] wird das Einrasten der Delle am vorderen Pfannenrand durch Einschränken der Außenrotation des Humeruskopfes unmöglich gemacht. Die vollständige Außenrotation des Armes bleibt trotzdem erhalten.

---

* Ehemals örthopädische Klinik, Kantonsspital St. Gallen

Hefte zur Unfallheilkunde, Heft 195
P. Habermeyer/P. Krueger/L. Schweiberer (Hrsg.)
© Springer-Verlag Berlin Heidelberg New York 1988

200

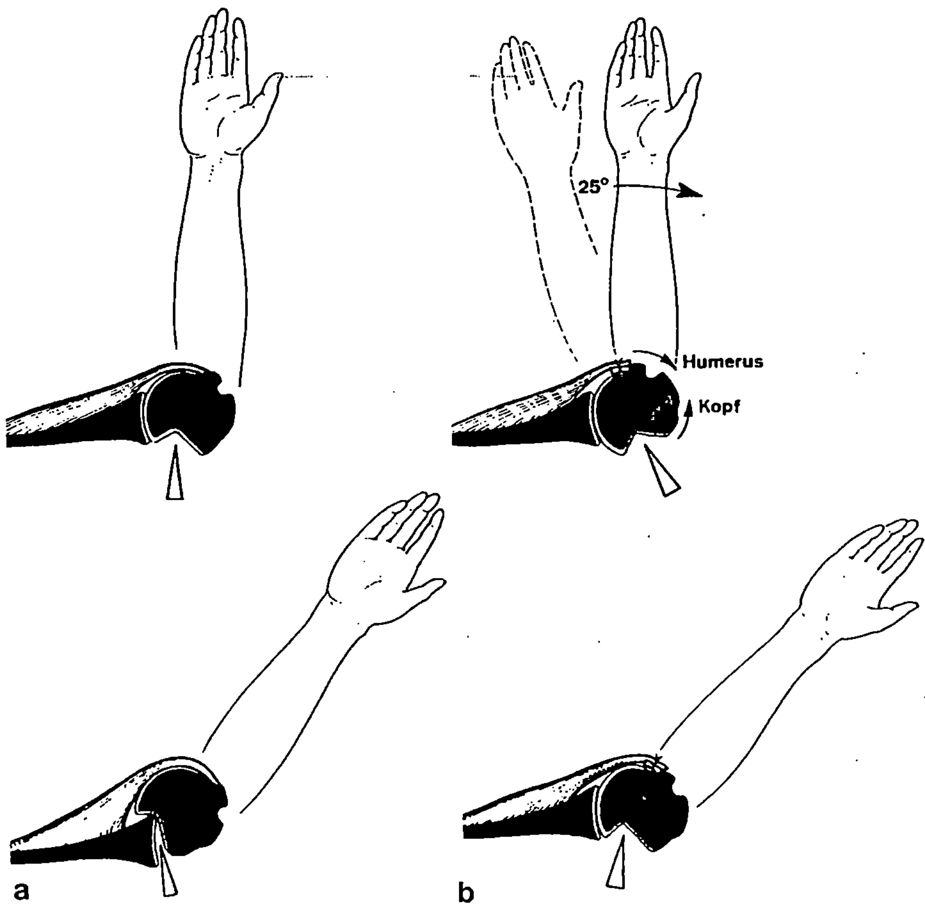

Abb. 1. a Einrasten des Defektes am vorderen Pfannenrand bei Außenrotation. **b** Zustand nach Verkürzung des M. subscapularis und subkapitaler Drehosteotomie. Bei Außenrotation kein Kontakt mehr zwischen Kopfimpression und vorderem Pfannenrand, die Schulter ist stabil

Die Verkürzung der Subscapularissehne und der vorderen Kapsel bewirkt eine Einschränkung der Außenrotation im Schultergelenk von 20–25° und verhindert somit die Reluxation. Der Außenrotationsverlust wird mit der subkapitalen Drehosteotomie kompensiert. Sie bewirkt die vollständige Außenrotation des Armes ohne wesentlichen Verlust an Innenrotation (Abb. 1b).

Operationstechnik

Wir verwenden den deltoideopektoralen Zugang. Der M. deltoideus wird nach lateral weggehalten und die Subscapularissehne dargestellt. Die Subscapularissehne und die darunterliegende Kapsel werden 1 cm medial der Insertion am Humeruskopf vertikal durchtrennt.

Die abgetrennte Subscapularissehne und die Kapsel werden mit 4 starken Fäden ange-
schlungen.

Das Schultergelenk wird inspiziert, um Läsionen des vorderen Pfannenrandes und all-
fällig vorhandene freie Gelenkkörper zu erkennen. Die Kopfimpression wird durch Aus-
tasten verifiziert.

Der Humeruskopf wird anschließend für die Osteotomie dargestellt. Nach Identifizieren
der langen Bizepssehne wird das Periost lateral der Sehne längs gespalten. Stumpfe Hohmann-
Haken werden subperiostal eingesetzt. Eine 6-Loch-Halbrohrplatte wird an einem Ende
flachgehämmert und auf Höhe des 3. Loches um 85° abgewinkelt (Abb. 2). Die so ge-
fertigte "Winkelplatte" wird nun lateral der langen Bizepssehne in den Humeruskopf
eingetrieben. Proximal und distal der Osteotomie werden zur Markierung der Rotation
(Abb. 3) je ein Kirschner-Draht in einem Winkel von 25° eingebohrt.

Nach der queren subkapitalen Osteotomie wird der Humeruskopf gegenüber dem Kopf
nach außen rotiert, bis die Kirschner-Drähte parallel stehen (Abb. 4). Durch das Loch am
Plattenknick wird eine nach medial und distal verlaufende Zugschraube, welche die Osteotomie überquert, eingebracht. Zur Erhöhung der axialen Kompression werden die 3 distalen
Schrauben exzentrisch eingebohrt.

Die angeschlungene Subscpapularissehne und die Kapsel werden um 1–2 cm überlappend
an der Insertionsstelle refixiert. Diese Verkürzung ist zur Einschränkung der Außenrotation
notwendig (Abb. 5).

Postoperativ wird der Arm in einer Schlinge für 3 Tage ruhiggestellt, anschließend stei-
gernde aktive Bewegungsübungen. Die volle Beweglichkeit wird in der Regel nach 6–8
Wochen erreicht, zu dieser Zeit ist die Osteotomie durchgebaut (Abb. 6).

Ergebnisse

Von 1967 bis 1981 wurden an der orthopädischen Klinik des Kantonsspitals St. Gallen
207 subkapitale Drehosteotomien durchgeführt. 180 Fälle (87%) konnten klinisch und

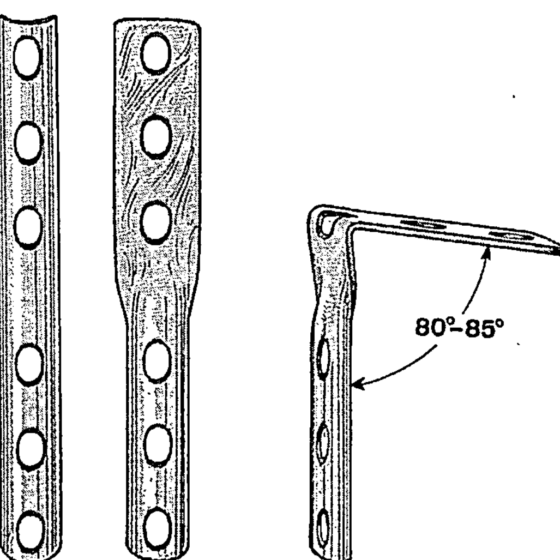

Abb. 2. Die 6-Loch-Halbrohrplatte
wird an einem Ende flachgehämmert
und auf Höhe des 3. Loches um 85°
abgewinkelt

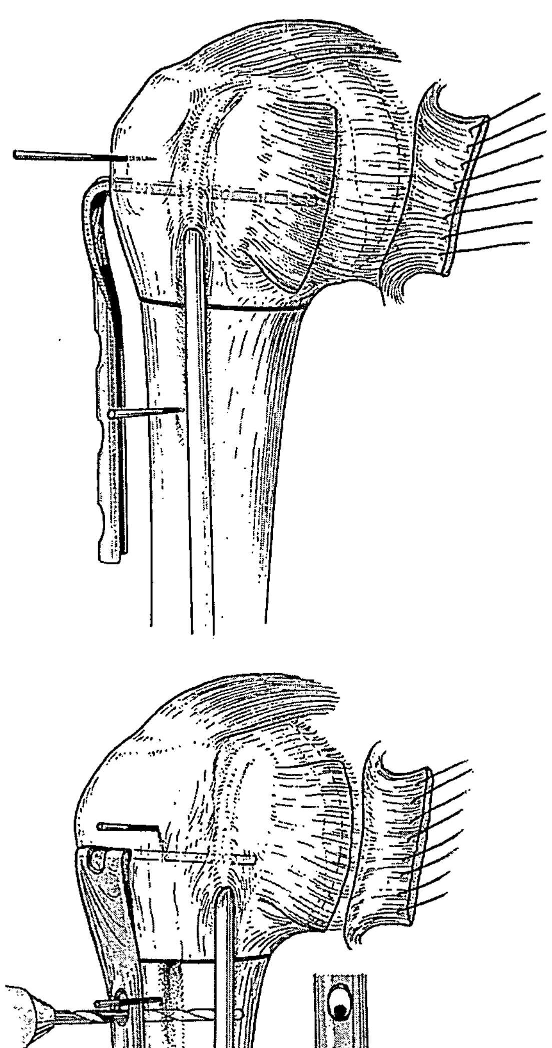

Abb. 3. Vor der Osteotomie werden im proximalen und distalen Fragment ein Kirschner-Draht in einem Winkel von 25° zur Markierung der Rotation eingebohrt

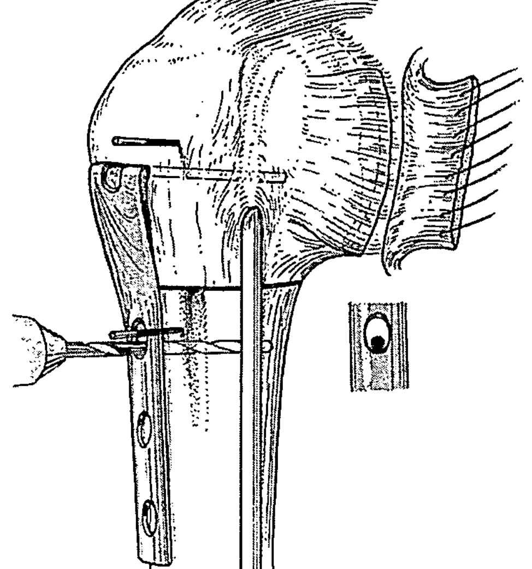

Abb. 4. Nach Osteotomie Außenrotation des Humerusschaftes um 25°, die Kirschner-Drähte sind parallel. Zur Erhöhung der interfragmentären Kompression exzentrisches Einbohren der 3 distalen Schrauben

radiologisch nachkontrolliert werden. Die gesamte Redislokationsrate betrug 5,7%. Dabei handelt es sich in 4,6% um eine Redislokation.

Eine Bewegungseinschränkung von mehr als 10° war in 3,9% vorhanden, die maximale Außenrotationseinschränkung betrug 15° bei einem Patienten. Der durchschnittliche Verlust an Außenrotation betrug weniger als 5°. Die meisten Patienten zeigten weder Bewegungseinschränkung noch Krafteinbuße.

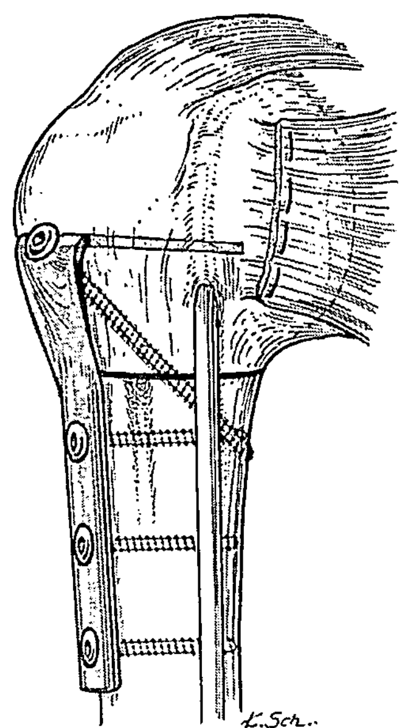

Abb. 5. Stabile Verplattung der Osteotomie, Doppelung und Verkürzung der Subscapularissehne

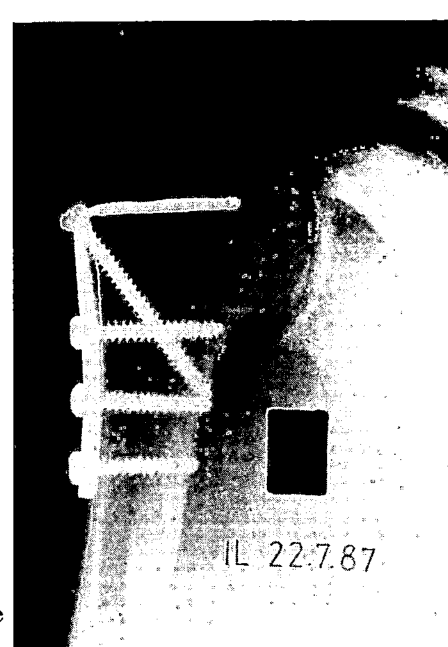

Abb. 6. Vollständiger Durchbau der Osteotomie nach 8 Wochen

Nach dem Standardbewertungsschema nach Rowe [10a] wurde in 90% der Fälle ein gutes bis sehr gutes, in 3% ein mäßiges und in 7% ein unbefriedigendes Ergebnis erzielt. Mäßige oder schlechte Ergebnisse lagen vor bei Redislokationen, verzögerter Heilung oder Pseudarthrose, posttraumatischer Arthrose und zu starker Rotation in 1 Fall.

Bei 321 rezidivierenden Schulterluxationen während dieser Vierzehnjahresperiode war eine mäßige oder große dorsokraniale Impressionsfraktur des Humeruskopfes in 65% der Fälle vorhanden.

Die subkapitale Drehosteotomie mit Verkürzung der Subscapularissehne stellt beim Vorliegen einer mäßigen oder großen Hill-Sachs-Läsion ein kausales und somit erfolgreiches Operationsverfahren dar.

Literatur

1. Bankart ASB (1938) The pathology and treatment of recurrent dislocation of the shoulder-joint. Br J Surg 26:23–29
2. Connolly JF (1972) Humeral head defects associated with shoulder dislocations – Their diagnostic and surgical significance. Am Orthop Surg 21:42–54
3. Eden R (1920) Zur operativen Behandlung der habituellen Schulterluxation. Zentralbl Chir 47:1002–1005
4. Hardegger F, Kappeler U (1980) Die Teilläsionen bei der traumatischen Erstluxation des Schultergelenks. Orthop 118:553–554
5. Hermodsson I (1934) Röntgenologische Studien über die traumatischen und habituellen Schultergelenkverrenkungen nach vorne und unten. Acta Radiol (Suppl) 20
6. Hill HA, Sachs MD (1940) The grooved defect of the humeral head. A frequently unrecognized complication of dislocation of the shoulder joint. Radiology 35:690–700
7. Hybbinette S (1932) De la transplantation d'un fragment osseux pour remedier aux luxations recidivantes de l'epaule constatations et resultats operatoires. Acta Chir Scand 71:411–445
8. Latarjet M (1954) A propose du traitement des luxations recidivantes de l'epaule. Lyon Chir 49:994–997
9. Magnuson PB (1945) Treatment of recurrent dislocation of the shoulder. Surg Chir North Am 25:14–20
9a. Malgaigne DMP (1832) Coup l'oeil historique sur la nouvelle methode de reduction pour les luxations scapulohumerales. Gaz Med Paris 3:821–822
10. Osmond-Clarke PB (1945) Treatment of recurrent dislocation of the shoulder. Surg Clin North Am 25:14–20
10a. Rowe CR, Patel Dinesh, Southmayd (1978) The Bankart procedure. A long-term end-result study. J Bone Joint Surg (Am) 60:1–16
11. Saha AK (1981) Recurrent dislocation of the shouler. Physiopathology and operative corrections, 2nd edn. Thieme, New York
12. Trillat A, Leclerc-Chalvet F (1973) Luxation recidivante de l'epaule. Masson, Paris
13. Weber BG (1969) Operative treatment for recurrent dislocation of the shoulder. Injury 1:107–109
14. Weber BG, Simpson LA, Hardegger F (1984) Rotational humeral osteotomie for recurrent anterior dislocation of the shoulder associated with a large Hill-Sachs-lesion. J Bone Joint Surg (Am) 66/9:1443–1449

Die Operation nach Bankart

H. Resch, P. Wanitschek und G. Sperner

Universitätsklinik für Unfallchirurgie (Vorstand: Prof. Dr. E. Beck), Landeskrankenhaus, Anichstraße 35, A-6020 Innsbruck

Diese sowohl von Perthes [11] als auch in ähnlicher Weise von Bankart [1, 2] beschriebene Operationsmethode zielt auf eine Rekonstruktion der am vorderen unteren Pfannenrand gelegenen Limbusverletzung ab. Diese ebenfalls von beiden Autoren beschriebene und nach dem letzteren benannte "Bankart-Läsion" [1] ist für die Beschreiber die wichtigste Ursache für die Aufrechterhaltung einer Luxationsneigung. Die Zerstörung des vorderen unteren Pfannenrandes kann verschieden stark ausgeprägt sein und von der einfachen Kapselablösung vom Pfannenrand über Zerstörung des Labrum glenoidale bis zur knöchernen Pfannenrandabsprengung reichen. Bankart empfiehlt die Reinsertion der abgelösten Gelenkkapsel bzw. des Labrum glenoidale am knöchernen Pfannenrand [1, 2]. Aufgrund technischer Schwierigkeiten, bedingt durch die engen Verhältnisse in der Tiefe, wurden in der Folge von verschiedenen Autoren Modifikationen angeboten (Du Toit u. Roux — Johannesburger-Staple-Methode [7] Bankart-Bunnell-Ausziehdrahtmethode [3], Bankart-Müller-Limbusverschraubung [10] usw.).

Patienten und Methodik

Von 1973 bis 1986 wurden an der Universitätsklinik für Unfallchirurgie Innsbruck 193 operative Eingriffe (188 Patienten) wegen rezidivierender oder habitueller Schulterluxation durchgeführt. In 138 Fällen kam die Operation nach Bankart [1, 2], in 31 Fällen eine Spanplastik, in 11 Fällen eine subkapitale Derotation nach Weber [13] zur Anwendung. Der Rest verteilte sich auf andere Operationsmethoden bzw. Kombinationen verschiedener Methoden. Die Operation nach Bankart [1, 2] wurde zumeist in der Modifikation nach Bunnell [4] ausgeführt.

Operationstechnik nach Bankart-Bunnell [3, 4]

Es wird der klassische vordere Zugang zum Schultergelenk verwendet. Der Hautschnitt erfolgt jedoch nicht über und entlang des Sulcus deltoideopectoralis, sondern von der Korakoideusspitze senkrecht nach unten in Richtung Axilla. Durch diese Schnittführung werden kosmetisch wesentlich bessere Ergebnisse erzielt. Nach V-förmigem Abmeißeln der Korakoideusspitze wird der M. subscpaularis nach vorherigem Anschlingen scharf von der Kapsel abgelöst, wobei die Kapsel vollkommen intakt bleiben sollte. Anschließend erfolgt die Arthrotomie bei maximaler Außenrotation des Armes. Die Gelenkkapsel wird dabei unmittelbar über dem Pfannenrand und parallel zu diesem von proximal nach distal mit der Schere eingeschnitten. Nach Freilegen des knöchernen Pfannenrandes wird ein flacher etwa 1 mm tiefer, V-förmiger Sulcus entlang des vorderen Pfannenrandes zur An-

Hefte zur Unfallheilkunde, Heft 195
P. Habermeyer/P. Krueger/L. Schweiberer (Hrsg.)
© Springer-Verlag Berlin Heidelberg New York 1988

frischung des Knochens gemeißelt. Durch diesen Sulcus werden insgesamt 4 sog. Bankart-Stifte (2-mm-Bohrdrähte mit einem am hinteren Ende befindlichen Loch) im Abstand von ungefähr 5 mm von ventral nach dorsal durch die knöcherne Pfanne bis zur Perforation der Haut gebohrt. Mit 2 Ausziehdrähten wird der Kapselrand nach Einstellen der Außenrotation des Armes (etwa 30° Außenrotation bei 60° Abduktion) mit U-Nähten gefaßt und die Enden des Drahtes durch die Löcher zweier benachbarter Bankart-Stifte gefädelt. Die Stifte werden von dorsal her durchgezogen und über der Haut nach Einlegen eines zusammengerollten Tupfers verdreht. Die mediale Kapsel wird auf den lateralen reinserierten Kapselrand zur Verstärkung aufgenäht. Eine Raffung der lateralen Kapsel erfolgt nicht. Der M. subscapularis wird ebenfalls nicht lateralisiert, sondern bei leichter Distalisation End-zu-End vernäht. Nach Reinsertion der abgemeißelten Korakoideusspitze über 2 Bohrlöcher und 2 Nähten erfolgt schichtweiser Wundverschluß.

Nachbehandlung

Es erfolgt die Anlage eines Mitellar- bzw. Gilchrist-Verbandes für 3 Wochen. Nach 4 Wochen werden die Ausziehdrähte von dorsal entfernt, wofür eine Narkose nicht erforderlich ist. Am Beginn der 6. Woche wird mit Bewegungsübungen in allen Ebenen sowie Schwimmtraining begonnen.

Modifizierte Operationstechnik

Seit nunmehr 1 1/2 Jahren verwenden wir eine modifizierte Reinsertionstechnik ohne Ausziehdrähte:

Ähnlich wie vorher beschrieben wird ein seichter, V-förmiger Sulcus knapp am Übergang vom knorpeligen zum knöchernen Pfannenrand ausgemeißelt oder auch gefräst. Mit einer Zahnarztturbine (Hall-driver mit 120° gewinkeltem Bohransatz) und einer Fräse der Stärke 1,5 mm wird ausgehend von der Tiefe des Sulcus der Pfannenrand von lateral nach medial durchbohrt. Über dem Bohrloch verbleibt ein Kortikalissteg von ungefähr 4—5 mm Breite. Der Gelenkknorpel wird dabei nicht durchbohrt. Insgesamt werden 4 Löcher im Abstand von 5 mm gebohrt bzw. gefräst (linke Schulter: bei 7 Uhr, 8 Uhr, 9 Uhr und 10 Uhr).

Während der Reinsertion ist der Arm etwa 60° abduziert und 30° außenrotiert. Die Kapsel wird über 2 U-Nähte reinseriert, welche nach medial hin geknüpft werden. Die beiden U-Nähte ziehen die Kapsel in den Sulcus und sorgen für einen stufenlosen Übergang vom Knorpel zur Kapsel.

Nachbehandlung

Die Verbanddauer beträgt nur 2 Wochen. Anschließend darf der Patient bis 80° flektieren, jedoch nicht außenrotieren. Ab Beginn der 6. Woche Bewegungsübungen in allen Ebenen sowie Schwimmtraining.

Ergebnisse

Im Jahre 1983 konnten von den 92 bis dahin nach Bankart [1, 2] operierten Patienten 61 Patienten (63 Schultern) nachuntersucht werden. Die Nachuntersuchungszeit lag zwischen 1 und 11 Jahren, im Durchschnitt bei 5,6 Jahren. Entsprechend den intraoperativen Befunden lag in 82% der Fälle eine Bankart-Läsion vor. Eine Hill-Sachs-Läsion war in 79% der Fälle röntgenologisch nachweisbar (Tangentialaufnahme und a.-p.-Innenrotationsaufnahme). Die Rezidivrate betrug 1,8% und die durchschnittliche Einschränkung der Außenrotation betrug 23% der Gegenseite.

Die Einschränkung der Außenrotation störte die meisten Patienten nicht. Patienten mit beruflicher oder sportlicher Overheadtätigkeit (besonders Wurfsportarten) fühlten sich jedoch beeinträchtigt. Um künftig eine freie Beweglichkeit postoperativ zu erreichen, wurde ab diesem Zeitpunkt die Kapsel nicht mehr verkürzt reinseriert, und auch der M. subscapularis wurde nicht mehr lateralisiert. Voraussetzung dafür schien uns eine in Form, Größe und Neigung intakte knöcherne bzw. auch knorpelige Pfanne zu sein. Es wurde daher seit Beginn 1984 eine sehr eingehende präoperative röntgenologische oder computertomographische Abklärung durchgeführt (Abb. 1, 2). Haben größere Abweichungen von der Normalform vorgelegen (Abb. 3), so wurde entsprechend der primären oder sekundären Veränderung vorgegangen (Pfannenrandplastik, Pfannenerweiterungsplastik, Pfannenrandanhebeplastik, Drehosteotomie, Korrekturosteotomie am Skapulahals usw.). Die Normalwerte für die Pfanne wurden entsprechend nach Saha [12] und entsprechend eigenen Messungen wie folgt festgelegt:

Pfannen-Kopf-Größenverhältnis (TGHI) 0,060
Pfannenneigung 0–10°. Retroversion, gut gekrümmte Pfanne entsprechend Typ B nach Saha. Die Operation nach Bankart blieb die Standardoperation.

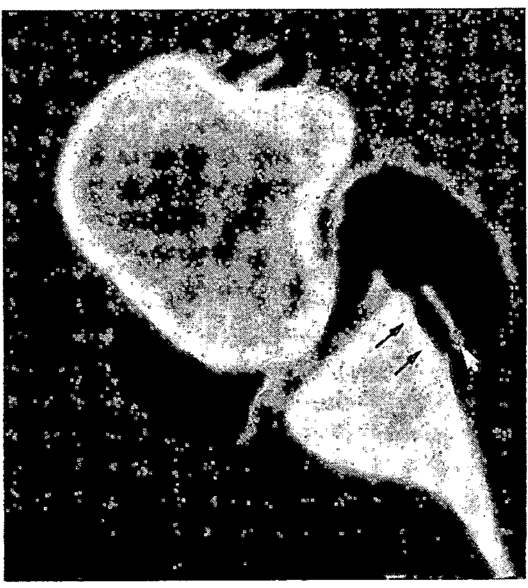

Abb. 1. Bankart-Läsion: Labrum glenoidale und Kapsel periost vom knöchernen vorderen Pfannenrand gelöst (*schwarze Pfeile*). Gelenkknorpel intakt. *Weißer Pfeil* Lig. glenohumerale inferior

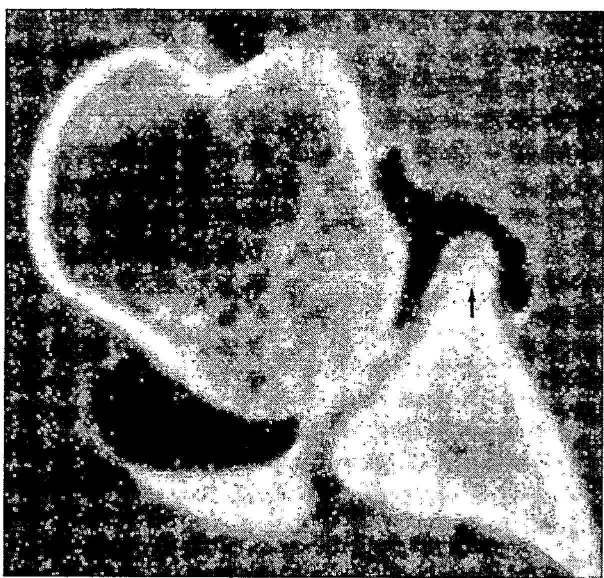

Abb. 2. Bankart-Läsion: Leicht lädiertes Labrum glenoidale liegt auf kleinem Pfannenrand-
fragment →

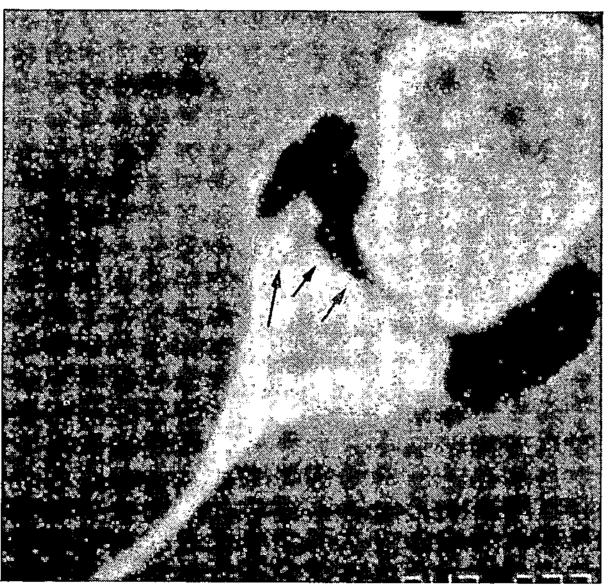

Abb. 3. Bankart-Läsion: destruiertes Labrum glenoidale auf abgesprengtem knöchernen
Pfannenrand →; Gelenkknorpel in der vorderen Pfannenhälfte aufgebraucht (*Pfeile*)

Von Beginn 1984 bis Ende 1986 wurden insgesamt 88 operative Eingriffe (86 Patienten) wegen wiederholter Schulterluxation durchgeführt. 46 Schultern (44 Patienten) wurden nach Bankart [1, 2] operiert. Von diesen 44 Schultern wurden 25 nach der Bankart-Bunnell-Methode und 21 nach der bereits beschriebenen Reinsertionstechnik über Bohrlöcher operiert. Bei 4 Patienten war zusätzlich zur Bankart-Operation wegen ausgedehnter Hill-Sachs-Läsion eine Drehosteotomie nach Weber [13] und in einem Fall eine Imprimathebung durchgeführt worden. 28 der 44 Patienten konnten nach einem Zeitraum von 6 Monaten bis 3 Jahren nachuntersucht werden (durchschnittlicher Nachuntersuchungszeitraum 1,7 Jahre). Postoperatives Rezidiv war keines vorhanden. Die Einschränkung der Außenrotation betrug nunmehr 9,3% der Gegenseite. Bei 13 Patienten war die Beweglichkeit vollkommen seitengleich. Nur 1 Patient war mit dem Ergebnis mäßig zufrieden.

Komplikationen

Seit 1973 gab es in 1 Fall eine passagäre Lähmung des N. musculocutaneus, und in 1 Fall lag ein Gelenkinfekt vor. In 3 Fällen war der Ausziehdraht gerissen. Der verbliebene Rest bereitete aber keine Beschwerden.

Diskussion

Die Bankart-Operation gehört zu den Operationsmethoden mit den niedrigsten Rezidivraten [3, 9]. Eine Einschränkung der Beweglichkeit (Außenrotation– ist bei richtiger Technik nicht zwangsläufig mit dieser Operationsmethode verbunden. Schon bei der Arthrotomie muß darauf geachtet werden, daß die Gelenkkapsel nicht zu weit lateral, sondern unmittelbar über oder knapp neben dem Pfannenrand eingeschnitten wird, da sonst die zu kurze Kapsel eine Bewegungseinschränkung zur Folge hätte. Die Vernähung der Kapsel sollte bei leicht außenrotierentem und leicht abduziertem Arm (etwa 30° Außenrotation und 60° Abduktion) erfolgen. Diese Armstellung erhält man, wenn die Hand des im Ellenbogen gebeugten Armes des Patienten in der Nähe der äußeren Axilla des Operateurs liegt. Die U-Nähte ziehen die Kapsel in den am Übergang vom knorpeligen zum knöchernen Pfannenrand längsverlaufenden Sulcus, so daß nach Reinsertion zwischen Gelenkkapsel und Gelenkknorpel ein stufenfreier Übergang entsteht. Die U-Nähte garantieren durch ihren Verlauf quer zur Faserrichtung der Kapsel sowie durch die Ausnützung einer am Skapulahals (und nicht am Pfannenrand) gelegenen kräftigen Kortikalisbrücke gute Stabilität. Eine frühe verbandfreie Nachbehandlung (nach 2 Wochen) ist somit nach entsprechender Aufklärung des Patienten über erlaubte und nichterlaubte Bewegungen möglich.

Wie unsere gesamthaften Ergebnisse zeigen, ist bei richtiger Indikationsstellung mit dieser Operationsmehtode Rezidivfreiheit ohne Einschränkung der Beweglichkeit zu erzielen.

Literatur

1. Bankart ASB (1923) Recurrent or habitual dislocation of the shoulder. Brit Med J II: 1131:1133
2. Bankart ASB (1938) The pathology and treatment of recurrent dislocation of the shoulder-joint. Br J Surg 26:23
3. Beck E (1969) Die habituelle Schulterverrenkung. Enke, Stuttgart
4. Bunnell S, Böhler J (1958) Die Chirurgie der Hand, 1. Dtsch Aufl. Maudrich, Wien
5. Caroit M, Dugognon JP, De See S (1972) Resultats du traitment medial des periarthrites de l'epaule liees a la capsulite retractile importante. Rapport de la Societe Suisse d'Orthopedic et Journee de Printemps de la Sofcot, Berne 1971. Huber, Bern, pp 44:47
6. Cyprien JM, Kritsikis N, Taillard W, Courvoisier E (1978) Die rezidivierende vordere Schulterluxation. Orthopäde 7:136—144
7. Du Toit GT, Roux D (1956) Recurrent dislocation of the shoulder. A twenty-four year study of the Johannesburg stapling operation. J Bone Joint Surg (Am) 38:1—12
8. Hill HA, Sachs MD (1940) The grooved defect of the humeral head, a frequently unrecognized complication of dislocation of the shoulder joint. Radiology 35:690—700
9. Mau H (1950) Zur Pathologie und Klinik der Schulter. Verh Dtsch Orthop Ges 80: 59—88
10. Mummenthaler A (1963) Zur Therapie der habituellen Schulterluxation. Z Unfallmed Berufskrankh 2:102
11. Perthes G (1906) Über Operationen bei habitueller Schulterluxation. Dtsch Z Chir 85: 199—227
12. Saha AK (1978) Rezidivierende Schulterluxation. Phaterphysiologie und operative Korrektur. Enke, Stuttgart
13. WeberBG (1969) Operative treatment for recurrent dislocation of the shoulder. Injury 1:107

VI. Frakturen und Sprengungen der Schultergürtels

Klavikula: Frakturen und Pseudarthrosen

G.O. Hofmann, H. Hertlein und G. Lob

Abt. für Unfallchirurgie, Chirurgische Klinik und Poliklinik, Klinikum Großhadern der Universität München, Marchioninistraße 15, D-8000 München 70

Einleitung

Das Schlüsselbein (Klavikula) ist der am häufigsten von einer Fraktur betroffene Knochen. In der Literatur schwanken die Angaben zwischen 6 und 16% [9, 10, 13]. Beim Kind liegt die Häufigkeit nach einer Untersuchung von Parsch u. Eulenberg [11] an 4402 Kindern bei 7,4%. Als Ursache für Klavikulafrakturen werden in erster Linie Verkehrsunfälle mit einer Häufigkeit zwischen 37,5 und 50% angegeben [1, 9, 10, 14]. An zweiter Stelle der Häufigkeitsskala stehen Sportverletzungen zwischen 25 und 35% [1, 9, 14], v.a. beim Reiten, Fußballspielen, Judo, Ringen und beim Schießsport durch den Rückschlag des Gewehrkolbens [1]. Bei Stürzen aus großer Höhe kommt die Klavikulafraktur mit 5% vor [9], Die direkte Fraktur überwiegt deutlich mit 70–92% [1, 4, 10, 13, 14], während direkte Klavikulafrakturen nur in 8–27% der Fälle entstehen [1, 4, 14].

Anatomisch gesehen weist die Klavikula eine Sollbruchstelle auf, nämlich am Übergang vom akromialen zum mittleren Drittel [8]. Das Schlüsselbein zeigt an dieser Stelle den geringsten Querschnitt.

Vom Mechanismus der Frakturentstehung überwiegt deutlich der Biegungsbruch [8, 10]. Quer- und Schrägbrüche sind häufig mit einem Biegungskeil kombiniert [14]. Diskutiert wird eine Fraktur der Klavikula über die 1. Rippe, welche in diesem Fall als Hypomochlion dient [8, 10]. Die Klavikulafraktur ist sehr selten mit einer Fraktur der 1. Rippe vergesellschaftet [9]. Mit einer Häufigkeitsverteilung von 98% : 2% [1] überwiegt die geschlossene Klavikulafraktur bei weitem die offene Fraktur, wobei offene Frakturen z.B. durch den Autogurt verursacht werden können [14]. 27% der kindlichen Klavikulafrakturen sind unverschobene Grünholzfrakturen [14].

Bei topographischer Einteilung der Klavikulafrakturen nach Allman ist das Gros der Klavikulafrakturen mit 80–92% im mittleren Drittel lokalisiert [1, 2, 4, 14], während Klavikulafrakturen im akromialen Drittel mit 13–17% die 2. Stelle einnehmen. Frakturen der Klavikula im sternalen Drittel stellen mit 2–5% eine Seltenheit dar.

Übereinstimmend wird die Häufigkeit von Pseudarthrosen nach operativem Vorgehen wesentlich höher angegeben als nach konservativen [1, 3, 4, 6], wobei ein direkter Vergleich der Ergebnisse an operativ und konservativ versorgten Patienten nicht zulässig ist, da es sich vom Verletzungsmuster her um verschiedenartige Kollektive handelt (Tabelle 1).

Hefte zur Unfallheilkunde, Heft 195
P. Habermeyer/P. Krueger/L. Schweiberer (Hrsg.)
© Springer-Verlag Berlin Heidelberg New York 1988

Tabelle 1. Pseudarthrose nach konservativer und operativer Frakturenbehandlung

Autoren	n	Konservativ (%)	Operativ (%)
Neer [9a]	2235	0,1	3,6
Evardson u. Odegard [3a]		0,1	4,4
Echtermeyer et al. [3]	726	0,69	
Effenberger [4]	159	1,25	
Jäger u. Breitner [6]	433	2,7	10,2
Löffler [9]	11		9
Schmit-Neuerburg u. Weis [14]	196	1,5	
Schwarz u. Leixnering [15]	185	5,7	13

Neben der obengenannten topographischen Einteilung schlagen Jäger u. Breitner [6] zusätzlich eine Unterteilung der verschiedenen Klavikulafrakturen im akromialen Drittel vor. Danach wird eine Klavikulafraktur lateral der beiden Anteile des Lig. coracoacromiale als Jäger-Typ-I-Fraktur bezeichnet. Entsprechend befinden sich die Klavikulafrakturen Jäger-Typ-II im Bereich der beiden Anteile des genannten Bandes. Entsprechend befinden sich Jäger-Typ-III-Frakturen medial davon. Zusätzlich wird als Jäger-IV-Fraktur eine nur beim Kind vorkommende Pseudoluxation der Klavikula aus dem Periostschlauch bezeichnet.

Diagnostik der Klavikulafraktur

Die Diagnose der Klavikulafraktur kann klinisch gestellt werden. Neben der Anmnese des Unfallherganges weisen Schmerzen über der Fraktur sowie eine eingeschränkte Gebrauchsfähigkeit des betroffenen Schultergürtels und eine abnorme Beweglichkeit auf die Diagnose.

In jedem Fall sollte aber bei sicherer klinischer Diagnose der Klavikulafraktur ein Röntgenbild in 2 Ebenen angefertigt werden [9]. Neben dem Röntgenbild im p.-a.- (dorso-volaren-)Strahlengang hat sich die sog. tangentiale, halbschräge Projektion der Klavikula in kraniokaudaler Richtung bewährt. Bei der in Bauchlage des Patienten der Zentralstrahl im Winkel von 25–30° kraniokaudal geneigt auf das filmnahe Schlüsselbein einfällt. Alternativ als Aufnahme der 2. Ebene ist auch eine Darstellung möglich, bei der die Winkelneigung 45° entweder kaudokranial oder kraniokaudal bei gleicher Lagerung der Patienten beträgt.

Konservative Behandlung der Klavikulafraktur

Die Klavikulafraktur kann in den meisten Fällen mit gutem Ergebnis konservativ behandelt werden. Während in der Literatur etwa 200 mehr oder weniger verschiedene konservative Behandlungsverfahren angegeben werden [1, 3, 4, 7, 9, 11, 12, 14], hat sich für die Retention und Ruhigstellung der Fraktur der sog. Rucksackverband gut bewährt [1, 4, 7, 9, 12, 14]. Der Rucksackverband muß in der Regel 3–4 Wochen getragen werden, wobei in der 1. Woche ein tägliches und in der 2. Woche ein 2- bis 3 tägiges Nachziehen des Verbandes zur besseren Retention notwendig ist. Beim Kind bis zu 6 Jahren reicht ein 2- bis 3wöchiges Anlegen eines Rucksackverbandes aus [11, 14]. Eine röntgenologische Verlaufskontrolle der Frakturheilung mit Aufnahme in 2 Ebenen sollten gleich nach Reposition und Retention im Rucksack und danach jeweils am Ende der 1. und 3. Woche sowie am Ende des 3. Monats nach Fraktur durchgeführt werden.

Am liegenden Patienten erfüllt der Rucksackverband seinen Zweck sicherlich nicht (Abb. 1). In der Literatur wird angegeben, daß sich bei konservativer Behandlung einer Klavikulafraktur am polytraumatisierten Patienten die Brustkorblagerung auf sog. Magnus-Keilen bewährt hat [1].

90% der unkomplizierten Klavikulafrakturen lassen sich gut mit konservativer Behandlung versorgen [1]. Speziell beim polytraumatisierten Patienten herrschen in der Literatur aber Uneinigkeiten über die Methode der Wahl. Während einige Autoren bei diesen Patienten, bei welchen andere Verletzungen von größerer Wichtigkeit sind, das konservative Verfahren bevorzugen [1, 3], sehen Kuner et al. [8] die Klavikulafraktur beim polytraumatisierten Patienten als Operationsindikation an.

In der Literatur kommt es nach konservativer Frakturbehandlung an der Klavikula zwischen 0,1 und 7% zum Ausbleiben einer knöchernen Konsolidierung, also zur Pseudarthrose. Die Gründe für dieses Scheitern sind sowohl in indikatorischen wie auch therapeutischen Fehlern zu sehen. Neben einer weiten Diastase der Frakturenden [9], Vaskularisationsproblemen [9] kann eine mangelnde Kooperation des Patienten das Scheitern des konservativen Behandlungsversuchs verursachen. Häufigste Ursachen für einen Fehlschlag in der konservativen Behandlung sind die ungenügende Reposition [5, 9], eine mangelnde Ruhigstellung [5, 9] und eine spontan einsetzende Redislokation der Frakturenden [5], v. a. dann, wenn in der 1. Behandlungswoche der Rucksackverband nicht täglich kontrolliert und nachgezogen wird.

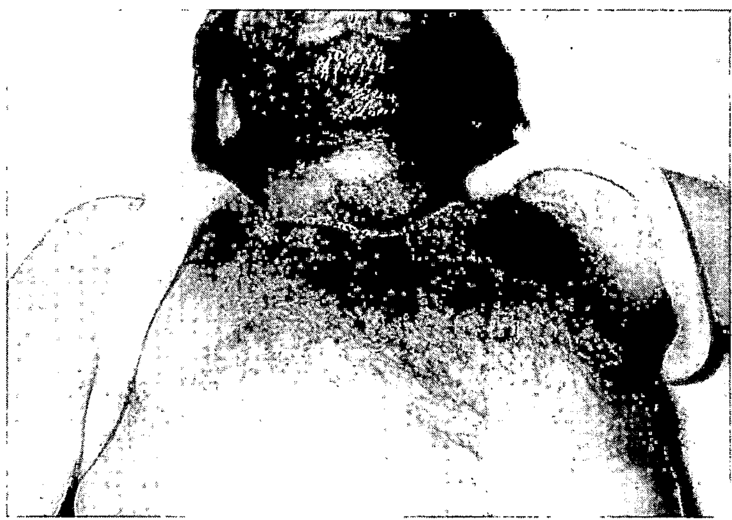

Abb. 1. Der Rucksackverband am liegenden Patienten (z.B. polytraumatisierter Patient) ist ein ungeeignetes Behandlungsverfahren zur Retention und Stabilisierung der Frakturenden

Petracic [12] berichtet von einer prospektiven Studie über den Sinn und Zweck des Rucksackverbandes. Dabei wurden 10 (allerdings ausgewählte!) Patienten ohne jeglichen fixierenden Verband behandelt. Nach Abschluß der konservativen Therapie wiesen die Patienten dieser Gruppe identische Resultate mit denen einer Kontrollgruppe auf. Auch Schmit-Neuerburg u. Weis [14] berichten von 10–20% unbefriedigender Repositionsergebnisse nach Behandlung mit dem Rucksackverband.

Operative Therapie der Klavikulafraktur

Obgleich die Klavikulafraktur in den meisten Fällen konservativ behandelt werden kann, muß in Ausnahmesituationen die Indikation zur operativen Behandlung gestellt werden (ca. 10% der Fälle nach [1]). Hierbei unterscheiden wir eine primäre von der sekundären Osteosynthese der Klavikulafraktur. Eine absolute Indikation zur primären Osteosynthese ergibt sich bei

— der offenen Fraktur 2. und 3. Grades,
— der Verletzung der A. und V. subclavia,
— Luxationsfrakturen im Akromioklavikular- und Sternoklavikulagelenk,
— Repositionshindernis durch Weichteilinterponat v. a. durch eingeschobene Deltoideus- und Trapeziusanteile,
— pathologischer Fraktur (Primärtumor, Metastase),
— Instabilität und Redislokation.

Daneben gibt es eine Reihe von relativen Indikationen zur primären Osteosynthese:

— polytraumatisierter Patient,
— drohende Hautdurchspießung,
— Klavikulafraktur im akromialen Drittel,
— Nervenbegleitverletzung,
— Trümmerfraktur,
— Pseudoluxation im Akromioklaviulargelenk ("Jäger IV")
— Verletzung der Pleurokuppe,
— extreme Dislokation.

In diesen Fällen kann ein allgemein gültiges Therapiekonzept nicht gegeben werden, vielmehr muß die Indikation zur primären Osteosynthese von der speziellen Problematik beim betreffenden Patienten abhängig gemacht werden. So ist die Indikation zur operativen Versorgung einer Klavikulafraktur beim polytraumatisierten Patienten umstritten [8, 14]. Auch eine bilaterale Klavikulafraktur stellt per se keineswegs eine Notwendigkeit zur chirurgischen Intervention dar [3, 14].

Die sekundäre Osteosynthese einer Klavikulafraktur schließt sich an einen gescheiterten konservativen Behandlungsversuch an. Auch hier wird die absolute von der relativen Indikation zur Osteosynthese unterschieden. Eine schmerzhafte Pseudarthrose stellt eine absolute Indikation zur sekundären Osteosynthese dar [1, 3, 4, 8, 9]. Dagegen stimmen wir mit Löffler [9] überein, daß eine schlaffe, beschwerdefreie Pseudarthrose keine Indikation zur Operation ist. Drückt überschießender Kallus im Bereich einer konservativ konsolidierten Fraktur entweder auf die Subclaviagefäße oder auf den Armplexus, so muß er nach vorangegangenem differentialdiagnostischem Ausschluß einer anderen Ursache für ein Thoracic-outlet-Syndrom operativ abgetragen werden [2, 3, 8, 14]. Die Indikation zur sekundären Osteosynthese bei starken Fehlstellungen und Stufenbildungen zur Längen- oder Achsenkorrektur müssen sehr relativ und zurückhaltend gestellt werden [2, 7, 8, 14].

Eine posttraumatische Osteitis oder hämatogene Osteomyelitis der Klavikula wird nach den Regeln der Knocheninfektionen behandelt. Bei Instabilitäten ist dabei die sekundäre Osteosynthese angezeigt.

Bei einer verzögerten Konsolidierung der Fraktur nach konservativer Versorgung sollte die sekundäre Osteosynthese zwischen der 6. Woche und dem 3. Monat nach dem Fraktur-ereignis durchgeführt werden [2, 9].

Eine kosmetische Störung, eine starke Fehlstellung oder Stufenbildung kann eine relative Indikation zur sekundären Osteosynthese darstellen.

Die Materialentfernung nach einer Klavikulaosteosynthese sollte frühestens 16–20 Monate nach der Operation erfolgen [2, 8]. Ausnahme sind Operationen mit Überbrückung des Akromioklavikulargelenks: hier soll die Materialentfernung 6–12 Wochen nach der Erstversorgung stattfinden [8].

Für den operativen Zugang stehen grundsätzlich 2 Schnittführungen zur Auswahl: der sog. Säbelhiebschnitt und der paraklavikuläre Schnitt (Abb. 2). In der Literatur wird dem Säbelhiebschnitt aufgrund seines Verlaufes in den Spaltlinien der Haut vor der paraklavi-kulären Schnittführung übereinstimmend der Vorzug gegeben [8], zumal es nach der para-klavikulären Schnittführung zu einer vermehrten Narbenkeloidbildung kommen soll [8].

Als Implantat für die Osteosynthese einer Klavikulafraktur im mittleren Abschnitt (Allman-Typ II und Jäger-Typ III) ist die 6-8-Loch-DCP-3,5 zu empfehlen [2, 4, 7–9,

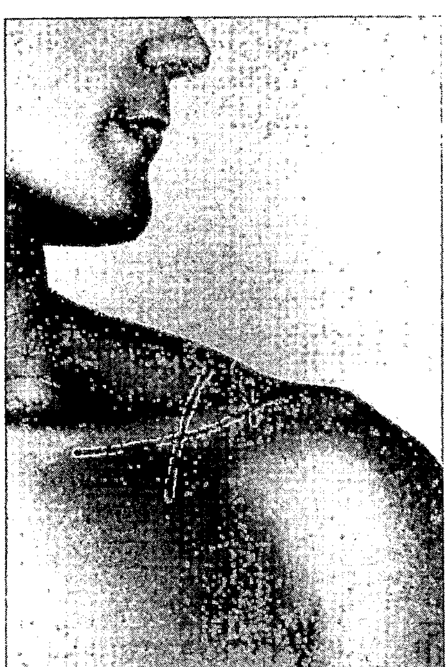

Abb. 2. Operative Zugänge: paraklavikulärer Schnitt und Säbelhiebschnitt

10, 14], falls in diesem Abschnitt überhaupt die Indikation zur Operation gestellt werden muß. Bei sehr lateralen Klavikulafrakturen ohne Sprengung des Akromioklavikulargelenks und intaktem korakoklavikulären Bandapparat (Typ I nach Jäger) kommt auch eine Zuggurtungsosteosynthese in Betracht [2, 6, 8]. Bei den lateralen Klavikulafrakturen mit Verletzung der beiden Bandanteile des Lig. coracoclaviculare (Jäger-Typ IIa und Jäger-Typ IIb) muß zusätzlich zur Osteosynthese der defekte Bandapparat direkt genäht werden. Für die Osteosynthese findet dann wieder die 3,5-DCP-Platte ihre Anwendung [6]. Weit lateral gelegene Klavikulafrakturen können wie Sprengungen des Akromioklavikulargelenks vom Typ Tossy II und Tossy III z.B. mit der Balser-Wolter-Platte stabilisiert werden. Die Balser-Wolter-Platte ist der Spickdraht-Zuggurtungs-Osteosynthese sicherlich überlegen, da die Fixation nicht transartikulär verläuft. Die nur im Kindesalter auftretende laterale Klavikulafraktur vom Typ Jäger IV, die sog. "kindliche Pseudoluxation" der Klavikula erfordert eine operative Naht des Periostschlauches nach Reposition der Klavikula in den Periostschlauch [10]. Die Operationsindikation in diesem Fall ist aber nicht unumstritten [11].

Wird zur Behebung einer Defektpseudarthrose eine sekundäre Operationsindikation gestellt, sollte diese Pseuarthrose mit einer 6-8-Loch-DCP-3,5 versorgt werden, wobei gleichzeitig kortikospongiöse Späne angelagert werden.

Die Positionierung der Platte erfolgt im akromialen Drittel kranial, während sie im mittleren Drittel der Klavikula kranioventral erfolgen sollte.

Es gibt eine große Zahl ungeeigneter Operationsverfahren zur Osteosynthese einer Klavikulafraktur (Rush-pins, Kirschner-Drähte, Drahtcerclagen, isolierte Schrauben), sie alle sind mit einer hohen Komplikationsrate behaftet (Pseudarthrosen, Materiallockerung, Materialbrüche). Eine der schwerwiegendsten Komplikationen nach Anwendung von

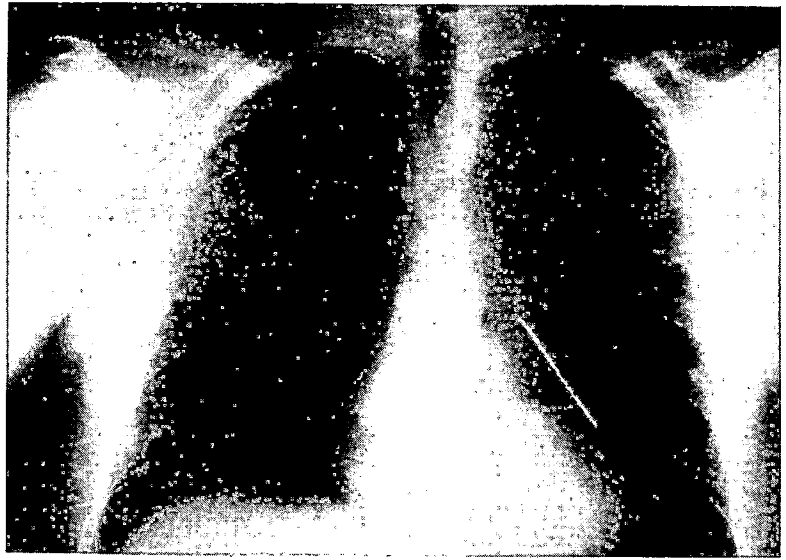

Abb. 3. Ungeeignetes Operationsverfahren: Dislokation des die Frakturenden verbindenden Kirschner-Drahtes in das Mediastinum und die linke Lunge. Ansicht im a.-p.-Strahlengang

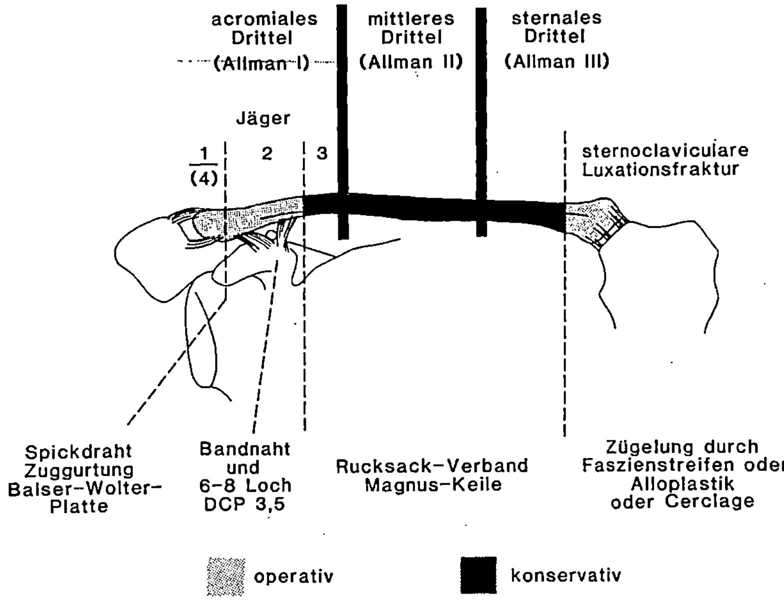

Abb. 4. Konservatives und operatives Therapiekonzept für die verschiedenen Lokalisationen von Klavikulafrakturen

Kirschner-Drähten ist das Wandern der Metallimplantate in den Thorax (Abb. 3). Im gezeigten Fall war es zu einem Wandern des Metallimplantats in den Thorax mit Penetration ins Mediastinum und in die linke Lunge gekommen.

Die Nachbehandlung nach operativer Versorgung einer Klavikulafraktur orientiert sich an den Richtlinien einer übungsstabilen Osteosynthese [4, 8]. Deshalb wird eine frühfunktionelle Nachbehandlung durch Mobilisation des entsprechenden Schultergelenks ab dem 1. postoperativen Tag bzw. nach dem Ziehen der Redon-Drainage empfohlen [8]. Eine Vollbelastung in der betreffenden Schulter hingegen sollte erst ab der 12. postoperativen Woche erfolgen. Auch für die Behandlung der Defektpseudarthrosen ist diese Frühmobilisation anzustreben.

Abschließend werden die von uns derzeit praktizierten Standardbehandlungsverfahren bei den verschiedenen Formen von Klavikulafrakturen zusammenfassend in Abb. 4 dargestellt.

Literatur

1. Arens W (1979) Die Claviculafraktur. Die Diagnostik und konservative Therapie. Sonderdruck: Unfallmed. Tagung, 17./18. März 1979, Düsseldorf
2. Bronz G, Heim D, Pusterla C, Heim U (1981) Die stabile Clavicula-Osteosynthese. Unfallheilkunde 84:319–325
3. Echtermeyer V, Zwipp H, Oestern HJ (1984) Fehler und Gefahren in der Behandlung der Frakturen und Pseudarthrosen des Schlüsselbeins. Langenbecks Arch Chir 364: 351–354

3a. Edvardsen P, Odegard O (1977) Treatment of posttraumatic clavicular pseudarthrosis. Acta Orthop Scand 48:456—457
4. Effenberger T (1981) Claviculafrakturen: Behandlung, Nachuntersuchungsergebnisse. Chirurg 52:121—124
5. Hagemann H, Meeder PJ (1982) Die Schlüsselbeinpseudarthrose — eine unvermeidbare Komplikation? Unfallchirurgie 8:88—91
6. Jäger M, Breitner S (1984) Therapiebezogene Klassifikation der lateralen Claviculafraktur. Unfallheilkunde 87:467—473
7. Kohaus H, Sasse W, Pircher W, Stedtfeld HW (1980) Claviculafraktur — Indikation zur konservativen und operativen Behandlung. Dtsch Z Sportmed 31:114—120
8. Kuner EH, Schlickewei W, Mydla F (1982) Operative Therapie der Claviculafrakturen, Indikation, Technik, Ergebnisse. Hefte Unfallheikd 160:76—83
9. Löffler W (1979) Die Claviculafraktur. Begleitverletzungen, Komplikationen und ihre Therapie. Bericht Unfallmed. Tagung 17./18. März 1979, Düsseldorf, S 73—84
9a. Neer CS (1960) Non-union of the clavide. JAMA 172:1006—1011
10. Op den Winkel R, Blöhmer J (1980) Claviculafrakturen. 24. Seminar: Verletzungen des Schultergürtels, 28. Juni 1980, Med. Hochschule Hannover
11. Parsch K, Eulenberg F (1982) Schulterverletzungen beim Kind. Hefte Unfallheilkd 160:187—194
12. Petracic B (1983) Zur Frage der Effizienz eines Rucksackverbandes bei der Behandlung von Klavikulafrakturen. Unfallchirurgie 9:41—43
13. Rabenseifner L (1981) Zur Ätiologie und Therapie bei Schlüsselbeinpseudarthrosen. Aktuel Traumatol 11:130—132
14. Schmit-Neuerburg KP, Weiss H (1982) Konservative Behandlungsergebnisse der Claviculafrakturen. Hefte Unfallheilkd 160:55—75
15. Schwarz N, Leixnering M (1984) Die Mißerfolge der Claviculamarkdrahtung und ihre Ursachen. Aktuel Traumatol 14:159—163

Sprengungen des Akromioklavikulargelenks

C.J. Wirth

Orthopädische Klinik und Poliklinik, Klinikum Großhadern der Universität-München, Marchioninistraße 15, D-8000 München 70

Verletzungen der Akromioklavikulargelenks werden häufig übersehen wegen Schmerzen in der Schulter selbst. Immerhin sind aber 12% aller Schulterdislokationen solche im Schultereckgelenk. Zudem bestehen Unstimmigkeiten über die Therapie insbesondere der kompletten Luxation im Schultereckgelenk, so daß man auch heute noch die Dislokationen des akromialen Klavikulaendes bezüglich der Diagnostik und der Therapie als "ungelöstes Problem" bezeichnen kann [12].

Hefte zur Unfallheilkunde, Heft 195
P. Habermeyer/P. Krueger/L. Schweiberer (Hrsg.)
© Springer-Verlag Berlin Heidelberg New York 1988

Das Akromioklavikulargelenk (AKG)

Die Klavikula verbindet den beweglichen Schultergürtel mit dem starren Brustbein und ist so mit einer Führungsstange vergleichbar. Das Schulterblatt selbst ist mit dem Schlüsselbein 2fach verbunden, nämlich über die Articulatio acromioclavicularis bzw. das Schultereckgelenk und über eine Bandverbindung zum Processus coracoideus scapulae.

Das Schultereckgelenk ist klein. Es mißt etwa 9 x 9 mm, nimmt gleitende und scherende Kräfte auf und ist gegenüber der Körperlängsachse geneigt. Das Gelenk läßt etwa 20° an Bewegung in die 3 Richtungen des Raumes zu, interessanterweise aber nur während der ersten 30° der Abduktion und über 135° Abduktion hinaus [4]. Dazwischen finden keine Bewegungen im Schultereckgelenk statt.

Dies deckt sich mit Dehnungsmessungen, die wir an den Bandverbindungen des Schlüsselbeines bei Verstorbenen durchgeführt haben [7]. Bei allen Bändern des akromialen Klavikulaendes kam es erst ab etwa 120–140° Anteversion bzw. Abduktion zu nennenswerten Spannungszunahmen der Bänder, während bei geringeren Bewegungsausschlägen das Spannungsverhalten relativ neutral blieb.

Die wichtigsten Bänder für die Stabilisierung des Schultereckgelenks sind das Lig. acromioclaviculare und das Lig. coracoclaviculare zwischen Rabenschnabelfortsatz und Schlüsselbein, das in die Pars conoides und trapezoides geteilt werden kann. Diese Bandunterteilung ist notwendig, um Rotationsbewegungen der Klavikula zuzulassen.

Verletzungsmechanismen

Es gibt 2 Mechanismen für die Verletzung des Schultereckgelenks. Der direkte Fall auf das Akromion drückt die Schulter herab, wobei die 1. Rippe ein gleich starkes Tiefertreten der Klavikula verhindert. So kommt es zunächst zum Riß der akromioklavikulären Kapselbandverbindung, gefolgt von der Ruptur der korakoclavikulären Bänder.

Der Sturz auf den Ellenbogen drückt im Gegensatz dazu den Humeruskopf gagen das Akromion und schiebt dieses mit der Skapula nach kranial, wobei die akromioklavikuläre Kapselbandverbindung ebenfalls rupturiert, die korakoklavikulären Bänder aber entspannt werden und dadurch unverletzt bleiben.

Klassifizierung der Schultereckgelenkverrenkung

Wir unterscheiden 3 Grade der Dislokation des akromialen Klavikulaendes [1, 11]:

Grad I beinhaltet die Kontusion bzw. Distorsion des AKG. Hier sind Schmerzen und Schwellung lediglich auf das Schultereckgelenk lokalisiert. Das Liegen auf der betroffenen Seite macht Beschwerden. Klinisch zeigt sich keine wesentliche Deformität, röntgenologisch keine Verbreiterung des Gelenkspaltes oder Dislokation.

Grad II bezeichnet die Subluxation im AKG. Der Kapsel-Band-Apparat ist zerrissen, die korakoclaviluäre Bandverbindung unversehrt. Neben örtlicher Schwellung und Hämatombildung imponiert klinisch der belastungsabhängige Schmerz im Schultereckgelenk beim Heben von schweren Lasten. Im Röntgenbild zeigt sich unter Belastung eine Subluxationsstellung der akromialen Klavikulaendes bis zur halben Schaftbreite gegenüber der gesunden Seite.

Grad III bedeutet die komplette Luxation im Schultereckgelenk, verursacht durch Rupturen des akromioklavikulären Kapsel-Band-Apparates und der korakoklavikulären Bandverbindung. Klinisch imponiert ein Vorspringen des äußeren Schlüsselbeinendes nach hinten oben. Die Reposition gelingt leicht, das Repositionsergebnis kann aber infolge der Schwere des Armes und des reflektorischen Zuges des M. trapezius nicht gehalten werden, so daß die Klavikula wieder in Luxationsstellung spring (Klaviertastenphänomen). Röntgenologisch zeigt sich im Regelfall eine Dislokation der Klavikula gegenüber dem Akromion um mehr als halbe Schaftbreite.

Post [9] unterscheidet noch eine Grad-IV-Dislokation, wenn die Klavikula aus ihrer periostalen Umhüllung wieder durch ein Knopfloch heraustritt und die korakoklavikulären Bänder dabei unversehrt bleiben. Hier ist eine geschlossene Reposition unmöglich. Die seltene posteriore oder inferiore Dislokation der Klavikula bezeichnet er als Grad V.

Radiologische Diagnostik

Üblicherweise wird eine Röntgenaufnahme beider Schultereckgelenke im p.-a.-Strahlengang aus 2 m Entfernung unter Belastung beider Schultereckgelenke durch Tragen von Gewichten mit 5–10 kg durchgeführt. Hierdurch soll eine exakte Unterscheidung zwischen Subluxation und Luxation des Akromions gegenüber dem akromialen Klavikulaende möglich sein, was für die Therapiewahl entscheidend ist. Wir fanden jedoch, daß allein durch Vornehmen der Schultern eine annähernd gelenkgerechte Stellung des akromialen Endes der Klavikula der betroffenen Seite im p.-a.-Strahlengang vorgetäuscht werden kann [5, 15].

Wir haben deshalb andere angegebene Röntgentechniken erprobt [2, 10, 13] und mußten feststellen, daß allein die Röntgenaufnahme beider Schultergelenke im a.-p.-Strahlengang unter Belastung mit zurückgenommenen Schultern bei aufrecht sitzendem Patienten eine exakte Differenzierung zwischen Subluxation und Luxation im AKG zuläßt (Abb. 1).

Therapie

Es besteht heute Einigkeit darüber, daß die Kontusion (Grad I nach Tossy) und die Subluxation (Grad II nach Tossy) des Schultereckgelenks durch konservative Therapie ausreichend zu behandeln sind. Eine Armschlinge bis zum Abklingen der akuten Symptome innerhalb der ersten 3 Wochen genügt in Kombination mit lokalen, kühlenden Maßnahmen. Anschließend kann die Schulter und damit das Schultereckgelenk langsam steigernd beübt werden. Bei Subluxationen im Schultereckgelenk kann die Art der Ruhigstellung variieren bis hin zu Apparaturen, die eine Retention der subluxierten Klavikula zum Ziel haben.

Die Behandlung der kompletten Schultereckgelenkverrenkung mit Ruptur des akromioklavikulären Kapsel-Band-Apparates und der korakoclavikulären Bandverbindung ist bis heute nicht vereinheitlicht. Konservative Maßnahmen stehen verschiedenen operativen

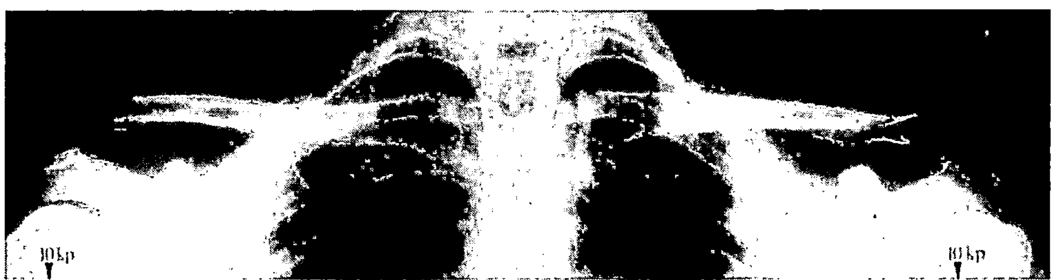

Abb. 1. Veraltete Schultereckgelenksprengung Grad III *rechts* und Grad II *links* in der Belastungsaufnahme

Behandlungsvorschlägen zur Behebung der Luxation gegenüber. Die Behandlungsergebnisse aus der Literatur zeigen interessanterweise keinen statistisch signifikanten Unterschied bezüglich der einen oder anderen Behandlungsmethode (Tabelle 1).

Larsen et al. [6] fanden 1986 in ihrer prospektischen, kontrollierten, randomisierten Studie über die konservative oder operative Behandlung der Schultereckgelenkluxationen, daß das Ergebnis beider Behandlungsmethoden nach 1 Jahr gleich war, so daß die operative Versorgung nur in Ausnahmefällen empfohlen wurde. Die Vielzahl der vorgeschlagenen operativen Techniken zur Behebung der frischen Luxation im Schultereckgelenk läßt sich in 4 Gruppen einteilen:

1. Versorgung des akromioklavikulären Bandapparates: Hier wird die Gelenkreposition durch eine transartikuläre oder extraartikuläre, meist metallische Fixation gehalten bis zur Ausheilung des genähten akromioklavikulären Kapsel-Band-Apparates. Dies nimmt in der Regel 6 Wochen in Anspruch.
2. Versorgung der korakoklavikulären Verbindung: Durch Verschrauben oder Schlingen aus verschiedenen alloplastischen Materialien wird die Distanz der Klavikula gegenüber dem Korakoideus gehalten, so daß die korakoklavikulären Bänder mit oder ohne Naht längenrichtig zur Ausheilung gebracht werden können.
3. Kombination der Versorgung des akromioklavikulären Kapsel-Band-Apparates und der korakoklavikulären Bandverbindung: Hier wird die Klavikula sowohl gegenüber dem Akromion wie auch dem Korakoid in Reposition gehalten, und in der Regel werden alle gerissenen Bänder und Kapselanteile genäht.

Tabelle 1. Ergebnisse verschiedener Behandlungsmethoden bei der Schultereckgelenkluxation (Grad III nach Tossy)

Behandlungsart	n	Gute Ergebnisse in
Konservative Behandlung	246	79%
Operative Stabilisierung		
Akromioklavikulargelenk	293	76%
Korakoklavikuäre Verbindung	163	80%
AC + CC	95	84%
Resektion der lateralen Klavikula	268	81%

4. Resektion des lateralen Klavikulaendes: Vereinzelt wird auch bei der frischen Luxation die Resektion des lateralen Klavikulaendes vorgeschlagen mit Fesselung der Klavikula an den Korakoid, um späteren Arthrosebeschwerden im Schultereckgelenk vorzubeugen.

Wir behandeln die Kapsel-Band-Läsion des Schultereckgelenks Grad I und Grad II konservativ und die von Grad III operativ mit transartikulärer Bohrdrahtfixation und Fesselung der Klavikula zum Korakoideus durch eine PDS-Schlinge. Sämtliche rupturierten Bänder und Kapselanteile werden genäht. Die Behandlung ist frühfunktionell auf der Armschiene.

Auch für die veralteten Subluxationen und Luxationen im Schultereckgelenk sind eine große Zahl von bandplastischen Maßnahmen angegeben worden, um die Fehlstellungen zu beseitigen. All diese Techniken haben aber den Nachteil, daß der Schmerz, das Hauptproblem bei persistierenden Instabilitäten im Schultereckgelenk, nicht immer reduziert oder aufgehoben wird. So setzt sich zunehmend die bereits 1941 von Gurd [3] und von Mumford [8] empfohlene laterale Klavikularesektion durch, je nach Luxationsgrad verbunden mit einer Fesselung der Klavikula an den Korakoideus, etwa durch das korakoidal gestielte Lig. coracoacromiale in der Technik nach Weaver u. Dunn [14].

Wir sind seit Jahren mit dieser Technik sehr zufrieden. Die Nachbehandlung ist ebenso wie bei den frischen Schultereckgelenksprengungen frühfunktionell.

Zusammenfassung

Das Schultereckgelenk kann über direkte und indirekte Unfallmechanismen verletzt werden. Dies führt zu der Einteilung in 3 verschiedene Verletzungsgrade, nämlich die Kontusion (Grad I), die Subluxation (Grad II) mit Ruptur des akromioklavikulären Kapsel-Band-Apparates und der Luxation (Grad III) mit Ruptur auch der korakocklavikulären Bandverbindung. Die Diagnose wird radiologisch gestellt durch Belastungsaufnahmen beider Schultereckgelenke im a.-p.-Strahlengang, wobei das Höhertreten der Klavikula bis zu halber Schaftbreite die Subluxation und über die halbe Schaftbreite hinaus die Luxation im Akromioklavikulargelenk bedeutet. Die Therapie der Kontusion und Subluxation ist konservativ, die der Luxation (Grad III) häufig operativ. Bei der frischen Verletzung erfolgt neben der Bandnaht die Nahtsicherung durch Fesselung der Klavikula an den Korakoideus und/oder an das Akromion. Bei veralteten Luxationen erscheint aus Gründen der Schmerzbefreiung die laterale Klavikularesektion mit Fesselung des Klavikulastumpfes an den Korakoideus am erfolgversprechendsten.

Literatur

1. Allman FL (1967) Fractures and ligamentous injuries of the clavicle and its articulation. J Bone Joint Surg (Am) 49:774
2. Glorion B, Delplace J (1973) Traitment chirurgical des luxations acromioclaviculaires par la technique de Dewar et Barrinton. Rev Chir Orthop 59:667
3. Gurd FB (1941) The treatment of complete dislocation of the outer and of the clavicle. Ann Surg 113:1094

4. Inman VT, Saunders JB, Abbott LC (1944) Observations on the function of the shoulder joint. J Bone Joint Surg 26:1
5. Jäger M, Wirth CJ (1978) Kapselbandläsionen. Biomechanik, Diagnostik und Therapie. Thieme, Stuttgart
6. Larsen E, Bjerg-Nielsen A, Christensen P (1986) Conservative or surgical treatment of acromioclavicular dislocation. J Bone Joint Surg (Am) 68:552
7. Münch EO, Lobenhoffer P, Wirth CJ, Bergmann M (1985) Das Spannungsverhalten der Bandverbindungen der Schlüsselbeingelenke. In: Refior HJ, Plitz W, Jäger M, Hackenbroch M (Hrsg) Biomechanik der gesunden und kranken Schulter. Thieme, Stuttgart
8. Mumford EB (1941) Acromioclavicular dislocation. A new operative treatment. J Bone Joint Surg 23:799
9. Post M (1985) Current concepts in the diagnosis and management of acromioclavicular dislocations. Clin Orthop 200:234
10. Schoen H (1938) Zur Darstellung der vollständigen Luxation im seitlichen Schlüsselbeingelenk. Röntgenpraxis 10:190
11. Tossy JD, Sigmond HM (1963) Acromioclavicular separations: Useful and practical classification for treatment. Clin Orthop 28:111
12. Urist R (1963) Complete dislocation of the acromioclavicular joint. J Bone Joint Surg (Am) 45:1750
13. Usadel G (1940) Die Behandlung der Schultereckverrenkung mit Kopfwärtsverlagerung des Schlüsselbeins (Luxatio claviculae supraacromialis). Ergeb Chir 33:387
14. Weaver JK, Dunn HK (1972) Treatment of acromioclavicular injuries, especially complete acromioclavicular separation. J Bone Joint Surg (Am) 54:1187
15. Wirth CJ (1983) Möglichkeiten und Fehlerquellen der Röntgendiagnostik bei der Schultereckgelenkssprengung. Hefte Unfallheilkd 165:171

Klassifikation der Humeruskopffrakturen

K. Schiller

Chirurgische Klinik Innenstadt und Chirurgische Poliklinik der Universität München (Dir.: Prof. Dr. med. L. Schweiberer), Nußbaumstraße 20, D-8000 München 2

Die Frakturen des proximalen Humerus machen etwa 5% aller Extremitätenbrüche aus [8]. Vornehmlich ist davon der ältere Mensch betroffen. 85% der proximalen Humerusfrakturen bedürfen keiner operativen Therapie, da sie nicht disloziert sind und konservativ gut ausheilen.

Bei der Klassifikation der Humeruskopffrakturen begnügte man sich lange Zeit mit der rein deskriptiven Beschreibung der anatomischen Höhe der Fraktur. Analog den Frakturen am Femur teilte Kocher [4] 1896 die proximalen Humerusfrakturen in die supra-, per- und infratuberkulären Frakturen ein. Dies entspricht den Skelettelementen des Humeruskopfes mit Collum anatomicum, den beiden Tubercula und dem Collum chirurgicum (Abb. 1).

Codman [1] erkannte 1934 als erster, daß die proximalen Humeruskopffrakturen grundsätzlich zwischen 4 anatomischen Grundsegmenten verlaufen: Kopfsegment, Tuberculum

Hefte zur Unfallheilkunde, Heft 195
P. Habermeyer/P. Krueger/L. Schweiberer (Hrsg.)
© Springer-Verlag Berlin Heidelberg New York 1988

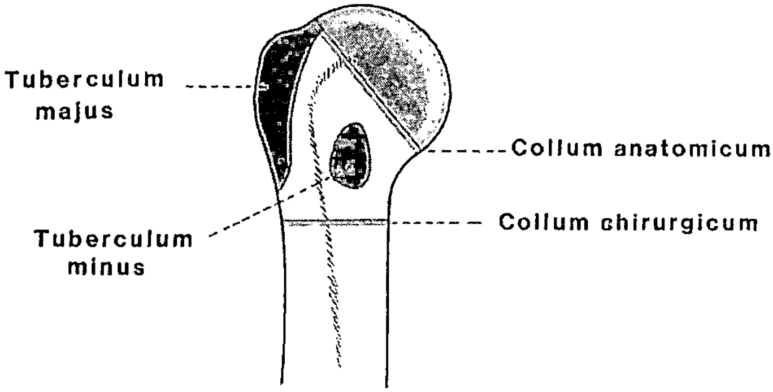

Abb. 1. Skelettelemente des Humeruskopfes

majus, Tuberculum minus und Humerusmetaphyse. Diese Aufteilung stellte die Grundlage für die künftigen Frakturklassifikationen dar [3, 6, 7, 11, 12].

Für die Vitalität des frakturierten Humeruskopfes ist die vaskuläre Versorgung des Kopfsegmentes von entscheidender Bedeutung [2, 3, 5, 10]. Sie erfolgt im wesentlichen von distal nach proximal über aufsteigende Äste aus den Aa. circumflexa humeri anterior und posterior (Abb. 2). Von essentieller Bedeutung ist dabei ein kräftiges, aus der A. circumflexa humeri anterior entspringendes Gefäß, welches im Sulcus intertubercularis aufsteigt. Es wird in der Nomina anatomica nicht aufgeführt, ist jedoch in seinem intraossären Verlauf als A. arcuata [5] bekannt.

Ein zentral zuführendes Gefäß existiert nicht. Somit erklärt sich das hohe Risiko einer vaskulären Kopfnekrose bei Frakturen im Bereich des Collum anatomicum. Die Vitalität des Humeruskopfes hängt damit vom Erhalt einer vaskulären Versorgung über die beiden Tubercula ab. Die Blutversorgung des Kopfsegmentes ist in der Regel gewährleistet, wenn eines der beiden Tubercula in festem Kontakt mit dem Humeruskopf steht. Mit steigender Zahl der Fragmente erhöht sich das Risiko einer vaskulären Nekrose [3, 6, 7, 9].

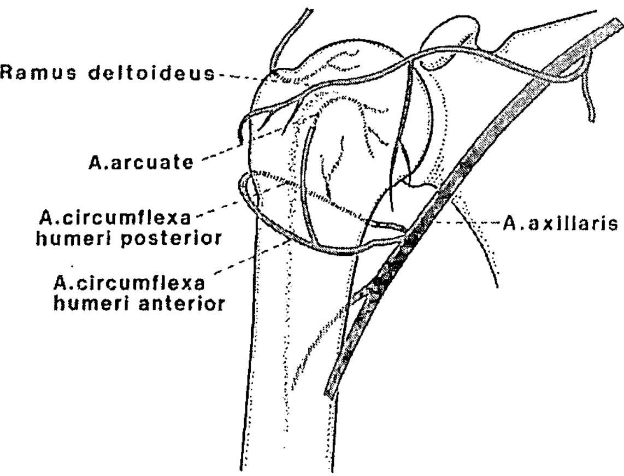

Abb. 2. Gefäßversorgung des Humeruskopfes

Die Gefäßversorgung war eine wesentliche Grundlage für die von Neer [6] 1970 vorgestellte Klassifikation, mit welcher er der Einteilung in die 4 funktionell wichtigen Segmente zum Durchbruch verhalf:

In *Gruppe I* werden dabei alle undislozierten Frakturen zusammengefaßt, die in der Regel eine günstige Prognose haben. Die dislozierten Frakturen sind je nach den betroffenen Segmenten in die *Gruppen II–VI* unterteilt und werden nochmals weiter aufgeschlüsselt nach der Anzahl der dislozierten Fragmente.

Als disloziert werden dabei Frakturen definiert, deren Fragmente um mehr als 45° abgekippt oder um mehr als 10 mm ad latus verschoben sind.

Gruppe VI bezeichnet die Luxationsfrakturen. Bei den vorderen Luxationsfrakturen ist dabei stets das Tuberculum majus, bei den hinteren das Tuberculum minus frakturiert. Sie haben das höchste Nekroserisiko. Schwierig zu klassifizieren sind die in Gruppe VI noch aufgeführten Frakturen mit Beteiligung der Gelenkfläche sowie auch die Impressionsfrakturen.

Damit erlaubt die Einteilung nach Neer [6, 7] in die Zwei-, Drei- und Viersegmentfrakturen auch eine Aussage über den Schweregrad einer Verletzung zu stellen. Die Prognose einer Fraktur wird somit durch die Anzahl und Dislokation der Fragmente sowie der Höhe des Frakturverlaufes bestimmt.

Ein großer Verdienst von Neer [6, 7] ist es, neben der Fraktur selbst auch die gleichzeitig bestehenden traumatischen Veränderungen an der Rotatorenmanschette und der Kapselinsertion zu berücksichtigen. Das Muster der Weichteilverletzung sowie die Dislokationsrichtung der einzelnen Fragmente ist weitgehend uniform und im wesentlichen bestimmt durch den noch intakten Muskelzug der ansetztenden Rotatoren.

So disloziert z.B. ein abgerissenes Tuberculum majus durch den Zug des M. supraspinatus nach kranial unter die Fornix humeri. Zwangsläufig kommt es dabei zum Einriß im sog. Rotatorenintervall zwischen dem M. supraspinatus und dem M. subscapularis. Die Dislokationsrichtung einer Tuberculum-minus-Fraktur ist dagegen durch den M. subscapularis nach ventromedial gegeben.

Bei einer dislozierten Collum-chirurgicum-Fraktur kann es durch den Zug des M. pectoralis zu einer Verschiebung des Humerusschaftes nach ventromedial kommen. Nicht selten verbleibt deshalb ein instabiles Repositionsergebnis.

Bei den Dreisegmentfrakturen kommt es durch die Wirkung der noch erhaltenen Rotatorenzüge schließlich auch zu erheblichen Rotationsfehlstellungen des Kopfsegmentes, so daß die Gelenkfläche nach dorsal oder ventral zu liegen kommen kann.

Auch die 1983 von der AO angegebene Klassifikation [3] basiert auf den Grundsätzen von Neer. Sie gründet sich auf eine Analyse von 730 chirurgisch behandelten und dokumentierten Frakturen beim Erwachsenen. Die Gruppe A–C unterteilt nach der Frakturhöhe von extra- bis intrakapsulär, die Gruppen 1–3 geben den unterschiedlichen Dislokationsgrad an. Gruppe 3 enthält Frakturen mit zusätzlichen, komplizierenden Faktoren.

Somit ist eine exakte Klassifikation auch von seltenen Frakturformen möglich, insgesamt erscheint die Unterteilung in 25 Untergruppen in der klinischen Praxis als etwas kompliziert. Es finden sich dabei undislozierte wie auch Luxationsfrakturen über alle 3 Gruppen verteilt.

Die Zugehörigkeit zu einer einzelnen Gruppe bzw. Untergruppe erlaubt damit keine einfache Beurteilung hinsichtlich der Prognose einer Fraktur.

Der von Weigand et al. [11] 1984 vorgestellten Klassifikation liegt ebenfalls das Viersegmentschema von Neer [6, 7] zugrunde. Er unterscheidet zwischen der Gruppe A, der nichtluxierten Frakturen, und der Gruppe B, der Luxationsfrakturen. Letztere gehen nach Weigand et al. [11] immer mit einer zusätzlichen Weichteiltraumatisierung einher und haben deshalb per se schon eine schlechtere Prognose. Insgesamt beinhaltet die Klassifikation 17 Untergruppen. Das entscheidende Einteilungskriterium ist dabei die Anzahl der Frakturfragmente. Dabei werden Frakturen unterschiedlicher Schweregrade zusammengefaßt. Ein disloziertes, nekrosegefährdetes Kopffragment befindet sich dabei in der gleichen Gruppe wie eine dislozierte Tuberculum-minus-Fraktur.

Zusammenfassend folgen die Anforderungen, die an eine Frakturklassifikation gestellt werden sollten:

— exakte Bezeichnung der Frakturmorphologie,
— Berücksichtigung der biologischen Verhältnisse,
— Richtlinien für die Therapie,
— Beurteilung einer Prognose,
— einfache Handhabung in der klinischen Praxis.

Die Prognose der Humeruskopffrakturen richtet sich dabei im wesentlichen nach dem Erhalt der vaskulären Versorgung. Von Bedeutung ist somit die Anzahl der frakturierten Fragmente, das Ausmaß ihrer Dislokation (Abkippung über 45° bzw. Verschiebung um mehr als 10 mm ad latus) und die Höhe des Frakturverlaufes (extra- oder intrakapsulär).

Abschließend ein neuer Vorschlag einer modifizierten Klassifikation aus unserer Klinik. Sie beinhaltet nicht die Aufzählung und Beschreibung jedes einzelnen Frakturfragmentes, sondern legt besonderen Wert auf eine praktikable Handhabung in der Klinik und einfache Prognosestellung.

Die Einteilung beruht auf dem Ausmaß der Dislokation, der Anzahl der Fragmente (2–4) und der Höhe des Frakturverlaufes (Abb. 3).

Die Gruppe A beinhaltet alle extrakapsulären Frakturen ohne Dislokation, in Gruppe B sind die extrakapsulären Frakturen mit Dislokation zusammengefaßt. Die intrakapsulären Frakturen mit oder ohne Dislokation bilden die Gruppe C. Die Prognose der Fraktur verschlechtert sich mit dem Anstieg in der Skala A-B-C sowie nach I, II und III. Die intrakapsulären Viersegmentfrakturen (C III) sind die Problemfrakturen mit der schlechtesten Prognose. Bei den nichtdislozierten Frakturen ist die Ganzheit des proximalen Humerus im funktionellen Sinne, aufgrund der geringen Dislokation mit Unversehrtheit von Periost und Rotatorenmanschette, als einziges, zusammenhängendes Teil erhalten. Hier sehen wir in der Regel keine Operationsindikation. Diese ist bei den instabilen und dislozierten Frakturen der Gruppe B und C gegeben.

Die Luxationsfrakturen sind in dieser Klassifikation nicht aufgeführt. Insbesondere die Mehrfragmentfrakturen sind nur schwer reponierbar, so daß hier ohnehin eine Indikation zur operativen Versorgung gegeben ist.

Eine zweite Vereinfachung sehen wir darin, daß es keine bestimmte Reihenfolge für die Fragmenteinteilung gibt. Es wird nur zwischen 2, 3 und 4 Fragmenten unterschieden. Eine subkapitale Humerusfraktur mit Abriß des Tuberculum majus wird gleichfalls der Gruppe B II zugeordnet wie eine subkapitale Fraktur mit Beteiligung des Tuberculum minus. Im Falle der Dislokation sehen wir in beiden Fällen eine Indikation zur Operation gegeben.

		2	3	4
(nicht disloziert)	A	sub-capital	Tub. majus	Tub. minus
(disloziert)	B	sub-capital	—„—	—„—
(intrakapsulär)	C	Collum anatomicum	—„—	—„—

Zahl der Fragmente

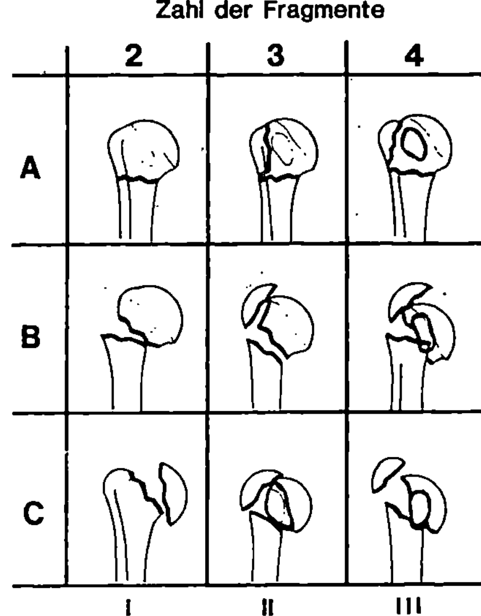

Abb. 3. Modifizierte Klassifikation der Humeruskopffrakturen: Chirurgische Klinik Innenstadt der Universität München

In der Einteilung bei Neer [6, 7] befinden sich die dislozierten Collum-anatomicum-Frakturen in der relativ benignen Gruppe II. Dieser intrakapsulären Fraktur mit Unterbrechung der Gefäßverbindung zum Kopfsegment und einem hohen Risiko einer vaskulären Nekrose, sollte nach unserer Meinung in einer "high-risc"-Gruppe Rechnung getragen werden.

Keine Frakturklassifikation kann den Anspruch auf Vollständigkeit erheben. So mag ohnehin die Definition einer Dislokation mit 45° Abkippung bzw. 1 cm Verschiebung als willkürlich gelten. Sie kann nicht im gleichen Maße auf alle Fragmente Anwendung finden.

Letztendlich sollte jede Fraktur entsprechend den von Neer aufgezeigten biologischen und biomechanischen Aspekten und nach ihren Begleitverletzungen individuell beurteilt werden.

Literatur

1. Codman EA (1934) The shoulder: Rupture of the supraspinatus tendon and other Lesions in or about the subacromial bursa. Miller, Brooklyn
2. Galle P, Munk P, Passl R, Strickner M, Eschberger I (1976) Zur Gefäßversorgung des Oberarmkopfes. Hefte Unfallheilkd 126:19
3. Jakob RP, Kristiansen T, Mayo K, Ganz R, Müller ME (1984) Classification and aspects of treatment of fractures of the proximal humerus. In: Bateman JE, Welsh RP (eds) Surgery of the shoulder. Decker, Philadelphia
4. Kocher T (1896) Beiträge zur Kenntnis einiger praktisch wichtiger Frakturformen. Sallmann, Basel
5. Laing PG (1956) The arterial supply of the adult humerus. J Bone Joint Surg (Am) 28: 1105
6. Neer CS II (1970) Displaced procimal humeral fractures, part 1. Classification and evaluation. J Bone Joint Surg (Am) 52:1077
7. Neer CS II, Rockwood CA (1984) Fractures and dislocations of the shoulder, part 1: Fractures about the shoulder. In: Rockwood CA, Green DP (eds) Fractures in adults. Lippincott, Philadelphia
8. Schweiberer L, Betz A, Eitel F, Krueger P, Wilker D (1982) Bilanz der konservativen und operativen Knochenbruchbehandlung – obere Extremität. Chirurg 54:226
9. Siebler G, Kuner EH (1985) Spätergebnisse nach operativer Behandlung proximaler Humerusfrakturen beim Erwachsenen. Unfallchirurgie 11:119
10. Sturzenegger M, Fornaro E, Jakob RP (1982) Results of surgical treatment of multifragmented fractures of the humeral head. Arch Orthop Trauma Surg 100:249
11. Weigand H, Müller HA, Gutjahr G, Ritter G (1984) Einteilung der Frakturen des proximalen Humerusendes nach prognostischen und therapeutischen Gesichtspunkten. Unfallchirurgie 10:221
12. Wörsdorfer O (1982) Klassifizierung der proximalen Humerusfrakturen. Hefte Unfallheilkd 160:117

Therapie der Humeruskopffrakturen

A. Betz und E. Sebisch

Chirurgische Klinik Innenstadt und Chirurgische Poliklinik der Universität München (Dir.: Prof. Dr. med. L. Schweiberer), Nußbaumstraße 20, D-8000 München 2

Etwa 5% aller Extremitätenbrüche betreffen das proximale Humerusende. Vornehmlich sind ältere Menschen davon betroffen. 85% der proximalen Humerusfrakturen bedürfen keines operativen Vorgehens, da sie als minimal verschoben gelten und konservativ gut ausheilen. Dabei darf kein Segment um mehr als 1 cm verschoben und/oder um mehr als 45° abgekippt sein. Die Anzahl der Frakturlinien ist unerheblich.

Die Rotatorenmanschette, die Gelenkkapsel und das intakte Periost wirken wie eine Schienung für die Fragmente. Wie gestaltet sich die konservative Behandlung? In den meisten

Hefte zur Unfallheilkunde, Heft 195
P. Habermeyer/P. Krueger/L. Schweiberer (Hrsg.)
© Springer-Verlag Berlin Heidelberg New York 1988

Fällen bevorzugen wir die alleinige funktionelle Behandlung. Bei stabilen Frakturen werden zur Schmerzausschaltung Gilchrist-Verbände für 2–3 Tage angelegt. Bei den mäßig stabilen Frakturen verlängern wir die Ruhigstellung bis etwa 10 Tage, mit anschließender funktioneller Behandlung. Hier ist der Übergang zu den perkutanen operativen und offenen operativen Verfahren fließend.

Als Verband der Wahl sehen wir den Gilchrist-Verband an, der keinerlei Nachteile gegenüber dem Desault-Verband hat. Er ist aber für den Patienten wesentlich angenehmer, besonders aus hygienischer Sicht. Die Abduktionsschiene und der Thoraxabduktionsgips haben weitgehend ihre Bedeutung verloren. Wir würden lediglich Frakturen, die ohne diese Maßnahmen nicht gehalten werden können und bei denen eine Kontraindikation zur Operation besteht, in dieser Form versorgen.

Die Indikation zur geschlossenen Reposition ist gegeben bei Achsabweichungen von mehr als 45°, bei Fragmentverschiebung um mehr als halber Schaftbreite und bei den Luxationsfrakturen. Nach Reposition sollte versucht werden, die Fragmente ineinander zu verkeilen. Bei stabilen Verhältnissen wird konservativ weiter behandelt, wobei der Gilchrist-Verband für maximal 10 Tage angelegt wird. Danach folgt die funktionelle Übungsbehandlung unter krankengymnastischer Anleitung. Falls nach Reposition eine instabile Situation bestehen bleibt, werden diese Frakturen der Operation zugeführt.

Die Funktion des N. axillaris kann gut geprüft werden, da er ein autonomes sensibles Gebiet der Haut versorgt. Auf eine mögliche Verletzung der A. axillaris bei den Luxationsfrakturen sollte geachtet werden.

Epiphysenlösungen und Aitken-Frakturen sind ebenfalls eine Indikation zur Reposition. Die Aitken-Frakturen werden meistens als Aitken-I-Frakturen mit metaphysärem Keil angetroffen. Eine äußerst exakte Reposition ist notwendig, möglicherweise in Verbindung mit einer fugenparallelen Schraube.

Indikation zur Operation

Bei der Einteilung in die Gruppen A, B und C, die an unserem Haus Anwendung findet und die in einem Vortrag vorgestellt wurde, ergibt sich folgende Indikation:

1. Die Frakturen der Gruppe A werden ausnahmslos konservativ behandelt.
2. Operativ versorgt werden instabile und nach Reposition instabile dislozierte Frakturen der Gruppe B und C.

Luxationsfrakturen, die nach unserem Schema erst nach Reposition, sofern diese möglich ist, klassifiziert werden, werden der operativen Versorgung bei Irreponibilität zugeführt. Wenn nach Reposition eine Fraktur der Gruppen B oder C besteht, ist die Indikation zur Operation gegeben. Falls sich die Luxationsfraktur nach Reposition in eine Fraktur der Gruppe A verwandelt haben sollte, kann konservativ weiter behandelt werden.

Als Ausnahmeindikation gelten die knöcherne Bankart-Läsion und der massive Hill-Sachs-Defekt, die nach der Klassifikation der Gruppe A zuzurechnen wären.

An die Osteosynthese sind folgende Anforderungen zu stellen:

— frühzeitige Versorgung,
— schonende Operation,
— übungsstabile Osteosynthese,
— Rekonstruktion der Rotatorenmanschette,
— kurze Ruhigstellung, dann frühfunktionelle krankengymnastische Behandlung.

Frakturformen

Verschobene Frakturen am Collum anatomicum (Gruppe C, Gruppe II nach Neer [8])

Dies ist eine sehr selten isoliert anzutreffende Frakturform. Meist ist eines der beiden Tubercula mitbeteiligt. Es ist ein intrakapsulärer Bruch mit hohem Risiko der Kopfnekrose. Eingestauchte Frakturen am Collum anatomicum sind niemals zu lösen, da damit die Kopfnekrose praktisch als sicher gelten kann. Bei Luxationen des Kopffragmentes sollte nach offener Reposition eine Minimalosteosynthese mit Schrauben zum Tragen kommen.

Verschobene Frakturen am Collum chirurgicum (Gruppe B, Gruppe III nach Neer [8])

Dislozierte Frakturen am Collum chirurgicum sind extrakapsulär. Disloziert bedeutet mehr als 1 cm verschoben und/oder mehr als 45° gekippt. Die Rotatorenmanschette ist meist intakt und hält den Kopf in neutraler Rotation.

Zwei Varianten sind beim Erwachsenen typisch:

1. *Instabile Frakturen.* Das hintere Periost ist bei diesen abgewinkelten Frakturen meist intakt. Daraus folgert die geschlossene Reposition und das Anlegen eines Gilchrist-Verbandes. Nach 1—2 Wochen wird mit leichten Bewegungsübungen begonnen.
2. *Instabile Frakturen.* Der Schaft wird durch den Zug des M. pectoralis major nach ventromedial gezogen. Der Kopf bleibt auch hier in neutraler Rotationsstellung.

Daraus ergeben sich 3 Behandlungsmöglichkeiten:

1. Nach Reposition ist die Situation als stabil zu bezeichnen. Hier wird konservativ behandelt mit dem schon oben beschriebenen Therapieschema.
2. Nach Reposition ist der Bruch weiter instabil. Daraus folgt: Perkutane Fixation mit 2,5 mm AO-Gewinde-K-Drähten, die vom Schaft her in den Kopf eingebohrt werden. Ruhiggestellt wird im Gilchrist-Verband. Innerhalb von 3—4 Wochen wird das Osteosynthesematerial entfernt.
3. Nichtreponierbare Frakturen werden offen reponiert und osteosynthetisch versorgt, z.B. mittels einer Zuggurtungsosteosynthese.

Tuberculum-majus-Abriß

Die Funktion der Mm. supra- und infraspinatus ist eingeschränkt, da sie am Tuberculum majus ansetzen. Es kommt zu einer Längsruptur in der Rotatorenmanschette.

Dislokationen von mehr als 1 cm führen zu Einklemmungserscheinungen unter dem Akromion. Bei der Dreisegmentfraktur ist der Kopf zusätzlich am Collum chirurgicum mit einer Innenrotation durch den Zug der Sehne des M. subscapularis verschoben. Deshalb wird das Tuberculum reponiert und refixiert. Eine Dislokation von 1 cm sollte nicht mehr toleriert werden. Eine Durchtrennung des Lig. coracoacromiale soll das Impingementsyndrom vermeiden helfen. Wir führen eine routinemäßige Durchtrennung nicht durch. Als Osteosyntheseverfahren wenden wir die Zuggurtungs- oder die Schraubenosteosynthese an.

Tuberculum-minus-Ausriß

Am Tuberculum minus setzt der M. subscapularis an. Daher sollte bei Dislokation durch eine Osteosynthese der Insuffizienz der Innenrotation entgegengewirkt werden. Die Schraubenosteosynthese bietet sich hier an.

Zu einem Impingement unter dem Processus coracoideus kann es durch das dislozierte Tuberculum bei Anteversion und Innenrotation kommen.

Diese Verletzung ist isoliert sehr selten und kommt hauptsächlich im Zusammenhang mit einer hinteren Schulterluxation vor. Bei einer zusätzlichen Fraktur am Collum chirurgicum kann der Kopf durch den Zug des M. supraspinatus außenrotiert und abduziert sein.

Drei- und Viersegmentfrakturen

Diese schweren Verletzungen bedürfen bei Dislokation der operativen Versorgung. Wir verwenden als Osteosyntheseverfahren hauptsächlich die Zuggurtungsosteosynthese in Kombination mit K-Drahten.

Luxationsfrakturen

Die Einteilung in die Gruppen A, B und C erfolgt nach der Reposition; bei Nichtreponierbarkeit ergibt sich daraus die Operationsindikation.

Allgemein gilt, daß bei Luxationsfrakturen immer ein größerer Weichgewebeschaden entsteht. Die Art der Luxation ergbit bestimmte Verletzungsmuster.

Zweisegmentluxationsfrakturen

Hierbei handelt es sich um eine Luxation entweder mit Abriß des Tuberculum majus bei Luxationen nach axillar oder ventral oder des Tuberculum minus bei Luxationen nach dorsal.

Am häufigsten findet man die axilläre Luxationsfraktur mit Abriß des Tuberculum majus. Hier muß drauf geachtet werden, ob durch die Luxation eine Bankart-Läsion vorliegt. Die Blutversorgung des Kopfes ist ausreichend.

Dreisegmentluxationsfrakturen
Vordere Luxation: Abriß des Tuberculum majus, Fraktur im Collum chirurgicum. Der Zug des M. subscapularis, der am Tuberculum minus ansetzt, verdreht die Kopfkalotte nach dorsal.

Hintere Luxation: Abriß des Tuberculum minus, Fraktur im Collum chirurgicum. Die Mm. supra- und infraspinatus drehen die Gelenkfläche nach vorne außen.

Beide Bruchformen bedürfen der Reposition und operativen Versorgung, wenn nach Reposition eine Fraktur der Gruppe B oder C vorliegt. Im allgemeinen ist noch eine ausreichende Durchblutung des Humeruskopfes gegeben.

Viersegmentluxationsfrakturen
Diese Frakturen sind mit der höchsten Rate an Kopfnekrosen behaftet. Beide Tubercula sind abgerissen und die Kopfkalotte luxiert. Durch die Interposition von Weichgewebe ist es in den meisten Fällen notwendig, offen zu reponieren. Ein eingestauchtes Kopffragment sollte nicht gelöst werden, da damit die Kopfnekrose sicher vorgezeichnet ist.

Operationstechnik

Lagerung
Die Lagerung erfolgt so, daß der Arm frei beweglich bleibt und jederzeit die Einsichtnahme mit dem Bildverstärker möglich ist. Dazu wird der Kopf auf einer aus der Neurochirurgie bekannten Kopfstütze gelagert.

Deltoideopektoraler Zugang
Der Hautschnitt beginnt vor dem Acromioclaviculargelenk, verläuft im Sulcus deltoideopectoralis durch einen Querfinger lateral des Processus coracoideus nach distal und folgt dann dem Vorderrand des M. deltoideus. Der laterale Hautlappen wird mobilisiert, die Fascie eröffnet.

Zwischen dem M. pectoralis major und M. deltoideus wird eingegangen. Die V. cephalica wird nach medial weggehalten.

Ausnahmsweise wird zur Erweiterung des Zuganges die Pars clavicularis des M. deltoideus von der lateralen Clavicula abgetrennt, wobei ein Saum zur besseren Refixation belassen wird. Hierbei ist eine Verletzung der A. thoracoacromialis zu vermeiden.

Nun wird die Faszie, die den M. biceps caput breve und den Humerus bedeckt, gespalten. Zur Erweiterung des Zugangs nach distal kann der M. pectoralis major an der Crista majoris nach distal hin durchtrennt werden.

Auf eine Schonung des N. axillaris ist zu achten.

Um an den Limbus glenoidalis scapulae zu gelangen, kann es u.U. notwendig sein, die Spitze des Coracoids zu osteotomieren. Vorgängig wird ein Bohrloch gesetzt, danach V-förmige Osteotomie an der Basis. Die Refixation erfolgt mit einer Schraube und Unterlegscheibe aus dem Kleinfragmentinstrumentärium (3,5 mm Cortikalis- bzw. 4 mm Spongiosaschrauben).

Implantatwahl

Geschlossene Verfahren

Perkutan eingebrachte Gewindedrähte (2,5 mm)
Beim alten osteoporotischen Knochen mit dislozierter, instabiler Fraktur am Collum anatomicum (Typ C-2) oder Collum chirurgicum (Typ B-2) bietet die Versorgung mit Gewindedrähten, die breit aufgefächert unter Bindwandlerkontrolle eingebracht werden, eine gute temporäre Fixation nach geschlossener Reposition.

Offene Verfahren

Wenn der Allgemeinzustand und das Alter es erlauben, bevorzugen wir ein offenes Verfahren und dann die Minimalosteosynthese mittels Zuggurtung, weil Weichgewebe und speziell die Rotatorenmanschette am meisten geschont werden.

Wichtig erscheint uns bei den Überlegungen zur Osteosynthese die meist eingetretene subkapitale Verkürzung durch Einstauchung des spongiösen Knochens. Dadurch ändert sich die Vorspannung des M. deltoideus, wodurch die Abduktionskraft erheblich geschwächt wird.

Zuggurtungsosteosynthese
Nach der Reposition der Fragmente wird das Ergebnis durch Kirschner-Drähte gehalten. Dabei wird eine gewisse Valgisationsüberkorrekturstellung bewußt in Kauf genommen.

Der Längenverlust durch die Einstauchung des spongiösen Knochens bewirkt eine Reduktion der Vorspannung des M. deltoideus einerseits, durch die Valgisation des Humeruskopfes wird die Vorspannung des M. supraspinatus andererseits erhöht und die Lage des Rotationszentrums verändert. Der durch Verkürzung eingetretene Kraftverlust des M. deltoideus wird so weitgehend kompensiert.

Proximal der Kirschner-Drähte wird der M. supraspinatus mit dem Zuggurtungsdraht unterfahren und dann in einer Achtertour durch die distal des Bruches angelegte Querbohrung geführt; sodann erfolgt das Spannen und Verquirlen des Drahtes.

Spongiosaschrauben
Spongiosaschrauben schonen das Weichgewebe. Es zeigt sich jedoch, daß vielfach Lockerungen auftreten. Sie sind geeignet, abgerissene, dislozierte Tubercula zu refixieren, oder werden in Kombination mit einer Zuggurtung oder Platte verwendet.

Platte
Die Platte findet nur Anwendung, wenn zusätzlich zur Fraktur des Kopfes eine proximale Schaftfraktur vorliegt oder bei einer subkapitalen Trümmerzone eine Spongiosaanlagerung notwendig ist.

Die Platte wird lateral des Sulcus intertubercularis angelegt und soll das obere Ende des Tuberculum minus aus Gründen der Beweglichkeit nicht überschreiten. Die lange Bizepssehne darf nicht eingeklemmt werden.

Prothetische Versorgung

Auf die prothetische Versorgung wurde bewußt nicht eingegangen. An unserem Haus sehen wir keine Indikation zum primären Gelenkersatz. Lediglich bei der posttraumatischen, schmerzhaften Arthrose kann die Indikation gegeben sein.

Nachbehandlung

Bei einer übungsstabilen Osteosynthese wird 1–3 Tage im Gilchrist-Verband ruhiggestellt. Daran schließt sich eine frühfunktionelle Nachbehandlung im Sinne von aktiven Bewegungs- und Muskelkräftigungsübungen an.

Literatur

1. Bandi W (1976) Zur operativen Therapie der Humeruskopf- und halsfrakturen. Hefte Unfallheilkd 126:38
2. Böhler J (1976) Konservative Therapie der Humeruskopf- und halsfrakturen. Hefte Unfallheilkd 126:21
3. Habermeyer P, Betz A, Schweiberer L (1987) Die Valgisationsosteosynthese bei dislozierten Humeruskopfluxationsfrakturen. Vortrag Sicot
4. Jäger M, Wirth CJ (1981) Luxationsfrakturen des proximalen Humerus — Ergebnisse nach operativer Behandlung. Unfallheilkunde 84:26–32
5. Jakob RP, Ganz R (1981) Proximale Humerusfrakturen. Helv Chir Acta 26:32
6. Kuner EH, Siebler G (1987) Luxationsfrakturen des proximalen Humerus — Ergebnisse nach operativer Behandlung. Unfallchirurgie 13/2:64–71
7. Meeder PJ, Weise K, Wentzenstein A (1980) Technik und Ergebnisse einer operativen Therapie der Humeruskopfluxationsfraktur des Erwachsenen. Acta Traumatol 10: 201–207
8. Neer CS II (1970) Displaced proximal humeral fractures. Part 1: Classification and evaluation. J Bone Joint Surg (Am) 52/5
9. Neer CS II (1970) Displaced proximal humeral fractures. Part 2: Treatment of three-part and four-part displacement. J Bone Joint Surg (Am) 52/6
10. Neer CS II, Rockwood CA (1984) Fractures and dislocations of the shoulder. In: Rockwood CA Jr, Green DP (eds) Fractures in adults, vol 1, 2nd edn. Lippincott, Philadelphia
11. Schweiberer L, Betz A, Eitel F, Krüger P, Wilker D (1982) Bilanz der konservativen und operativen Knochenbruchbehandlung — Obere Extremität. Chirurg 54:226–233
12. Tillmann B, Tichy P (1986) Funktionelle Anatomie der Schulter. Unfallchirurg 89: 389–397
13. Wolf T, Schauwecker F (1987) Zur Therapie der Tuberculum-majus-Abrisse. Unfallchirurgie 13/2:106–109

Die Behandlung von Skapulafrakturen

T. Rüedi

Chefarzt der Chirurgischen Klinik, Rätisches Kantons- und Regional-Spital Chur,
Loesraße 170, CH-7000 Chur

Bis vor wenigen Jahren wurde den relativ seltenen Schulterblattbrüchen vergleichsweise wenig Beachtung geschenkt. Dementsprechend mager ist auch die Zahl der Publikationen zu diesem Thema. Die zunehmende sozioökonomische Bedeutung des mehrfachverletzten Patienten hat nun allerdings in jüngster Zeit die Aufmerksamkeit vermehrt auch auf die Skapulafraktur gelenkt. So berichteten z.B. Thompson et al. [2] über 56 mehrfachverletzte Patienten mit 58 Skapulafrakturen und den folgenden Begleitverletzungen: Rippenfrakturen und Lungenkontusion in rund 54% der Fälle, Klavikulafrakturen in 27%, Plexusbrachialis-Beteiligung in 12,5% und Gefäßverletzungen in 10,7%. Diese Zahlen mögen zeigen, daß Skapulafrakturen in der Regel die Folge hoher Gewalteinwirkung sind, ähnlich wie die Verletzungen des Beckengürtels. Im eigenen Krankengut haben wir innerhalb der letzten 3 Jahre neben einer Reihe einfacher Skapulafrakturen 6 Fälle mit komplexen Schultergelenk- und Schulterblattverletzungen beobachtet, auf die noch zurückzukommen sein wird.

Aber auch in therapeutischer Hinsicht zeichnet sich ein gewisser Wandel ab. Während diese Verletzungen vielerorts noch immer weitgehend schicksalhaft hingenommen werden, hat die offene Reposition und Fixation mittels Osteosynthese doch da und dort Anwendung gefunden, was bei kritisch und restriktiv gehandhabter Indikation gerechtfertigt erscheint. So haben Hardegger et al. [1] aus St. Gallen 1984 über ihre Operationstechnik und die Ergebnisse bei 33 Frakturen, die zwischen 1967 und 1981 behandelt wurden, berichtet. Bei der Durchsicht der rund 150000 in Bern dokumentierten Frakturen der AO, habe ich lediglich 100 durch Osteosynthese versorgte Skapulabrüche finden können. Allerdings hätte etwa die Hälfte davon mE. gar nicht operiert werden müssen.

Klinik

Der klinische Befund einer Skapulafraktur kann von einer schmerzhaften Schulter mit nur geringgradig eingeschränkter Beweglichkeit bis hin zur sichtbaren Deformierung und schweren neurovaskulären Ausfällen im Arm reichen. Liegen zusätzlich Rippenfrakturen vor, so steht meist die respiratorische Behinderung im Vordergrund.

In der Regel wird ein Schulterblattbruch bereits auf dem Thoraxübersichtsbild erkannt bzw. vermutet. In jedem Verdachtsfall sollten zusätzlich gut zentrierte a.-p.- und, falls technisch möglich, gute axiale Aufnahmen der betroffenen Schulter verlangt werden. Um das genaue Ausmaß einer intraartikulären Beteiligung bzw. den Grad der Dislokation — speziell im Hinblick auf die Operationsindikation beurteilen zu können, hat sich uns neuerdings die computertomographische Untersuchung als besonders hilfreich erwiesen. Der Seitenvergleich läßt dabei besonders gut das Verletzungsmuster erkennen. Bei Verdacht auf Gefäßverletzungen ist selbstverständlich eine Angiographie indiziert und bei neurologischen Symptomen eine entsprechende Bestandsaufnahme.

Hefte zur Unfallheilkunde, Heft 195
P. Habermeyer/P. Krueger/L. Schweiberer (Hrsg.)
© Springer-Verlag Berlin Heidelberg New York 1988

236

Therapie

Die Großzahl der Skapulabrüche bedarf in der Regel außer der Entlastung des Armes durch Schlinge, evtl. Velpeau oder Desault, keiner speziellen Behandlung. Die verschiedenen Muskeln, die am Schulterblatt inserieren oder ihren Ursprung nehmen, schienen den dünnen Knochen sehr wirkungsvoll, so daß eigentlich nur die exponierten Teile wie Schultergelenkpfanne, Spina, Korakoideus und Akromion unserer besonderen Aufmerksamkeit bedürfen. Die meisten extraartikulären Verschiebungen heilen spontan, und geringgradige Fehlstellungen sind in funktioneller Hinsicht fast immer folgenlos, ebenso ist die eigentliche posttraumatische Omarthrose eher selten. Nur stark dislozierte Brüche oder solche mit schweren Begleitverletzungen bedürfen m.E. der chirurgischen Intervention.

Von den Gelenkpfannenbrüchen sollten diejenigen mittels Osteosynthese versorgt werden, die entweder eine ausgeprägte Stufenbildung von mehr als 3 mm aufweisen oder aber in Folge Pfannenrandabbruchs zu Luxationen neigen bzw. instabil sind. Besonders beim Querbruch durch das Glenoid hat das distale Fragment — infolge Trizepszug — starke Tendenz, nach unten verlagert zu werden. Es sollte deshalb verschraubt oder mittels einer Kleinfragmentenplatte (Drittelrohr oder 3,5 DC) abgestützt werden (Abb. 1).

Weit häufiger als die intraartikulären Frakturen sind die Skapulahalsbrüche, wobei die gesamte Gelenkpfanne einschließlich der Kapselansätze nach medial verlagert erscheint. Radiologisch beeindruckt dabei oft ein prominenter Sporn der lateralen Schulterblattkante, der aber klinisch selten Symptome macht. Dieser Sporn ist denn auch sehr oft der Grund für die Indikationsstellung zur Osteosynthese, ob ganz zurecht, bleibt dahingestellt, denn sofern Korakoideus, Akromion und Klavikula intakt geblieben sind, bedürfen m.E. auch diese Frakturen nur ganz ausnahmsweise der operativen Intervention. Nur bei sehr ausgeprägter Medial- oder nach Dorsalverlagerung sowie bei deutlich eingeschränkter Funktion bzw. Beteiligung des Gefäß-Nerven-Strangs, ergibt sich eine Operationsindikation. Werden diese Fälle operiert, so muß in der Regel eine Kleinfragmentenplatte in Antigleit- oder Abstützfunktion angebracht werden, auch reine Verschraubungen sind möglich (Abb. 2).

Eine wirklich zwingende Operationsindikation ergibt sich nach meiner begrenzten Erfahrung nur bei den Kombinationsverletzungen von Skapulahals, Korakoideus und

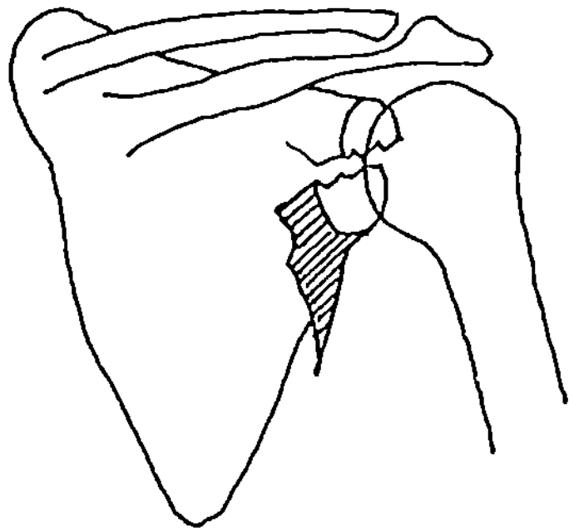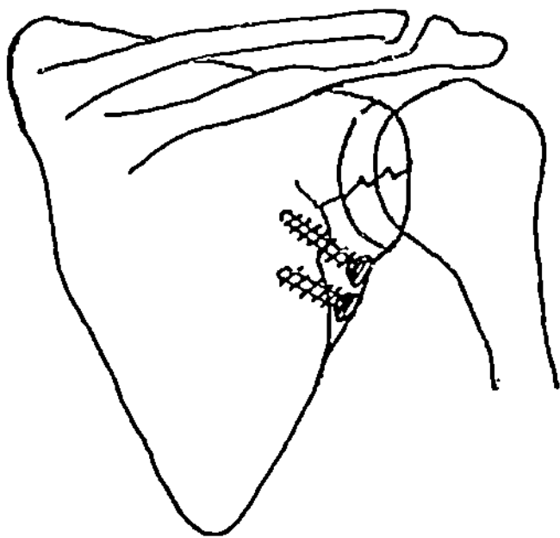

Abb. 1. Querbruch durch die Schultergelenkpfanne mit Dislokation des distalen Fragmentes durch Trizepszug. Verschraubung mit 2 Kleinfragmenten, Kortikalisschrauben oder Versorgung mit Abstützplatte

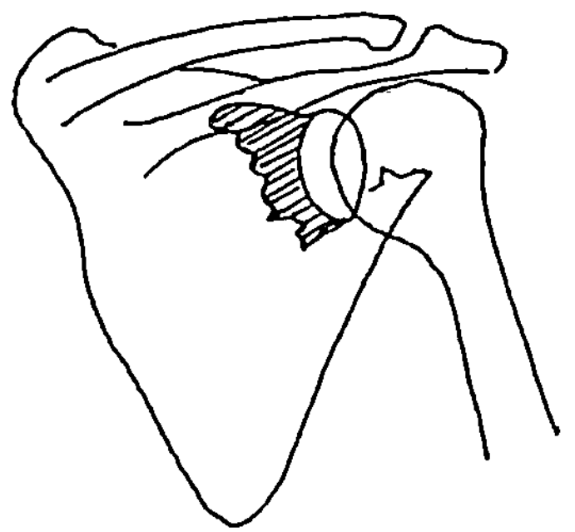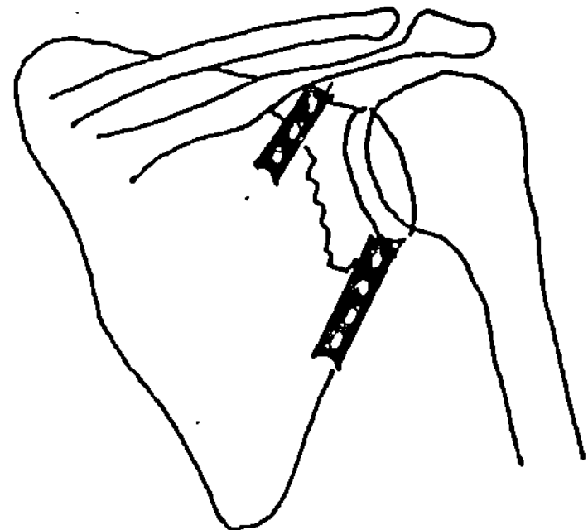

Abb. 2. Stark dislozierte Skapulahalsfraktur mit Ventral- und Medialverlagerung der Gelenkpfanne. Anatomische Reposition und Fixation mit 1 oder 2 Kleinfragmentenantigleit- oder
Abstützplatten

Klavikulafraktur, da hier in der Regel eine völlig instabile Situation vorliegt. Praktisch
immer sind bei dieser schweren Verletzung auch Rippenserienfrakturen mit oder ohne
Lungenkontusion anzutreffen sowie neurologische und/oder vaskuläre Ausfälle festzustellen. Diese komplexen Verletzungen sind immer die Folge eines heftigen Traumas,
es muß deshalb auch den mediastinalen Strukturen, insbesondere dem Aortenbogen,
besondere Beachtung geschenkt werden.

Auf konservative Art bzw. unbehandelt versorgt, kommt es meist zum Absinken der
betroffenen Schulterpartien mit deutlicher Körperdeformität und stark eingeschränkter
Armbeweglichkeit, insbesondere der seitlichen Abduktion, wie bei diesem Patienten, der
stark behindert ist und nur noch maßgeschneiderte Anzüge tragen kann. Sekundäre Korrekturen sind dabei äußerst schwierig, so daß dringend ein frühes Eingreifen zu empfehlen ist.
Es genügt dabei nämlich in der Regel, die relativ einfache Osteosynthese des gebrochenen
Schlüsselbeines vorzunehmen, um die Verbindung der Schulterblattstrukturen mit dem
Thorax wieder herzustellen und wieder aufzurichten (Abb. 3). In günstigen Fällen kommt
es dadurch auch zu einer befriedigenden Reposition der Skapulafraktur, die dann ihrerseits nur selten einer direkten Fixation bedarf.

Als Zugang verwenden wir für Pfannenrand und Querbrüche einen Weg von ventral,
ähnlich wie beim Putti-Platt-Verfahren. Der Korakoideus kann — muß aber nicht in jedem
Fall — osteotomiert werden. Der neue Vibrationsbohraufsatz zur kleinen AO-Bohrmaschine
erleichtert dabei das Arbeiten in der Tiefe ganz erheblich, da zum Bohren keine Gewebe-
schutzhülse mehr notwendig ist.

Die Exposition des dorsalen Pfannenrandes sowie der lateralen Skapulakante erfolgt
am zweckmäßigsten über einen dorsalen Zugang in Bauch- oder Seitenlage. Die gewinkelte
Inzision verläuft etwa parallel zur Spina bzw. zum medialen Rand des Schulterblattes. Nach
Ablösen des Ursprungs des M. deltoideus von der Spina kann je nach Platzbedarf zwischen
M. infraspinatus und M. teres minor eingegangen werden, oder aber die gesamte Schulterblattmuskulatur wird von der Knochenfläche abgelöst und nach lateral geschlagen. Zu
beachten sind auf jeden Fall die Circumflexagefäße und der N. axillaris sowie der N. suprascapularis, der zum M. infraspinatus zieht.

Für die Klavikulaosteosynthese verwenden wir am liebsten den sog. Sabre-cut-Zugang in
der Sagittalebene.

238

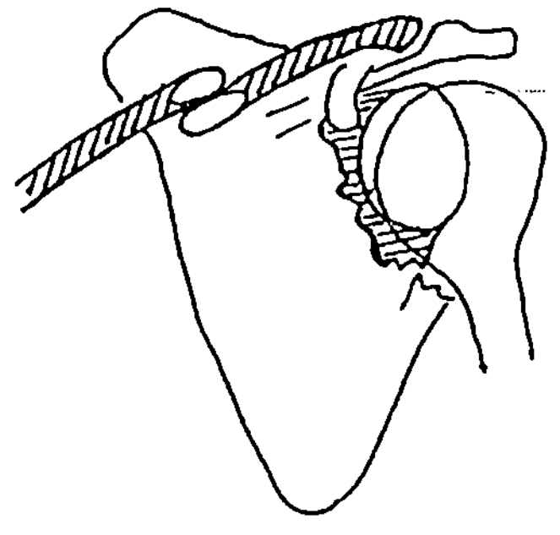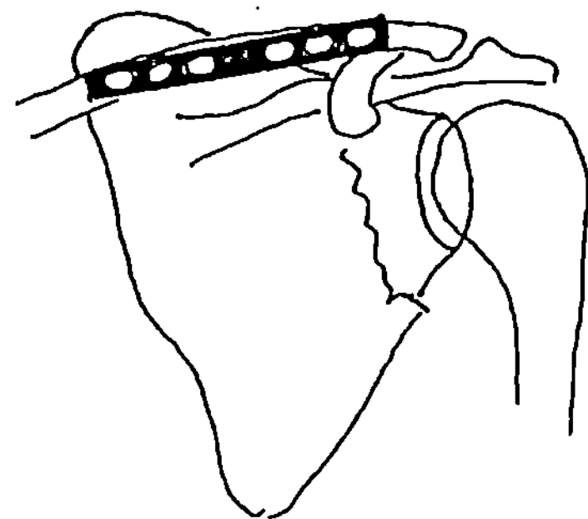

Abb. 3. Komplexe Schultergelenks-, Skapula- und Klavikulafraktur, meist in Kombination
mit Brustwand- bzw. Rippenserienfrakturen. Unbehandelt führen diese völlig instabilen
Verletzungen meist zu starker Deformierung und Funktionseinschränkung im Schultergelenk. Durch die technisch meist einfache Plattenosteosynthese der Klavikula kann nicht
nur eine befriedigende Reposition des Schultergelenks erzielt werden, sondern auch die
notwendige Stabilisierung der Schulterblatt- und Skapulahalsfraktur erreicht werden

Der Vollständigkeit halber sei noch die skapulothorakale Dissoziation bzw. Avulsion
erwähnt, die ebenfalls vermehrt beobachtet wird. Das Schulterblatt selbst bleibt dabei
meist unversehrt, dafür sind in der Regel der Plexus brachialis sowie die Armgefäße schwer
verletzt und die Klavikula frakturiert oder ausgerissen.

Schließlich möchte ich noch einen ungewöhnlichen Fall einer penetrierenden Schulter-
blatt- und Thoraxwandverletzung durch den Heckrotor eines Helikopters vorstellen.

Zusammenfassend darf festgestellt werden, daß die Mehrzahl der Schulterblattbrüche
keiner speziellen Therapie bedarf. Trotzdem gibt es zwingende Indikationen zur Osteosynthese, und zwar v. a. bei stark dislozierten Pfannenbrüchen sowie bei den komplexen
bzw. instabilen Verletzungsformen, wo meistens die Osteosynthese der Klavikula ausreicht.

Literatur

1. Hardegger FH, Simpson LA, Weber BG (1984) The operative treatment of scapular
   fractures. J Bone Joint Surg (Br) 66:725–731
2. Thompson DA, Flynn TC, Miller PW, Fischer RP (1985) The significance of scapular
   fractures. J Trauma 25:974–977

VII. Alloarthroplastik, Arthrodese

Schultergelenkendoprothesen — Konzeptionsmerkmale und technische Kriterien

M. Ungethüm und W. Blömer

AESCULAP-Werke AG, Postfach 40, D-7200 Tuttlingen

Im Vergleich zu den intensiven Bemühungen bei der Alloarthroplastik des Hüft- und Kniegelenks findet der endoprothetische Ersatz des Schultergelenks einerseits eher zurückhaltend Anwendung. Die wesentlichen Gründe, in der in einer weniger häufigen degenerativen Veränderung des Gelenks, in der Verfügbarkeit einer kompensatorischen Skapula-Thorakalbewegung sowie in der insgesamt schwierigeren anatomischen Situation am Schultergürtel zu sehen [9, 10]. Andererseits gibt es jedoch zahlreiche Versuche, die Funktion einer schmerzhaften und bewegungseingeschränkten Schulter durch künstlichen Gelenkersatz zu verbessern. Dabei stellen funktionelle und anatomische Besonderheiten des Schultergürtels besondere Probleme dar. Bemühungen, diesem Problemkreis durch entsprechende Prothesenkonstruktionen gerecht zu werden, führten zu einer Vielzahl von Modellvarianten. Die vorliegende Studie zeigt auf, welche Möglichkeiten für den prothetischen Ersatz des Schultergelenks offenstehen und beinhaltet eine Analyse der 15 derzeit auf dem Markt befindlichen Systeme sowie der seit 1970 erfolgten Patentanmeldungen.

Klassifizierung der verschiedenen Prothesenkonzeptionen

Abhängig vom jeweiligen Destruktionszustand des Schultergelenks stehen heute kraftschlüssige Prothesenmodelle mit völlig freier und eingeschränkter Beweglichkeit sowie formschlüssige Gelenkmodelle zur Diskussion.

Die Kriterien zur Beurteilung der jeweiligen Prothesenkonzeptionen wurden abgeleitet von den Eigenschaften des natürlichen Schultergelenks. Neben dem Getriebetyp — kraft- und formschlüssig — sind es die Geometrie der Wirkflächen und die Wirkbewegungen, die das Prothesendesign bestimmen. Die daraus sich ergebenden, für die biomechanische Betrachtung wesentlichen Kriterien sind das Bewegungsausmaß und das Stabilitätsverhalten des Gelenks sowie die auf die Prothesenverankerung wirkenden Kräfte.

Entsprechend den verschiedenen Konstruktionsprinzipien lassen sich die Schulterendoprothesen in 3 Hauptgruppen einteilen. In der 1. Gruppe sind die Prothesen zusammengefaßt, die im wesentlichen einen Gelenkflächenersatz beinhalten und durch Kraftschluß bei beweglichem Rotationszentrum charakterisiert werden. Spezielle stabilisierende Maßnahmen mit daraus resultierendem konstanten Rotationszentrum und eingeschränkter

Hefte zur Unfallheilkunde, Heft 195
P. Habermeyer/P. Krueger/L. Schweiberer (Hrsg.)
© Springer-Verlag Berlin Heidelberg New York 1988

Beweglichkeit kennzeichnen die kraftschlüssigen Prothesen der 2. Gruppe. In der 3. Gruppe sind Konstruktionen mit hoher Stabilität durch Formschluß und konzentrisch eingeschränkte Beweglichkeit eingeordnet.

Kraftschlüssige Gelenke mit beweglichem Rotationszentrum

Merkmale des natürlichen Schultergelenks kennzeichnen die als *funktionelle Prothesen* bezeichneten Gelenkmodelle. Aufgrund der inkongruenten Gelenkflächen weisen diese Prothesen eine nahezu uneingeschränkte Beweglichkeit auf. Alle diese Modelle bedingen jedoch eine gute Funktion der Schultergelenkmuskulatur.

Die bereits im Jahre 1951 von Neer entwickelte Prothese zum Ersatz der humeralen Gelenkfläche kombinierte Stellbrink 1971 erstmals mit einer entsprechenden Pfanne aus Polyäthylen. Er zeigte damit, daß auch an der Schulter eine kraftschlüssige Totalendoprothese möglich ist [3]. Den gleichen Weg beschritten 1972 Kenmore et al. [11].

Ebenfalls die Neer-I-Kopfprothese beinhaltende, bildet der *Cavendish-totale-Schultergelenkersatz* mit einem ebenen glenoidalen Gleitflächenersatz ein kraftschlüssiges Gelenk bei vollständiger Inkongruenz. Ein weiteres Gelenkmodell mit inkongruenten Wirkflächen ist das System *Zimmer-Total-Shoulder-II*. Insbesondere im Randbereich ist der Kopf stark elliptisch ausgeführt.

Bisher nicht zum klinischen Einsatz gelangte ein 1977 von Stroot angemeldetes Prothesendesign. Ein Verhältnis der Wirkflächenradien von 1 : 3 gibt dem Gelenk einen relativ großen Bewegungsumfang. Bei dem System von Janssen und Weber soll die Luxationsneigung durch einen in beiden Komponenten integrierten Dauermagneten verringert werden [11].

Als Sonderfälle dieser 1. Gruppe können diejenigen Prothesen angesehen werden, die lediglich die Gelenkfläche des Humerus ersetzen und z.T. als Spezialprothesen nach Tumorresektion Anwendung finden. Seit 1970 stehen die sog. *isoelastischen Schulterprothesen* nach Mathys aus Polyacetalharz zur Verfügung [9]. Ein ähnliches Design weist die *anatomische Oberarmkopfprothese* nach einem Vorschlag von Schneider auf. 1982 implantierte Salzer erstmals eine biokeramische Tumorprothese mit extrakortikaler Verankerung. Auf diesen Erfahrungen aufbauend entwickelt der Autor ein Spezialendoprothesensystem aus Titan, welches die individuelle Anpassung der Prothese nach dem Baukastenprinzip erlaubt [9].

Kraftschlüssige Gelenke mit konstantem Rotationszentrum

In der 2. Gruppe sind Systeme zusammengefaßt, die aufgrund ihrer Konstruktion eine gewisse Gelenkinstabilität gewährleisten. Die vollständige Kongruenz der Wirkflächen verringert insbesondere bei geschädigter Muskel-Sehnen-Manschette die Luxationsneigung. Die erhöhte Beanspruchung der Prothesenverankerung zwingt zu einem Kompromiß zwischen Stabilität und Bewegungsumfang, dessen Wertigkeit auch die verschiedenen Schulterprothesen dieser Gruppe unterscheidet.

Mit der modifizierten Oberarmkopfprothese — Neer-II — stellte der Autor 1973 eine kongruente Schultergelenkpfanne aus Polyäthylen vor. In einer Serie von insgesamt 273

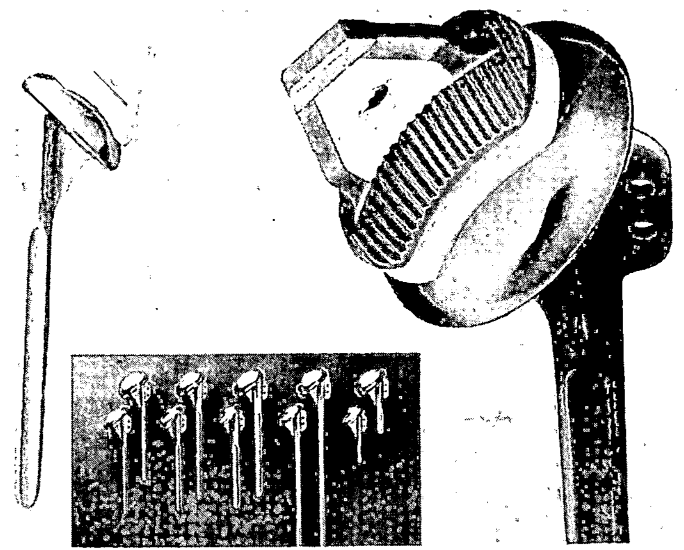

Abb. 1. Totale Schultergelenkendoprothese Neer I [5]

totalen Schultergelenkimplantationen wurden von Neer bis 1981 5 in Verankerung und Stabilität sich unterscheidende Glenoidkomponenten verwendet [5]. Zwei sich als Standardausführung herauskristallisierte Pfannen sind serienmäßig erhältlich (Abb. 1).

Mit dem Ziel, Teilstabilität und Beweglichkeit in Einklang zu bringen, entwickelten Engelbrecht u. Stellbrink das Modell *St. Georg* [3]. Neben der etwa 1/4 des Kopfes umfassenden Pfanne konzipierten die Autoren eine 2. Pfannengeneration mit kranialer Überdachung zur Erhöhung der Gelenkstabilität. Eine weitere Pfannenkonstruktion mit kranialer Vorwölbung steht auf Untersuchungen von MacNab und English [11]. Ebenfalls vollständige Kongruenz weist ein Modell von Bechtol auf. Die große Überdeckung der oval geformten Polyäthylenpfanne hat eine hohe Gelenkstabilität zur Folge.

Dem Weg von Neer et al. [5] folgend, entwickelten Amstutz et al. [1] das D.A.N.A-Schultersystem. Neben einer Standardpfanne bietet eine 2. Polyäthylenpfanne durch ihre größere Wirkfläche ein erhöhtes Ausmaß an Stabilität. Ein erhöhter Bewegungsumfang ohne Minderung der Gelenkstabilität war Ziel für die von Gristina entwickelte *monospherical humeral and glenoid prosthesis*. Die kongruente Glenoidkompoente mit stabilisierender Überdachung schützt vor oberen Luxationen.

In einem Vorschlag von Scales ist zur Verringerung der Luxationsneigung eine konzentrisch zur glenoidalen Wirkfläche angeordnete Einsenkung angebracht. Einen anderen Weg ging Swanson, USA, indem er, ähnlich der Duokopfhüftprothese, die humerale Prothesenkugel mit einem Glenoidcup kombiniert, welcher wiederum mit der knöchernen Pfanne artikuliert. Systeme, in denen der gelenkbildende Teil des Humeruskopfes durch eine Metallkappe ersetzt wird, werden weiterhin von Oh und Harris, Zippel [10] sowie von Swanson und Roper angegeben [11].

Formschlüssige Gelenke mit konzentrisch eingeschränkter Beweglichkeit

Die mechanisch gekoppelten, in der 3. Gruppe zusammengefaßten formschlüssigen Kugelgelenke erlauben eine Bewegung um einen festen Drehpunkt. Diese, die stabilisierende Funktion der Schultergürtelmuskulatur übernehmenden Prothesen kommen im wesentlichen bei irreparablem Verlust der Rotatorenmanschette in Betracht. Zusätzlich zu den Gelenkkräften können in Anschlagsgstellung hohe Biegemomente auf die Prothesenverankerung einwirken.

Die *Stanmore-Prothese*, entwickelt von Lettin et al. [4], besteht aus einem metallenen Oberarm- und Schultergelenkpfannenteil. Letzterer ist mit einem Polyäthylenring eingefaßt, so daß der Gelenkkopf einrasten kann. Ein funktionell ähnliches Konstruktionsprinzip wird von D'Errico, Laurence und Dolyakhovsky angegeben [11].

Die nach den Richtlinien von Post und Haskell entwickelte Totalendoprothese nach Reese (Abb. 2) kann bei Einwirkung einer bestimmten Scherkraft selbständig luxieren [7, 8]. Etwas kleiner ist die von Zippel konzipierte Schultergelenkendoprothese *Modell BME* [10]. Ein abnehmbarer Sprengring verbindet die einzelnen Komponenten luxationssicher.

Aus Gründen des Platzangebotes und der Lage des anatomischen Drehpunktes propagierten Reevs und Jobbins eine Umkehr von Kopf und Pfanne in Form der *Leeds-Schulter*. Auch die Schulterprothesen von Kölbel sowie Kessel und Beddow bedienen sich dieses Prinzips (Abb. 3).

Weitere Systeme, bei denen sich der Gelenkkopf nicht an anatomischer Stelle befindet, wurden von Crep, Elloy und Beddow sowie von Skorecki und Wheble angegeben.

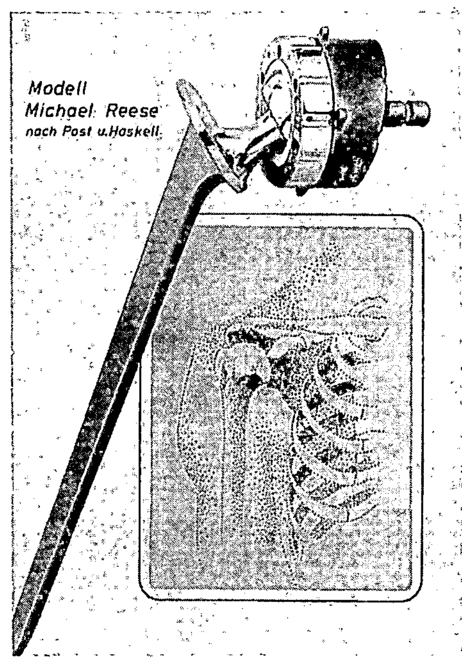

Abb. 2. Schulterprothesenmodell "Michael Reese" nach Post und Haskell

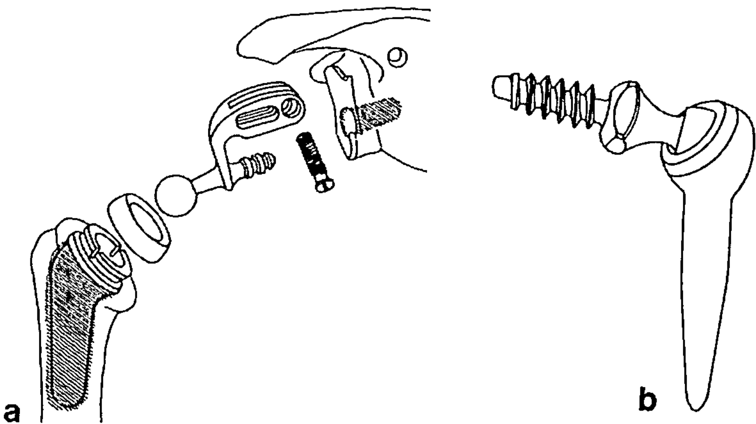

Abb. 3a, b. Schultergelenkendoprothese mit Umkehr von Kopf und Pfanne a nach Kölbel, b nach Kessel

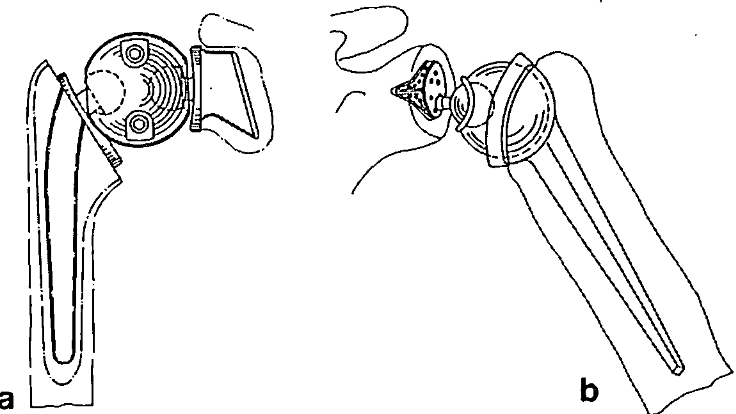

Abb. 4a, b. Schultergelenkendoprothese mit doppelter Bewegungsführung a nach Gristina, b nach Buechel et al. [2]

Endoprothesen mit 2 artikulierenden Elementen bieten theoretisch die Möglichkeit einer doppelten Bewegungsführung. So wird für das Schultersystemmodell *Steglitz* von Rahmanzadeh und Faensen eine im Rahmen der biologischen Gegebenheiten unbegrenzte Schwenkbewegung zwischen Humerus und Skapula angegeben. Das gleiche Verankerungssystem verwendend geben die Autoren auch ein kraftschlüssiges System mit kongruenten Gleichflächen an.

Ebenfalls zur Erhöhung des Bewegungsspielraumes besteht die sog. *dreisphärische Prothese* von Gristina und Forte [11] aus jeweils 2 Gelenkeinheiten (Abb. 4a). Ein identisches Konstruktionsprinzip, jedoch mit vertauschter Lage von Kopf und Pfanne, verwendeten Buechel et al. [2] in der *Floating-socket-Totalschulterendoprothese* (Abb. 4b).

Abschließend kann gesagt werden, daß jede der den 3 Hauptgruppen zugrundeliegenden Prothesenkonzeptionen ihre spezifischen Vorteile aufweist. In jedem Fall ist bei der Auswahl eines geeigneten Modells der individuelle Zustand der Schultergelenkmuskulatur ein wesentliches Kriterium. Die Faktoren Gelenkstabilität, Bewegungsausmaß und Verankerungskräfte müssen sorgfältig gegeneinander abgewogen werden.

Literatur

1. Amstutz HC, Sew Hoy AL, Clarke JC (1981) UCLA anatomic total shoulder arthroplasty. Clin Orthop 155:7−20
2. Buechel FF, Poppas MJ, De Palma AF (1978) "Floating-Socket" total shoulder replacement: Anatomic, biomechanical and surgical rationale. J Biomed Mater Res 12: 89−114
3. Engelbrecht E, Stellbrink G (1976) Totale Schultergelenkendoprothese Modell "St. Georg". Chirurg 47:525−530
4. Lettin AWF, Cokpeland SA, Scales JT (1982) The Stanmore total shoulder replacement. J Bone Joint Surg (Br) 64:47−51
5. Neer CS, Watson KC, Stanton FJ (1982) Recent experience in total shoulder replacement. J Bone Joint Surg (Am) 64:319−337
6. Post M, Jablon M (1983) Constrained total shoulder arthroplasty. Clin Orthop 173: 109−116
7. Rüter A, Burri C (1979) Prothesen des Schultergelenks. In: Müller ME (Hrsg) Operativer Gelenkersatz. Huber, Bern, S 47−55
8. Sledge CB (1980) Ersatz-Arthroplastik der Schulter. Orthopäde 9:177−184
9. Ungethüm M, Knahr K, Salzer M, Blömer W (1983) Zementfrei zu implantierende Spezialendoprothese nach dem Baukastenprinzip für den proximalen Femur- und Humerusersatz. Med Orthop Techn 103:104−113
10. Zippel J (1975) Luxationssichere Schulterendoprothese Modell BME. Orthop Prax 5/ 11:343−346
11. Schutzrechtsanmeldungen, In- und Ausländische ab 1970

Indikationsbereiche für den alloarthroplastischen Ersatz des Schultergelenks

H.R. Kortmann und D. Wolter

Abt. für Unfall-, Wiederherstellungs- und Handchirurgie des Allgemeinen Krankenhauses
St. Georg (Leiter: Prof. Dr. D. Wolter), Lohmühlenstraße 5, D-2000 Hamburg 1

Einleitung

Ziel operativer Eingriffe an den Gelenken ist die Erhaltung bzw. Wiederherstellung der weitestgehend schmerzfreien Gebrauchsfähigkeit einer Extremität. Entsprechend dieser Zielsetzung implantierte Pean 1892 (zitiert nach Kessel [7]) erstmals eine aus Gummi und Platin bestehende Prothese an einem tuberkulös zerstörten Schultergelenk. Die Indikation zu diesem Eingriff ergab sich aus dem schmerzhaften Funktionsverlust der Schulter sowie der daraus resultierenden verminderten Gebrauchsfähigkeit der oberen Extremität.

Im Gegensatz zu der gewaltigen Entwicklung auf dem Gebiet der endoprothetischen Versorgung des Hüft-, aber auch Kniegelenks sind die Erfahrungen mit Prothesen an der oberen Extremität, insbesondere auch des Schultergelenks, spärlich.

Ursächlich hierfür sind die deutlich geringeren Belastungen des Schultergelenks, die posttraumatische und andere degenerative Veränderungen eher tolerieren lassen, als die bei den großen Gelenken der unteren Extremität der Fall ist. Weiterhin können Bewegungsverluste im Glenohumeralgelenk durch Hilfsgelenke, die Verschieblichkeit der Skapula gegenüber dem Thorax sowie durch kompensatorische Körperbewegungen ausgeglichen werden.

Dennoch haben sich in den letzten beiden Jahrzehnten verschiedene Indikationen zur Implantation von Schulterprothesen herauskristallisiert, nicht zuletzt aufgrund unbefriedigender Resultate bei Anwendung anderer Methoden.

Frisches Trauma

Luxationsmehrfragmentfrakturen

Die schwersten Verletzungsformen einer Humeruskopffraktur stellen die Vierfragmentluxationsfrakturen mit Luxation der Kopfkalotte nach vorne oder hinten dar. Fast immer ist bei derartigen Verletzungen mit einer partiellen oder teilweisen Kopfnekrose zu rechnen [9]. Entsprechend werden in der Literatur gute Ergebnisse nach Luxationsstückfrakturen in maximal 1/3 der Fälle berichtet [1]. Meeeder [8] konnte anläßlich einer Nachuntersuchung bei Patienten mit derartiger Verletzung in keinem Fall ein gutes Spätresultat nachweisen.

Demgegenüber berichteten Burri et al. [4] bereits 1977 in einer Sammelstudie über subjektiv gute bis sehr gute Ergebnisse bei 19 von 28 Patienten, die primär mit isoelastischer Schulterprothese bei Trümmerfrakturen des Humeruskopfes versorgt wurden, das Durchschnittsalter der Patienten betrug dabei 62,8 Jahre.

Hefte zur Unfallheilkunde, Heft 195
P. Habermeyer/P. Krueger/L. Schweiberer (Hrsg.)
© Springer-Verlag Berlin Heidelberg New York 1988

Wir selbst haben in den letzten 7 Jahren bei 19 Patienten mit Luxationsfrakturen vom Typ Neer VI eine endoprothetische Versorgung vorgenommen (Abb. 1 u. 2). Das Durchschnittsalter der primär mit Prothese versorgten Patienten ist in unserem Krankengut mit 70 Jahren sehr hoch und verweist auf die von unserer Seite sehr enge gezogene Indikationsstellung zum endoprothetischen Ersatz bei Luxationsfrakturen des Humerus Typ Neer VI. In der Regel beschränkt sich der alloarthroplastische Ersatz auf die Fälle, bei denen die Rekonstruktion des Humeruskopfes u. a. aufgrund einer mangelnden Haltefestigkeit von Osteosynthematerialien nicht möglich ist, oder aber Patienten höheren Alters, deren guter Allgemeinzustand sowie persönliche Aktivitäten diese Versorgung sinnvoll erscheinen lassen. Entsprechend haben wir den endoprothetischen Ersatz auf eine Altersgrenze von mehr als 55 Jahren beschränkt.

Bei allen jüngeren Patienten wird das Ergebnis der Osteosynthese abgewartet, seltener wurde früher eine Resektionsarthroplastik oder wird heute die homologe Kopffragmentplastik durchgeführt. Dieses Vorgehen läßt eine spätere endoprothetische Versorgung bei unbefriedigendem posttraumatischem Folgezustand immer noch offen.

Subkapitale und proximale Oberarmfrakturen

Ausnahmsweise wurde in unserer Klinik bei einer 67jährigen Patientin mit subkapitaler Humerusfraktur bei bekannter Osteogenesis imperfecta eine primär prothetische Versorgung vorgenommen. Die Indikation ergab sich in diesem Fall aufgrund der Knochenerkrankung sowie einer bereits 17 Jahre vorher mit Schraubenosteosynthese versorgten und anschließend verzögert geheilten proximalen Oberarmfraktur derselben Seite. Ansonsten sehen wir bei

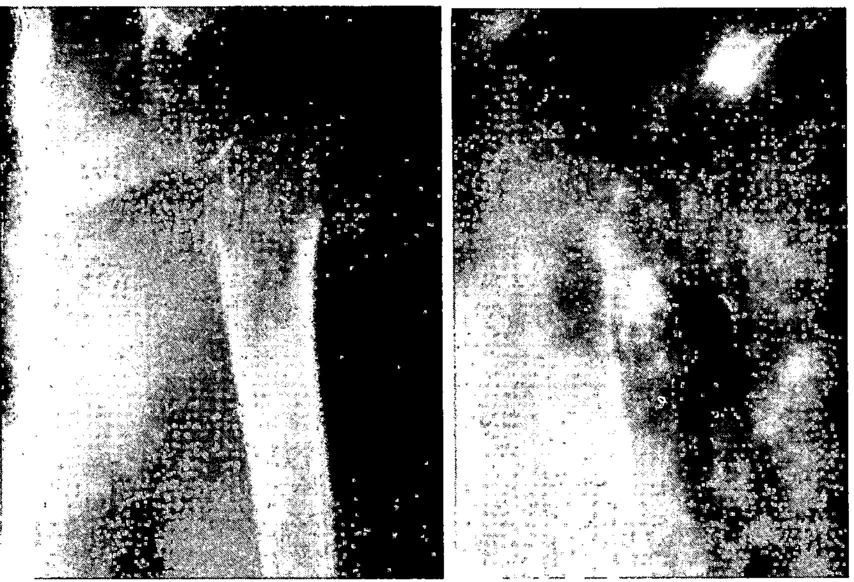

Abb. 1. Luxationsfraktur Typ Neer VI, 73jährige Patientin in gutem Allgemeinzustand

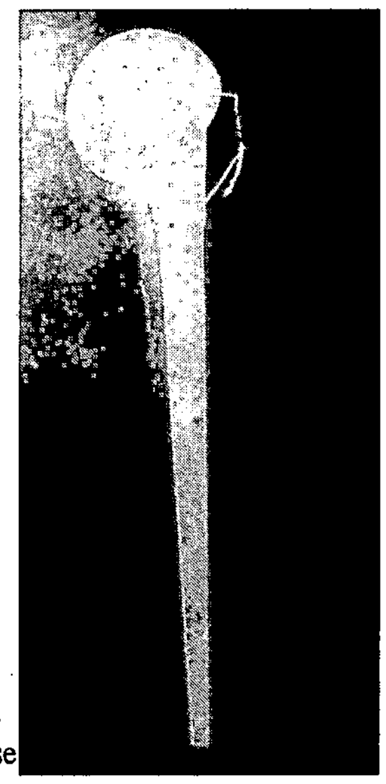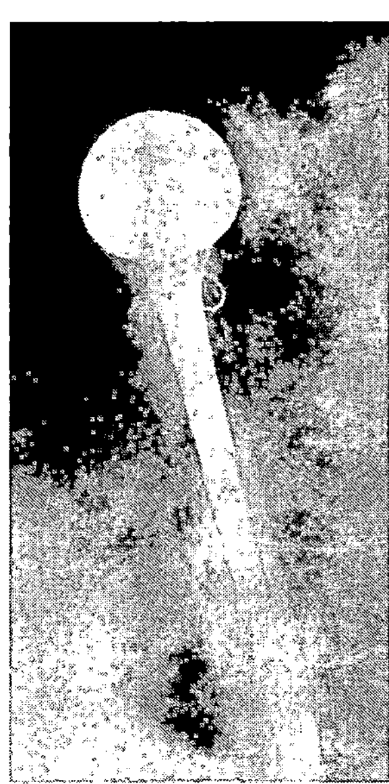

Abb. 2. Gleicher Fall wie Abb. 1, primäre Versorgung mit Schulterprothese

derartigen Frakturen keine Indikation zum alloplastischen Ersatz. In größeren Statistiken über die Indikationen zur Schultergelenkprothese finden diese Frakturen ebenfalls keine Berücksichtigung [4, 5, 6, 10].

Posttraumatische Zustände

Die Problematik der Langzeitergebnisse nach Luxationsfrakturen des Humeruskopfes wurde eingangs erwähnt. Als Folgezustände sind zu nennen: partielle oder komplette Kopfnekrosen, posttraumatische Arthrosen, Pseudarthrosen, verbliebene Luxationen.

In Abhängigkeit von der Funktionseinschränkung sowie insbesondere auch der Schmerzsymptomatik kann hier die sekundäre Versorgung mit Endoprothesen befriedigende Resultate erbringen. Jedoch fanden Neer et al. [10] in ihrer Nachuntersuchung von 41 prothetisch versorgten Patienten mit posttraumatischen Folgezuständen neben 23 Patienten mit guten bzw. befriedigenden Ergebnissen auch 12 Patienten, bei denen das Spätergebnis unbefriedigend war, allerdings fast ausschließlich bei den Patienten, bei denen aufgrund des früheren Traumas eine wesentliche Schädigung des Weichteilmantels der Schulter oder aber Nervenschäden bestanden.

Deutlich günstiger als Neer et al. berichtet Burri [2] in einer Sammelstudie über 80% subjektiv günstige Ergebnisse nach Einsetzen isoelastischer Prothesen bei posttraumatischen Zuständen. In dieser Studie sind jedoch auch die posttraumatischen Arthrosen miteinbezogen, die scheinbar eine besonders gute Indikation darstellen [4, 10].

Als weitere posttraumatische Indikation empfehlen Pritchett u. Clark [12] den Gelenkersatz bei veralteten Schulterluxationen. Bei insgesamt 7 Patienten berichten sie über 5 gute und 2 befriedigende Spätresultate, postoperativ traten keine Luxationen auf. Allerdings bestand die Luxation bei den von Pritchett u. Clark berichteten Patienten durchschnittlich nur 2 Monate, so daß zum Zeitpunkt der Operation wahrscheinlich noch keine ausgeprägte und luxationsfördernde Muskelatrophie bestand.

Wir selbst haben nur in 1 von 6 Fällen mit veralteter Luxation den Gelenkersatz vorgenommen. Dabei bestand eine vordere Luxation über einen Zeitraum von 2 Jahren, und sowohl der Humeruskopf als auch die vorderen Anteile der Schulterpfanne waren großenteils zerstört. Aufgrund der bereits bestehenden Muskelminderung kam es in diesem Fall postoperativ mehrfach zu Subluxationsstellungen des Prothesenkopfes.

Rheumatische Arthritis

In Neers [10] Patientengut lag bei mehr als 1/4 (n = 65) aller endoprothetisch versorgten Schultergelenke als Indikation eine rheumatische Arthritis vor. Die Spätergebnisse weisen hier in 80% aller Fälle gute bis befriedigende Resultate auf.

Die alternative Behandlungsmöglichkeit mit alloarthroplastischem Ersatz scheint also insbesondere bei rheumatischen Veränderungen am Schultergelenk vielversprechend. Allerdings verweist Petersson [11] auf ungünstige Resultate bei CP-Patienten mit schweren fibrotischen Kapsulitiden und Muskelatrophien und steht in derartigen Fällen dem Gelenkersatz eher ablehnend gegenüber, und auch Engelbrecht et al. [6] empfehlen bei der rheumatischen Arthritis in Fällen mit ausreichender, vorwiegend schmerzhaft eingeschränkter Gelenkfunktion alternative operative Verfahren.

Degenerative Erkrankungen

Idiopathische Arthrose und Kopfnekrose

Gerade bei der ausgeprägten Arthrose oder aber Kopfnekrose erscheint der alloarthroplastische Ersatz eine Bereicherung des Therapiekonzeptes darzustellen. Hatten Burri et al. [4] diese Alternative hingewiesen, so konnten Neer et al. [10] dies anhand ihrer detaillierten Nachuntersuchung deutlich machen: Bei 40 prothetisch versorgten Patienten mit Primär- oder Sekundärarthrosen fanden sich 36 gute und 3 befriedigende Spätergebnisse.

Tumoren

Primärtumoren und Metastasen

Eine echte Alternative zur Gelenkresektion bietet der prothetische Ersatz des Schultergelenks bei Primärtumoren und Metastasen insbesondere deshalb, weil aufgrund der Lokalisation häufig langstreckige Resektionen des proximalen Oberarms erforderlich sind (Abb. 3) und die ersatzlose Resektion nicht nur für das Schultergelenk funktionell unbefriedigend wäre.

Hier erlauben individuelle Prothesen mit langstreckigem Teilersatz des proximalen Humerus (Abb. 4) zumindest den Funktionserhalt von Unterarm und Hand, z. T. können gute funktionelle Ergebnisse auch für das Schultergelenk erzielt werden [3].

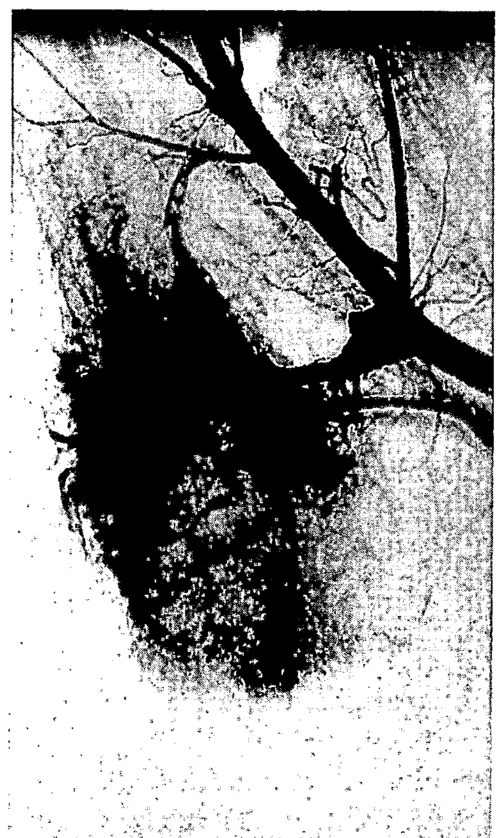 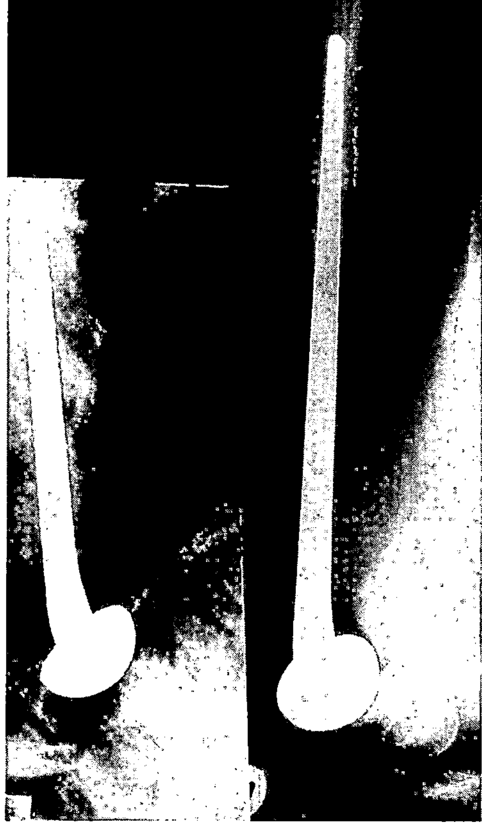

Abb. 3   **Abb. 4**

Abb. 3. Angiographische Darstellung eines Osteosarkoms eines 18jährigen Patienten

Abb. 4. Gleicher Patient wie Abb. 3 nach endoprothetischer Versorgung mit Teilersatz des proximalen Humerus, der eine volle Funktionsfähigkeit im Ellenbogengelenk sowie der Hand erlaubte

Bei Metastasen kann in Abhängigkeit von Lokalisation und Kurabilität mitunter auf den Gelenkersatz verzichtet werden, wenn die Verbundosteosynthese eine ausreichende Stabilität bietet.

Pathologische Frakturen

Die Versorgung pathologischer Humeruskopf- sowie subkapitaler Frakturen kann sich allerdings auch bei Verwendung von Knochenzement im Rahmen einer Verbundosteosynthese schwierig gestalten. Hier sehen wir die endoprothetische Versorgung als Methode der Wahl, die eine rasche Schmerzlinderung und Mobilisation erlaubt.

Zusammenfassung

Der alloarthroplastische Ersatz des proximalen Humerus stellt in der Tumorchirurgie eine echte Alternative zur lokalen Resektion und Verbundosteosynthese oder aber Exartikulation dar.

Bei der Versorgung von Luxationsstückfralturen Typ Neer VI kann in höherem Alter in ausgesuchten Fällen die Indikation zur Endoprothese gestellt werden, ebenso bei posttraumatischen Zuständen mit schmerzhafter Funktionseinschränkung, insbesondere der posttraumatischen Arthrose. Die Literatur berichtet weiterhin über gute Spätergebnisse nach alloplastischem Ersatz bei idiopathischer Arthrose sowie bei der rheumatischen Arthritis.

Literatur

1. Bombart M, Moulin A, Danan JP, Alperovitch R (1978) Traitement par embrochage a foyer ferme des fractures de l'extremite superieure de l'humerus. Rev Chir Orthop 64: 221
2. Burri C (1984) Isoelastische Schulterprothesen bei posttraumatischen Zuständen. Hefte Unfallheilkd 170:122
3. Burri C (1985) Indication, technique and results in prosthetic replacement of the shoulder. Acta Orthop Belg 51:606
4. Burri C, Rüter A, Spier W (1977) Isoelastische Prothesen des Schultergelenks. 3. Ergebnisse. Aktuel Probl Chir Orthop 1:33
5. Cofield RH (1984) Total shoulder arthroplasty with the Neer prosthesis. J Bone Joint Surg (Am) 66:899
6. Engelbrecht E, Siegel A, Röttger J, Heinert K (1980) Erfahrungen mit der Anwendung von Schultergelenksendoprothesen. Chirurg 51:794
7. Kessel L, Bayley J (1979) Prosthetic replacement of shoulder joint: preliminary communication. J R Soc Med 72:748
8. Meeder RJ, Weise K, Wentzensen A (1980) Technik und Ergebnisse einer operativen Therapie der Humeruskopfluxationsfraktur des Erwachsenen. Aktuel Traumatol 10: 201
9. Neer CS (1970) Displaced proximal humeral fractures. J Bone Joint Surg (Am) 52: 1077
10. Neer CS, Watson KC, Stanton FJ (1982) Recent experience in total shoulder replacement. J Bone Joint Surg (Am) 64:319
11. Petersson CJ (1986) Das Schultergelenk bei der chronischen Polyarthritis. Orthopäde 15:297
12. Pritchett JW, Clark JM (1987) Prosthetic replacement for chronic unreduced dislocations of the shoulder. Clin Orthop 216:89

Unverblockte Schulterendoprothesen — Langzeiterfahrungen

E. Engelbrecht

Endo-Klinik, Holstenstraße 2, D-2000 Hamburg 50

Die Indikation zum künstlichen Gelenkersatz ist an der Schulter vergleichsweise seltener gegeben als an den Gelenken der unteren Extremität. Zum einen sind die Arthropathien des nichtbehandelten Schultergelenks konservativen Behandlungsmaßnahmen besser zugänglich, und zum anderen haben nichtendoprothetische Eingriffe, wie Synovektomie, verschiedene Osteotomieverfahren oder die Resektionsarthroplastik eine spezielle, wenn auch begrenzte Indikation [2]. Die Schulterendoprothese bleibt bisher vorwiegend den schweren Zerstörungen vorbehalten, bei denen man neben den knöchernen Destruktionen nahezu in allen Fällen auch auf mehr oder weniger starke Zerstörungen der Muskelsehnenmanschetten und des M. deltoideus stößt. Dies gilt besonders für Patienten mit ein- oder mehrfachen Voroperationen (35% bei primärer Endoprothese), für die rheumatische Arthritis und die Tumoren. So treffen häufig starke Schmerzen mit Funktionseinbußen zusammen, die nicht nur arthrogen, sondern auch kapsular und muskulär bedingt sind.

Prothesenmodelle

Seit 1966 haben wir ausschließlich mit unverblockten Prothesensystemen gearbeitet. Im traumatologischen Bereich haben wir anfangs die Neer-Endoprothese als Hemiarthroplastik verwandt und diese später in Kombination mit einer Polyäthylenpfanne auch bei rheumatischer Arthritis eingesetzt [8]. Auch die eigene Entwicklung, eine kugelförmige Humeruskopfendoprothese (Modell St. Georg), wurde mit und ohne Ersatz der glenoidalen Komponente verwandt, wobei unterschiedliche Pfannenformen zum Einsatz kamen [4, 5, 6]. Die hohe Pfannenlockerungsrate, die nach 5–10 Jahren über 50% betrug, ließ einen weiteren Einsatz nicht mehr gerechtfertigt erscheinen, so daß wir seit 1979 generell zur Hemiarthroplastik des Oberarmkopfes zurückgekehrt sind [1, 3, 5, 8]. In den vergangenen 8 Jahren sind wir zunehmend dazu übergegangen, auf der glenoidalen Seite nichtendoprothetische Maßnahmen gleichzeitig vorzunehmen, und zwar in Form von Pfannenmuldungen, unterschiedlichen Osteotomien, Pfannendachplastiken und unterschiedlichen Rekonstruktionsmaßnahmen in den Weichteilstrukturen [4, 5] (Abb. 1, Tabelle 1). Für spezielle Fälle wurden Langschaftprothesen, Tumorprothesen und in Einzelfällen auch totale Humerusendoprothesen unter Einschluß des Ellengelenks eingesetzt.

Krankengut

Unsere Erfahrungen basieren auf insgesamt 196 endoprothetischen Eingriffen; und zwar haben wir von 1966–1979 14 Hemiarthroplastiken und 55 Totalarthroplastiken sowie von 1979–1987 97 primäre Hemiarthroplastiken und 30 Revisionen ausgeführt (Tabelle 2).

Hefte zur Unfallheilkunde, Heft 195
P. Habermeyer/P. Krueger/L. Schweiberer (Hrsg.)
© Springer-Verlag Berlin Heidelberg New York 1988

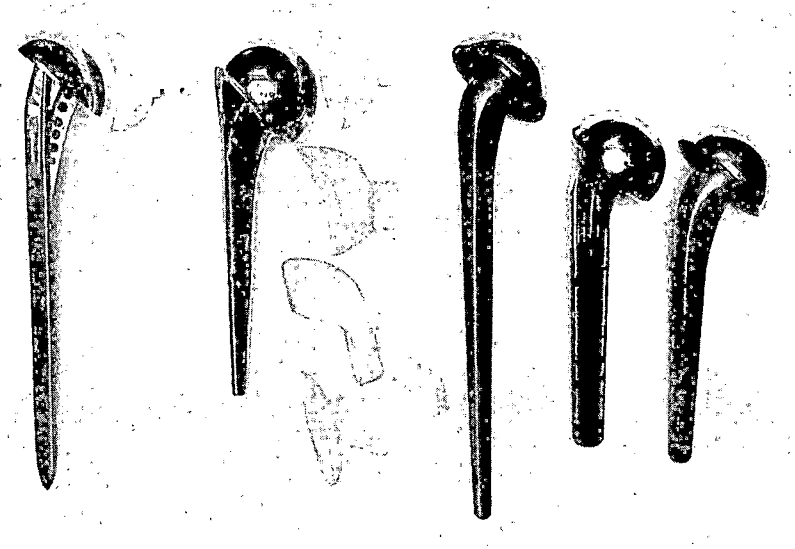

Abb. 1. Prothesenmodelle

Bei der jetzigen Aufarbeitung interessierte uns in erster Linie das Ergebnis der primären Hemiarthroplastik in Kombination mit zusätzlichen nichtendoprothetischen Maßnahmen auf der glenoidalen Seite. Da die meisten Revisionsfälle nach Entfernung gelockerter Pfannen in eine Hemiarthroplastik umgewandelt wurden haben wir 1976 alle Korrekturpfannen in die Auswertung einbezogen. Über die Erfahrungen mit dem totalen Gelenkersatz ist wiederholt berichtet worden, und wir betrachten diese Zeit als historische Erfahrungsperiode.

Tabelle 1. Zusätzliche nichtendoprothetische Maßnahmen (n = 102)

Art der Maßnahme	Primäre Hemiarthroplastik (n = 85)	Revisionen (n = 17)
Osteotomie Pfanne	9	6
Osteotomie Schaft	5	—
Spongiosaplastik Pfanne	8	1
Spongiosaplastik Pfannendach	8	1
Spongiosaplastik Schaft	15	3
Pfannenmuldung	11	—
Synovektomie	11	—
Kapselrekonstruktion (inkl. Duraplastik)	3	5
Transposition des Muskels	4	2
Neurolyse	1	—

Tabelle 2. Schulterendoprothesen 1964–1987

Primäre Hemiarthroplastik (Neer-Modell)	14	(1966–1972)
Primärer Totalersatz (humeral und glenoidal)	55	(1972–1979)
Primäre Hemiarthroplastik (humeral)	97	(1979–1987)
Revisionen (Wechsel, Entfernungen)	30	(1976–1987)
Gesamt	196	

In der untersuchten Gruppe war wiederum die posttraumatische Arthrose (29%) die häufigste Indikation, gefolgt von der Luxationstrümmerfraktur des älteren Menschen (21%), der rheumatischen Arthritis (21%) und der idiopathischen Arthrose (21%). Tumoren (6%) wurden mit individuell angefertigten Spezialendoprothesen versorgt. Seltene Indikationen waren Osteoradionekrose (2%) und Dysplasie (1%).

Kontraindikationen sehen wir v.a. in chronischen Infekten mit meist kontrakter Gelenksituation, Tumoren mit massivem Weichteilbefall und Paresen des N. axillaris. Das jüngere Lebensalter ist v. a. bei rheumatischer Arthritis und Tumoren keine prinzipielle Kontraindikation.

Operatives Vorgehen

Routinemäßig eröffnen wir heute das Gelenk über einen lateroproximalen Zugang [5, 7]. Den ventralen Zugang verwenden wir ausschließlich bei Voroperationen, noch liegendem Osteosynthesematerial und Tumoren.

Die Operation erfolgt am sitzenden Patienten mit überhängender Schulter. Über einen doppel-S-förmigen Schnitt wird die Pars acromialis des M. deltoideus dorsal mit einer Längsosteotomie und im mittleren und ventralen Anteil scharf an der Insertion abgetrennt. Der M. deltoideus wird an der ventralen und dorsalen Abtrennungsstelle in Längsrichtung gespalten. Die dorsoproximalen Muskelsehnenmanschetten werden mit einer schmalen Knochenlamelle vom Tuberculum majus abgelöst. Der ventrale Kapsel-Band-Apparat und die Bizepssehne bleiben nach Möglichkeit erhalten. Nach Resektion des Kopfes wird die Endoprothese in ca. 20–30° Retrotorsion zur queren Epokondylenebene einzementiert. Bei fehlender Kongruenz mit dem Glenoidallager wird die Pfanne gemuldet oder längsosteotomiert und die Osteotomiestelle mit Spongiosa aufgefüllt, um so ein abstützendes Knochenlager herzustellen. In letzter Zeit bevorzugen wir zunehmend eine proximale Keilosteotomie. Durch Kippung der Pfanne mit Verkleinerung des skapuloglenoidalen Winkels um 20–30° können Insuffizienzen der Muskelsehnenmanschetten bei der Fixierung der Prothese durch eine Abstützung im Pfannenlager kompensiert und ausreichend Spielraum zur Schulterdachregion hergestellt werden. Eine zusätzliche Muldung flacher Pfannenanlagen führt zu besserer Kongruenz und damit zu erhöhter Stabilität im Schultergelenk (Abb. 2). Stark zerstörte Pfannenlager erfordern u.U. eine autologe oder homologe Pfan-

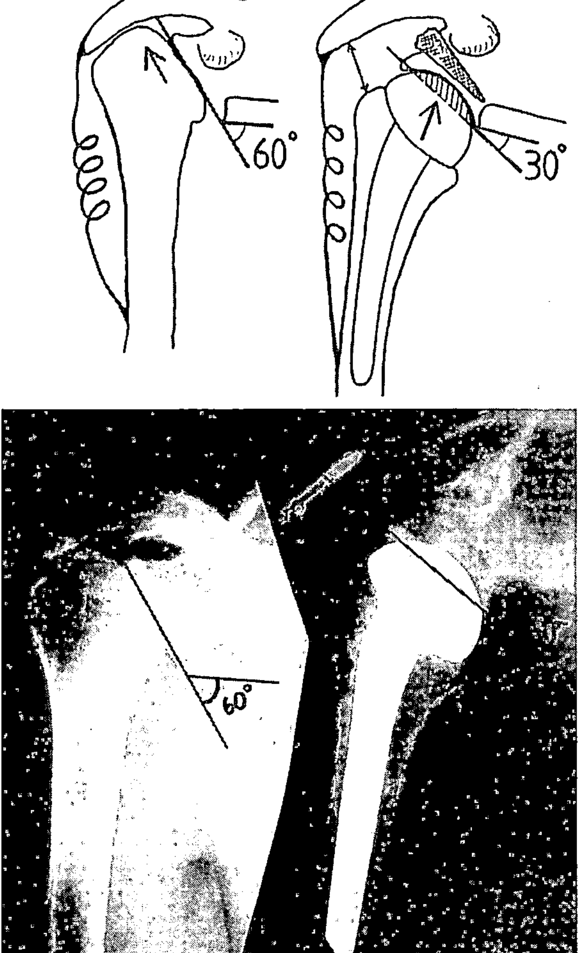

Abb. 2. Proximale Keilosteotomie und Pfannenmuldung; skapuloglenoidaler Winkel verkleinert; Subakromialraum vergrößert. *Oben* Schematische Darstellung, *unten* Beispiel bei Arthrose

nendachplastik in der Schulterdachregion. Die Reinsertion der abgetrennten Muskelsehnenmanschetten erfolgt mittels transossärer Nähte unter Verwendung von resorbierbarem Nahtmaterial. Ausgedehnte Kapseldefekte können mit lyophilisierter Dura ersetzt werden.

Bei starker Schädigung ventraler M.-deltoideus-Anteile nach mehrfachen Voroperationen können intakte mittlere und dorsale Anteile nach ventral versetzt werden (Tabelle 1).

In jetzt über 100 Operationen sind bei diesem Zugang bisher weder Gefäß- noch Nervenschäden, insbesondere keine Schädigung des N. axillaris aufgetreten.

Nachbehandlung

Postoperativ wird der Arm auf einer speziellen Abduktionsschaumstoffschiene für 4–6 Wochen ruhiggestellt. Je nach Gelenkstabilität kann im Einzelfall mit vorsichtigen passiven

Übungen in der 2. und 3. Woche von der Schiene aus begonnen werden. Nach 6 Wochen beginnen wir langsam steigernd mit aktiven Übungsbehandlungen unter Ausnutzung des Bewegungsbades.

Ergebnisse

Die relativ kleine Operationsserie von 196 Eingriffen in mehr als 15 Jahren ist im statistischen Sinne zu inhomogen, um daraus signifikante Daten ableiten zu können. Außerdem fehlen für die Darstellung klinischer Ergebnisse auch bisher standardisierte Methoden.

Von den insgesamt 97 primär Hemiarthroplastiken und 30 Revisionsfällen konnten durch direkte Nachuntersuchung oder durch Fragebogen mit Röntgenkontrollen bei 93 Patienten 102 Operationen nachkontrolliert werden. Die Kontrollzeiten lagen zwischen 6 Monaten und 9,4 Jahren. Von den 97 Patienten waren 71 weiblichen und 26 männlichen Geschlechts. Das Durchschnittsalter betrug 54 Jahre (25–90 Jahre).

Bei den 102 Operationen handelte es sich in 85 Fällen um eine primäre Hemiarthroplastik sowie um 17 Revisionen mit 10 Pfannenentfernungen und 7 Schaftwechsel.

. Die Gründe für die Revisionen waren 3mal eine ventroproximale Luxation, eine Infektion und 13mal eine Lockerung der Pfannenkomponente.

Bezüglich der Schmerzen lag die Rate für völlige oder weitgehende Schmerzbesserung mit 78% etwas niedriger als bei früheren Untersuchungsserien. Bei Patienten mit starken verbliebenen Restbeschwerden fiel nach einer oder auch mehreren Voroperationen nahezu in allen Fällen eine starke Schädigung der Muskel-Sehnen-Manschetten und des ventralen M.-deltoideus-Anteils auf. Die daraus resultierenden Subluxationen und Luxationen führten nahezu in allen Fällen zu entsprechender schmerzhafter Funktionsbehinderung. Außerdem fanden sich in dieser Gruppe mehrfach auch neurodystrophische Schädigungen sowie negative Beeinflussungen des Endergebnisses durch ein schweres HWS-Syndrom (Tabelle 3).

Wegen der Inhomogenität des Krankenguts ließen sich auch bei dieser Serie wegen der geringen Fallzahl und der Schwierigkeit bei der Objektivierung der Messungen keine sicheren Schlußfolgerungen ziehen. Im Einzelfall ließ sich ähnlich wie auch bei früheren Untersuchungen feststellen, daß mit der endoprothetischen Versorgung durchschnittlich nur ein mäßiger Funktionsgewinn zu erreichen war, der in den einzelnen Funktionsrichtungen zwischen 10 und 50° betrug. Gute Funktionsergebnisse zeigten sich immer, wenn durch die

Tabelle 3. Klinische Ergebnisse

Schmerzen (n = 80)		
Keine	40%	
Gering	38%	78%
Stark	22%	

Funktion (n = 64)	
Nackengriff möglich	40%
Haare kämmen möglich	25%
Schürzengriff möglich	55%
Schultergriff möglich	40%

Tabelle 4. Komplikationen

		1966–1978 (n = 82)	1979–1987 (n = 102)
Pfannenlockerung		32 (51%)	—
Schaftlockerung		1	—
Frühe Luxation		10	3
Späte Luxation		7	2
Späte Subluxation:	gering	2	13
	ausgeprägt	5	2
Ossifikation		4	6

Gesamtinfektionsrate 1966–1987 (n = 196)   *3 (1,5%)*

operativen Maßnahmen eine gute Gelenkstabilität mit gelenkgerechter Position der Prothese erreicht wurde und zusätzlich gute muskuläre Bedingungen vorlagen. Die Häufigkeit der postoperativ möglichen Griffunktionen vermittelt nach unserer Erfahrung besser als die Wiedergabe durchschnittlicher Funktionswinkel die funktionsverbessernden Möglichkeiten der Methode (Tabelle 3).

Komplikationen

Die Infektionsrate beträgt mit 3 Fällen jetzt 1,5%. In 2 Fällen konnte die Infektion durch eine Prothesenentfernung und in 1 Fall durch einen Prothesenwechsel saniert werden.

Beim Vergleich der Operationsserien zwischen 1966 und 1978 sowie 1979 und 1987 fällt eine signifikante Senkung aseptischer Komplikationen auf (Tabelle 4).

Eine mechanische Lockerung der Kopfprothese ist auch in den letzten 8 Jahren nicht beobachtet worden. Dies bestätigt das geringe Lockerungsrisiko der Hemiarthroplastik.

Frühe postoperative Luxationen und auch späte ventroproximale Luxationen sind in den vergangenen 7 Jahren nicht mehr aufgetreten. Wir führen dies auf die verbesserte Operationstechnik bei der Rekonstruktion der Muskelsehnenmanschetten sowie auf die stabilisierenden nichtendoprothetischen Maßnahmen im knöchernen Pfannenbereich zurück.

Späte Subluxationen als Zeichen der Insuffizienz der Muskelsehnenmanschetten und der Instabilität der Kopfprothese im glenoidalen Lager sind Ursachen für Restbeschwerden und eingeschränkte Gelenkfunktion. Subluxationen wurden besonders in den Fällen beobachtet, in denen keine zusätzlichen stabilisierenden Maßnahmen auf der glenoidalen Seite durchgeführt worden waren.

Ossifikationen sind im Vergleich zum Hüftgelenk eine relativ seltene Komplikation und können Ursache für Funktionseinschränkungen sein.

Diskussion

Unsere Erfahrungen mit unverblockten Schulterendoprothesen beruhen auf 166 Primäreingriffen und 60 Revisionen seit 1966. Die Indikation zur Schulterendoprothese wurde ausschließlich bei stark schmerzhafter Funktionseinschränkung unterschiedlicher Genese gestellt. Die Rate ein- oder mehrfacher Voroperationen bei primärer Versorgung war mit 35% auffallend hoch.

Die Schwierigkeit bei der Auswertung kleiner Operationsserien mit einer Verlaufszeit von mehr als 15 Jahren liegt in der Inhomogenität des Krankenguts. Statistisch signifikante Aussagen sind dadurch nicht möglich. Dennoch ließen sich aus den beobachteten Fehlschlägen und den klinischen Ergebnissen Konsequenzen für ein sinnvolles weiteres Arbeitskonzept gewinnen.

Aufgrund des hohen Lockerungsrisikos glenoidaler Komponenten sind wir bereits 1979 wieder zur Hemiarthroplastik des Oberarmkopfes zurückgekehrt. Anstelle des künstlichen Ersatzes der glenoidalen Seite sind wir zunehmend dazu übergeganen, durch nichtendoprothetische Maßnahmen, wie Pfannenmuldung, unterschiedliche Osteotomien und Pfannendachplastik dem Prothesenkopf ein abstützendes knöchernes Widerlager zu schaffen. Wir sehen hierin die Möglichkeit, die nahezu in allen Fällen mehr oder weniger stark ausgeprägten Insuffizienzen der Muskelsehnenmanschetten bei der Fixierung der Prothese zu kompensieren. Gute klinische Ergebnisse der letzten Jahre haben unsere ursprünglichen Vorstellungen bestätigt: Je besser die Stabilität durch die Fixierung des Drehpunktes der Kopfprothese wiederhergestellt werden kann, um so besser sind nicht nur die funktionellen, sondern auch die Schmerzergebnisse. Verbesserte Operationstechniken mit einem variierten Zugang zum Gelenk, der eine Schonung der ventralen M.-deltoideus-Anteile ermöglicht sowie verbesserte Techniken bei der Rekonstruktion der Muskelsehnenmanschetten, spielten zusätzlich eine wesentliche Rolle. Mit zunehmender Erfahrung meinen wir, daß in allen Fällen trotz schlechter Ausgangssituation die funktionellen und auch die Schmerzergebnisse weiter verbesserungsfähig sind. Ein deutlicher Rückgang der Gesamtkomplikationsrate ist bereits jetzt zu verzeichnen.

Insgesamt sind wir in den letzten Jahren zu der Auffassung gekommen, daß die Indikation zur Hemialloarthroplastik großzügiger gestellt werden kann und daß auch im jüngeren Alter nicht nur die rheumatoide Arthritis und die Tumoren, sondern in speziellen Fällen auch schwere Traumafolgen keine Kontraindikation darstellen.

Literatur

1. Barrett WP, Franklin JL, Jackins SE, Wyss CR, Matsen FA (1987) Total shoulder arthroplasty. J Bone Joint Surg (Am) 69:865−872
2. Benjamin A (1974) Double osteotomy of the shoulder. Scand J Rheumatol 3:65
3. Cofield RH (1984) Total shoulder arthroplasty with the Neer prosthesis. J Bone Joint Surg (Am) 66:899−906
4. Engelbrecht E (1984) Ten years of experience with unconstrained shoulder replacement. In: Bateman JE, Welsh RP (eds) Surgery of the shoulder. Decker, Mosby, Toronto London, pp 234−239
5. Engelbrecht E, Heinert K (1986) Mehr als 10jährige Erfahrungen mit unverblockten Schulterendoprothesen. In: Blauth W, Ulrich HW (Hrsg) Spätergebnisse in der Orthopädie. Springer, Berlin Heidelberg New York, Tokyo, S 171−177

6. Engelbrecht E, Siegel A, Röttger J, Heiner K (1980) Erfahrungen mit der Anwendung
   von Schultergelenksendoprothesen. Chirurg 51:794–800
7. Kocher T (1902) Excision und Resectionen: Obere Extremität. Chirurgische Operationslehre, Bd 4. Fischer, Jena
8. Neer CS, Watson KC, Stanton FJ (1982) Recent experience in total shoulder replacement. J Bone Joint Surg (Am) 64:319

Indikation und Technik der Schulterarthrodese

U. Holz

Abt. für Unfallchirurgie, Chirurgische Klinik, Katharinenhospital, Kriegsbergstraße 60,
D-7000 Stuttgart 1

Die Arthrodese der Schulter gilt nach wie vor als ein anerkanntes Operationsverfahren zur
Beseitigung von Schmerzen, zur Sanierung von Infektionen und insbesondere um Stabilität
bei Lähmungen zu erreichen. Der Stabilitätsgewinn über eine Arthrodese bedeutet, wie bei
anderen Gelenken, in gesamtheitlicher Betrachtungsweise einen Funktionsgewinn.

Tuberkulose als Ursache empfindlicher Schultergelenkstörungen und Poliomyelitis als
Ursache der Lähmungsschulter waren früher die häufigsten Indikationen zur Schulterarthrodese.

Die heutigen Hauptindikationen sind irreparable Axillarisparesen oder obere Plexus-
läsionen, chronische Infektionen, schwere posttraumatische Gelenkschäden, irreparable
Luxationen, zerstörte Rotatorenmanschetten und benigne und semimaligne Tumoren
(Tabelle 1).

Trotz der allgemeinen Anerkennung des Verfahrens der Schulterarthrodese wird diese
Operation sehr selten ausgeführt. Dies verdeutlichen die geringen Fallzahlen in einer ausgewählten Zusammenstellung von Autoren, die jeweils über die größten Zahlen berichtet
haben (Tabelle 2).

Besonders überprüft wurde die Indikationsstellung und Wertigkeit der Schulterarthrodese
in der Zeit der aufkommenden Schulterendoprothetik.

Andere konkurrierende Verfahren sind unterschiedlich ausgedehnte Resektionsplastiken
des proximalen Humerus bis hin zur interskapulohumeralen Resektion nach Tikhoff-
Lindberg bei malignen Tumoren. Das letztgenannte Verfahren ist seltenen Ausnahmen
vorbehalten.

Die Kriterien für ein befriedigendes Resultat nach einer Schulterarthrodese sind Schmerzfreiheit, solide Versteifung, Wiedergewinn eines kraftvollen Einsatzes des Armes, keine oder
geringe Beschwerden im Verschiebebereich der Skapula bei guter Schultergürtelfunktion
und nützlichem Aktionsarahmen des Unterarmes und der Hand.

Hefte zur Unfallheilkunde, Heft 195
P. Habermeyer/P. Krueger/L. Schweiberer (Hrsg.)
© Springer-Verlag Berlin Heidelberg New York 1988

Tabelle 1. Indikationen zur Schulterarthrodese

	Beispiel
Lähmungen	N. axillaris oberer Plexus (Poliomyelitis)
Chronische Infektion	(Tuberkulose) posttraumatisch chronische Polyarthritis
Schwere posttraumatische Gelenkschäden	Humeruskopfluxations- fraktur
Irreparable Luxationen	Mehrere erfolglose Stabilisierungen
Tumoren	(Benigne) semimaligne
(Arthrose) (Irreparable Destruktion der Schultermanschette)	

Tabelle 2. Schulterarthrodesen

Jahr der Mitteilung	Autor	n	Zeitraum (Jahre)
1964	Charnley u. Houston [7]	19	
1972	Barton [1]	10	
1973	Becker [1a]	47	24
1975	Hepp [15]	6	
1975	Beltran et al. [2]	11	3
1978	Brückner [5]	39	19
1979	Cofield u. Briggs [9]	71	14
1979	Engelhardt [13]	8	

Position der versteiften Schulter

Die vorgeschlagenen Winkel zur Einstellung der seitlichen Abduktion variieren von 90°
[16, 19] bis 30° [18]. Zu starke Abduktion ist die häufigste Ursache unbefriedigender
Resultate [11, 18], denn beim Anlegen des Armes an den Körper muß bei starker Abduktion die Skapula eine extrem weite Ausweichbewegung durchführen. Der Angulus inferior
scapulae nähert sich den Dornfortsätzen der Brustwirbelkörper. Ist die Skapula in der Ausweichbewegung durch andere Faktoren limitiert, so steht bei zu starker Abduktionsstellung
der steifen Schulter der Arm vom Körper ab. Dies ist hinterlich bei engen Türpassagen oder
auch beim Gehen in der Menge. Das Liegen auf der Seite ist fast unmöglich.

Eine Abduktionsstellung von 30–40° erlaubt immer ein Anlegen des Armes an den
Körper und eine ausreichende Seithebung bis 70 oder 80°.

Für die Flexionsstellung (Anteversion, Elevation) wird ein Winkel von ca. 30° ziemlich
einhellig empfohlen [6, 8, 10].

Die Empfehlungen zur Einstellung der Rotation differieren sehr stark, obgleich die Rotation bei versteifter Schulter die Bewegungsrichtung mit geringster Reserve für Ausweichbewegungen darstellt.

20° Außenrotation [10] bedeutet bei abgewinkeltem Ellenbogen, z.B. beim Mitschwingen des Armes während des Gehens, ein Abstehen des Unterarmes. Dies führt zur Behinderung an Engstellen. Auch die Hosentasche kann bei einer Außenrotationsversteifung nicht erreicht werden. Die Außenrotation ist nur günstig beim Griff hinter den Kopf [13].

Die Innenrotation von 30–45° [1a, 1, 5, 13] kommt der Ruheposition der Schulter am nächsten und wird als beste Position empfohlen [9, 20].

Empfohlene Positionen der versteiften Schulter:

30–40° Abduktion,
30° Flexion,
30–45° Innenrotation.

Aus dieser Einstellung heraus erreicht der Daumen bei Beugung des Ellenbogengelenks das Kinn.

Technik der Arthrodese

Reine extraartikuläre Fusionsmethoden [4, 17] haben ihre Bedeutung weitgehend verloren. Fast alle Verfahren kombinieren heute intra- und extraartikuläre Fusionen, indem knöcherner Kontakt im Gelenk sowohl zwischen Humeruskopf und Glenoid als auch zwischen Tuberculum majus und Akromion angestrebt wird.

Die entknorpelten und angefrischten Knochen werden durch Zugschrauben und Zugbolzen [2, 9], Zuggurtungssysteme [3], Kompressionsschrauben *und* Zuggurtungsplatten [10] oder durch äußere Fixationssysteme [7, 14] stabilisiert.

Nur das Verfahren nach Debrunner u. Cech [10] ist bei guter Qualität des Knochens primär so stabil, daß auf einen Abduktionsschienenverband verzichtet werden kann. Alle anderen Verfahren benötigen eine Sicherung durch einen Thorax-Arm-Gips oder entsprechende moderne Modifikationen dieses Verbandes.

Operationstechnik

Der Patient wird in eine halbsitzende Position gebracht. Schulter, Arm und Thoraxhälfte werden steril abgedeckt. Der Arm muß beweglich sein.

Der Hautschnitt verläuft entlang der Spina scapulae über das Akromion und biegt dann nach vorn entlang dem Sulcus deltoideopectoralis bis zur Höhe des Ansatzes des M. deltoideus am Humerus. Spina scapulae und Akromion werden freigelegt. Der M. deltoideus wird von der Spina scapulae und von der Klavikula scharf abgetrennt. Die Abtrennung vom Akromion geschieht zusammen mit einer schmalen Knochenlamelle. Unter Schonung der V. cephalica wird der Humerus im Sulcus deltoideopectoralis freigelegt. Entlang der langen Bizepssehne wird zwischen M. supraspinatus und M. subscapularis die Gelenkkapsel inzidiert. Die sehnigen Anteile des M. subscapularis, der Mm. supraspinatus, infraspinatus und teres minor werden reseziert, der Oberarmkopf kann nun luxiert werden. Resektion des Limbus und anfrischen der Gelenkflächen bis spongiöse Kontaktflächen vorhanden sind. Auch die Unterfläche des Akromions wird angefrischt. Am Oberarmkopf wird die Kontaktfläche mit dem Meißel so geschaffen, daß ein möglichst breiter knöcherner Kontakt sowohl zum unbereiteten Glenoid als auch zum Akromion entsteht unter Beachtung der gewünschten Versteifungsposition. Für die angestrebte Abduktionsstellung von etwa 40° muß der Winkel zwischen Spina scapulae etwa 120° betragen. Auf einen solchen Winkel wird auch die Zuggurtungsplatte gebogen. Anteversion des Humerus um 30° und Innenrotation von etwa 40°. Aus dieser Stellung heraus kann der supinierte Unterarm bei Beugung des Ellenbogens den Mund erreichen, und in Pronation zeigt der Daumen vor den Rumpf dicht oberhalb des Nabels. Durch 1 oder 2 Zugschrauben, die von außen durch den Humeruskopf ins Glenoid eingebracht werden, erfolgte die provisorische Fixation. Die definitive Stabilisierung geschieht über die zurechtgebogene DC-Platte, die zunächst auf der Spina scapulae und am Akromion fixiert wird. Der Knick der Platte muß dem Akromion dicht anliegen, besser noch die äußere Begrenzung des Akromions nach kaudal eindrücken. Nach nochmaliger Kontrolle der richtigen Position des Armes und idealer Anpassung der Platte am Humerusschaft wird das Plattenkompressionsgerät montiert. Durch Spannung der Platte wird der Humeruskopf fest gegen Platte und Akromion gepreßt, soweit dies die bereits vorher eingebrachten Zugschrauben noch zulassen. Fixierung der Platte am Humerus. In manchen Fällen ist eine zusätzliche Verriegelung durch eine autogene Knochentransplantation notwendig. Reinsertion des M. deltoideus und Wundverschluß über Drainagen (Abb. 1).

Bei solidem Sitz und stabiler Fixation genügt ein einfacher Wundverband oder zur anfänglichen Sicherung in der Aufwachphase ein Schulter-Arm-Verband. Bei osteoporotischem Knochen oder anderen Unsicherheiten hinsichtlich der Stabilität empfiehlt sich ein Thorax-Arm-Gips oder moderne Modifikationen desselben für etwa 6 Wochen.

Wird die Arthrodese mit einem Zuggurtungssystem von 2 dicken Kirschner-Drähten und einer Drahtschlaufe durchgeführt oder erfolgt die Fusion über einen Fixateur extern, so ist ein Thorax-Arm-Gips obligat.

Nach 6—10 Wochen ist die Arthrodese klinisch fest. Die knöcherne Fusion mit Ausrichtung der Knochenbälkchen dauert wenigstens 3—8 Monate [8].

Komplikationen

Über postoperative Infektionen wird kaum berichtet. Verzögerte Heilungen und Pseudarthrosen resultieren bei schlechter Knochenqualität und/oder unzureichender Osteosynthese. Hierzu wurde eine relativ hohe Pseudarthrosenrate bei Verwendung der äußeren Fixation über Steinmann-Nägel berichtet [12]. Die Verwendung eines stabilen Schulter-Arm-Verbandes hilft Komplikationen weitgehend zu vermeiden.

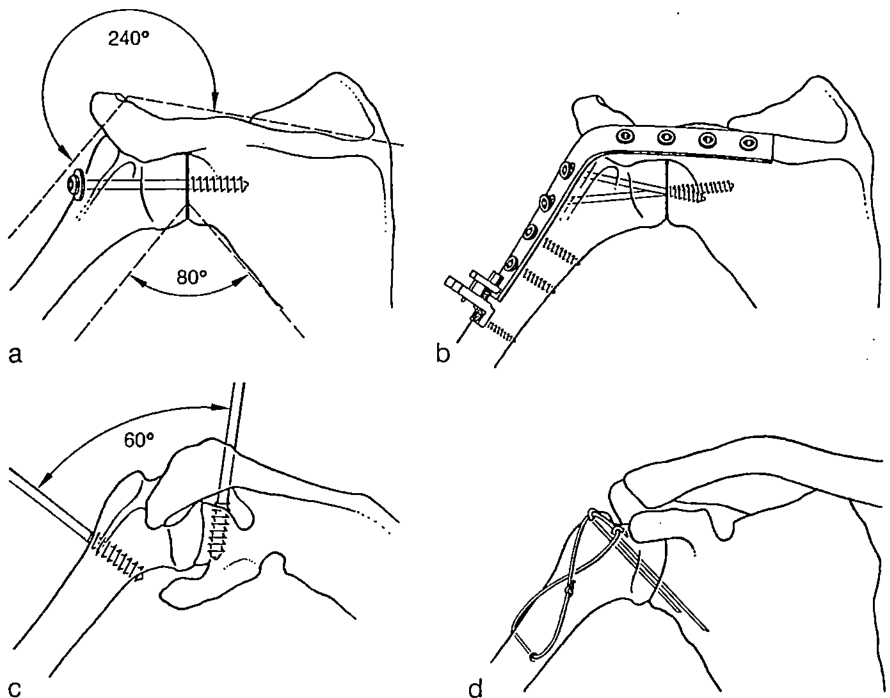

Abb. 1. a Winkel der Schulterarthrodese, Kompressionsschraube, **b** Kompressionsplatte,
c Winkelrichtung des äußeren Fixateurs, **d** Zuggurtungsosteosynthese

Zusammenfassung

Die Schulterarthrodese ist ein relativ seltenes, aber anerkanntes Operationsverfahren mit
enggesteckten indikatorischen Grenzen. Bei Kindern unter 12 Jahren und bei alten Patienten, die keine hinreichende Anpassungsfähigkeit mehr erwarten lassen sowie bei insuf-
fizienter spinoskapulärer Muskulatur und bei Erkrankungen oder Einsteifungen angrenzen-
der Gelenke, ist die Schulterarthrodese kontraindiziert. Die bilaterale Arthrodese ist nicht
sinnvoll.

Unter Anwendung der oben ausgeführten Arthrodesetechnik kann ein funktionell
zufriedenstellendes Resultat erreicht werden, d.h., daß der Patient auch nach eingesteifter
Schulter mit der Hand Mund, Nacken und Gesäß erreicht. Schmerzfreiheit ist fast immer
zu erlangen.

Literatur

1. Barton NJ (1972) Arthrodesos of the shoulder for degenerative conditions. J Bone
Joint Surg (Am) 54:1759–1764
1a.Becker W (1973) Arthrodese des Schultergelenkes. Z Orthop 111:468–472

2. Beltran JE, Trilla JC, Barjau R (1975) A simplified compression arthrodesis of shoulder. J Bone Joint Surg (Am) 57:538—541
3. Blauth W, Hepp WR (1975) Arthrodesis of the shoulder joint by traction absorbing wiring. In: Chapchal G (ed) The arthrodesis in the restoration of working ability. Thieme, Stuttgart
4. Brittain HA (1942) Architectural principles in arthrodesis. Williams & Wilkins, Baltimore, p 107
5. Brückner L (1978) Der Wert der Schulterarthrodese für den Patienten. Beitr Orthop Traumatol 25:140—145
6. Buck-Gramcko H (1959) Zur Technik der intraartikulären Schulterarthrodese. Z Orthop 91:198
7. Charnley J, Houston JK (1964) Compression arthrodesis of the shoulder. J Bone Joint Surg (Br) 46:614—620
8. Cofield RH (1983) Arthrodesis and resectional arthroplasty of the shoulder. Surg Musculoskeletal System 2/3:109—124
9. Cofield RH, Briggs BT (1979) Glenohumeral arthrodesis. J Bone Joint Surg (Am) 61:668—676
10. Debrunner AM, Cech O (1975) Primär stabile Schulterarthrodese. Z Orthop 113:82—86
11. De Palma AF (1983) Arthrodesis of the shoulder. In: De Palma AF (ed) Surgery of the shoulder, 3rd edn. Lippincott, Philadelphia Toronto, p 143
12. De Valesco Polo G, Moneterrubio A (1973) Arthrodesis of the shoulder. Clin Orthop 90:178
13. Engelhardt P (1979) 10-Jahres-Resultate bei Schulterarthrodesen. Orthopäde 8:218—222
14. Greifensteiner H (1950) Die Arthrodese des Schultergelenkes bei Schlottergelenken. Z Orthop 80:413
15. Hepp WR (1975) Schulterarthrodesen, Indikation und operative Technik. Orthop Prax 5:338—342
16. Horvarth B (1927) Über die Schulterarthrodesen mit Rücksicht auf die Fixationsstellung des Oberarmes. Z Orthop Chir 48:355
17. Jones RW (1933) Extra-articular arthrodesis of the shoulder. J Bone Joint Surg (Br) 15:862
18. Rowe CB (1974) Re-evaluation of the position of the arm in arthrodesis of the shoulder in the adult. J Bone Joint Surg (Am) 56:913
19. Spitzy H (1914) Arthrodesen-Operationen. Verh Dtsch Orthop Ges 13:7
20. Weigert M, Gronert HJ (1974) Zur Technik der Schultergelenkarthrodese. Z Orthop 112:1281—1286

Physiotherapie beim Impingementsyndrom

A. Pfister und M. Schmid

Orthopädische Praxis, Grünwalder Straße 10, D-8000 München 90

Einleitung

Das Impingementsyndrom beruht auf der anatomischen Voraussetzung, daß die proximale lange Bizepssehne, die sehnige Insertion des M. supraspinatus und das Tuberculum majus bei der Elevationsbewegung des Armes am korakoakromialen Bogen anstoßen könnte (Abb. 1). Nach Neer [2] ist, wegen des am häufigsten gebrauchten Bewegungsspielraumes der Hand und des Armes vor der Schulter und nicht seitlich von ihr, das vordere Drittel des Akromions, das Akromioklavikulargelenk und das Lig. coracoacromiale vom Impingement betroffen. Diese Tatsache erscheint für die Diagnostik wie auch die konservative und operative Behandlung von Bedeutung, sind doch häufig die Schmerzangaben und Schmerzpunkte bei der klinischen Untersuchung nicht identisch mit der anatomischen Lokalisation der Läsion. Die physiotherapeutischen Maßnahmen, die in dieser Arbeit dargestellt werden, basieren auf der Neer-Einteilung [3] des Impingementsyndroms in Stadium I

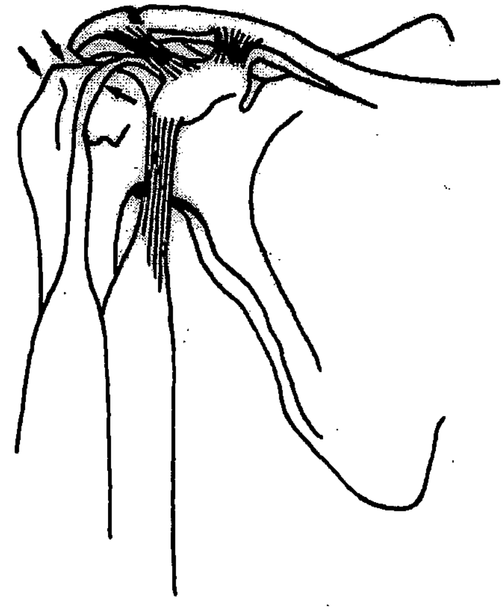

Abb. 1. Pathophysiologie des Impingementsyndroms mit möglicher Irritation von Supraspinatusinsertion, Tuberculum majus (↓↓) und langer Bizepssehne (↑) am korakoakromialen Bogen

Hefte zur Unfallheilkunde, Heft 195
P. Habermeyer/P. Krueger/L. Schweiberer (Hrsg.)

Ödem und Einblutung, Stadium II Fibrose und Tendinitis und Stadium III knöcherne Veränderung und Sehnenruptur.

Diagnostische Verfahren

Zur differentialdiagnostischen Abgrenzung des Impingementsyndroms von anderen Erkrankungen und um nicht therapeutisch fehlgeleitet zu werden, ist neben der Anamnese die Funktionsuntersuchung der Schulter besonders wichtig. Genaue anatomische und pathophysiologische Kenntnisse der Schulterregion sind dabei unabdingbare Voraussetzung, wobei diese nicht nur diagnostisch notwendig sind, sondern auch bei physiotherapeutischen Maßnahmen verlangt werden. Beim Impingementtest nach Neer [2] wird bei fixiertem Schulterblatt der Patientenarm forciert in die Anteflexion gebracht, wobei dieses Manöver einen stechenden Schmerz im vorderen Schultergürtelbereich auslöst. Um nun das Impingementsyndrom von anderen Schulterschmerzen zu unterscheiden, sollte nach Injektion von 10 ml eines 1%igen Lokalanästhetikums ans vordere Akromion dieser Test im positiven Fall bei der Wiederholung schmerzfrei durchführbar sein. Zur Unterscheidung des Impingements von Supraspinatus und langer Bizepssehne sind Innen- und Außenrotationsuntersuchungen durchzuführen. Supraspinatusimpingement wird durch die Innenrotation verstärkt, während bei der Außenrotation die lange Bizepssehne schmerzhaft am korakoakromialen Bogen anschlägt. Neben der druckempfindlichen Palpation der Bizepssehne im Sulcus intertubercularis ist deren schmerzhafte Kompression bei der Armhebung nach dorsal bei Vorliegen eines Impingements ein gutes diagnostisches Zeichen (Abb. 2).

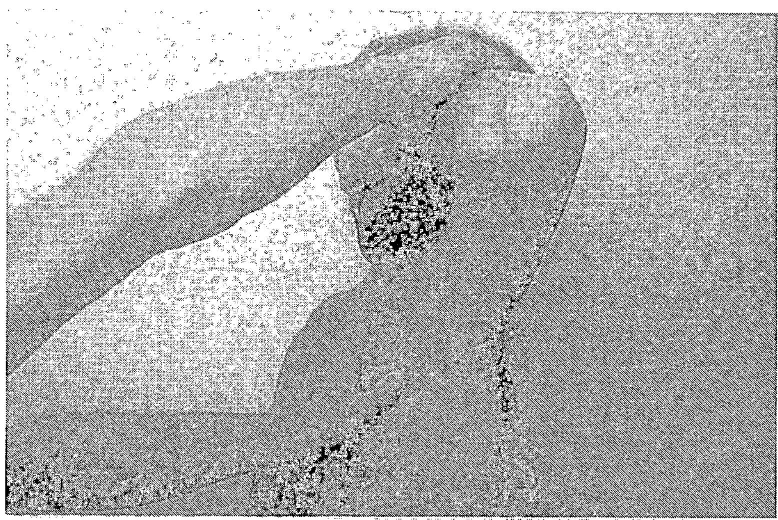

Abb. 2. Kompressionstest der Sehne des Caput longum des M. biceps brachii am Akromion mit nach dorsal ausgeführter, passiver Armhebung

Physiotherapeutisches Verfahren

Das Ziel der physiotherapeutischen Maßnahmen ist es, die Schmerzsymptomatik am Schultergelenk zu reduzieren, den häufig eingeschränkten Bewegungsumfang zu verbessern und die funktionelle Einheit der Wirbelsäule, Schulter und Arm wiederherzustellen. Eine ideale Indikation zur erweiterten Physiotherapie stellt das Stadium I und mit Einschränkung das Stadium II nach Neer dar. Dabei haben sich balneophysikalische und manipulative Therapieformen neben der Krankengymnastik bewährt. Ergänzend dazu die medikamentöse Therapie. Im akuten Stadium ist die Eisbehandlung indiziert, im chronischen Verlauf kommen trockene und feuchte Wärme wie Heißluft, Fango, Paraffinpackungen und Heublumenwickel zur Anwendung. Neben den täglichen Übungen im Bewegungsbad werden die Iontophorese mit 1%iger Natriumsalicylatlösung und diadynamische Ströme (analgetisch und detonisierend) angewandt. Muskelmassagen an der Schulterregion sind beim Impingementsyndrom kontraindiziert, jedoch sind leichte Bindegewebemassage und Segmenttherapie weitere bewährte Therapieformen.

Wesentliche Bedeutung kommt der Krankengymnastik zu, wobei nicht nur der Therapeut allein tätig sein soll, sondern der Patient sollte die Übungen lernen und nach einem festen Programm täglich durchführen. Traktionsübungen in Kombination mit isometrischer Abduktion, Pendelübungen und geführte Bewegungen bis zur Horizontalebene stellen das Grundprogramm dar. Der Haltungstherapie der Wirbelsäule ist unbedingt Beachtung zu schenken, weiterhin ist die tiefe Fraktionstherapie nach Cyriax [1] eine ausgezeichnete Behandlungsmethode an der Schulter. Hier ist v. a. die tiefe Querfriktion an der Supraspinatusinsertion (Abb. 3) und am Muskel-Sehnen-Übergang erfolgreich. Ergänzend dazu kann in hartnäckigen Fällen eine Lokalanästhesieinfiltration ins Insertionsgebiet oder

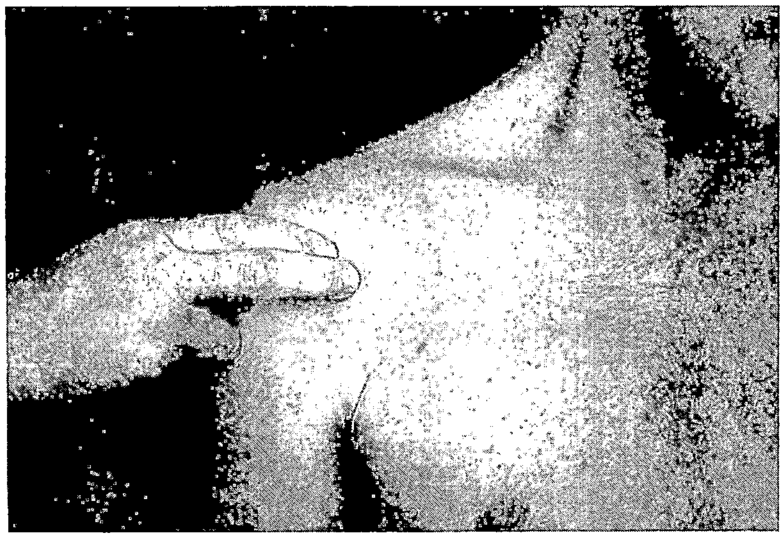

Abb. 3. Tiefe Querfriktion der medialen Supraspinatusinsertion nach Cyriax mit Innenrotationsstellung der Schulter und 120° Schrägposition des Patienten

in die Bursa subacromialis, evtl. einmalig mit Dexamethason gemischt, wie von Cyriax angegeben, angewandt werden. Sehr gute Erfahrungen haben wir mit der isokinetischen Bewegungstherapie und einer elektrisch angetriebenen Bewegungsschiene im Sinne einer "continuous passive motion" (C.P.M.) nach Slater et al. [4] gemacht. Diese Bewegungsschiene (Abb. 4) wird hauptsächlich im Stadium II des Impingementsyndroms eingesetzt, das mit einer mehr oder weniger ausgeprägten Bewegungseinschränkung einhergeht.

Diskussion

Das Impingementsyndrom am Schultergelenk im Stadium I betrifft vornehmlich junge Athleten um das 25. Lebensjahr und ihm läßt sich pathognomonisch eine Irritation der langen Bizepssehne und der Supraspinatusinsertion am korakoakromialen Bogen zuordnen. In diesem Stadium ist die "konservative Dekompression" mit Krankengymnastik, manipulativer Therapie, balneophysikalischen Maßnahmen, unterstützt durch Injektionen, besonders wirkungsvoll. Die Diagnostik hat v. a. zu unterscheiden zwischen Bizeps- bzw. Supraspinatusimpingement einerseits und einer Rotatorenmanschettenruptur andererseits. Im letzteren Fall wäre eine längerdauernde, konservative Behandlung sicher nicht erfolgversprechend. Weitere Voraussetzung für eine erfolgreiche physiotherapeutische Betreuung ist eine gute, passive Beweglichkeit des Schultergelenks, weil ein eingesteiftes Schultergelenk keine gute Voraussetzung für die besprochenen Therapiemaßnahmen im Verlauf der Behandlung eine Therapieresistenz einstellen bzw. die Behandlung keinen Erfolg zeigen, ist die Diagnose "Impingementsyndrom" differentialdiagnostisch in Frage zu stellen. Hier

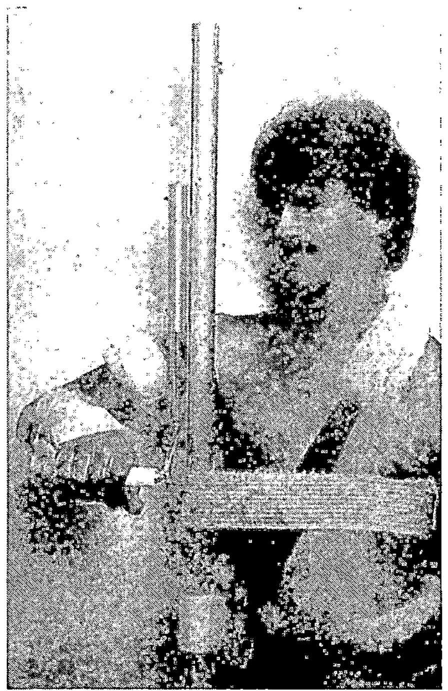

Abb. 4. Motorisierte Bewegungsschiene (Fa. Arthrex) nach dem Prinzip der Continuous Passive Motion (C.P.M.), entwickelt von Salter et al. [4]

kommen beim jugendlichen Athleten die ventrale Schultersubluxation mit Insuffizienz des Lig. glenohumerale med. und die Akromioklavikulargelenkarthritis in Frage.

Zusammenfassung

Die Physiotherapie beim Impingementsyndrom umfaßt balneophysikalische krankengymnastische, manipulative und medikamentöse Therapieformen. Eine ideale Indikation stellen das Stadium I und mit Einschränkung das Stadium II nach Neer dar, wobei differentialdiagnostisch die Schulterinstabilität und die AC-Arthritis abzugrenzen sind. Eine exakte Diagnostik sollte auch eine Rotatorenmanschettenruptur von vornherein ausschließen, die operativ behandelt werden muß.

Literatur

1. Cyriax J (1984) Textbook of orthopaedic medicine, Vol 2, 11th edn. Bailliere Tindall, London
2. Neer CS II (1972) Anterior acromioplasty for the chronic impingement syndrome in the shoulder. J Bone Joint Surg (Am) 54/1:41–50
3. Neer CS II (1983) Impingement lesions. Clin Orthop 173:70–77
4. Salter RB, Hamilton HW, Wedge JH et al. (1984) The clinical application of basic research on continuous passive motion (C.P.M.) for disorders and injuries of synovial joints: A preliminary report. J Orthop Res 1/3:325–342

Krankengymnastische Behandlung der operierten Rotatorenmanschettenruptur

R. Thomas und A. Reichelt

Abt. für Orthopädie (Dir.: Prof. Dr. med. A. Reichelt), Klinikum der Albert-Ludwigs-Universität, Hugstetter Straße 55, D-7800 Freiburg

Das Schultergelenk ist das beweglichste Gelenk des menschlichen Körpers und stellt sowohl bei konservativer als auch postoperativer Behandlung hohe Ansprüche an das funktionelle Verständnis der Krankengymnasten.

Im folgenden wird die an der Orthopädischen Universitätsklinik Freiburg geübte krankengymnastische Therapie nach operativ behandelten Rotatorenmanschettenrissen dargestellt. Abschließend wird auf die Behandlungsmethode eingegangen, wie sie in anderen Kliniken angewandt werden.

Hefte zur Unfallheilkunde, Heft 195
P. Habermeyer/P. Krueger/L. Schweiberer (Hrsg.)
© Springer-Verlag Berlin Heidelberg New York 1988

270

Postoperativ werden die Schultergelenke für 6 Wochen in einem Thoraxabduktionsgips
ruhiggestellt. Die Stellung des Armes in Abduktion und Rotation richtet sich nach der
Größe und Lokalisation des Risses. Am 2. postoperativen Tag wird der Gips geschalt und
mit der Übungsbehandlung aus der Schale heraus im Liegen begonnen. Diese krankengymnastische Nachbehandlung, die nur im schmerzfreien Raum erfolgen darf, gliedert sich
in 4 Phasen.

1. Phase (1. und 2. Woche):
Die Bewegungsübungen im geschalten Thoraxabduktionsgips werden passiv im schmerzfreien Raum durchgeführt. Entscheidend ist die physiologische Beweglichkeit im Glenohumeralgelenk. Besteht eine passive schmerzfreie Beweglichkeit, wird die assistive aktive
Mitarbeit des Patienten aufgebaut. Die Innen- und Außenrotation werden mit kurzem Hebel
ausgeführt.

Mußte bei einem transakromialen Zugang eine Osteosynthese des Akromions erfolgen,
darf das Schultergelenk nicht über 90° flektiert werden. Während dieser und der folgenden
Behandlungsschritte sollte der gesunde Arm zur besseren Bewegungskoordination miteinbezogen werden. Auch die aktive horizontale Adduktion beider Schulterblätter sollte
schon jetzt dem Patienten bewußt gemacht werden, damit nach Gipsabnahme schnell
eine funktionelle Einheit zwischen Humerus und Skapula entsteht.

2. Phase (3. und 4. Woche):
Während dieser Phase wird die Intensität der Übungen durch aktiv-assistive Bewegungen in
allen Richtungen sowie durch Isometrie gesteigert.

Die passiv-aktiven Bewegungsübungen dienen der Verhütung von Kontrakturen sowie
der Dehnung kontrakter Weichteile und der Verbesserung der Durchblutung.

Während die Patienten in den ersten beiden Wochen 2mal täglich stationär behandelt
werden, befinden sie sich jetzt in ambulanter Behandlung.

3. Phase (5. und 6. Woche):
In der 5. und 6. Woche werden die aktiv-assistiven Bewegungen weiter gesteigert. Am Ende
der 6. Woche werden sie zu einem aktiven Bewegungsablauf. Dabei soll eine Flexion über
die Horizontale erreicht werden.

4. Phase (nach Gipsabnahme):
Ab der 7. Woche darf gegen die Schwerkraft geübt werden. Anfangs trägt der Patient noch
eine Thoraxabduktionsschiene, die während der Übungen abgelegt, aber nachts noch für
2–3 Wochen konsequent benutzt wird. Auch während des Eigentrainings darf sie entfernt
werden.

Die krankengymnastische Übungsbehandlung nach Abnahme des Gipses hat folgende Ziele:

1. Verbesserung der Dehnfähigkeit und Koordination der Schultermuskulatur,
2. Steigerung von Kraft und Ausdauer der gesamten Schulter- und Armmuskulatur,
3. Einüben ergonomischer, möglichst schmerzfreier Bewegungsabläufe, verbunden mit dem
   Abbau bisherigen Fehlverhaltens.

Die Auswahl der gezielten krankengymnastischen Nachbehandlung richtet sich nach dem klinischen Befund des Schultergelenks. Fast immer ist die Beweglichkeit zwischen Schulterblatt und Oberarm eingeschränkt. Wir beginnen deshalb mit widerlagernder Schultermobilisation. Dazu bieten sich folgende Behandlungsmaßnahmen an:

1. widerlagernde Mobilisation nach Klein-Vogelbach [2a],
2. PNF-Schulterblattpattern oder andere PNF-Techniken,
3. Bewegungsübungen im Wasser oder besser im Thermalbad,
4. Übungen im Schlingentisch,
5. Übungen mit Hilfsmitteln, wie z.B. mit dem Stab, Ball oder Seil,
6. Ergotherapie.

Die Widerlagerung bedeutet eine Begrenzung der weiterlaufenden Bewegung. An der Skapula sieht das folgendermaßen aus:

Ab 30° Abduktion bewegt sich die Skapula mit. Bei Bewegungseinschränkungen versucht man, durch Widerlagerungen von der Skapula gegen den Humerus ein größeres Bewegungsausmaß zu erreichen, indem man z. B. das Schulterblatt nach medial und den Oberarm in die Abduktion bewegt.

Die funktionelle Bewegungslehre nach Klein-Vogelbach gibt die Grundlage für eine gezielte Bewegungsbeobachtung und für ein vertieftes Bewegungsverständnis (zit. n. [1]).

Um die funktionelle Einheit von Oberarm und Schulterblatt zu erreichen, gibt es eine andere Möglichkeit, durch PNF-Techniken die Skapula zu mobilisieren. Durch diese Techniken werden das neuromuskuläre System gefördert und beschleunigt sowie Proprio- und Exterorezeptoren stimuliert. Die Bewegungen werden passiv und aktiv geführt oder aktiv und gegen Führungswiderstand ausgeführt [3].

Der nächste Schritt ist die statische und dynamische Muskelarbeit, wobei wiederum PNF-Techniken angewandt werden. Da fast alle operierten Rotatorenmanschettenrupturen eine Innen- oder Außenrotationseinschränkung haben, eignen sich PNF-Techniken gut. Diese Technik wird in Diagonalen mit rotatorischen Komponenten ausgeführt. Der Vorteil dieser Technik liegt darin, daß man in einem Bewegungsablauf die Muskelketten am Arm einsetzt, die der alltäglichen Bewegungsfunktion entsprechen. Die Außenrotation mit Abduktion und Innenrotation mit Abduktion können in PNF-Mustern aktiv oder gegen Führungskontakt durchgeführt werden (Abb. 1). Nach einer Sehnennaht sollte der M. deltoideus bis zur 12. Woche den Muskelwert 3 aufweisen [4]. Dem jeweils erreichten Muskelwert muß der gegebene Widerstand angepaßt werden. Der Sitz auf dem Hocker mit abgelegtem, rechtwinklig flektiertem Ellenbogen bietet eine gute Möglichkeit, den M. deltoideus zu trainieren. Zusätzlich kann die Schultermuskulatur gezielt auftrainiert werden.

Die Behandlung beginnt immer in einem bewegungsfreien Abschnitt, und der Patient wird zum Mitdenken und Mitmachen motiviert. Im Vordergrund steht immer die Koordination. Das Üben sollte nicht mit allzu großer Kraft erfolgen. Hilfsmittel dafür sind die Wassertherapie und der Schlingentisch. Neben Bewegungseinschränkungen treten während der postoperativen Behandlung des öfteren Schmerzen auf, die sehr gut durch Kryotherapie gelindert werden können.

Ab der 7. Woche kann als weitere Behandlungsmöglichkeit der Schlingentisch verwendet werden. In diesem kann der Arm schwerelos, achsengerecht und weitgehend schmerzfrei behandelt werden. Die achsengerecht Bewegungsbahnen sind im Schlingengerät genauer möglich als unter Wasser (Abb. 2).

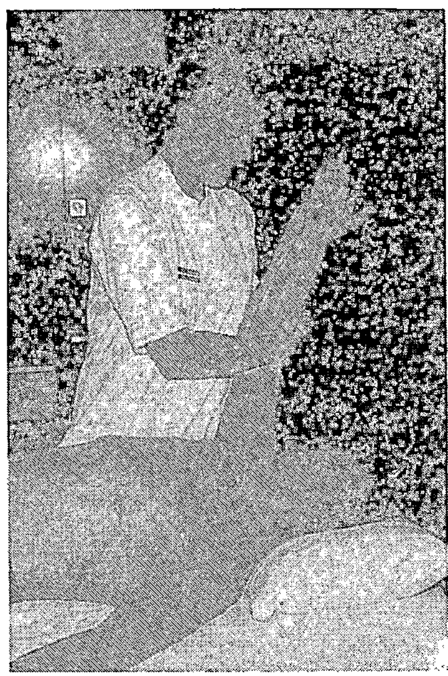

Abb. 1. PNF-Techniken (Flexion, Außenrotation und Abduktion)

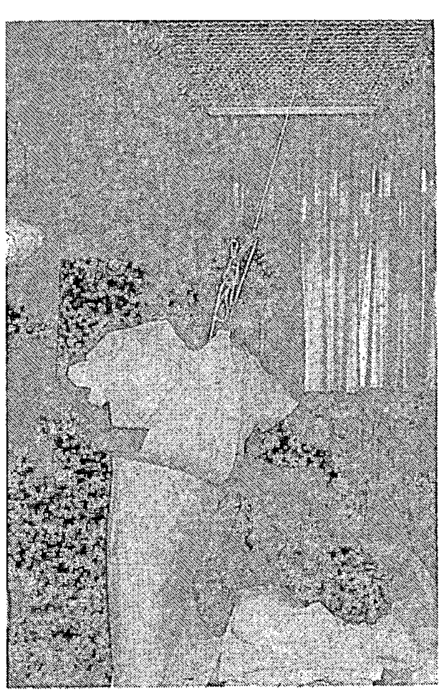

Abb. 2. Schulterblattmobilisation im Schlingentisch

Die Übungen mit Hilfsmitteln, wie z. B. Stab, Ball (Abb. 3) oder Seil (Abb. 4), können und sollen vom Patienten nach krankengymnastischer Anleitung auch im Eigentraining durchgeführt werden. Mit wenig Aufwand an Hilfsmitteln und Zeit sollen dem Patienten Übungen für den Hausgebrauch vermittelt werden. Die Ergotherapie ist ebenfalls eine unterstützende Maßnahme.

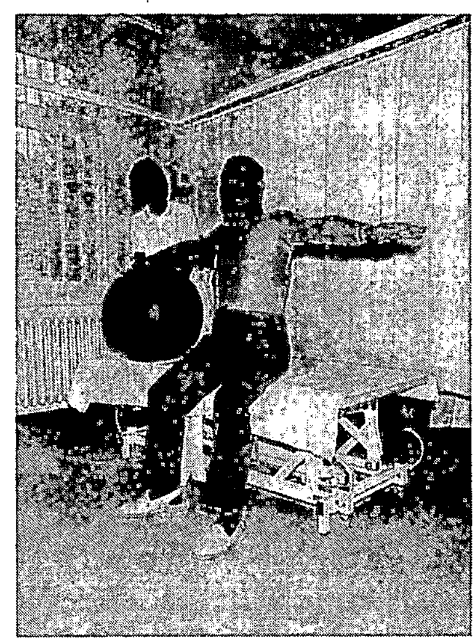

Abb. 3. Stabilisierung der Schulter mit Hilfe des Pezzi-Balles

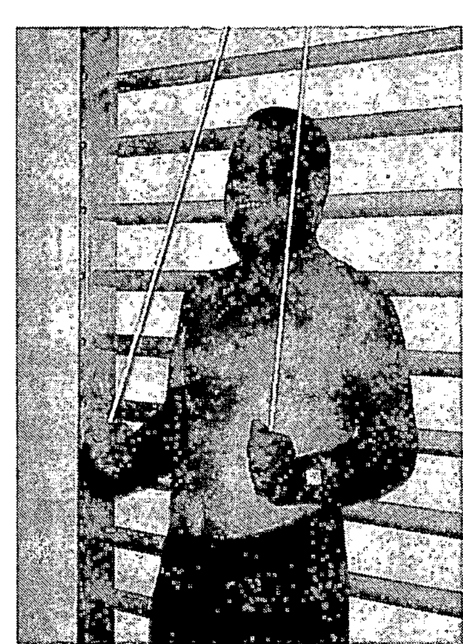

Abb. 4. Eigentraining mit dem Seil (Flexion und Extension im Wechsel unter Schulterblattkontrolle

Die postoperative Nachbehandlung ist langwierig und dauert häufig 6 oder mehr Monate, worauf der Patient bereits vor der Operation hingewiesen werden muß. Entscheidend für den Behandlungserfolg ist die Zusammenarbeit zwischen Operateur, Krankengymnasten und Patient. Die Therapie richtet sich nach dem funktionellen Befund des Patienten, und die Behandlungstechniken werden individuell gewählt. Zum Schluß wird auf die Behandlungsmethoden eingegangen, wie sie in anderen Kliniken angewandt werden (Tabelle 1). Anhand meiner Ausführungen konnte ich Ihnen einen Einblick in unsere krankengymnastische Tätigkeit geben, die eine Summe von gewebs- und funktionsspezifischen Behandlungstechniken darstellt.

Tabelle 1. Vergleich unterschiedlicher postoperativer krankengymnastischer Behandlungen

	Orthopädie Freiburg	Schulthess-Klinik Zürich	Rehabilitation nach Neer
Krankengymnastische Behandlung	Thoraxabduktionsgips	Thoraxabduktionsschiene	
Passive Bewegungsübungen	Ab 2. postoperativem Tag, 1. und 2. Woche	Ab 1. postoperativem Tag	Ab 2. postoperativem Tag
Passive bis aktiv-assistive Bewegungs-übungen	3. und 4. Woche		
Steigerung von aktiv-assistiver zu aktiver Mobilisation	5. u. 6. Woche	Keine Zeitvorgaben	
Aktive Mobilisation	–	Ab 7. Woche	Ab 6. Woche
Steigerung der aktiven Mobilisation	Ab 7. Woche *Dazu:* Thorax-abduktionsschiene	Ab 8. Woche	Ab 7. Woche
Steigerung von Koordination und Ausdauer	(nachts, 2–3 Wochen)	Ab 9. Woche	

Literatur

1. Bürge E (1984) Einführung in die funktionelle Bewegungslehre am Beispiel der Schulterbehandlung. Krankengymnastik 36:434
2. Gschwend N, Zippel J, Liechti R, Grass S (1975) Die Therapie der Rotatorenmanschettenruptur an der Schulter. Arch Orthop Unfallchir 83:129
2a. Klein-Vogelbach (1984) Funktionelle Bewegungslehre. Springer, Berlin Heidelberg New York Tokyo
3. List M (1984) Besonderheiten der krankengymnastischen Behandlung abweichend vom üblichen Programm. Krankengymnastik 36:432
4. Thurm R, Reichelt A (1986) Die krankengymnastische Behandlung der Rotatorenmanschettenruptur. Springer, Berlin Heidelberg New York Tokyo (Hefte zur Unfallheilkunde, Heft 180)

Frühfunktionelle Krankengymnastik nach Naht der Supraspinatussehne

H. Claussen

Leitende Krankengymnastin, Chirurgische Klinik der Innenstadt und Chirurgische Poliklinik der Universität München (Dir.: Prof. Dr. L. Schweiberer), Nußbaumstraße 20, D-8000 München 2

Die Krankengymnastik anschaulich darzustellen, ist eigentlich nur in einem Videofilm möglich. Mein Beitrag besteht in einem solchen 10minütigen, besprochenen Film. Hier nun eine Zusammenfassung.

1.–2. Woche:
Ruhigstellung: keine. Schmerzfreie Lagerung, d.h. Ausgleich der Lendenlordose durch eine kleine Rolle, Arm in ca. 30° Abduktion, 30° Anteversion, Rotation Mittelstellung, leichte Hochlagerung des Unterarmes. Umkehrbewegungen im Ellenbogengelenk aktiv und gegen Widerstand leiten die Behandlung ein. Eisabtupftechnik wird dazwischengeschaltet, unter Auslassung der Narbe.

Abduktion unter leichtem Längszug bis 60° passiv, Flexion bis 60–70° passiv, Abduktion und Extension aktiv, um eine bessere Entspannung zu erreichen.

Schulter und Schulterblattbewegungen einfügen. PNF (propriozeptive neuromuskuläre Förderung) für die gesunde Seite. Massagegriffe und auch Dehnungen fallen in diese erste Zeit (M. trapezius, M. triceps, M. serratus). Ebenso eine Haltungsschule im Sitz mit Spiegelkontrolle. Eine Bewegungsschiene zum passiven Durchbewegen bis 60° Abduktion sollte mehrmals am Tag 10–15 min lang benützt werden.

2.–3. Woche:
Eis, falls nötig, gelegentlich als Eiskravatte, Abduktion: leicht in die Bewegung mitspannen lassen, weiterhin nur bis 60°. Flexion: Steigern je nach Schmerz, Muskulatur mitspannen lassen.

Seitenlage: Stabile SL wählen, den Arm nicht zu hoch unterlagern (Rotation!). Kopf in Verlängerung der WS. PNF-Pattern für das Schulterblatt.

Entspannungstechniken, Dehnungen. Um Verklebungen zu lösen: Schulterblatt abhebeln (Abb. 1).

Haltungsschule und Bewegungsschiene. Eigenständiges Üben z.B. mit einem Stab muß erlernt werden.

Isokinetik: Ellenbogenextension und -flexion darf in verschiedenen Geschwindigkeiten geübt werden.

Alle Bewegungen sollten weich und nicht ruckartig ausgeführt werden. Der Patient darf keine Angst vor der Behandlung haben und muß sicher sein, daß die Schmerz- und Bewegungsgrenze eingehalten wird.

3.–6. Woche:
Abduktion: bis 90° steigern, auf angepaßten Widerstand und dann auf Widerstand übergehen.

Hefte zur Unfallheilkunde, Heft 195
P. Habermeyer/P. Krueger/L. Schweiberer (Hrsg.)
© Springer-Verlag Berlin Heidelberg New York 1988

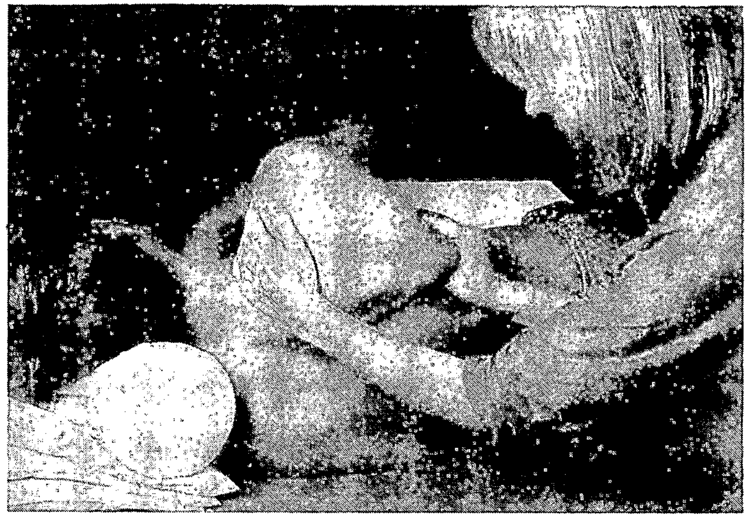

Abb. 1. Schulterblattabhebelung

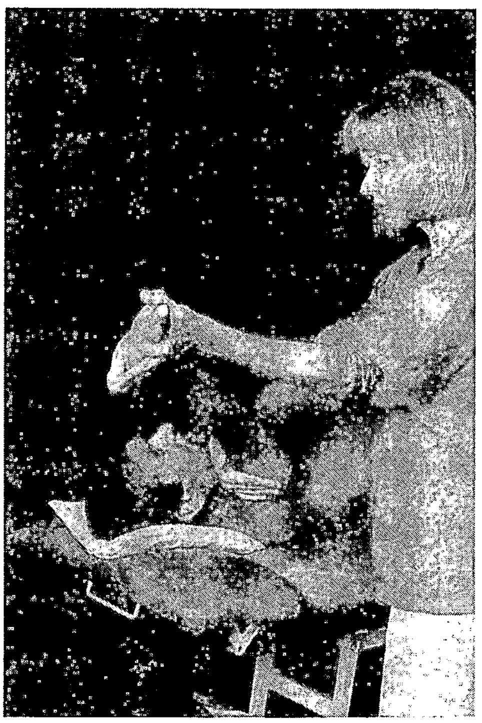

Abb. 2. PNF 1. Diagonale

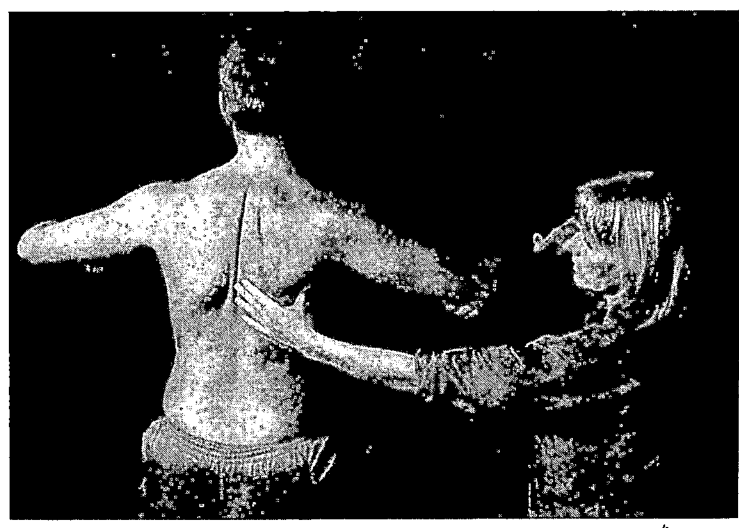

Abb. 3. Gegen die Schwere

Flexion: je nach Schmerz, sonst wie Abduktion. PNF, als Beispiel: von der Extension
— Abduktion — Innenrotation → Flexion — Adduktion — Außenrotation zum gebeugten
Ellenbogen, wiederholte Kontraktionen, wechselnder Drehpunkt Ellenbogen. Die Bewegung immer von distal her einleiten.

Seitenlage, Haltungsschule. Übungen im Pullingformer, mit Spiegelkontrolle, Impander.
Isokinetik: Ellenbogen.

Ab 6. Woche:
Rotationen dazunehmen, z. B. PNF: Aus der Extension — Adduktion — Innenrotation →
Flexion — Abduktion — Außenrotation (Abb. 2). Auf eine exakte Ausführung, auch des
Rückweges, muß geachtet werden.

Gegen die Schwere üben in SL und Sitz (Abb. 3). Falls nötig, manuelle Therapie. Dehnübungen erweitern (Abb. 4).

KG: 3—5 Wochen lang täglich, dann 2- bis 3mal wöchentlich, mindestens 3 Monate
lang.

Die Behandlung sollte den ganzen Patienten einschließen. Erfolg wird sich nur einstellen,
wenn das Einführungsvermögen, Fingerspitzengefühl und das Erspüren des Kranekngymnasten stimmen.

Tabelle 1. Behandlungsprogramm für die ersten 6 Wochen postoperativ

Chirurgische Klinik Innenstadt u. Chirurgische Poliklinik d. Universität München — Abt. f. Krankengymnastik, Frau Claussen —
Name:
Operativ versorgte Rotatorenmanschette

OP:	1.–3. Tag	3.–14. Tag	3. Woche	4. Woche	6. Woche
Lagerung — Abd.kissen					
Krankengymnastik AG					
Thromboseprophyl.					
Abd./Flex.	passiv	60°–80°	spannen 90°	aktiv	Ω
Add./Ext.	aktiv	Ω			
Schulterblatt		Sb PNF Pattern			
AR/IR				spannen	Ω
PNF		angepaßt		Rot.	
Haltungsschule	Brügger o.ä.				
Dehnen — Stretching					
manuelle					
Eistherapie	abtupfen		keine Unterkühlung		
Angrenzende Gelenke:	Ω				
Finger, Handgel., Ellenbog.	Ω				
Geräte Bew.-Schiene	Abd./Flex.	60°–80°	90°		
Pulling Former					
Impander					
Kraftmaschine					
CYBEX			Ellenbogen	Ext./Flex./Rot.	
Sport Standrad					
Joggen					
Schwimmen					

Achtung: Schmerzen beachten! Korrekt arbeiten! Längszug an der Schulter

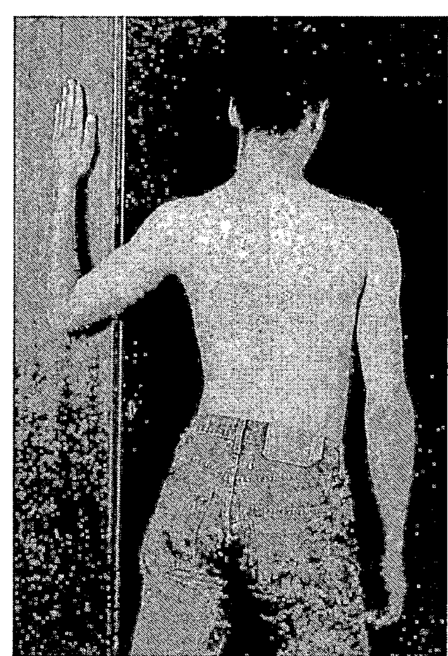

Abb. 4. Eigendehnung

Literatur

1. Brügger A (1980) Die Erkrankung des Bewegungsapparates und seines Nervensystems. Fischer, Stuttgart
2. Frisch H (1987) Programmierte Untersuchung des Bewegungsapparates. Springer, Berlin Heidelberg New York Tokyo
3. Knott, Voss: Komplexbewegungen. Fischer, Stuttgart
4. Levit K (1987) Manuelle Medizin. Urban & Schwarzenberg, München

Motorisierte Übungsschiene für das Schultergelenk, Indikationen und bisherige Erfahrungen

J. Gärtner und W. Blauth

Abt. für Orthopädie, Orthopädische Universitätsklinik (Dir.: Prof. Dr. med. W. Blauth), Michaelisstraße 1, D-2300 Kiel

In diesem Beitrag werden wir unsere motorisierte Übungsschiene für das Schultergelenk vorstellen, ihre Indikationen nennen und über unsere 3jährigen Erfahrungen mit dem Gerät berichten.

Den Nutzen kontinuierlicher passiver Bewegungen für ein Gelenk haben B. Salter und seine Mitarbeiter [4–7] in den vergangenen 10–15 Jahren in zahlreichen experimentellen Arbeiten nachweisen können, so z.B. hinsichtlich Knorpelreparation und Prophylaxe intra-artikulärer Verklebungen. Das neue Behandlungskonzept der "continuous passive motion" fand zuerst Eingang in die Konstruktion von Knieübungsschienen.

Für das Schultergelenk gab es bisher noch keine befriedigende Lösung.

Zur Entwicklung der Bewegungsschiene

Unser *erster Prototyp* bestand aus einem tragbaren Gerät, das mit einem Akku ausgerüstet werden konnte und damit den Aktionsradius des Benutzers kaum einschränkte [1]. Gewisse Nachteile lagen im Gewicht und den Unbequemlichkeiten, die mit dem Anlegen der Schiene verbunden waren.

Eine *fortentwickelte Ausführung* wurde deshalb auf ein fahrbares Gestell montiert. Diese Version war für die Patienten bequemer. Wir machten damit recht gute Erfahrungen [2]. Problematisch erwies sich allerdings die oft mangelhafte Überinstimmung der verschiedenen Drehpunkte; sie kam dadurch zustande, daß dem Benutzer des Gerätes zu viele Ausweichmöglichkeiten zugestanden worden waren.

So kam es zur Konstruktion unseres *heutigen,* nunmehr ausgereiften *Modells.* Es ist fest an einen Spezialstuhl montiert, in allen Raumebenen verstellbar, läßt sich mit Gurten am Oberkörper des Patienten "sichern" und wird in hohem Maße den individuellen Erfordernissen gerecht (Abb. 1).

Er besitzt 2 Motoren, einen Motor A für die Ab- und Adduktionsbewegungen sowie einen Motor B für die Ante- und Retroversionsbewegungen. Die Motoren können getrennt oder gemeinsam geschaltet werden. Sind beide in Betrieb, finden in gewissem Umfange Rotationsbewegungen statt. Die Rotationsausgangsstellung läßt sich beliebig variieren. Die gewünschten Bewegungssektoren werden vor Beginn der Behandlung eingestellt. Alle Bewegungen laufen mit stufenlos regulierbarer, gleichmäßiger Geschwindigkeit ab.

Auf weitere konstruktive Einzelheiten wollen wir im Rahmen dieses Beitrags nicht näher eingehen.

Hefte zur Unfallheilkunde, Heft 195
P. Habermeyer/P. Krueger/L. Schweiberer (Hrsg.)
© Springer-Verlag Berlin Heidelberg New York 1988

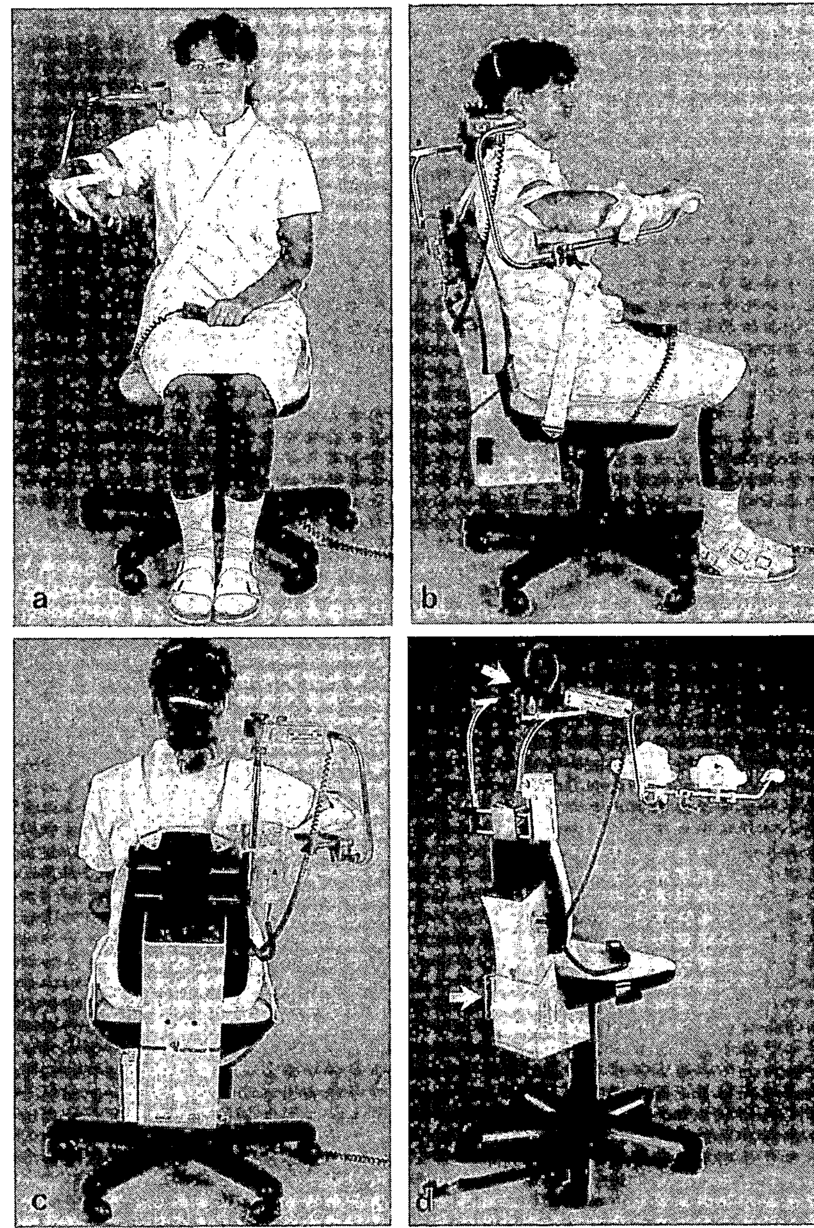

Abb. 1a–d. Motorisierte Schulterübungsschiene, **a** von vorn, **b** von der Seite, **c** von hinten und **d** mit integrierbarem Walkman (*Pfeile*)

Indikationen

Die motorisierte Schiene ist in der Übungsbehandlung aller Verletzungs- und Operations-
folgen sowie aller Erkrankungen des Schultergelenkes angezeigt, bei denen *Einsteifungen*
des Gelenks oder *Störungen des Gelenkstoffwechsels* zu befürchten sind. Zu den wichtigsten Indikationen und der Anwendung der motorisierten Übungsschiene bei den verschiedenen Krankheitsbildern haben wir uns detailliert an anderer Stelle geäußert [3]. Hier
sollen die Anzeigenbereiche noch einmal kurz zusammengefaßt werden:

— übungsstabile Osteosynthesen,
— verheilte Frakturen,
— operativ behandelte Rupturen der Rotationsmnschette,
— operativ behandelte Akromioklavikulargelenksprengungen,
— operativ behandelte Schulterinstabilitäten,
— nach Endoprothesenimplantation,
— nach Akromioplastik,
— nach Ausräumen eines Kalkdepots bei Tendinosis calcarea,
— nach Mobilisation von Schultersteifen.

Den Schwerpunkt unserer Ausführungen wollen wir auf die Erfahrungen legen, die bisher
von Patienten, Krankengymnastinnen und Ärzten gesammelt werden konnten.

Erfahrungen

Die Patienten wurden schriftlich danach gefragt, wie sie mit dem Gerät zurechtkommen, ob
die Lagerung ihrer erkrankten Gliedmaßen bequem war oder nicht, ob während der Behandlung Schmerzen auftraten und wie sie die Wirkungen der Übungsschiene empfanden. Das
einhellige Urteil fiel sehr positiv aus. Uns stehen z. Z. 6 solcher Geräte für stationäre und
ambulante Behandlungen zur Verfügung. Die maximalen Anwendungszeiten für die einzelnen Kranken haben wir nicht limitiert. Auch in frühen postoperativen Phasen konnten
unsere Patienten durchaus 4—5 h täglich auf der Schiene üben. Das Gerät schafft Selbst-
vertrauen und ein frühes Erfolgserlebnis.

Welche Erfahrungen haben nun unsere Krankengymnastinnen gemacht?

Anfangs traten gewisse Probleme mit der Feineinstellung der Motorschienen auf. Daraufhin
wurde eine reich bebilderte Bedienungsanleitung angefertigt. Sie gehört heute zu jedem
Gerät. Wir wiesen darauf hin, daß bei jeder ersten Behandlung Arzt und Krankengymnastin
gemeinsam die Handgriffe vornehmen sollten. Außerdem veranlaßten wir, daß jede Schiene
Gravuren im Zentimetermaß an allen verstellbaren Teilen erhält. Diese Maße sollten in
einem *Erhebungsbogen* eingetragen werden, der inzwischen ebenfalls entwickelt worden
ist. Auf dem Bogen kann u. a. für jeden Patienten der Fortgang der Behandlung dokumentiert werden.

Inzwischen haben unsere Krankengymnastinnen die motorisierten Übungsschienen sehr schätzen gelernt. Sie bieten nämlich neben den unersatzbaren manuellen krankengymnastischen Behandlungen zusätzliche und zeitlich unbegrenzte Möglichkeiten, ein Schultergelenk mobil zu halten.

Wie fielen die ärztlichen Erfahrungen aus?

Zweifellos läßt sich mit Hilfe der Übungsschiene die Behandlung von Schäden oder drohenden Bewegungsstörungen im Schultergelenk verbessern, erleichtern und abkürzen. Schon in den ersten Tagen nach einer Operation kann je ein Gelenk in kleinen Sektoren physiologische Bewegungsreize erhalten; alle kontraktilen Strukturen können dosiert "entfaltet" werden.

Uns hat im übrigen auch die grundlegende Frage beschäftigt, in welchem Umfang bei Benutzung des Gerätes eigentlich *reine Bewegungen im Glenohumeralgelenk* ohne Mitgang des Schulterblattes stattfinden. Zur Klärung überprüften wir die Gelenkfunktionen unter *Durchleuchtungskontrolle* und kamen zu folgenden Ergebnissen:

Der Motor A ermöglicht eine Abduktion zwischen 40 und 110°. Bei Patienten mit gesunden Schultergelenken wird zwischen Humeruskopf und Gelenkpfanne eine maximale Abduktion von 90° erreicht (Abb. 2). Im axialen Strahlengang steht der Kopf dabei unverändert zentriert in der Pfanne. Der Motor B erlaubt eine horizontale Anteversion von 100° und eine Retroversion von 30°, gemessen nach der Neutral-Null-Methode. Im Glenohumeralgelenk wird tatsächlich aber eine Anteversion von ca. 50° und eine Retroversion von ca. 60° erreicht (Abb. 3). Im a.-p.-Bild steht der Oberarmkopf unverändert zentriert in der Pfanne. Die vermehrte Retroversion ist aus den unterschiedlichen Bezugsachsen der Neutral-Null-Meßmethode einerseits und der anatomischen Skapulalage andererseits zu verstehen (Abb. 4). Die relativ weite Retroversionsbewegung im Glenohumeralgelenk muß bei der Einstellung des Motors B beachtet werden, v.a. nach Operationen im Bereich der ventralen Kapsel.

Unsere Beobachtungen am Schultergesunden lassen sich nun nicht ohne weiteres auf Patienten übertragen. Bei ihnen finden häufiger komplexe Schultergürtelbewegungen statt, wobei Unterschiede von Patient zu Patient und von Erkrankung zu Erkrankung bestehen. Darüber hinaus kann das Bewegungsausmaß manchmal bei einem Patienten von Tag zu Tag schwanken. Im Sinne von Slaters "continuous passive motion" [4–7] sollten die absoluten

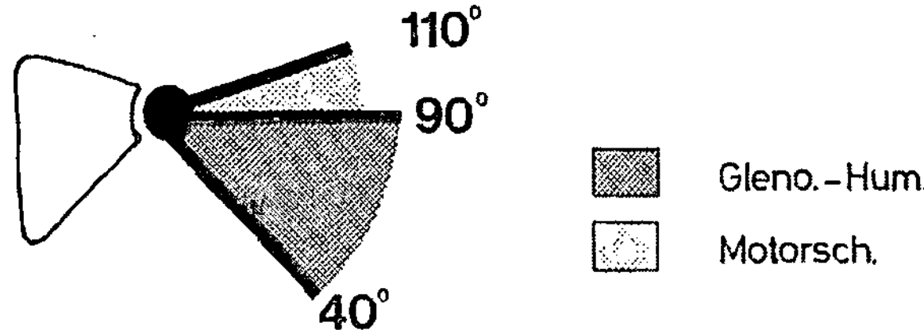

Abb. 2. Abduktion (a.-p.) auf der Schulterschiene im Glenohumeralgelenk und im Schultergürtel

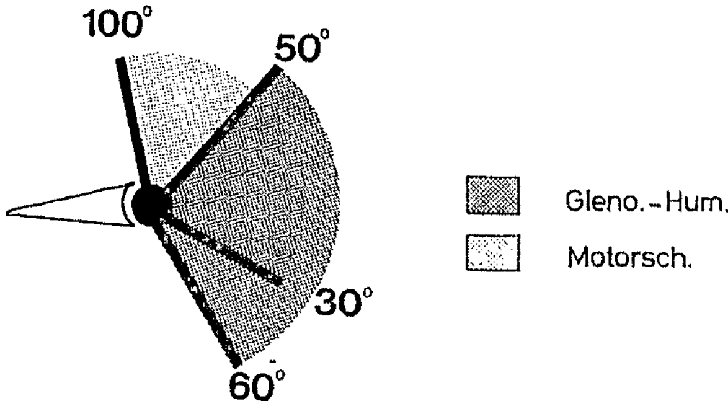

Abb. 3. Ante-/Retroflexion (axial) auf der Schulterschiene im Glenohumeralgelenk und im Schultergürtel

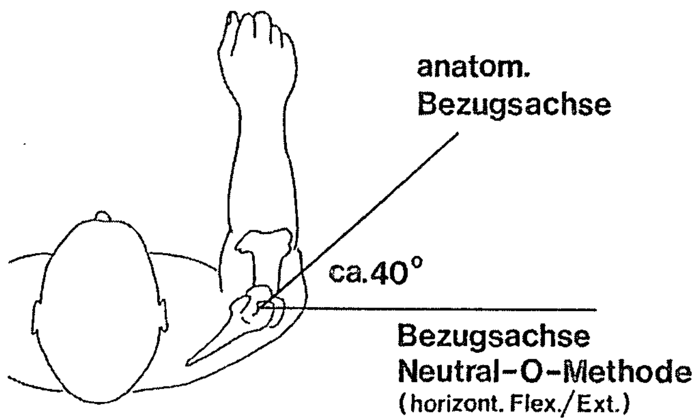

Abb. 4. Bezugsachsen der Neutral-Null-Meßmethode und der anatomischen Skapulalage

Bewegungsgrade allerdings nicht ausschlaggebend sein. *Wir wollen das Gelenk ja nicht gewaltsam mit Hilfe der Motorkraft mobilisieren* und kontrakte Strukturen dehnen; es soll vielmehr *schmerzfrei* und *spielerisch bewegt* werden, um in einer kritischen Phase die physiologischen Reize zu erhalten.

Weitere Fortschritte

Inzwischen ist es auch gelungen, *Rotationsbewegungen* in vollem Umfang in das Übungsprogramm aufzunehmen. Dazu ist ein *einfaches Zusatzgerät* mit einem weiteren Motor erforderlich (Abb. 5). Es kann mit einem Handgriff am Standardgerät angebracht werden. Das Schultergelenk läßt sich mit dem Rotationszusatz in beliebigen Ausgangspositionen nach außen oder innen drehen.

Manche Benutzer wollten schließlich auch *Elevationsbewegungen* in der Sagittalebene in die Übungsmöglichkeiten einbezogen haben. Dafür steht inzwischen *ebenfalls ein Zusatzteil* zur Verfügung (Abb. 6).

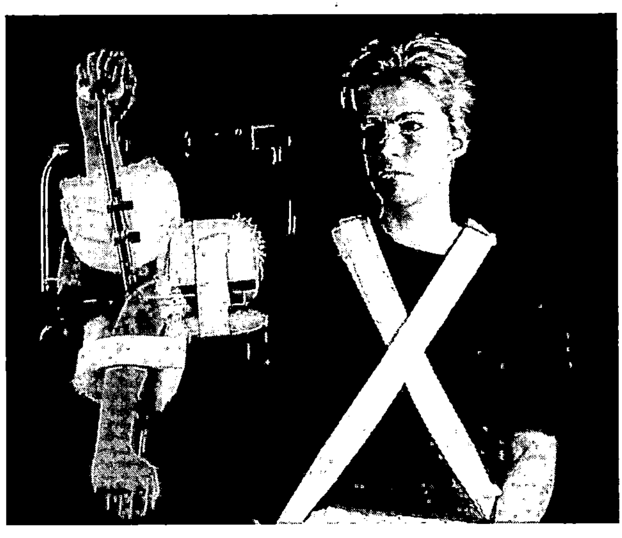

Abb. 5. Übungsschiene mit Zusatzgerät für Rotationsbewegungen

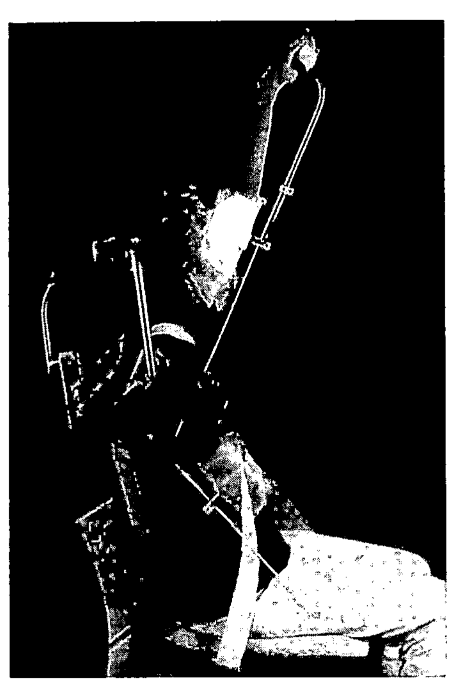

Abb. 6. Übungsschiene mit Zusatzgerät für
Übungen in der Frontalebene (Elevation)

Mit der nunmehr erreichten Konstruktion liegt ein sehr leistungsfähiges und vielseitiges Übungsgerät für das Schultergelenk vor. Es ermöglicht frühzeitig dosierte, schmerzfreie Bewegungen in allen Ebenen und wird damit am ehesten der Erfordernis gerecht, verlorene Gelenkfunktionen rasch zurückzugewinnen und Gelenkeinsteifungen vorzubeugen.

Literatur

1. Blauth W (1986) Das Kieler Orthesensystem (K.O.S.) für das Schulter- und Ellenbogengelenk, Teil I: Die programmierbare Motormaschine (motorisierte Übungsschiene). Unfallchirurg 89:28–36
2. Blauth W (1986) Die postoperative Behandlung von Rupturen der Rotatorenmanschette mit einer motorisierten Übungsschiene. Hefte Unfallheilkd 180:107–113
3. Blauth W (1987) Indikationen und Hinweise zur Anwendung der motorisierten Übungsschiene für das Schultergelenk. Hug, Freiburg-Umkirch
4. Hamilton HW (1982) Five years' experience with continuous passive motion (PCM). J Bone Joint Surg (Br) 64:259
5. O'Driscoll SW, Kumar A, Salter RB (1983) The effect of continuous passive motion on the clearance of a hemarthrosis from a synovial joint. An experimental investigation in the rabbit. Clin Orthop 176:305–311
6. Salter RB, Simmonds DF, Malcolm BW, Rumble EJ, McMichael D (1975) The biological effects of continuous passive motion on the healing of articular cartilage defects. An experimental investigation in rabbits (Abstract). J Bone Joint Surg (Am) 57:570
7. Salter RB, Hamilton HW, Wedge JH et al. (1984) Clinical application of basic research on continuous passive motion for disorders and injuries of synovial joints: A preliminary report of a feasibility study. J Orthop Res 1/3:325–342

Isokinetische Geräte in der muskulären Rehabilitation der Schulter

D. Eggli

Kanalstraße 15, CH-8152 Glattbrugg

Die Verwendung isokinetischer Systeme zu Test- und Rehabilitationszwecken ist v. a. im Zusammenhang mit dem Kniegelenk bekannt. Auch meine Schwerpunkte lagen bis anhin auf diesem Gebiet. Die Einladung zu diesem Symposium war mir deshalb eine willkommene Starthilfe, um mich mit dem sinnvollen Einsatz dieser Geräte in der Schulterbehandlung auseinanderzusetzen.

Mein Ziel ist es, die Konsequenzen aus mechanisch anatomischen Problemen auf die Anwendung isokinetischer Systeme zu übertragen und diese Übungsform in der gesamten Schulterrehabilitation zu plazieren. Auf die Grundlagen von Geräten mit kontrollierter Geschwindigkeit (isokinetische Systeme [4, 5, 11]) wird an dieser Stelle nicht eingegangen. Vorteile dieser "apparativen Therapie":

1. Die *absolute Akkomodation* an den effektiven Krafteinsatz, die sich aufgrund der Hebelarmverhältnisse, der Ermüdung oder aufgrund von Schmerzen, ändert. Dadurch wird schmerzfreies Üben ohne Spitzenbelastungen möglich.
2. Mit der *Bewegungsumkehr,* wie sie auch in der Kabeth-Methode verwendet wird, ist die Gefahr zu hoher exzentrischer, schmerzhafter und unkontrollierbarer Belastungen ausgeschlossen.

Hefte zur Unfallheilkunde, Heft 195
P. Habermeyer/P. Krueger/L. Schweiberer (Hrsg.)

Rhythmische Bewegungsumkehr ist mit Muskeldetonisation und verbesserter Knorpeldiffusion verbunden.

3. Die kontrollierte Geschwindigkeit vermittelt dem Patienten subjektiv und objektiv
Sicherheit. Da *keine Beschleunigung* der Extremität auftritt, kann in hohen und funk-
tionellen, den Tatsachen entsprechenden Geschwindigkeiten gefahrlos bewegt werden.
Diese Übungsart ist verbunden mit sehr hoher Muskelarbeitsrate und viel geringerem
Gelenkdruck.

Um die Eigenart der Schulter zu beschreiben, möchte ich 2 Begriffe benützen: "der hume-
roskapuläre Rhythmus" und "die muskuläre Führung". Beide Begriffe bergen einerseits
Dynamik und Vielfalt, die andererseits durch strenge Gesetzmäßigkeit und Ordnung
kontrolliert wird. Diese scheinbaren Gegensätze sind es, die der Schulter die Harmonie
in den nahezu unbegrenzten Bewegungsmöglichkeiten geben.

Welche Theorien wir immer vertreten, welche Techniken wir anwenden — sie müssen
den Patienten motivieren, mit Geduld und Fleiß die Perfektion dieses einmaligen Instru-
ments wieder herzustellen.

Die unterschiedlichen Anforderungen von Muskeln der oberen und unteren Extremitäten
dürften sich auch in der Kraftentwicklung zeigen. Aus der folgenden Tabelle wird ersichtlich, daß die entwickelten Drehmomente in tiefen wie hohen Bewegungsgeschwindigkeiten,
für Knieextension und -flexion doppelt so hoch sind wie für dieselben Bewegungsebene im
Schultergelenk. Für Innen- und Außenrotationsbewegungen verhält es sich genau umgekehrt (Tabelle 1).

Die isolierte Kraftentwicklung der Abduktoren in den Elevationsbewegungen würde zu
einer Dislokation nach kranial führen [8]. Erst die gleichzeitige Kontraktion der Rotatorenmanschette führt zu einer kraftschlüssigen Zentrierung des Humeruskopfes in der Pfanne.
Das Problem liegt nun darin, nicht die ohnehin schon kräftigeren Abduktoren zu beüben,
die das Höhertreten des Kopfes verstärken, sondern die *stabilisierenden Rotatoren isolieren*
zu können.

Einer der wichtigsten aus dieser Gruppe der M. supraspinatus und seine Sehne ist für
frühzeitige degenerative Veränderungen besonders gefährdet. Die kritische Durchblutung

Tabelle 1. Drehmomententwicklung für Knie- und Schultergelenk für Extension (*Ext.*),
Flexion (*Flex.*), Innenrotation (*IR*) und Außenrotation (*AR*). (Zusammenstellung aus
diversen Arbeiten von Davies [3]

Drehmomente (Nm)		Knie	Schulter
Ext.	60°/s	90 − 382	65 − 125
	300°/s	40 − 117	26 − 57
Flex.	60°/s	60 − 228	30 − 75
	300°/s	35 − 98	11 − 28
IR	60°/s	33	30 − 70
	180°/s	22	22 − 50
AR	60°/s	34	20 − 40
	180°/s	22	15 − 35

des distalen Teils [2] und die maximale Friktion- und Pressionsbelastung in Abduktion, Flexion und Innenrotation [6] muß bei der Wahl von Übungen bedacht werden.

Das Üben in der *"modifizierten" Neutralstellung* [3] (ca. 20–30° Abduktion) und die Aufhebung der Schwere durch die Auflage des Unterarmes auf dem Polster, haben sich für die Rehabilitation praktisch aller Schulterverletzungen und Beschwerden als optimale Ausgangsstellung herauskristallisiert.

Die Wichtigkeit des M. biceps brachii in der Stabilisierung der Schulter [8] soll in der Wahl von Ausgangsstellung und Art der Übungen berücksichtigt werden. Nebst der Stellung im Schultergelenk selbst, wird das Stabilitätsgefühl des Patienten durch Ellbogenflexion und Faustschluß in Supination erhöht. Da die Bizepssehne einem enorm hohen mechanischen Streß ausgesetzt ist, sollte der Muskel in guter Kondition sein. Ob nun isokinetisch, isotonisch oder isometrisch — es ist bei Schulterpatienten auf jeden Fall sinnvoll, die *Oberarmmuskulatur über das Ellbogengelenk* zu trainieren.

Die Stellung des Tuberculum majus zum Akromion führt bei der pathologischen Schulter durch das zusätzliche Höhertreten des Humeruskopfes zur Kompression der intraartikulären Gewebe und dadurch zu Mikrotraumen [12].

Bei Verletzungen im subakromialen Gelenk sollte, um die wiederholte Traumatisierung durch den "rotational glide" zu vermeiden, *nicht* der gesamt zusammenhängende Bewegungsbereich ausgeführt werden. Das Bewegungssegment im "pre-rational glide" und das Segment im "post-rotational glide" sollten isoliert geübt werden. Der Durchgang des Tuberculums wird hier durch die Menge an Rotation und Adduktion entscheidend beeinflußt. Übungen sollen deshalb nicht in schematisierten Ebenen und Richtungen verlaufen, sondern es soll eine schmerzfreie Elevation gesucht werden. Auch an isokinetischen Geräten ist es möglich, außerhalb der standardisierten Achsen und Ebenen zu üben, indem die Stellung des Patienten gegenüber dem Gerät verändert wird (Abb. 1). Andere Ausgangsstellungen, wie z. B. die Bauchlage, können durch ihre Traktionswirkung eine Bewegung beschwerdefrei machen.

Bei Übungen muß generell unterschieden werden zwischen kontraindiziertem "Bewegungsbereich" oder unerwünschter "Bewegungsrichtung". Wird der *Bereich* eingeschränkt, so will man die *Dehnung* verletzter oder reparierter Gewebe vermeiden. Innerhalb eines bestimmten Raumes kann die Bewegung in beide Richtungen ausgeführt werden. Bildet hingegen die *Muskelkontraktion* das gefährdende Moment, darf in dieser *Bewegungsrichtung* kein Widerstand auftreten. Isokinetische Apparate sind zum Üben isolierter Bewegungsrichtungen deshalb sehr geeignet, weil die erlaubte Richtung entsprechend kräftig ausgeführt werden kann, während die Extremität in die Gegenrichtung keine exzentrische Arbeit leisten muß, sondern dank der Geschwindigkeitskontrolle sacht gebremst wird. Der Erfolg der Art Übung liegt nicht deshalb allein in der Kraftverbesserung der geübten Muskelgruppe, sondern vielmehr auch in deren bewußten Entspannung.

Wenn Bewegungsbereiche und -richtungen erweitert werden dürfen, empfiehlt es sich, aus den vorhergehenden Überlegungen zuerst mit *kurzen Hebeln* zu arbeiten. Normalerweise wird der aktuelle Drehpunkt des Schultergelenks mit der Achse des Gerätes ausgerichtet. Die Länge des Gerätearmes entspricht der Distanz vom Schulterdrehpunkt zur Hand. Werden nun die Drehpunkte von Schulter und Gerät gegeneinander verschoben und der Gerätehebel in mittlerer Länge eingestellt, so kann z. B. aus adduzierter Stellung mit Ellenbogenflexion in Elevation mit gleichzeitiger Ellbogenextension geübt werden. Nach diesem Prinzip könne alle Schulter- und Ellbogenbewegungen kombiniert werden (Abb. 2).

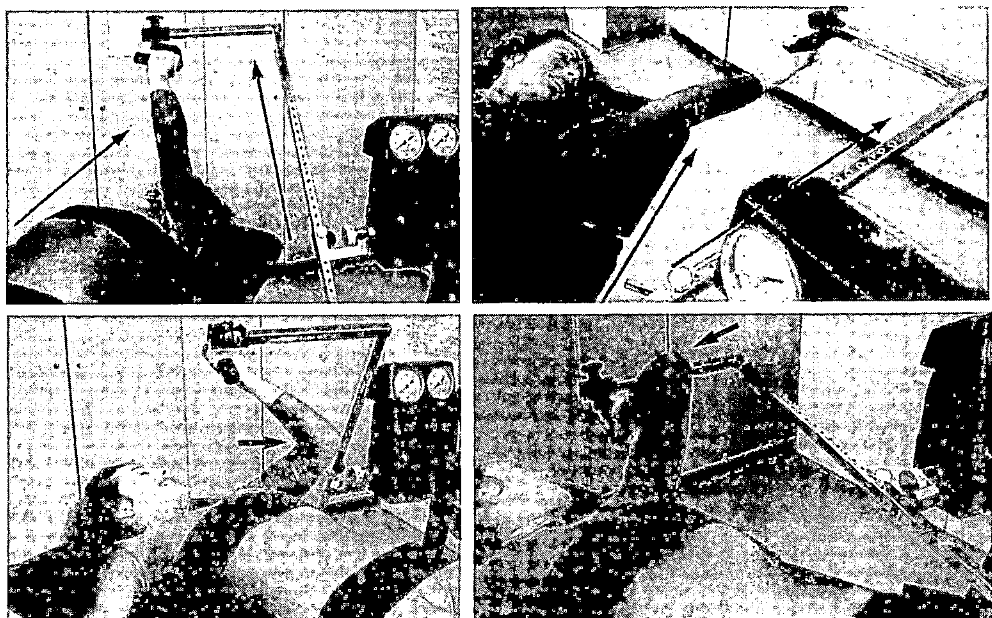

Abb. 1. Bewegungsübungen am KT2 (isokinetisches Trainingsgerät) in den Diagonalen

Die meisten passiven Bewegungen werden durch das kapsuloligamentäre System limitiert. Aktive Bewegungen hingegen werden durch die antagonistische Muskulatur gestoppt. Bei Verletzungen der Schulter liegt dieser Stopp oft weit vor dem maximalen Bewegungsausmaß. Wenn aktive Bewegungsübungen kontraindiziert, unmöglich oder reduziert sind, müssen sie auf jeden Fall durch *passive Bewegungsübungen und Mobilisationstechniken* ergänzt werden. Schmerzen oder muskuläre Spasmen dürfen dabei auf keinen Fall provoziert werden.

Sohier zeigt in seinem Buch (*The Kinesitherapy of the Shoulder* [12]) die Anwendung von Pully-Apparaten. Diese Technik ließe sich mit einiger Phantasie auch ohne weiteres bei isokinetischen Systemen kombinieren.

Die Innervationsschulung und die Wiedergewinnung des Bewegungsbildes einer verletzten Extremität könnte durch die *Integration der Gegenseite* bedeutend verbessert werden.

Laumanns [10] Untersuchungen machen deutlich, daß die Gleichgewichtslage des Schultergürtels entscheidend durch den Ruhetonus der Mm. trapezius und serratus anterior kontrolliert wird. Wenn wir nun bedenken, daß die Aufgabe der Skapula das Anbieten der richtigen Gelenkflächenstellung ist, so werden wir das *Training der Schulterblattmuskulatur* auf jeden Fall in unser Rehabilitationsprogramm mitintegrieren.

Auch die Rumpfmuskulatur ist mit der Schultermuskulatur verkettet: Distale Mobilität ist nur bei proximaler Stabilität möglich. Zudem hat die *Mobilität der Wirbelsäule* einen günstigen Einfluß auf die Schulterfunktion, Funktionsstörungen an der HWS und BWS sind bei Schulterproblemen besonders häufig. Es ist auf jeden Fall sinnvoll, mit Hilfe von Massagen und Dehnungen hypertone Muskeln zu entspannen.

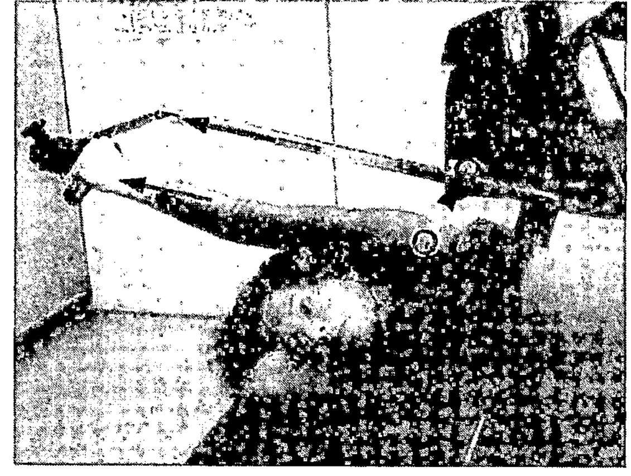
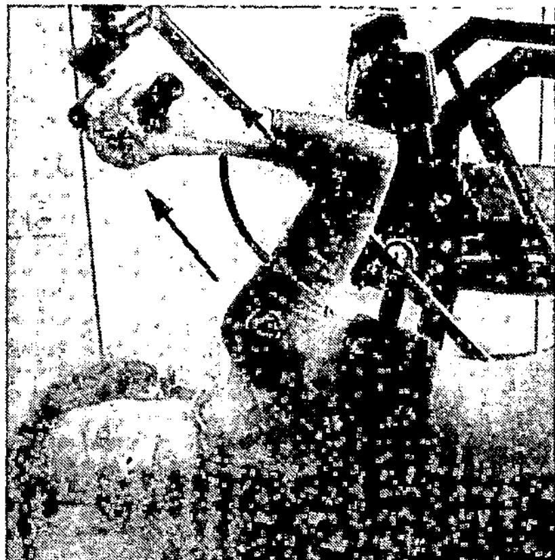
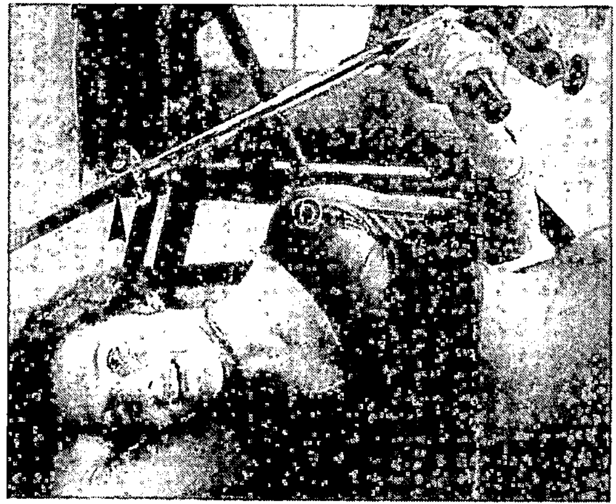

Abb. 2. Veränderung der Drehpunkte
Schulter gegenüber Gerät erlauben
mehrgelenkige Bewegungen

Aus der Palette der isokinetischen Geräte möchte ich an diesem Punkt v. a. auf den Oberkörperergometer (UBE) hinweisen (Abb. 3).

Die kontinuierliche passive/aktive Bewegung der Arme führt

a) *mechanisch* zu verbesserter Knorpeldiffusion, Lubrikation des Gelenkraumes und verhindert oder löst Adhäsionen in den umliegenden Geweben;
b) *funktionell* wird die Detonisation hypertoner Muskeln erreicht. Die Bewegungsschulung wird durch einerseits Führungswiderstand, andererseits durch die Möglichkeit der kontralateralen Unterstützung vereinfacht. Koordination, Ausdauer oder Kraft können je nach Übungsprotokoll betont werden.

Im allgemeinen kann der UBE für kardiovaskuläres Training, Aufwärmen oder Abkühlen innerhalb der Therapie- oder Trainingssitzungen oder allgemein zur Aktivierung von Arm-, Schulter-, Schulterblatt-, Nacken- und Rumpfmuskulatur verwendet werden.

Die auftretenden Kräfte im glenohumeralen Gelenk resultieren aus der parallel zur Gelenkpfanne verlaufenden, nach proximal ziehenden Kraft der Abduktoren und der

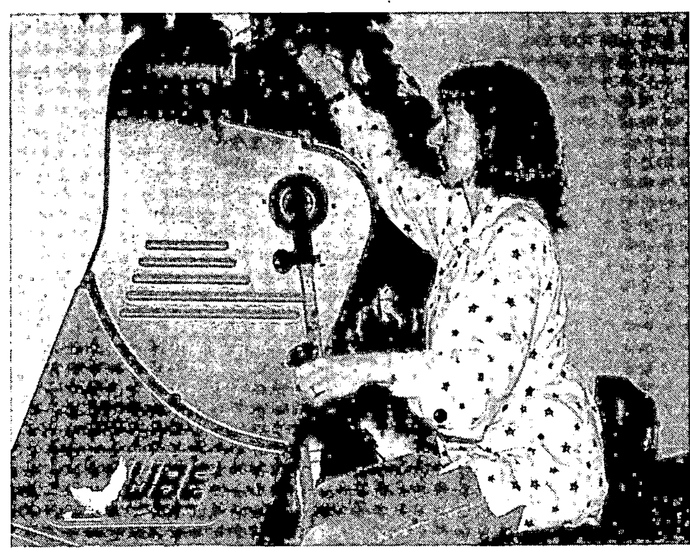

Abb. 3. Üben am "isokinetischen" Oberkörperergometer

senkrecht dazu wirkenden Stabilisationskraft der Rotatoren [1]. Bei horizontal abduziertem, ausgestrecktem Arm beträgt die den Gelenkknorpel belastende Gesamtkraft ungefähr 90% des Körpergewichtes. Wird der Arm in dieser Stellung durch ein zusätzliches Gewicht belastet, beträgt diese Kompressionskraft ungefähr das 35fache dieses Gewichtes. In der Anwendung isokinetischer Geräte können wir diese Kräfte in zweierlei Hinsicht beeinflussen: durch die Wahl von *Kontraktionsintensität* und *Bewegungsgeschwindigkeit*. Submaximale Muskelkontrationen sind generell weniger belastend als maximale. Da mit zunehmender Bewegungsgeschwindigkeit die Kontraktionskraft abnimmt, sind rasche Übungen an isokinetischen Geräten ungleich schonender als statische und langsame (Abb. 4).

In den meisten Fällen sind raschere, dynamische Bewegungen in limitierter Amplitude und mit Führungswiderstand für den Patienten angenehm, wirken auf die Muskulatur tonussenkend und verbessern Knorpeldiffusion und Gelenklubrikation. Im Gegensatz zu Übungen mit freien Gewichten kann bei isokinetischen Geräten keine Beschleunigung auftreten: Jede Bewegung ist muskulär geführt, wenn der Patient die gewählte Geschwindigkeit erreicht. Da die funktionellen Geschwindigkeiten an der Schulter weit höher sind als an den unteren Extremitäten und Koordination und Ausdauer vor roher Kraft zu erzielen sind, ist diese Übungsart auf jeden Fall gerechtfertigt.

Der Begriff "Muskeltraining" verleitet oft zu Mißverständnissen. Wenn darunter hartes "Bodybuilding" verstanden wird, so muß ich mich diesem folgenden Satz anschließen (Zitat): " . . . nicht, solange das Gleichgewicht zwischen Muskelgruppen nicht gewährleistet ist! . . . "

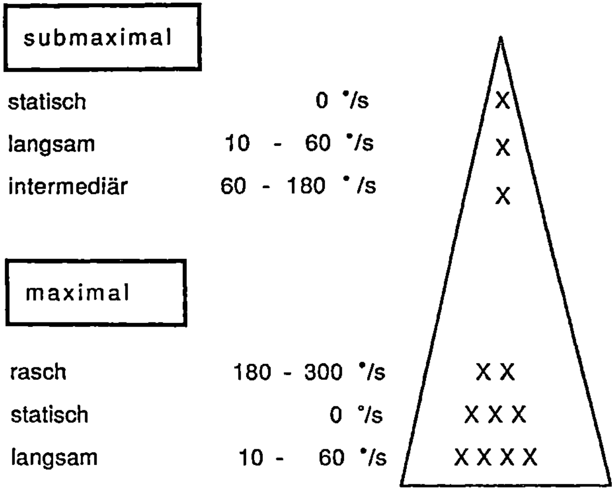

Abb. 4. Belastung der passiven Gelenkstrukturen in Abhängigkeit von Kontraktionsintensität und Bewegungsgeschwindigkeit

Unter "Muskeltraining" in der Rehabilitation verstehe ich:

1. Bewegungsübungen mit *Führungswiderstand,* wie sie in der Kabath-Methode [11] angewendet werden.
2. Statische Übungen, bei denen der Patient versucht, sich der Gelenkstellung des Muskelspiels der weiterlaufenden Bewegungen *bewußt zu werden,* und dabei lernt, entsprechend zu verstärken und entgegenzuwirken.
3. Dynamische Übungen mit der Voraussetzung, daß sie *keine Schmerzen* produzieren, funktionell *richtig ablaufen* und vom Patienten *kontrollierbar* sind.
   Amplitude, Intensität, Geschwindigkeit, Dauer und Pausen der Übungen müssen so gewählt werden, daß während der Übungen absolut *keine* Schmerzen auftreten. Nach der Behandlung sollte der Patient ein angenehmes lockeres Gefühl haben. Wenn vorangehend Schmerzen bestanden haben, sollten sich diese durch die Übungen reduzieren. Ist dies nicht der Fall, so wurde wahrscheinlich das *"Gesetz der absoluten Schmerzfreiheit"* nicht eingehalten.

Diese ganzen Probleme machen deutlich, daß nur ein *gründlicher und großzügiger Befund* eine optimale Behandlung garantieren. Entsprechend Voraussetzung und Ziel des Patienten, Stadium und Schwere der Verletzung oder Beschwerden werden die Schwerpunkte der Behandlung gesetzt werden. In der *akuten Phase* sind der Schutz der betroffenen Gewebe, die Entzündungs- und Schmerzverminderung im Vordergrund. Die Funktion soll erhalten bleiben, ohne dabei Streß auf das betroffene Gebiet auszuüben. Die Gelenkkinematik muß mit Hilfe ausgewählter Methoden aufrecht erhalten werden. Während in der *subakuten Phase* v. a. das Erhalten der passiven Beweglichkeit im Vordergrund steht, muß in der *chronischen Phase* zusätzlich intensiv am muskulären Gleichgewicht gearbeitet werden. Dabei liegt die Kraft an letzter Stelle. Viel wichtiger für harmonische und rationelle Bewegungen sind vorerst Entspannung und Flexibilität. Beim Üben der Koordination muß, wie bereits erwähnt, die Gegenseite, die distalen und proximalen Gelenkeinheiten und der Rumpf mitintegriert werden. Die Wichtigkeit der lokalen Ausdauer der Muskulatur rechtfertigt auch ein intensives Training. Da die Belastung der passiven Strukturen erheblich geringer ist, die muskuläre Belastung dagegen sehr hoch sein kann (Geräte mit kontrollierter Geschwindigkeit — isokinetische Geräte), ist dieser Trainingsform gegenüber dem eigentlichen Krafttraining auf jedem Fall Vorrang zu geben. Um weiteren Schäden vorzubeugen, muß der Gelenkschutz ein zentraler Teil der Rehabilitation darstellen.

Literatur

1. Bodem F et al. (1985) Biomechanik der gesunden und kranken Schulter. Thieme, Stuttgart
2. Codman EA (1950) The shoulder. Lippincott, Philadelphia
3. Davies G (1984) A compendium of isokinetics in clinical usage. S & S, La Crosse, WI (USA)
4. Eggli D (1983) Wieviel Kräfte braucht der Mensch? Physiotherapeut 4:17—19
5. Eggli D (1983) Isokinetik — fortgeschrittener Schlager oder schlagender Fortschritt? Physiotherapeut 3:6—7
6. Eulert J, Gekeler J (1975) Die Rolle d. Lig. coracoacromiale bei degenerativ-entzündlichen Erkrankungen der Rotatorenmanschette. Orthop Prax 11:310
7. Inman VT et al. (1944) Observations on the function of the shoulder joint. J Bone Joint Surg (Am) 26:1—30
8. Kapandji IA (1982) The physiology of the joints. Churchill Livingstone, Edinburgh
9. Knott MD (1970) Komplexbewegungen. Bewegungsbahnen nach Dr. Kabat. Fischer, Stuttgart
10. Laumann U (1985) Biomechanik der gesunden und kranken Schulter. Thieme, Stuttgart
11. Ow D von (1986) Muskuläre Rehabilitation. Perimed, Erlangen, S 86—98, 117—124
12. Sohier R (1967) Kinesitherapy of the shoulder. Wright, Bristol

Einfluß der Fixationsdauer nach traumatischer Schulterluxation auf Rezidivhäufigkeit und Restbeschwerden

C. Ryf und P. Matter

Chirurgische Abteilung, Spital Davos, CH-7270 Davos-Platz

In unserer Klinik werden jährlich, v. a. im Zusammenhang mit dem Wintersport, etwa 60 Patienten mit erstmaliger traumatischer Schulterluxation behandelt.

Die therapeutischen Richtlinien, gemeint ist hier v.a. die Immobilisationsdauer, werden in der Literatur sehr unterschiedlich angegeben. Die Meinungen divergieren von sofortiger Mobilisation bis zur 6wöchigen Ruhigstellung.

Ziel der vorliegenden prospektiven Studie war die Erfassung verschiedener Einflüsse auf Rezidivshäufigkeit und Restbeschwerden nach traumatischer Schulterluxation: Fixationsdauer, Begleitverletzungen und Patientenalter.

In den Jahren 1980–1985 wurden in 11 verschiedenen Kliniken Deutschland und der Schweiz 512 Patienten mit erstmaliger traumatischer Schulterluxation multizentrisch erfaßt. Die Einjahreskontrolle geschah mit ärztlicher Untersuchung und persönlichem Fragebogen, wobei 276 Fälle vollständig dokumentiert und ausgewertet werden konnten.

Seit Mitte 1986 sind die Fünfjahreskontrollen mit persönlichem, vergleichbarem Fragebogen im Gange. Heute verfügen wir daher über 107 vollständig dokumentrierte Fälle.

Bei der Rezidivhäufigkeit nach 1 Jahr erhalten wir eine Rate von 12,7% (35) mit einer oder mehreren erneuten Luxationen. Bei 5,1% (14) des gesamten Kollektivs (n = 276) kam es innerhalb des 1. Jahres zu einer Operation.

Nach 5 Jahren sieht die Situation ähnlich aus, wobei die Rezidivrate auf 15,9% (17) gestiegen ist. Innerhalb dieser 5 Jahre wurden 9,3% (10) der 107 Patienten operiert.

Im Vergleich mit der Literatur stehen wir mit diesen Zahlen an der unteren Grenze. Ebenfalls bestätigt wird die Aussage, daß die meisten Rezidive innerhalb des 1. Jahres auftreten.

Im Vergleich von Fixationsdauer mit Rezidivhäufigkeit stellen wir fest, daß in den einzelnen Gruppen (Fixationsdauer) praktisch keine Unterschiede vorliegen. Für uns überraschenderweise zeigt auch die Gruppe mit der 3wöchigen Ruhigstellung keine Verbesserung, obwohl dies in früheren Studien mit kleineren Kollektiven nachgewiesen wurde (Tabelle 1).

Bei den Fünfjahreskontrollen zeigt sich praktisch ein identisches Bild, auch hier läßt sich keine Verbesserung der Rezidivhäufigkeit mit zunehmender Verbandstragedauer nachweisen (Tabelle 2).

Bei der Untersuchung der Altersverteilung stellen wir fest, daß bei den 276 Patienten die Erstluxation in 31,9% (88) bei den unter 40jährigen, in 68,1% (188) bei den über 40jährigen beobachtet wurde. Die Reluxationen dagegen betreffen 9,5% (26) der unter 40jährigen und nur 3,2% (9) der über 40jährigen.

Bei Aufschlüsselung innerhalb der Altersgruppen wird der Unterschied noch deutlicher, indem Reluxationen im jüngeren Kollektiv bei etwa jedem 3., in der Gruppe der über 40jährigen etwa bei jedem 20. auftritt.

Hefte zur Unfallheilkunde, Heft 195
P. Habermeyer/P. Krueger/L. Schweiberer (Hrsg.)
© Springer-Verlag Berlin Heidelberg New York 1988

Tabelle 1. Fixationsdauer und Rezidivhäufigkeit nach 1 Jahr (n = 276)

Fixationsdauer (Wochen)	Rezidive (%)	(n)
0	1,1	(3)
1	4,4	(12)
2	2,5	(7)
3	2,9	(8)
> 3	1,8	(5)
Total	12,7	(35)

Tabelle 2. Fixationsdauer und Rezidivhäufigkeit nach 5 Jahre (n = 107)

Fixationsdauer (Wochen)	Rezidive (%)	(n)
0	0,9	(1)
1	1,9	(2)
2	5,6	(6)
3	2,8	(3)
> 3	4,4	(5)
Total	15,9	(17)

Die Gründe für dieses Phänomen sind unklar. Eine vermehrte körperlich Aktivität beim jüngeren Kollektiv allein kann dafür nicht verantwortlich gemacht werden, da auch bei den älteren Patienten die meisten Erstluxationen im Zusammenhang mit Sport aufgetreten sind. Möglicherweise liegt bei den unter 40jährigen eine erhöhte Risikobereitschaft im Sport vor.

Bei 56,2% unserer 276 Patienten wurden nach 1 Jahr keine Begleitverletzungen eruiert, bei 43,8% bestanden solche. Bei den Erstluxationen dagegen bestehen überraschenderweise praktisch kein Unterschied, hier stehen 12,3% mit Begleitverletzungen 13,2% ohne Begleitverletzungen gegenüber (Tabelle 3). Ein Zusammenhang zwischen Begleitverletzungen und Rezidivhäufigkeit kann somit nicht ausgewiesen werden. Wir schließen daraus, daß auch heute noch die eigentlichen Rezidivursachen nicht bekannt sind, möglicherweise aufgrund ungenügender Diagnostik.

Als weitere Spätfolge nach erstmaliger traumatischer Schulterluxation wurden die Restbeschwerden analysiert. Nach 1 Jahr sind lediglich 31,2% der Patienten beschwerdefrei, die übrigen berichten über Beschwerden. Etwas besser sieht die Situation nach 5 Jahren aus, wo 53,3% der Patienten beschwerdefrei sind (Tabelle 4).

Untersuchen wir den Einfluß der Fixationsdauer auf Restbeschwerden nach 1 Jahr, so fällt eine eindeutige Regredienz der geäußerten Beschwerden mit zunehmender Verbandstragedauer auf. Hier stehen 81,2% bei der Gruppe mit sofortiger Mobilisation 65,5% der Gruppe nach 3wöchiger Ruhigstellung gegenüber.

Tabelle 3. Begleitverletzungen bei der Schulterluxation

Knochenläsion am Limbus	4,4%	(12)
Knochenläsion am Tuberculum majus	23,0%	(64)
Hill-Sachs-Impression	9,8%	(28)
Bankart-Läsion	1,3%	(4)
Nervenläsion	4,6%	(13)
Gefäßläsion	—	—

Tabelle 4. Spätfolgen traumatischer Erstluxation in abnehmender Häufigkeit

Restbeschwerden	Nach 1 Jahr (n = 276)	Nach 5 Jahren (n = 107)
Keine	31,2% (86)	53,3% (57)
Bewegungsschmerz		
Bewegungseinschränkung		
Schwierigkeiten beim Lastentragen	68,8% (190)	46,7% (50)
Kraftlosigkeit		
Andere		

Eine ähnliche, aber weniger deutliche Tendenz besteht nach 5 Jahren (Tabelle 5).

Für uns ist wichtig, daß die gefürchtete Schulterversteifung (Bewegungscheinschränkung) nach 3wöchiger Ruhigstellung nicht eintritt.

Schlußfolgerung

Zusammenfassend halten wir folgendes fest:

Die Rezidivhäufigkeit wird durch die Immobilisationdauer nicht beeinflußt. Sie ist aber stark altersabhängig und beträgt bei den unter 40jährigen etwa 1/3, bei den über 40jährigen ca. 1/20. Weiter sind die Gründe für das Entstehen einer Rezidivluxation immer noch unklar, es besteht jedenfalls kein Zusammenhang mit den festgestellten Begleitverletzungen.

Tabelle 5. Fixationsdauer und Restbeschwerden

Fixationsdauer (Wochen)	Nach 1 Jahr (n = 276)		Nach 5 Jahren (n = 107)	
	Keine Beschwerden (%)	Mit Beschwerden (%)	Keine Beschwerden (%)	Mit Beschwerden (%)
0	18,8	81,2	50,0	50,0
1	28,3	71,7	52,4	47,6
2	32,8	67,2	54,3	45,7
3	34,5	65,5	53,0	47,0
> 3	35,9	64,1	53,6	46,4

Einen positiven Einfluß auf die Beschwerdefreiheit hat die Immobilisationsdauer nach 1 Jahr und führt nicht zu vermehrten Restbeschwerden.

Aus diesen Tatsachen haben wir für unsere Klinik die folgenden Konsequenzen gezogen: Wir halten an der 3wöchigen Fixationsdauer bei allen unter 40jährigen sowie bei sportlichen Patienten über 40 Jahre alt fest, dies analog zu Distorsionen, Band- und Sehnennähten anderer Gelenke. Dabei messen wir der Rehabilitation unter physiotherapeutischer Anleitung und Kontrolle größte Bedeutung zu.

Literatur

1. Dingels WR, Müller KH (1984) Luxation des Schultergelenkes. Unfallchir Versicherungsmed Berufskr 77:59–77
2. Johner R, Burch HB, Staeubli HU, Noesberger B (1982) Radiologisches Vorgehen bei der Schulterluxation. Unfallchir Versicherungsmed Berufskr 77:79–84
3. Johnert RT, Joz-Roland P, Burch HB (1982) Luxation anterieure de l'epaule: Nouveaux aspects diagnostiques et therapeutiques. Rev Med Suisse Romande 102:1143–1150
4. Johnson JR, Bayley JIL (1982) The early complications of anterior dislocation in the middle aged and elderly patient. In: Bailey J, Kessel L (eds) Shoulder surgery. Springer, Berlin Heidelberg New York, p 79–83
5. Kiviluoto O, Pasila M, Jaroma H, Sundholm A (1980) Immobilisation after primary dislocation of the shoulder. Acta Orthop Scand 51:915–919
6. Matter P, Senn E (1982) Rezidivhäufigkeit nach traumatischer Schulterluxation: Therapieabhängigkeit? Schweiz Z Sportmed 30:40–41
7. Matter P, Stromsoe K, Senn E (1979) Die traumatische Schulterluxation. Unfallheilkunde 82:407–412
8. Stromsoe K, Senn E, Simmen B, Matter P (1980) Rezidivhäufigkeit nach erstmaliger traumatischer Schulterluxation. Helv Chir Acta 47:85–88
9. Vogel A (1978) Nachuntersuchung über Behandlung und Alter der Patienten bei der ersten Schulterluxation im Zusammenhang mit der Entstehung einer rezidivierenden Luxation. Orthopädie 7:145
10. Welsh RP (1981) A long term follow-up of primary shoulder dislocation. A Paraitre dans "Shoulder Surgery", Proceedings of the International Conference, Sept. 25./26. 1980. Springer, Berlin Heidelberg New York

Sachverzeichnis